AF127418

LA TRANSFUSION SANGUINE DEMAIN

Éditions John Libbey Eurotext
127, avenue de la République, 92120 Montrouge, France
Tél : 33(0)1.46.73.06.60
http : //www.jle.com
e-mail : contact@jle.com

John Libbey and Company Ltd
42-46 Hight Street
Esher
Surrey
KT 10 9 QY
United Kingdom

© 2005, John Libbey Eurotext, Paris

ISBN 2-7420-0576-5

Il est interdit de reproduire intégralement ou partiellement le présent ouvrage sans autorisation de l'éditeur ou du Centre Français d'Exploitation du Droit de Copie, 20, rue des Grands-Augustins, 75006 Paris.

LA TRANSFUSION SANGUINE DEMAIN

Editeurs :
Patrick Hervé
Jean-Yves Muller
Pierre Tiberghien

John Libbey
EUROTEXT

Cet ouvrage est dédié
– aux donneurs de sang et de cellules sans qui demain serait impossible :
qu'ils soient vivement remerciés pour leur disponibilité et leur générosité ;
– à tous les personnels qui travaillent dans les établissements de transfusion,
les établissements de santé et autres structures partenaires :
en témoignage de gratitude pour leurs engagements dans cette démarche collective.
Puissent ces progrès bénéficier aux patients qui nous sont confiés.

Sommaire

Liste des auteurs IX

Préface
S. Veil 1

Introduction
J. Cinqualbre 3

La transfusion, une affaire de cellules, chronique des trois dernières décennies
P. Hervé, P. Tiberghien 5

La sécurité transfusionnelle : certitudes, incertitudes et nouvelles directions ?

Le concept de la sécurité en transfusion sanguine
J.-H. Trouvin 17

Les risques résiduels en transfusion : perspectives stratégiques
J. Coste 27

Vers une inactivation universelle des agents pathogènes dans les cellules sanguines
J.-P. Cazenave 36

Irruption des nanotechnologies dans la qualification biologique des dons
M. Hoummady, P. Morel 48

Biotechnologies et transfusion : quels projets ?

Production *ex vivo* de cellules sanguines, à propos des hématies
L. Douay, M.-C. Giarratana 63

Cytokines et stratégie d'épargne des hématies et/ou des plaquettes
N. El Kassar, A. Schmidt-Tanguy, M.-L. Bidet, N. Ifrah 77

La réduction de l'immunogénicité des produits sanguins labiles et l'obtention d'hématies universelles
J.-Y. Muller, J. Chiaroni. 92

Apport des nouvelles technologies dans le prélèvement et la préparation des cellules sanguines
G. Andreu, A. Chabanel, B. Pelletier 108

Les substituts des cellules sanguines : challenge ou marginalité ?
P. Menu, M. Toussaint-Hacquard, J.-F. Stoltz 121

Les challenges de l'ingénierie cellulaire en transfusion

La cellule : un être juridiquement identifié
J.-R. Binet 137

Ingénierie cellulaire et transfusion : un continuum ?
P. Tiberghien 154

Les cellules et leur capacité thérapeutique pour une médecine réparatrice future
A. Turhan, A.-L. Bennaceur Griscelli 163

Transfert de gènes : du laboratoire à la pratique clinique
F. Rolling, M. Weber, G. Folléa, Ph. Moullier 178

Evolution de la transfusion dans son environnement sociologique, éthique et culturel

L'éthique du don, un acquis immuable ou évolutif ?
D. Sicard 191

Les nouveaux métiers, les compétences à privilégier pour demain
B. Cuneo, Ph. de Micco........ 197

Assurance de qualité et médecine transfusionnelle : quelles méthodes, quels enjeux ?
G. Folléa, C. Lefort 205

L'Europe de la transfusion de demain
G. Folléa 218

Transfusion-hôpital : quelle collaboration ?
J.-Y. Muller, Ph. Richebe, V. Betbèze, P. Fialon, G. Janvier 239

Par des chemins différents. Banques de sang *versus* médecine transfusionnelle ?
Entretien F. Décary et P. Hervé 258

La transfusion dans dix ans, fiction ou scénario réaliste ?
P. Hervé, J.-Y. Muller 270

Liste des auteurs

Andreu G., Établissement français du sang, 100, avenue de Suffren, BP 552, 75725 Paris Cedex 15.

Bennaceur Griscelli A.-L., Service d'Hématologie et Laboratoire de Thérapie cellulaire, Institut Gustave-Roussy, 1-39, rue Camille Desmoulins, 94805 Villejuif.

Betbèze V., Pôle de biologie, CHU de Nantes, 1, quai Moncousu, 44093 Nantes Cedex 01.

Bidet M.-L., Établissement français du sang – Pays de la Loire, 16, boulevard Miroult, BP 30310, 49103 Angers Cedex 02.

Binet J.-R., 5 rue Léonel de Moustier, 25000 Besançon.

Cazenave J.-P., Établissement français du sang – Alsace, 10, rue Spielmann, BP 36, 67065 Strasbourg Cedex.

Chabanel A., Établissement français du sang, 100, avenue de Suffren, BP 552, 75725 Paris Cedex 15.

Chiaroni J., Établissement français du sang – Alpes-Méditerranée, 149, boulevard Baille, 13392 Marseille Cedex 5.

Coste J., Établissement français du sang – Pyrénées-Méditerranée, 240, avenue Emile-Jeanbrau, 34094 Montpellier Cedex 5.

Cuneo B., 11, place Denfert-Rochereau, 75014 Paris.

De Micco Ph., Établissement français du sang – Alpes-Méditerranée, 149, boulevard Baille, 13392 Marseille Cedex 5.

Douay L., Service d'Hématologie biologique, Hôpital d'enfants Armand-Trousseau, 26, avenue du Dr. Arnold Netter, 75571 Paris Cedex 12.

El Kassar N., Établissement français du sang – Pays de la Loire, 16, boulevard Mirault, BP 30310, 49103 Angers Cedex 02.

Fialon P., Pôle de biologie, CHU de Nantes, 1, quai Moncousu, 44093 Nantes Cedex 01.

Folléa G., Établissement Français du Sang – Pays de la Loire, 34, boulevard Jean-Monnet, BP 91115, 44011 Nantes Cedex 1.

Giarratana M.-C., Université Pierre et Marie Curie, CHU Saint-Antoine, 27, rue de Chaligny, 75571 Paris Cedex 12.

Hervé P., Établissement français du sang, 100, avenue de Suffren, BP 552, 75725 Paris Cedex 15.

Hoummady M., Nanobiogene, Belfort Technopole, 6, avenue des Usines, 90000 Belfort.

Ifrah N., UPRES EA 3863, Faculté de Médecine d'Angers, rue Haute de Reculée, 49045 Angers Cedex.

Janvier G., Pôle de biologie, CHU de Nantes, 1, quai Moncousu, 44093 Nantes Cedex 01.

Lefort C., Établissement français du sang – Pays de la Loire, 34, boulevard Jean-Monnet, BP 91115, 44011 Nantes Cedex 01.

Menu P., Faculté de Médecine, Mécanique et ingénierie cellulaire et tissulaire, UMR 7563 LEMTA, Brabois, 54505 Vandœuvre-lès-Nancy.

Morel P., Établissement français du sang – Bourgogne-Franche-Comté, 1, boulevard A. Fleming, 25000 Besançon.

Moullier Ph., Établissement français du sang – Pays de la Loire, 34, boulevard Jean-Monnet, BP 91115, 44011 Nantes Cedex 01.

Muller J.-Y., Pôle de biologie, CHU de Nantes, 1, quai Moncousu, 44093 Nantes Cedex 01.

Pelletier B., Établissement français du sang, 100, avenue de Suffren, BP 552, 75725 Paris Cedex 15.

Richebe Ph., Pôle de biologie, CHU de Nantes, 1, quai Moncousu, 44093 Nantes Cedex 01.

Rolling F., INSERM U 649, CHU Hôtel-Dieu, Nantes.

Schmidt-Tanguy A., UPRES EA 3863, Faculté de Médecine d'Angers, rue Haute de Reculée, 49045 Angers Cedex.

Sicard D., Service de Médecine interne, Groupe hospitalier Cochin, 27, rue du Faubourg Saint-Jacques, 75679 Paris Cedex 14.

Stoltz J.-F., Unité de thérapie cellulaire et tissulaire, CHU, 54500 Vandœuvre-lès-Nancy.

Tiberghien P., Établissement français du sang – Bourgogne-Franche-Comté, 1, boulevard A. Fleming, BP 1937, 25020 Besançon Cedex.

Turhan A., Service d'Hématologie et Laboratoire de Thérapie cellulaire, Institut Gustave-Roussy, 1-39, rue Camille Desmoulins, 94805 Villejuif.

Toussaint-Hacquard M., Service d'Hématologie biologique, CHU de Brabois, 54500 Vandœuvre-lès-Nancy.

Trouvin J.-H., Direction de l'évaluation des médicaments et produits biologiques, AFFSAPS, 143, boulevard A. France, 93283 Saint-Denis Cedex.

Weber M., Service d'Ophtalmologie, CHU Hôtel-Dieu, Nantes.

Préface

Le don de sang ou de cellules est un des gestes les plus généreux que peut offrir une personne pour une autre personne inconnue, sans barrière de race ni de religion. Cette démarche pleine d'humanité a été entachée gravement, il y a vingt ans, par une tragédie qui a concerné de nombreux malades contaminés par le virus du sida.

Il est apparu qu'une restructuration du système transfusionnel français s'imposait. Celle-ci a été initiée en 1992. Elle a conduit à la création de l'Agence française du sang et à la publication d'une loi « Sang » en janvier 1993. Tout le système transfusionnel a été réorganisé, avec un regroupement des plateaux techniques pour leur permettre de bénéficier des technologies les plus performantes. L'activité de fractionnement du plasma français a été confiée à une nouvelle structure, le Laboratoire français du fractionnement et des biotechnologies. En revanche, nous avons maintenu un maillage serré de sites transfusionnels proches du donneur et du malade.

Cette Agence a porté son action sur les contrôles, les vigilances sanitaires et les bonnes pratiques en transfusion. Il était capital pour le gouvernement que la sécurité transfusionnelle soit de même qualité en tout point du territoire.

Aucune discipline médicale n'a vécu une telle mutation en si peu de temps. Les alertes sanitaires successives (sida, hépatite C, prion, virus du Nil dans le sud de la France...) contribuent à créer les conditions d'une amélioration permanente de la sécurité transfusionnelle. Il faut rendre hommage aux donneurs de sang. Ils ont accepté avec sérénité tous ces bouleversements. Leur fidélité et leur disponibilité n'ont pas faibli. Ils donnent leur sang, leurs plaquettes, leur plasma, parfois leur moelle osseuse pour la réalisation des greffes. Cette culture du don d'un peu de soi-même nous réconcilie avec un monde où l'on parle de violence, d'égoïsme ou d'indifférence.

Au moment de la loi « Sang » et de la création de l'Établissement français du sang, la question sur le périmètre des activités confiées aux établissements de transfusion a été posée. Fallait-il s'orienter vers les seules activités du monopole et confier les autres activités (laboratoires de biologie, centres de soins aux malades, ingénierie cellulaire et tissulaire, recherche et développement...) aux hôpitaux ? Ou au contraire, laisser la possibilité à certains établissements d'effectuer ces activités ? Le Directeur général de la santé de l'époque et les Présidents de l'Agence qui se sont succédé les ont maintenues dans le périmètre des activités de l'Établissement français du sang.

La discipline transfusionnelle a retrouvé aujourd'hui sa crédibilité et elle peut tirer parti de tout son potentiel pour regarder l'avenir et définir sa stratégie.

La médecine transfusionnelle possède de nombreux atouts pour maintenir une sécurité transfusionnelle de haut niveau et s'engager dans le développement des biotechnologies. Les conséquences de cette politique volontariste, c'est une formation à des nouveaux métiers, une promotion régulière du don sous toutes ses formes, relayée par les médias. La gestion prévisionnelle des emplois conduira à susciter de nouvelles compétences. La recherche d'une meilleure efficience dans son fonctionnement donnera à la transfusion les moyens d'atteindre ses objectifs. Ce sont autant d'engagements que la transfusion de demain doit affirmer vis-à-vis des donneurs, des malades et du monde de la santé.

Simone Veil

Introduction

Sortirons-nous le sang de ce ghetto où tant d'auteurs de Melville à Goethe - par Faust interposé - l'enfermèrent jadis ? Après des débuts chaotiques, la transfusion moderne repose sur des bases établies il y a plus d'un siècle et qui n'ont pas jamais été remises en cause : les groupes ABO découverts par Landsteiner en 1900, et le principe de recueil sur citrate qui affranchissait du « bras à bras » simultané ! A partir des années 1930, DeBakey, Jouvelet, Jeanneney rivalisent d'imagination pour développer des outils adaptés à l'administration de sang frais ou conservé. Et depuis *L'Œuvre de la transfusion d'urgence* initiée par Tzanck et Gosset, nul ne s'autoriserait à contester les bénéfices de cette thérapeutique naturelle issue du corps humain, et dont notre science actuelle ne parvient pas à approcher les performances. Même pour la banale fonction oxyphorique, nous ne disposons pas, à ce jour, d'alternative valable... Sans attendre, la transfusion franchit une nouvelle étape en passant du fractionnement plasmatique à l'ingénierie cellulaire. Au passage, elle y ajoute une dimension de plasticité qui en fera un outil universel, capable de corriger des déficiences viscérales variées.

Pressentant qu'elle ne tarderait pas à devenir une forme majeure de l'exercice de la médecine, un grand commis de l'État, Eugène Aujaleu, Directeur général de la santé, la dotait d'un cadre juridique (Loi de 1952) qui, un demi-siècle plus tard, reste un modèle de concision, de pragmatisme et de lucidité. Enracinée dans les services transfusionnels rendus, la grande école hématologique française, annoncée par Andral puis par Hayem, allait se déployer autour des Bernard, Bessis, Caen, Dausset, Goudemand, Michon, Peters, Waitz, de tant d'autres... et de leurs dignes successeurs. Quelle autre discipline médicale peut se prévaloir, historiquement, d'un tel système radiculaire ?

Pourtant, alors que les peurs faustiennes tendaient à se dissiper, un formidable coup d'arrêt stoppe net cette dynamique de progrès, remettant même en cause les acquis fondamentaux. A nouveau, le sang fait peur. On en connaît la raison : pour plus de sélectivité souhaitée de l'agent thérapeutique – et dans le but d'une plus grande innocuité pour le bénéficiaire du traitement –, on optait pour une préparation finale réduite produite à partir de grands volumes. *Less is more* martelait inlassablement l'architecte minimaliste Mies van der Rohe. Ce canon esthétique prend ici une résonance singulière : moins de produit final, plus de risques ! On pensait mutualisation, donc atténuation des risques, on s'engouffre dans une exposition majorée, donc une exacerbation des dangers. A cela s'ajoutent la combinaison infernale de germes nouveaux, aux modes de propagation et d'agression inédits, et une insuffisante maîtrise de l'outil et des procédés de production. Le drame éclate.

Comme l'écrit Didier Sicard, « on [passait] de la transfusion comme paradigme de l'éthique médicale à la transfusion comme paradigme du risque médical ». Pour se voir, une nouvelle fois, mise à l'index. Il est alors de bon ton de s'offusquer des « transfusions de confort » qui ont pourtant aidé tant de gastrectomisés et de dénutris à franchir un cap difficile. On ne célèbre plus alors, chez les cliniciens utilisateurs, que les vertus de « l'auto-transfusion ». La valeur mythique du produit humain allogénique s'efface, le règne du tout synthétique s'ouvre. Que reste-t-il de ce discours imprudent sur la modernité avec les rappels et interdictions de médicaments qui se succèdent et les restrictions secondaires d'autorisations de mise sur le marché pour des « blockbusters » utilisés par des dizaines de millions d'individus sur la planète ?

C'est à l'aune de ces rappels qu'il convient de remercier de leurs efforts Patrick Hervé, Jean-Yves Muller, et leur élève Pierre Tiberghien, porte-parole de la nouvelle génération. Ils sont bien venus de nous proposer ce collectif : « **La Transfusion sanguine demain** ». Avec l'ensemble des contributeurs, soigneusement choisis pour leurs compétences.

Et de saluer le souci d'équilibre des auteurs dans la place accordée aux thèmes abordés. La table des matières se présente comme un catalogue raisonné précisant l'état de l'art, le faisable, et le souhaitable... qui se rapproche souvent de l'idéal. Ainsi peut-on classer les contributions sous trois rubriques : i) la transfusion demain, à travers des contrôles plus sûrs ; ii) la transfusion demain, par un écrêtement des risques ; iii) la transfusion demain....vers la recherche de solutions alternatives.

De fait, la sécurité tient la première place. Ni contemplative, ni hystérique ; concrète. La première partie lui est entièrement consacrée, puis elle se décline dans les suivantes, en marche vers la détection croisée, l'inactivation globale des pathogènes, l'obtention d'hématies à immunogénicité atténuée, ou à potentiel universel. La remise en question des filières et des métiers est analysée, de même que les rapports essentiels producteurs-utilisateurs.

La préoccupation de construire le futur est omniprésente. Et on se félicite de l'enthousiasme qui l'accompagne. En lançant l'ingénierie cellulaire, les auteurs ouvrent une porte plus grande encore que ne le fit Cohn, avec le fractionnement plasmatique. Débutant modestement avec la technicisation du prélèvement sélectif du don de sang, elle se poursuit avec les manipulations des lignées périphériques, l'optimisation des prélèvements de cellules souches et (bientôt) leur transformation.

S'en suit une réflexion sur la place de la transfusion dans ce nouveau paradigme, sa position géopolitique en Europe, ses atouts, les conditions requises pour une pleine réalisation... avant que de conclure par l'exercice périlleux visant à tracer la route de la prochaine décennie. Il ne m'appartient pas de commenter sur le fond ce « Scénario pour les dix prochaines années », sauf à dire qu'il se lit comme un modèle d'audace maîtrisée. Nous ignorons ce que sera précisément la « Transfusion sanguine demain » mais, dès aujourd'hui, elle pourrait faire sienne cette maxime de Miguel de Unamuno : « Les autres feraient mieux. Moi, je fais ». Et ce n'est pas son moindre mérite.

Jacques Cinqualbre

La transfusion, une affaire de cellules, chronique des trois dernières décennies

Patrick Hervé, Pierre Tiberghien

Chronologie des premières découvertes

La diversité des découvertes et leurs applications conduisent à une succession d'étapes qui s'entremêlent, qui associent des événements différents à des moments identiques, compte tenu de l'évolution décalée des connaissances dans le domaine de la médecine transfusionnelle. Le XXe siècle a été une période où le génie et l'innovation ont côtoyé le scandale et la tragédie [1].

Le début de l'ère moderne de la transfusion est à rattacher à la découverte des groupes sanguins dont la paternité revient à Karl Landsteiner en 1900. Il y a cependant une prise de conscience tardive de l'importance de ses travaux. Cette découverte lui a valu le prix Nobel en 1930 [2]. En 1918, c'est la mise au point d'une technique rapide de groupage sanguin par Beth et Vincent. Landsteiner découvre avec Wiener, en 1940, le groupe Rhésus [3].

En 1950, le système HLA est décrit par Dausset (prix Nobel 1980), Payne et van Rood [4]. Le système génétique impliqué dans le rejet des tissus étrangers est le complexe majeur d'histocompatibilité qui code pour des molécules de surface cellulaire très polymorphiques [5]. En 1914, c'est la découverte du sang citraté par Hustin. Il s'agit là d'une avancée remarquable. La réussite de la première transfusion de sang citraté est le fruit d'un heureux hasard de compatibilité de groupe sanguin. Les complications d'une transfusion incompatible auraient été injustement imputées au citrate de soude.

La création des centres de transfusion est une idée d'Arnault Tzanck [6]. Il est à l'origine de la création, en 1928, à Paris de « l'œuvre de la transfusion sanguine d'urgence » dont le but est de convoquer et de sélectionner les donneurs selon les besoins, tout en conservant le caractère généreux du don de sang. En 1934, on assiste à l'organisation du premier centre de transfusion de sang conservé.

En 1943, une étape importante est franchie pour la conservation du sang de « longue » durée, c'est la mise au point de la solution ACD (acide citrose dextrose) par Loutit et Mollison [7]. L'évolution des solutions de conservation se décline en quatre étapes essentielles : 1957, découverte du CPD permettant une conservation du sang pendant vingt et un jours ; 1962, avec l'addition de l'adénine, ce délai est porté à trente-cinq jours ; en 1978, avec la mise au point de la solution « saline/adénine/glucose » (SAG), on observe la meilleure survie post-transfusionnelle ; enfin, la solution « SAG-mannitol » autorise une conservation de quarante-deux jours, mesure légale encore en vigueur aujourd'hui [8-10]. Des travaux sont en cours pour la mise au point de nouvelles solutions de conservation avec comme objectif de rallonger ce délai de quinze jours.

L'apparition, en 1952, des poches plastiques [11, 12] pour le prélèvement de sang total représente un progrès considérable. Ce sont les prototypes des dispositifs utilisés de nos jours. Cette découverte a permis l'essor des biotechnologies appliquées à la transfusion sanguine. Tous ces progrès ont donné à la médecine transfusionnelle les outils indispensables pour se développer, innover et élargir le champ de ses activités.

Au cours des quatre dernières décennies, nous avons assisté à l'abandon progressif de l'utilisation du sang total en thérapeutique au profit des éléments figurés du sang, pour ne transfuser aux malades que le type de cellules indiquées pour le traitement d'une pathologie donnée [13-16]. C'est le premier chapitre de l'histoire de la « thérapie cellulaire » qui place la cellule, quelles que soient son origine et sa fonction, au cœur des nouvelles technologies (aphérèse, tri cellulaire, cryoconservation, expansion cellulaire...).

C'est cette chronologie des découvertes que nous souhaitons raconter. Elle aboutit à la médecine transfusionnelle d'aujourd'hui et elle justifie son ambition de demain, développer les techniques d'ingénierie cellulaire et génique, afin de diversifier les applications de la thérapie cellulaire et génique.

Les cellules affectionnent le froid

Avec la découverte des propriétés cryoprotectrices du glycérol, il a été montré que les hématies pouvaient être congelées dans du plasma contenant 15 % de glycérol et conservées trois mois à – 80 °C [17]. En 1951, Mollison effectue la première transfusion d'hématies congelées/décongelées. Au cours des années 1980, les techniques de congélation des plaquettes se développent, deux méthodes de cryoconservation sont mises en concurrence, l'une utilisant le diméthyl sulfoxide (DMSO) et l'autre le glycérol [18, 19]. Les études de survie *in vivo* des plaquettes congelées ont montré la supériorité du diméthyl sulfoxide.

Avec les travaux de Pegg rapportés en 1964, c'est l'essor de la cryobiologie des cellules souches hématopoïétiques pour une application clinique [20]. La conservation à long terme des cellules souches hématopoïétiques en azote liquide (– 196 °C) est démontrée [21]. Appelbaum rapporte en 1978 le succès de la reconstitution hématopoïétique après transfusion de moelle osseuse cryoconservée chez des patients atteints de lymphome ayant subi un traitement myéloablatif [22]. Le groupe de Fliedner décrit en 1977 un modèle pré-clinique de banque de cellules souches hématopoïétiques sanguines et de cellules mononucléées cryoconservées [23]. La cryobiologie a permis le développement des protocoles d'autogreffe de cellules souches hématopoïétiques [24-26]. En revanche, il n'existe pas aujourd'hui de technique de cryoconservation des granulocytes.

Irruption des techniques d'aphérèse cellulaire

L'utilisation des composants du sang en thérapeutique s'est développée avec l'usage des dispositifs plastiques. À l'origine, la mise au point de techniques plus ou moins automatisées pour collecter des cellules a été motivée par le souci d'obtenir des plaquettes HLA compatibles en quantité suffisante, à partir d'un même donneur, pour traiter un patient immunisé. Un groupe de Boston a développé en 1971 les premières méthodes d'aphérèse semi-automatique adaptée aux plaquettes [27-29]. Aujourd'hui, les aphérèses sont effectuées à l'aide de séparateurs de cellules semi-automatiques. Le sang du donneur est anticoagulé et circule dans le séparateur pour que se réalise la séparation des différents éléments du sang (plasma, hématies, plaquettes). La fraction désirée est conservée dans une poche satellite et le sang reconstitué est réinjecté au donneur. Il existe huit types de séparateurs de cellules commercialisés par cinq sociétés différentes, en fonction de la fraction que l'on désire obtenir : plaquettes, granulocytes, lymphocytes, plasma, cellules souches sanguines. Toutes les opérations, telles l'addition de l'anticoagulant, les conditions de centrifugation, la séparation du composé cellulaire, sont contrôlées par un microprocesseur. De nouveaux appareillages sont en cours de mise au point pour améliorer l'automatisation, la sécurité et la qualité des fractions cellulaires séparées.

La greffe de cellules souches hématopoïétiques, un champ d'application idéal pour les biotechnologies

C'est en 1968 que Good réalise, avec succès, les premières greffes allogéniques au cours des déficits immunitaires combinés sévères. Les greffes allogéniques doivent leur essor aux travaux du groupe de Seattle [30, 31]. Thomas a reçu, pour ses travaux, le prix Nobel en 1990. En France, les greffes autologues se sont développées depuis 1978, à l'initiative des travaux pionniers du groupe de Paris-St Antoine [32]. Compte tenu des complications spécifiques aux deux variétés de greffe, risque de rechute pour les greffes autologues, risque de réaction du greffon contre l'hôte (GVH) pour les greffes allogéniques, les innovations technologiques ont cherché, en priorité, à réduire, voire éliminer ces risques.

Détecter et éliminer la maladie résiduelle dans les greffons de cellules souches hématopoïétiques autologues a donné lieu à de nombreux travaux. La première approche a consisté à traiter les greffons par une chimiothérapie *ex vivo*. Le 4-hydroperoxycyclophosphamide (Asta-Z) a été découvert en 1968 [33]. C'est le produit le plus largement utilisé, malgré le retard induit dans la reconstitution hématologique, par les équipes de Baltimore et de Paris-St Antoine [34, 35]. La disponibilité d'anticorps monoclonaux spécifiques d'antigènes de malignité a permis des tris cellulaires à l'aide de colonnes d'immuno-absorption, d'immunotoxines qui combinent une toxine comme la ricine à un anticorps monoclonal [36] ou de la technique de sélection immuno-magnétique utilisée en particulier dans le neuroblastome [37]. Ces techniques de traitement *ex vivo* de greffons de cellules souches hématopoïétiques ont favorisé la mise au point de divers tests de contrôle de qualité, culture des progéniteurs hématopoïétiques, identification phénotypique par cytométrie de flux, culture à long terme, biologie moléculaire et sécurité microbiologique. L'efficacité de la chimiothérapie *ex vivo*, en termes de survie sans maladie, n'a jamais pu être démontrée par absence d'essai randomisé.

La réduction des lymphocytes T, présents dans un greffon de cellules souches hématopoïétiques, pour prévenir la réaction du greffon contre l'hôte, a été la première application des biotechnologies en situation allogénique. La cytolyse complément-dépendante avec des anticorps monoclonaux anti-T a représenté la première étape [38]. L'utilisation d'immunotoxines a été évaluée quelques années plus tard [39, 40]. La déplétion T induit malheureusement deux complications majeures, une augmentation de l'incidence des échecs de reconstitution hématologique et un taux de rechute de la maladie plus élevé, en particulier dans la leucémie myéloïde chronique [41].

La mise en évidence de l'antigène CD34 sur les cellules responsables de la reconstitution hématopoïétique représente un événement majeur dont nous fêtons le 20e anniversaire [42, 43]. Des dispositifs bio-médicaux ont été élaborés pour permettre une purification immunologique des cellules CD34+. Cette immuno-sélection conduit à dépléter des cellules accessoires, tels les lymphocytes T, les monocytes ou des cellules tumorales contaminantes [44]. La numération des cellules CD34+ permet d'estimer la qualité fonctionnelle des greffons autologues et allogéniques. Le nombre de cellules CD34+ prélevées et réinjectées peut prédire le délai de reconstitution hématologique.

L'immuno-sélection par tri magnétique des cellules CD34+ représente aujourd'hui la technique de référence pour la déplétion T en situation allogénique et pour la réduction de la maladie résiduelle dans les pathologies tumorales CD34 – en situation autologue [45]. Toutefois, les conséquences d'une immunodéplétion qui va bien au-delà d'une simple déplétion T du greffon (par exemple déplétion des cellules *natural killers*, des cellules immunorégulatrices) restent encore à évaluer.

Le potentiel des cytokines hématopoïétiques

En 1906, la première cytokine isolée, l'hématopoïétine, va devenir une réalité d'intérêt clinique. C'est la plus importante technologie émergente de ces quinze dernières années dans le domaine de l'ingénierie cellulaire et de la production de nouveaux produits de thérapie cellulaire. Elle concerne le développement des facteurs de croissance hématopoïétiques obtenus par génie génétique. Initialement utilisées, dès 1987, pour accélérer la reprise de l'hématopoïèse après une augmentation des doses de chimiothérapie, les cytokines hématopoïétiques ont vu leurs indications se diversifier. A la fin des années 1980, on assiste à un tournant dans les pratiques de la greffe de cellules souches hématopoïétiques. La mobilisation des cellules souches hématopoïétiques dans le sang périphérique après traitement par cytokines hématopoïétiques conduit, en situation autologue, à utiliser le plus souvent des cellules souches sanguines obtenues par aphérèse [46-48]. Quelques années plus tard, celles-ci seront utilisées, mais de façon plus progressive, en situation allogénique.

La disponibilité des facteurs de croissance a favorisé de nouvelles approches dans la manipulation des cellules souches hématopoïétiques. A titre d'exemple, nous citerons l'expansion *ex vivo* des progéniteurs hématopoïétiques pour obtenir des progéniteurs plus matures, capables de réduire la période de neutropénie et de thrombopénie post-greffe. Avec une prise de greffe plus rapide, il y a une réduction du support transfusionnel, c'est un pas vers la greffe autologue en ambulatoire [49, 50]. Les applications de l'expansion cellulaire *ex vivo* en présence de facteurs de croissance sont nombreuses : l'expansion/maturation des lymphocytes pour l'immunothérapie adoptive, la production de clones de lymphocytes spécifiques d'infections virales [51], l'expansion de mégacaryocytes pour produire des plaquettes comme support transfusionnel, l'expansion des cellules normales aux dépens des cellules anormales à titre de purging. En 2002, il a été montré la possibilité d'obtenir des hématies fonctionnelles en grandes quantités, à partir de cellules souches d'origine placentaire.

La diversité des sources de cellules souches hématopoïétiques

Les deux dogmes relatifs à la source médullaire unique de cellules souches hématopoïétiques et à l'obligation d'une géno-identité HLA sont tombés au cours des années 1980 [52, 53]. Les techniques d'aphérèse et la disponibilité des cytokines hématopoïétiques ont permis l'essor des greffes de cellules souches hématopoïétiques sanguines [54]. En 1989, Broxmeyer identifie le sang placentaire comme source de cellules souches hématopoïétiques [55]. La même année, la première greffe de sang placentaire est effectuée à Paris suivie, cinq ans plus tard, de l'organisation d'un réseau international de banques de greffons cryoconservés de sang placentaire non apparentés [56]. Ce réseau international comporte trente-six banques qui conservent 170 000 greffons. Au cours de ces dix dernières années, 6 000 greffes de sang placentaire ont été réalisées, pour un total de 350 000 greffes de cellules souches hématopoïétiques médullaires et sanguines. Les cellules souches hématopoïétiques pluripotentes sont en nombre abondant dans le sang placentaire. La reconstitution hématologique est étroitement corrélée au nombre de cellules injectées [57].

Aujourd'hui les donneurs de cellules souches hématopoïétiques allogéniques sont de plusieurs origines, fratrie géno-identique, donneur familial partiellement identique, donneur non apparenté totalement ou partiellement phéno-identique.

Vers la médecine de demain : ingénierie des cellules souches

Ces dernières années, de nombreuses études ont suggéré que des cellules souches d'un tissu donné pouvaient être capables de se différencier en des cellules d'un autre tissu. Cette propriété unique a été appelée « plasticité des cellules souches » [57]. Les cellules souches adultes et embryonnaires possèdent des capacités de différenciation et de prolifération, susceptibles de traiter différentes pathologies. Plusieurs types de cellules possèdent un fort potentiel dans le contexte de la thérapie cellulaire. Outre les cellules souches hématopoïétiques, nous citerons les cellules mésenchymateuses, décrites en 1980 par Friedenstein [58] et en 1985 par Owen [59]. Elles ont la capacité de se différencier en différents tissus (ostéogenèse, chondrogenèse, angiogenèse...). Quoique leurs propriétés fonctionnelles soient incomplètement connues, les cellules souches mésenchymateuses sont pluripotentes et susceptibles d'être cryoconservées. Elles ne sont pas immunogènes et en situation allogénique, elles seraient capables d'immunomodulation. En 2002, le groupe de Verfaillie met au point un système de culture capable de produire des progéniteurs adultes multipotents ou MAPC [60]. Dans leur système, les progéniteurs adultes multipotents sont capables de se différencier en cellules ayant les caractéristiques méso-, ecto- et endodermique. La reproductibilité de ce système dans d'autres laboratoires est possible, mais difficile.

Les cellules souches embryonnaires sont dérivées de la masse cellulaire interne d'embryons. Ces cellules totipotentes, couramment dénommées cellules ES, très largement étudiées chez l'animal, ont le plus grand potentiel pour régénérer un organe, compte tenu de la diversité et du nombre de types cellulaires qui peuvent être produits [61, 62]. Elles peuvent être maintenues et mises en expansion *in vitro* pour fournir une source inépuisable de cellules utilisables en médecine réparatrice. La nouvelle loi bioéthique française rejette toute recherche sur le clonage thérapeutique. Ce type de recherche fait débat dans de nombreux pays. Les Européens ont commencé à légiférer sur l'éthique de la recherche biomédicale à la fin des années 1980. Demain, la seule possibilité, en France, sera d'étudier des lignées de cellules embryonnaires déjà établies, dans certains laboratoires sélectionnés [63].

Ingénierie cellulaire des hématies et sécurité transfusionnelle immunologique

La conversion des groupes sanguins ABO a été initiée il y a plus de trente ans. La méthodologie a consisté à convertir par des traitements enzymatiques des hématies A ou B en hématies de groupe O dans des conditions qui permettent leur utilisation en transfusion [64, 65]. Pour atteindre cet objectif, il est nécessaire :

– d'enlever suffisamment d'antigènes pour que les hématies traitées soient tolérées par le receveur comme des hématies natives O ;

– de préserver leur capacité à fonctionner normalement.

Le screening de nombreux alpha-galactosidases a conduit les équipes pionnières à sélectionner un B-zyme dépourvu d'activité sialidasique. Les hématies traitées par ces enzymes peuvent être congelées sans modification fonctionnelle.

Une autre approche, intéressante pour la sécurité transfusionnelle, est la modification de surface des hématies par pegylation. Le polyéthylène glycol est capable de masquer des antigènes érythrocytaires et de permettre des transfusions incompatibles chez des receveurs immunisés vis-à-vis de ces antigènes. Cette approche a donné lieu à de nombreux travaux au cours des années 1990 [66]. Le polyéthylène glycol n'a pas la capacité de camoufler la totalité des antigènes du globule rouge pour le rendre « universel ». Il a été montré récemment que le polyéthylène glycol était capable d'induire une immunisation spécifique [67]. L'immunogénicité du polyéthylène glycol est susceptible de remettre en cause le camouflage antigénique des hématies.

L'immunothérapie cellulaire, une histoire où passion et déception s'entremêlent

Une meilleure compréhension du rôle de l'immunité cellulaire dans le contrôle des maladies, dont les infections virales et les cancers, ainsi que le développement de méthodologies de production de cellules immunocompétentes, ont permis de voir émerger l'immunothérapie cellulaire. C'est en fait dans le cadre de la greffe hématopoïétique allogénique que l'immunothérapie adoptive (transfert de cellules immunocompétentes) a connu le plus grand développement. En démontrant chez la souris que l'on pouvait guérir une leucémie par l'administration de lymphocytes allogéniques, Barnes *et al.*, en 1952, ont jeté les bases d'un puissant effet thérapeutique : l'effet greffon-*versus*-leucémie (GvL), effet très largement utilisé aujourd'hui dans le cadre de la greffe hématopoïétique [68], mais malheureusement intimement lié à une complication potentiellement très sévère : la maladie du greffon contre l'hôte (GvH) [69]. En effet, les lymphocytes T du donneur, contenus dans un greffon hématopoïétique ou administrés isolément à distance de la greffe, sont responsables d'une réponse allogénique dirigée contre les tissus de l'hôte, avec la possible survenue d'une réaction du greffon contre l'hôte, les cellules hématopoïétiques résiduelles de l'hôte avec un effet préventif sur le rejet de greffe, et les cellules malignes hématopoïétiques (et peut-être également les tumeurs solides) avec un effet antitumoral important : l'effet greffon-*versus*-leucémie.

L'observation d'un taux de rechute deux ou trois fois plus important après greffe hématopoïétique déplétée en lymphocytes T et surtout l'efficacité dans certaines hémopathies malignes de l'administration de lymphocytes T du donneur dans le contexte d'une rechute à distance d'une greffe hématopoïétique (> de 70 % de rémission complète durable après rechute d'une leucémie myéloïde chronique) ont permis de démontrer l'efficacité antitumorale de ces lymphocytes T [70]. Des antigènes mineurs d'histocompatibilité, résultant de la disparité génétique entre donneur et receveur, sont la principale cible de ces lymphocytes T alloréactifs. Récemment, il a pu être établi que les lymphocytes *natural killers* du donneur pouvaient également dans certaines circonstances médier un effet antitumoral alloréactif important et favoriser la prise de greffe, tout en prévenant peut-être la survenue d'une réaction du greffon contre l'hôte [71].

Dans un contexte autologue, les résultats d'immunothérapie adoptive antitumorale ont été jusqu'à récemment beaucoup plus décevants, à l'exception des tumeurs liées au virus d'Epstein-Barr. Dans ce dernier cas, l'utilisation de lymphocytes T cytotoxiques dirigés contre le virus d'Epstein-Barr peut conduire à d'excellents résultats [72], avec toutefois des modalités de production qui restent complexes et peu compatibles avec un usage de routine. Des connaissances limitées sur les cibles antigéniques cibles potentielles, des mécanismes très actifs d'immunosuppression au niveau des sites tumoraux, une survie *in vivo* limitée associée à l'absence de domiciliation tumorale des cellules immunocompétentes sont des mécanismes qui ont contribué à la relative inefficacité des approches utilisant des cellules dites LAK (lymphocytes cultivés en présence de forte dose d'IL-2), des lymphocytes T infiltrant les tumeurs et cultivés *ex vivo* (cellules TIL) [73]. Plus récemment, l'association d'un conditionnement « immunosuppresseur » afin de dépléter les lymphocytes régulateurs endogènes avant administration de lymphocytes T dirigés contre des antigènes tumoraux a conduit à des résultats prometteurs [74]. Une meilleure maîtrise des méthodologies de production de populations lymphocytaires cytotoxiques (ou au contraire « régulateurs ») spécifiquement dirigées contres des antigènes pertinents (antigènes viraux, tumoraux ou antigènes mineurs d'histocompatibilité ou *a contrario* des antigènes « auto-immuns) devrait rapidement permettre l'avènement de ces approches innovantes.

L'utilisation de cellules spécialisées dans la présentation d'antigènes au système immunitaire (CPA), telles que les cellules dendritiques pour induire une réponse immune antitumorale *in vivo* ou anti-infectieuse, fait également l'objet de nombreux travaux depuis une dizaine d'années. Une meilleure caractérisation phénotypique et fonctionnelle des cellules spécialisées dans la présentation d'antigènes utilisés et leurs états de maturation, ainsi qu'une optimisation des modalités d'administration (adjonction d'adjuvants, voie et calendrier d'administration), restent des étapes à franchir avant de pouvoir pleinement apprécier le potentiel thérapeutique de tels « vaccins cellulaires » [75].

L'espoir de la thérapie génique

Le transfert de gènes à finalité thérapeutique (la « thérapie génique ») a également connu un fort développement, tant dans le domaine de la thérapie cellulaire (thérapie génique *ex vivo*) que dans le domaine la thérapie génique *in vivo* (administration *in vivo* du transgène +/– son vecteur). En fonction de la cellule cible et de l'effet recherché, la méthode de transfert génique (virus, liposomes, ...) permet une intégration génomique (synonyme de stabilité d'expression) ou épigénétique. L'objectif recherché avec la thérapie génique *ex vivo* est de conférer aux cellules cibles (cellule souche hématopoïétique, cellule immuno-compétente, fibroblaste) des propriétés nouvelles : compenser un déficit, accroître une immuno-compétence, conférer une susceptibilité à une pro-drogue... Le premier succès revient à l'équipe d'Alain Fisher (Necker) qui a pu démontrer que la thérapie génique *ex vivo* (transfert de gènes par voie rétrovirale dans les cellules souches hématopoïétiques) pouvait « guérir » des enfants atteints d'immunodéficience sévère [76]. Malheureusement, l'apparition chez plusieurs de ces enfants de leucémies auxquelles a contribué l'activation d'oncogènes par mutagenèse insertionnelle [76] est venue rappeler à la fois les toxicités potentielles de telles approches et l'évidente nécessité de progresser dans ce nouveau champ thérapeutique très prometteur.

Evolution des programmes qualité, la pression européenne, vers « la cellule médicament » ?

Au cours des dix dernières années, des programmes qualité se sont développés de façon intensive dans toutes les organisations transfusionnelles, en particulier en France, en réponse au drame du sang contaminé par le virus du SIDA. L'épidémie de ce nouveau virus a conduit les autorités sanitaires à mettre en place des systèmes d'assurance qualité spécifiques à la transfusion sanguine. Cette démarche se concrétisera, en France, par l'obtention d'une certification Iso/9001 par la majorité des établissements de transfusion à la fin de l'année 2005.

Les bonnes pratiques de prélèvement, de préparation et de conservation des cellules mononucléées sanguines, des cellules souches hématopoïétiques sanguines et des cellules souches hématopoïétiques issues du sang placentaire ont donné lieu à plusieurs enquêtes publiques au cours du deuxième semestre 1995.

Ces bonnes pratiques de thérapie cellulaire ont été approuvées par le conseil d'administration de l'Établissement français des greffes en juin 1996.

La réglementation française en vigueur repose sur trois lois, celle du 28 mai 1996 (DMOSSS) qui encadre les thérapies cellulaires et géniques en tant qu'activités de soins, du 4 janvier 1993 (dite loi sang) et du 24 juillet 1994 avec leurs décrets d'application respectifs.

L'assurance qualité doit couvrir toutes les étapes de fabrication, depuis le produit issu du prélèvement jusqu'au produit fini, en y incluant les conditions de stockage et de transport. L'assurance qualité valide la documentation, s'assure de la mise en place des procédures de contrôle et de la validation des méthodes de contrôle. Pour qu'un système d'assurance qualité soit efficace, il doit maîtriser les variations biologiques inhérentes à la nature, aux techniques de préparation et aux contrôles des produits sanguins ou de thérapie cellulaire. La traçabilité des produits sanguins et des lots de produits de thérapie cellulaire est obligatoire.

En conclusion

L'histoire de la transfusion sanguine est une formidable aventure humaine au cours de laquelle des compétences médicales et scientifiques se sont associées de façon volontaire ou fortuite pour faire émerger une nouvelle discipline médicale. L'aspect original de cette succession d'étapes où la recherche appliquée a dominé, c'est l'extraordinaire potentiel thérapeutique des cellules sanguines et médullaires. Ce potentiel concerne de nombreuses pathologies dont beaucoup sont en dehors du champ de l'hématologie. Poursuivre le développement de ce potentiel thérapeutique est un défi pour la prochaine décennie. Quelle que soit la complexité des techniques mises en en œuvre, le donneur demeure l'acteur essentiel depuis le début de cette histoire. Une réflexion éthique exigeante doit accompagner ce progrès médical et scientifique.

Références

1. Bay C. *Histoire de la transfusion : le XXe siècle, le génie et l'innovation côtoient le scandale et la tragédie*. Thèse doctorat en médecine 1995, Université de Franche-Comté 95-013, 195 p.
2. Landsteiner K, Wiener AS. An agglutinable factor in human group recognizable by immune sera for rhesus blood. *Proc Soc Exp Biol Med* 1940 ; 43 : 223.

3. McKusick. From Karl Landsteiner to Peter Agre : 100 years in the history of blood group genetics. *Transfusion* 2004 ; 44 : 1370-6.
4. Terasaki PI, Dausset J, Payne R, *et al. History of HLA : ten recollections*. Los Angeles : UCLA Tissue Typing Laboratory, 1990.
5. Powis SH, Trowsdale J. Human major histocompatibility complex genes. *Behring Inst Mitt* 1994 ; 94.
6. Tzanck A. *Problèmes théoriques et pratiques de la transfusion sanguine*. Paris : Masson, 1933, 212 p.
7. Loutit JF, Mollison PL. Advantages of a disodium-citrate-glucose mixture as a blood preservative. *Br Med J* 1943 ; ii : 744-5.
8. Högman CF, Hedlund K, Zetterstrom H. Clinical usefulness of red cells preserved in protein-poor media. *N Engl J Med* 1978 ; 299 : 1377-81.
9. Nakao M, Nakao T, Arimatsu Y, Yoshikawa H. A new preservative medium maintaining the level of adenosine triphosphate and the osmotic resistance of erythrocytes. *Proc JPn Acad* 1960 ; 36 : 43.
10. Hervé P, Lamy B, Peters A, *et al.* Preservation of human erythrocytes in the liquid state biological results with a new medium. *Vox Sang* 1980 ; 39 : 195-204.
11. Sack T, Gibson J, Buckley E. The preservation of whole ACD blood collected, stored and transfused in plastic equipment. *Surg Gynecol Obstet* 1952 ; 95 : 113-9.
12. Amouch PJ. Conservation du sang en sacs plastiques. Application à la préparation des concentrés globulaires. *Transfusion* 1964 ; 7 : 23-5.
13. Genetet B, Mannoni P. *La transfusion*. Paris : Flammarion, 1978.
14. Slichter SJ, Harker LA. Preparation and storage of platelet concentrates. *Br J Haematol* 1976 ; 34 : 395-419.
15. Mollison PL. *Blood transfusion in clinical medicine*. 6th Oxford Blackwell Scientific Publications, 1979.
16. Lane TA, Anderson KC, Goodnough LT, *et al.* Leukocyte reduction in blood component therapy. *Ann Intern Med* 1992 ; 117 : 151-62.
17. Smith AU. Prevention of hemolysis during freezing and thawing of red blood cells. *Lancet* 1950 ; 2 : 910-3.
18. Hervé P, Potron G, Droulé C, *et al.* Human platelets frozen with glycerol in liquid nitrogen : biological and clinical aspects. *Transfusion* 1981 ; 21 : 384-9.
19. Kim BK, Tanque L, Baldini MG. Storage of human platelets by freezing. *Vox Sang* 1976 ; 30 : 401-9.
20. Pegg DE. Freezing of bone marrow for clinical use. *Cryobiology* 1964; 1 : 64-71.
21. Malini TI, Pegg DE, Perry VR, *et al.* Long term storage of bone marrow cells at liquid nitrogen and dry ice temperature. *Cryobiology* 1970; 7 : 65-9.
22. Appelbaum FR, Herzig GP, Ziegler JC. Successful engraftment of cryopreserved autologous bone marrow in patients with malignant lymphoma. *Blood* 1978 ; 52 : 85-95.
23. Fliedner TM, Korbling M, Calvo W, Herbst E. Cryopreservation of blood mononuclear leukocytes and stem cells suspend in a large fluid volume : a preclinical model for a blood stem cells bank. *Blut* 1977 ; 35 : 1.
24. Dicke KA, Spitzer G, Peters L, McCredie KB. Autologous bone marrow transplantation in relapsed adult acute leukaemia. *Lancet* 1979 ; 3 : 514-7.
25. Gorin NC, Hervé P, Aegertu P, *et al.* Autologous bone marrow transplantation for acute leukaemia in remision. *Br J Haematol* 1986 ; 64 : 385-9.

26. Reiffers J, Gaspard MH, Maraninchi D, *et al.* Comparison of allogeneic or autologous bone marrow transplantation in patients with acute myeloid leukaemia in first remission : a prospective controlled trial. *Br J Haematol* 1989 ; 72 : 57-61.

27. Tullis JL, Tinch RJ, Baudanza P, *et al.* Plateletpheresis in a disposable system. *Transfusion* 1971 ; 11 : 368-77.

28. Graw RG, Herzig GP, Eisel RJ, Perry S. Leukocyte ans platelet collection from normal donors with the continuous flow blood cell separator. *Transfusion* 1971 ; 11 : 94-101.

29. Szymanski IO, Patti K, Kliman A. Efficacy of the latham blood processor to perform plateletpheresis. *Transfusion* 1973; 13 : 405-11.

30. Thomas ED, Storb R, Clift RA, *et al.* Bone marrow transplantation. *N Engl J Med* 1975; 292 : 832-43.

31. Weiden PL, Flournoy N, Thomas ED, *et al.* Antileukemic effect of GVH disease in human recipients of allogeneic marrow grafts. *N Engl J Med* 1979; 300 : 1068-73.

32. Gorin NC. Autologous bone-marrow transplantation in acute myelocytic leukaemia. *Lancet* 1977 ; 1 : 1050.

33. Yeager AM, Kaiser H, Santos GW, *et al.* Autologous bone marrow transplantation in patients with acute myelogenous leukemia using ex-vivo treatment with 4-hydroperoxycyclophosphamide. *N Engl J Med* 1968 ; 315 : 141-7.

34. Sharkis SJ, Santos GW, Colvin M. Elimination of acute myelogeneous leukemic cells from marrow and tumor suspensions in the rat with 4-hydroperoxy-cyclophosphamide (4-HC). *Blood* 1980 ; 55 : 521-3.

35. Gorin NC, Douay L, Laporte JP, *et al.* Autologous bone marrow transplantation using marrow incubated with ASTA Z 7557 in adult acute leukemia. *Blood* 1986 ; 67 : 1367-76.

36. Casellas P, Canat X, Fauser AA, *et al.* Optimal elimination of leukemic T cells from human bone marrow with T 101-ricin-A chain immunotoxin. *Blood* 1985 ; 65 : 289-95.

37. Kemshead JT, Ugelstad J. Magnetic separation techniques : their applications to medicine. *Mol Cell Biochem* 1985 ; 67 : 11-8.

38. Hervé P, Cahn JY, Flesch M, *et al.* Successful GVHD prevention without graft failure in 32 HLA identical allogeneic bone marrow transplantation with marrow depleted of T-cells by monoclonal antibodies and complement. *Blood* 1987 ; 69 : 388-93.

39. Martin PJ, Hansen JA Torok-Storb B, *et al.* Effects of treating marrow with a CD3 –specific immunotoxin for prevention of acute graft-versus-host disease. *Bone Marrow Transplant* 1988 ; 3 : 437-44.

40. Cavazzana-Calvo M, Fromont C, Le Deist F, *et al.* Specific elimination of alloreactive T-cells by an anti-IL-2 receptor B chain specific immunotoxin. *Transplantation* 1990 ; 50 : 1-7.

41. Kernan NA. Graft failure following transplantation of T cell depleted marrow. In : Burakoff SJ, Deeg HJ, Ferrara J, Atkinson K, eds. *Graft-vs-host disease : immunology, pathophysiology and treatment.* New York : Marcel Dekker, 1990 : 557-68.

42. Civin CL, Strauss LC, Brovall C, *et al.* Antigenic analysis of hematopoiesis III. A hematopoietic progenitor cell surface antigen defined by a monoclonal antibody raised against KG-1a cells. *J Immunol* 1984 ; 133 : 157-65.

43. Chabannon C. Happy anniversary, CD34. *ISCT Telegraft* 2004 ; 11 : 9-10.

44. Shpall EJ, Jones RB, Franklin WA, *et al.* Transplantation of enriched CD34+ autologous marrow into breast cancer patients following high dose chemotherapy : influence of CD34+ peripheral blood progenitors and growth factors on engraftment. *J Clin Oncol* 1994 ; 12 : 28-36.

45. Carlo Stella C, Cazzola M, De Fabritis P, *et al.* CD34-positive cells : biology and clinical relevance. *Haematologica* 1995 ; 80 : 367-87.

46. Goodman JW, Hodgson GS. Evidence for stem cells in the peripheral blood of mice. *Blood* 1962 ; 19 : 702-14.

47. Richman CM, Wiener RS, Yankee RA. Increase in circulating stem cells following chemotherapy in man. *Blood* 1976 ; 47 : 1031-9.
48. Bronchud MH, Potter MR, Morgenstern G, *et al.* In vitro and in vivo analysis of the effects of recombinant human G-CSF in patients. *Br J Cancer* 1988 ; 58 : 64-9.
49. Frei R, Heimfeld S, Yu Z, *et al.* Ex-vivo expansion of human CD 34+ hematopoietic progenitor cells. *Exp Hematol* 1994 ; 22 : 726-7.
50. Reiffers J, Caillot C, Dazey B, *et al.* Abrogation of post-myeloablative chemotherapy neutropenic by ex-vivo expanded autologous CD34-positive cells. *Lancet* 1999; 354 : 1092-3.
51. Riddell S, Watanabe K,Goodrich J, *et al.* Restoration of viral immunity in immuno-deficient humans by the adoptive transfert of T-cell clones. *Science* 1992 ; 257 : 238-41.
52. Hansen JA, Clift RA, Thomas ED. Transplantation of marrow from an unrelated donor to a patient with acute leukaemia. *N Engl J Med* 1980; 303 : 565-7.
53. Ash RC, Casper JT, Chitambon CR, *et al.* Successful allogeneic transplantation of T-cell depleted bone marrow from closely HLA matched unrelated donors. *N Engl J Med* 1990 ; 322 : 485-94.
54. Gianni AM, Siena S, Bregni M, *et al.* Autologous bone marrow transplantation for acute leukaemia in remission. *Br J Haematol* 1986; 64 : 385-9.
55. Broxmeyer HE, Douglas GW, Hangoc G, Cooper S, Bard J, English D, Arny M, Thomas L, Boyse EA. Human umbilical cord blood as a potential source of transplantable hematopoietic stem/progenitor cells. *Proc Natl Acad Sci USA* 1989 ; 86 : 3828-32.
56. Rubinstein P, Rosenfield R, Adamson JW, *et al.* Stored placental blood for unrelated bone marrow reconstitution. *Blood* 1993 ; 81 : 1679-90.
57. Orkin SH, Zon LI. Hematopoiesis and stem cells : plasticity versus developmental heterogeneity. *Nat Med* 2002 ; 3 : 323-8.
58. Friedenstein AJ. Stromal mechanisms of bone marrow : cloning in vitro and retransplantation in vivo. In : Thienfelder S, Rodt H, Kolb HJ, eds. *Immunology of bone marrow transplantation.* Berlin : Springer-Verlag, 1980 : 19-20.
59. Owen M. Lineage of osteogenic cells and their relationship to the stromal system. In : Peck WA, ed. *Bone and mineral research*, vol.3. New York : Elsevier, 1985 : 1-25.
60. Jiang Y, Jahagirdar BN, Lee Reinhardt R, *et al.* Pluripotency of mesenchymal stem cells derived from adult marrow. *Nature* 2002 ; 418 : 41-9.
61. Weissman IL. Stem cells : units of development, units of regeneration and units in evolution. *Cell* 2000 ; 100 : 157-68.
62. Magli MC, Levantini E, Giorgetti A. The developmental potential of somatic stem cells in mammalian adults. *J Hemathother Stem Cell Res* 2000 ; 9 : 961-9.
63. Barrat CLR, StJohn JC, Afnan M. Clinical challenges in providing embryos for stem-cell initiatives. *Lancet* 2004 ; 364 : 115-8.
64. Schenkel-Brunner H, Tuppy H. Enzymatic conversion of human O into A erythrocytes and B into AB erythrocytes. *Nature* 1969 ; 223 : 1271-3.
65. Goldstein J, Siviglia G, Hurst R, *et al.* Group B erythrocytes enzymatically converted to group O survive normally in A, B and O individuals. *Science* 1982 ; 215 : 168-70.
66. Scott MD, Murad KL, Kampouran F, *et al.* Chemical camouflage of antigenic determinant : stealth erythrocytes. *Proc Natl Acad Sci USA* 1997 ; 94 : 7566-71.
67. Armstrong JK, Wenby RB, Meiselman JH, *et al.* *In vivo* survival of poly(ethylene-glycol)-coated red blood cells in the rabbit. *Blood* 2003 ; 102 : 94 (abstr).
68. Horowitz MM, Gale RP, Sondel PM, *et al.* Graft-versus-leukemia reactions after bone marrow transplantation. *Blood* 1990 ; 75 : 555-62.

69. Ferrara JL.Pathogenesis of acute graft-versus-host disease: cytokines and cellular effectors. *J Hematother Stem Cell Res* 2000 ; 9 : 299-306.

70. Kolb HJ, Schattenberg A, Goldman JM, *et al.* Graft-versus-leukemia effect of donor lymphocyte transfusions in marrow grafted patients. *Blood* 1995 ; 86 : 2041-50.

71. Ruggeri L, Capanni M, Urbani E, Perruccio K, Shlomchik WD, Tosti A, Posati S, Rogaia D, Frassoni F, Aversa F, Martelli MF, Velardi A. Effectiveness of donor natural killer cell alloreactivity in mismatched hematopoietic transplants. *Science* 2002 ; 295 : 2097-100.

72. Heslop HE, Brenner MK, Rooney CM. Donor T cells to treat EBV-associated lymphoma. *N Engl J Med* 1994 ; 331 : 679-80.

73. Dudley ME, Rosenberg SA. Adoptive-cell-transfer therapy for the treatment of patients with cancer. *Nat Rev Cancer* 2003 ; 3 : 666-75.

74. Dudley ME, Wunderlich JR, Yang JC, *et al.* Adoptive cell transfer therapy following non-myeloablative but lymphodepleting chemotherapy for the treatment of patients with refractory metastatic melanoma. *J Clin Oncol* 2005 ; 23 : 2346-57.

75. Banchereau J, Palucka AK. Dendritic cells as therapeutic vaccines against cancer. *Nat Rev Immunol* 2005 ; 5 : 296-306.

76. Cavazzana-Calvo M, Lagresle C, Hacein-Bey-Abina S, Fischer A. Gene therapy for severe combined immunodeficiency. *Annu Rev Med* 2005 ; 56 : 585-602.

Le concept de la sécurité en transfusion sanguine

Jean-Hugues Trouvin

Concept de sécurité

Le recours au sang humain ou à ses éléments constitutifs est aujourd'hui encore indispensable dans certaines situations cliniques. En effet, le sang ou ses dérivés (que l'on appelle « produits sanguins labiles » ou « produits transfusionnels ») permettent d'apporter des composants physiologiques complexes, tels que les globules rouges, les plaquettes ou le plasma, capables de pallier des manques physiologiques vitaux.

Pourtant, l'utilisation de tels produits issus du sang humain, ou l'utilisation de dérivés de tissus ou d'autres fluides biologiques, qu'ils soient d'origine humaine ou animale, expose à des risques de contamination par des agents pathogènes et, de ce fait, à un risque potentiel de transmission de ceux-ci aux patients receveurs.

Ce risque est d'autant plus élevé que ces produits sont administrés de manière invasive, par injection intraveineuse, ce qui diffère considérablement des voies « naturelles » d'exposition à ces mêmes agents qui, pour beaucoup, font partie de notre environnement. De plus, ces produits sont souvent destinés à des patients immunodéprimés dont l'organisme ne possède plus les défenses naturelles suffisantes.

L'utilisation des produits sanguins a, de tout temps, exposé l'homme à des agents pathogènes. Pour certains d'entre eux l'identification a été rapide, mais pour d'autres l'imputabilité de l'agent pathogène a été plus difficile à mettre en évidence, car la pathologie était fruste ou ne se déclenchait qu'à distance du « contact ». Dans le domaine de la sécurité, une longue période d'incubation rend difficile l'imputabilité et l'identification du pathogène. Dans ce contexte, en matière de sécurité microbiologique, il est impossible d'affirmer un niveau de sécurité absolue : un nouvel agent pathogène, jusqu'alors inconnu, pouvant émerger à tout instant. Ainsi, pour ces risques émergents, le niveau de connaissance est variable d'une situation à l'autre, très parcellaire en l'absence de données fondamentales sur la nature de l'agent, le mécanisme de transmission (comme par exemple l'agent responsable de la maladie de Creutzfeldt-Jakob, dans ses formes sporadiques ou variant), ou assez complet mais associé à des contraintes techniques (comme le virus West-Nile –WNV, ou encore l'agent de la maladie de Chagas – *T. cruzii*). C'est sur ce constat d'un risque permanent, parfois difficile à détecter, à prévoir et à discerner, que la question de la « sécurité » en transfusion se pose. Dans ce chapitre, le terme de sécurité doit s'entendre au sens large de « sécurité microbiologique », pour couvrir les risques de transmission par tous types d'agents pathogènes, qu'ils soient bactériens, fongiques, parasitaires, viraux et même de type « agent transmissible non conventionnel » comme le prion (agent responsable des encéphalopathies spongiformes subaiguës transmissibles –ESST).

Tous ces agents microbiologiques « à risque » pour la transfusion ont en commun la capacité :

– d'être présents dans le sang,

– d'être transmissibles par la voie intraveineuse,

– d'être délétères chez le receveur, soit du fait de leur pathogénicité propre (VIH, VHC), soit du fait qu'ils sont transmis à des receveurs à risque (parvovirus B19, CMV, EBV, toxoplasmose...) (pour une explication détaillée sur les maladies transmissibles par transfusion, voir [1]).

Même si l'on admet que le « risque zéro n'existe pas », il faut veiller à ce que les produits transfusionnels disposent d'un niveau de sécurité « maximal », et que face à un risque identifié ou potentiel, le bénéfice clinique de la transfusion soit toujours pris en considération.

On entend par niveau de sécurité « maximal » le processus par lequel l'ensemble des moyens disponibles sont mis en œuvre pour que, dans l'état des connaissances actuelles, le risque de présence de ces agents infectieux soit aussi minime que possible dans les produits utilisés.

Pour répondre à cette exigence de sécurité, le concept de sécurité microbiologique pour les produits transfusionnels, comme pour tout autre produit biologique, repose sur trois « clés » de sécurisation qui peuvent s'énoncer ainsi :

– qualité et maîtrise du « matériel de départ »,

– procédé utilisé pour préparer le dérivé d'intérêt et application d'étapes d'élimination/inactivation du ou des agents pathogènes concernés,

– contrôle, détection et quantification, tout au long de la chaîne de préparation.

Cependant, compte tenu de la source initiale (donneurs de sang), des caractéristiques physico-chimiques et biologiques du « matériel de départ »[1] collecté (sang total ou ses fractions) et de la nécessité de conserver intactes les propriétés physiologiques du produit final à administrer au patient (relative fragilité et labilité de nombreux composants sanguins), chacune de ces clés de sécurisation aura ses limites d'application et la sécurité globale reposera sur la sommation des effets apportés par chacune.

L'utilisation de ces trois clés suppose, préalablement de connaître au mieux les caractéristiques de l'agent infectieux à combattre et notamment :

– sa pathogenèse,

– son mode de réplication,

– la cinétique de sa présence dans le sang et les différents tissus et fluides humains,

– ses caractéristiques biologiques et immunologiques (pour permettre la mise au point d'outils de diagnostic et de détection),

– ses caractéristiques physico-chimiques et sa résistance face aux différents procédés physiques ou chimiques qui pourraient être appliqués.

---

[1] Le terme employé ici de « matériel de départ » désigne le produit biologique collecté auprès des donneurs de sang, et à partir duquel seront préparés les produits transfusionnels. Ce terme technique est employé ici avec tout le respect qui est dû au don de sang.

L'élaboration d'une stratégie de « réduction de risque », pour un pathogène donné, nécessite d'avoir les réponses les plus complètes à ces questions, afin de choisir au mieux la ou les clés sur lesquelles agir, dans l'état des connaissances du moment, pour réduire le risque de transmission. En effet, en matière de sécurité microbiologique, il n'y a pas de solution toute faite et applicable de façon systématique. Chaque agent nécessite de développer une stratégie qui lui est propre ; stratégie qui doit aussi s'améliorer en fonction de l'évolution des connaissances sur le pathogène et de l'évolution des techniques.

Ce chapitre a pour objectif de présenter les principes généraux qui animent les trois clés sur lesquelles il est possible d'agir pour la prévention des risques microbiologiques en transfusion.

Elaboration du concept de sécurité microbiologique en transfusion

La sécurité d'un produit sanguin va donc dépendre étroitement des moyens qui pourront être mis en œuvre pour limiter la présence des agents pathogènes, tout au long du processus qui va de la sélection du donneur à l'administration au patient receveur [2].

Le schéma organisationnel sur lequel pourra s'appuyer une démarche de sécurité reste globalement identique pour tous les produits transfusionnels, avec l'intervention d'un donneur de sang, d'une procédure de collecte, de séparation des éléments sanguins, de stockage des différents « produits sanguins labiles » et enfin d'administration à un ou des receveurs.

Maîtrise du matériel de départ

Le premier niveau sur lequel la sécurité microbiologique va pouvoir s'exercer concerne le matériel de départ, et la maîtrise de celui-ci.

Dans le cadre de la transfusion sanguine, le « matériel de départ » se définit comme les dons de sang (sang total ou d'aphérèse) issus des donneurs de sang.

C'est ce « matériel de départ » qui représente la source principale de risque puisque c'est dans le sang que peuvent initialement se trouver certains agents pathogènes potentiellement transmissibles. Il ne faut cependant pas oublier que certains pathogènes peuvent aussi être introduits dans le sang à une étape quelconque de la chaîne, et y proliférer avant administration (par exemple, dans les incidents transfusionnels bactériens, il faut rappeler le risque d'une décontamination insuffisante de la peau).

Il faut donc assurer la qualification « microbiologique » de ce matériel avant son utilisation. La qualification du sang va faire appel à différentes approches de dépistage au niveau du donneur lui-même et sur le sang ainsi prélevé.

Qualification du donneur

La qualification du donneur a pour but essentiel de procéder à la recherche de facteurs de risque ; facteurs de risque qui sont recherchés tant par l'entretien médical que par l'examen médical du sujet.

Les facteurs de risque et les critères d'exclusion qui en découlent sont partiellement spécifiques à chaque pathogène recherché, même si l'on retrouve des points communs sur les modes de transmission ou les sources de contamination.

Les facteurs de risque s'identifient par l'interrogatoire du candidat au don, par exemple au sujet de son mode de vie, ses voyages ou encore son histoire médicale à la recherche par exemple d'un antécédent transfusionnel, d'une intervention neurochirurgicale ou d'un traitement par hormone de croissance.

Dans ce contexte, le retour de voyage d'une zone où sévit, de façon endémique ou épidémique, un pathogène dont la capacité de transmission par voie sanguine est avérée, sera un critère d'exclusion temporaire, critère qui pourrait être accompagné, le cas échéant et en fonction du pathogène recherché, de signes cliniques d'appel. L'exclusion au don de sang peut être temporaire si c'est un portage aigu comme le WNV mais peut être définitive si le portage est chronique comme le prion.

Ainsi, et pour l'exemple de la maladie de Creutzfeldt-Jakob, un séjour dans les Îles britanniques pour une durée cumulée de un an pendant une période définie comme à risque (ici 1980-1996) conduit à exclure définitivement du don de sang, par précaution [3].

L'élaboration de critères d'exclusion temporaire ou définitive repose notamment sur la bonne maîtrise de données épidémiologiques qui permettent de mieux comprendre les mécanismes de transmission des agents pathogènes concernés [4, 5].

Enfin, l'examen clinique doit aussi permettre d'établir le bon état de santé du sujet, et notamment tout symptôme évocateur d'une infection (fièvre, toux, etc.) sera un des facteurs d'exclusion temporaire. Par ailleurs, le bon état général du donneur sera conforté par les paramètres biologiques sanguins qui sont contrôlés systématiquement.

On voit ainsi que l'examen et l'entretien médical des candidats au don constituent un premier verrou de sécurité dans le processus de mise à disposition des produits sanguins, qui passe par l'exclusion des sujets pour lesquels une source, potentielle ou non, de risque a été identifiée.

Il est évident que cet entretien/examen médical n'a pas vertu d'exhaustivité, et d'autres mesures de sécurisation doivent être envisagées dès le stade du prélèvement du donneur.

Qualification biologique du don

La qualification biologique du don est envisagée lorsque le donneur a passé avec succès la première barrière de sécurité (pour lui-même et pour le don qu'il effectue) que constitue l'entretien/examen médical.

Il s'agit ici de réaliser des tests sérologiques de recherche de « marqueurs » identifiant la présence d'une infection ou signant une infection passée.

Il n'est pas dans l'objectif de ce chapitre de présenter une liste exhaustive des tests de dépistages obligatoires (d'autres chapitres y sont consacrés), mais plutôt de situer la logique de ces tests de dépistage dans la chaîne globale de sécurisation de l'acte transfusionnel.

Il faut toutefois mentionner, à ce stade du raisonnement, que ce principe de test de dépistage n'est finalement applicable qu'à peu d'agents pathogènes, et surtout des agents infectieux responsables d'infections chroniques.

L'exemple du virus de l'immunodéficience humaine (VIH) viendra illustrer la logique de la mise en place et l'adaptation régulière des tests de dépistages qui sont obligatoires à réaliser pour la qualification de chaque don, qu'il soit issu d'un « nouveau donneur » ou d'un donneur plus régulier. Pour le VIH, il a été très vite établi que l'agent était présent dans le sang dès les premières heures qui suivent la contamination, et que les anticorps anti-VIH, en revanche, n'apparaissent qu'après une période de séroconversion de plusieurs semaines. Tous les efforts ont été entrepris pour mettre au point une méthode de détection de ce virus. En fonction de l'évolution des techniques, et s'agissant d'un virus qui déclenchait une réponse anticorps, c'est un test sérologique, de détection des anticorps développés par le sujet infecté qui a été proposé initialement. Les trousses de détection se sont progressivement améliorées (on parle de « génération » de test) pour permettre la détection de plus en plus précoce de la conversion sérologique d'un individu contact. Les trousses anticorps ont ainsi permis, en réduisant « la fenêtre » de séroconversion, de détecter de plus en plus tôt un donneur à risque. Puis les progrès techniques ont permis d'envisager de détecter non plus la réaction anticorps provoquée par la présence du virus, mais aussi le virus lui-même par un de ses antigènes de surface et enfin, plus récemment encore, par son matériel génétique (technique d'amplification génomique).

Cet exemple illustre les progrès réalisés dans la mise en place d'un test de dépistage pour tenter d'identifier, de la façon la plus précoce possible, un individu à risque de transmettre un agent dont on connaît le pouvoir pathogène, d'une part, et la haute capacité de transmission par voie sanguine, d'autre part.

C'est cette logique de réflexion qui est suivie chaque fois qu'est mise en évidence la nécessité de réduire spécifiquement le risque de transmission d'un agent pathogène majeur en s'assurant que le pathogène est effectivement absent (dans la limite de détection des méthodes utilisées) du sang du donneur au moment du don. Parfois, malheureusement, cette mesure de sécurité, par un dépistage systématique, ne peut pas être envisagée en l'absence d'une méthode de détection utilisable en qualification biologique ; l'agent de la maladie de Creutzfeldt-Jakob illustre parfaitement la limitation actuelle de cette clé de sécurité.

Cette première clé de sécurité virale, qui repose sur l'entretien et l'examen médical, à la recherche de « facteurs de risque », puis sur la qualification biologique du don, à la recherche spécifique de la présence avérée de l'agent pathogène, est surtout destinée à limiter le risque résiduel, en sélectionnant :

– des donneurs qui présentent, autant que faire se peut, le maximum de garanties en terme de « non-exposition » à un risque,

– un matériel de départ (le sang) testé négatif pour les différentes signatures des pathogènes majeurs qui peuvent être recherchés par les tests biologiques.

On voit aussi, au plan de la « stratégie » que ces deux éléments de sécurité (entretien médical et tests biologiques) ne peuvent pas viser à l'exhaustivité (il est classique de dire que l'on ne trouve que ce que l'on cherche) et sont sujets aux limitations techniques des méthodes employées. Ces limitations vont de la fiabilité d'un entretien médical et d'un diagnostic clinique, jusqu'à la limite de détection et les risques d'interférences (faux positifs et faux négatifs) des tests de dépistage.

Ils représentent cependant le premier maillon de la chaîne de sécurité. Ce premier maillon est indispensable car il permet de réduire, autant que faire se peut, la charge infectieuse initiale du matériel de départ, en éliminant de la collecte les individus détectés positifs, ou à risque d'être porteurs, malgré un test négatif.

Toutefois, et malgré ce premier maillon de sécurisation, il n'est pas possible de conclure à une absence de risque. On ne peut qu'envisager une minimisation des risques ; le « risque résiduel » doit être encore réduit par d'autres mesures de sécurisation que l'on va envisager avec les deux autres clés de sécurité.

Procédé et étapes contribuant à la diminution du risque

Pour prendre en compte le risque résiduel de contamination du matériel de départ, malgré les mesures de minimisation prises initialement, le procédé de préparation du produit devra, dans la mesure du possible, inclure des étapes de traitement capables d'éliminer ou d'inactiver les agents pathogènes.

Cette clé de sécurité est largement utilisée pour les produits biologiques tels que les médicaments dérivés du sang ; c'est même, pour beaucoup d'entre eux, l'élément essentiel du dispositif de sécurité.

Cependant, dans le cas des produits transfusionnels (produits sanguins labiles), les étapes entre le don et la transfusion du produit sanguin labile ne permettent pas, en revanche, de mettre en place des mesures complémentaires de réduction du risque. En effet, à la différence d'autres produits biologiques pour lesquels on peut décrire un procédé d'obtention avec de nombreuses étapes de traitement (par des méthodes physiques ou chimiques) du matériel de départ, les produits transfusionnels, de par leur nature et/ou leur fragilité, subissent peu, voire pas, d'étapes de transformation au cours desquelles un procédé, qui serait capable d'éliminer ou d'inactiver des agents pathogènes, pourrait être appliqué.

Ainsi, à titre d'exemple, on peut citer l'étape de traitement par un mélange de solvant/détergent (SD), à laquelle sont soumises certaines fractions protéiques du plasma lors de la préparation des facteurs de coagulation et d'immunoglobulines. Ce traitement « SD » permet d'inactiver une large gamme de virus possédant une enveloppe lipidique, y compris le VIH et certains virus hépatotropes (il faut rappeler qu'il existe cependant, parmi les produits transfusionnels, un plasma dit « viro-atténué » par l'application d'un tel traitement SD).

On pourrait aussi citer l'étape de « pasteurisation » que subit la solution d'albumine à l'issue du fractionnement du plasma. Ces étapes, dont l'efficacité sur les virus peut être quantifiée (on parle de facteurs de réduction), permettent, en les combinant, de réduire significativement le risque résiduel initial au point de considérer que le risque devient « théorique », pour les virus qui sont sensibles aux agents et/ou méthodes physiques appliqués.

Les étapes d'élimination/inactivation sont donc capables d'agir sur une gamme d'agents pathogènes, afin d'offrir un éventail large de sécurité, même pour des agents pathogènes encore inconnus. En effet, on peut rappeler à titre d'exemple que, face à des situations de risque émergence, où la structure du virus était connue (WNV, SRAS, grippe aviaire), ce verrou de sécurité était déjà en place (traitement SD par exemple) et a permis de rassurer sur la sécurité, vis-à-vis de ces agents, des médicaments dérivés du sang.

Il faudra s'attacher à rechercher des méthodes d'élimination/inactivation capables d'agir sur toute une classe de virus (par exemple la classe des virus enveloppés). Toutefois, la mise en place de tels procédés est confrontée à des limites techniques induites notamment par la relative fragilité des produits qui sont soumis à ces traitements. En effet, il faut opposer la relative fragilité des produits biologiques d'intérêt à la relative résistance de certains des agents pathogènes que l'on veut éliminer.

Ainsi, le parvovirus est un virus de petite taille et très résistant, ou encore l'agent de la maladie de Creutzfeldt-Jakob (et par extension l'ensemble des agents responsables des encéphalopathies spongiformes transmissibles) sont connus pour leur extrême résistance aux différents traitements physico-chimiques.

Ce concept d'élimination/inactivation des agents pathogènes est donc séduisant et très largement utilisé. Chaque étape qui est déclarée efficace contre tel ou tel type d'agent infectieux doit cependant faire l'objet de validation avant de pouvoir être intégrée dans le raisonnement global de la sécurisation de tel ou tel produit [6]. Toutefois, pour la transfusion il est d'application très limitée. En effet, il faut noter que dans le schéma général de la transfusion, du donneur au receveur, il n'y a pas d'étape de « traitement » du sang ou de ses composants qui pourrait apporter une réduction complémentaire du risque.

Cependant, depuis plusieurs années, différents efforts ont été réalisés visant à développer une ou des étapes qui pourraient être « insérées » dans le procédé transfusionnel, pour répondre à cette stratégie de réduction du risque.

On peut ainsi mentionner, à titre d'illustration, les efforts réalisés sur la leucoréduction, sur le traitement bactéricide des concentrés plaquettaires et le traitement du plasma transfusionnel (encore appelé plasma thérapeutique).

• **La leucoréduction,** qui consiste à réduire par filtration la quantité de leucocytes résiduels, dans le sang total ou ses fractions, a été envisagée dans le courant des années 1990, pour répondre au risque de transmission de pathogènes intracellulaires, qui n'étaient pas recherchés lors des tests de qualification du don. A la fin des années 1990, est venu s'ajouter un élément supplémentaire justifiant cette mesure, celui de la réduction du risque pour l'agent responsable de la maladie de Creutzfeldt-Jakob, puisqu'il avait été montré que l'infectiosité dans le sang pour cet agent se répartissait entre les globules blancs et le plasma. En appliquant une filtration leucocytaire, on réduit encore la charge infectieuse potentiellement présente dans le matériel de départ. La mise en place de cette étape de leucoréduction suppose cependant :

– d'avoir vérifié que la qualité des produits qui en dérivent ne sont pas altérés (et notamment les plaquettes, les globules rouges ou le plasma frais) ;

– que le rendement de leucoréduction a été évalué, pour un filtre et un procédé donné, et que celui-ci est reproductible pour chacune des préparations de produit sanguin labile.

• **Un autre exemple** peut être donné avec les différents traitements qui sont en cours de développement pour traiter les concentrés plaquettaires et le plasma frais congelé. L'exposition du concentré plaquettaire ou du plasma à un agent chimique, photosensibilisant, puis à une irradiation UV, permet d'exercer une activité à la fois bactéricide et virucide. Cette activité d'inactivation de certains agents pathogènes doit être établie et validée par des études de surcharge permettant de déterminer les facteurs de réduction obtenus par ces différents traitements, pour tel ou tel pathogène. Il faut aussi vérifier que les traitements n'auront pas d'effets délétères sur les qualités biologiques des plaquettes et/ou du plasma et des protéines qu'il contient. Des progrès notables ont été réalisés ces dernières années, et il est probable que ces procédés entreront dans la pratique dans un futur proche et contribueront de ce fait à sécuriser davantage les produits labiles.

La deuxième « clé » de sécurité, qui passe par l'emploi de procédés spécifiques d'élimination/inactivation des agents pathogènes, est puissante dans son concept et très prometteuse dans son application. Elle permet en effet d'apporter, selon le procédé envisagé (filtration, traitement chimique ou physique, précipitation, etc.) des réponses à l'élimination/inactivation de (larges) gammes d'agents pathogènes et même de réduire le risque pour des agents émergents, sensibles à ces traitements. Elle permet enfin d'apporter, pour un pathogène donné, une réponse technique spécifique.

Cependant, en transfusion, cette clé est d'un maniement difficile, compte tenu de la fragilité des produits transfusionnels. Des progrès ont été réalisés ces dernières années pour tenter d'apporter, au cas par cas, des solutions dans les situations de risque non maîtrisables par la première clé de sécurité. Gageons que, dans l'avenir, de nouveaux procédés (et notamment des traitements chimiques) qui respecteront la fragilité intrinsèque des produits transfusionnels pourront être mis en place pour répondre au besoin de sécurité vis-à-vis de certains agents pathogènes qui ne peuvent pas être maîtrisés totalement par les étapes de sécurisation en amont.

Contrôles en cours de procédé

La troisième clé de sécurité passe par la mise en place de contrôles dédiés, sur les produits intermédiaires de préparation et/ou sur le produit fini.

Comme pour les deux précédentes clés, les contrôles qui pourraient être mis en place doivent être adaptés aux conditions opératoires et logistiques. Ainsi, en transfusion, la chaîne du donneur au receveur est relativement courte dans le temps (compte tenu notamment de la faible durée de vie de certains composants) et il n'est pas toujours possible d'ajouter des étapes supplémentaires de contrôle ou de « re-test » des produits compatibles avec leur durée de conservation.

Cette troisième clé n'est donc pas exploitée dans le concept de la sécurité en transfusion. Il y a toutefois une exception avec la procédure de sécurisation que l'on peut appliquer pour le plasma frais congelé. En effet, dans cette situation spécifique, le plasma est stocké après le don et n'est libéré qu'après que le donneur a été re-contrôlé pour certains marqueurs viraux spécifiques. Ce re-contrôle *a posteriori* du don permet de s'assurer que le sujet est toujours négatif vis-à-vis des marqueurs viraux recherchés, et de garantir donc que le don n'a pas été effectué durant la période de séroconversion. La durée de la quarantaine est, évidemment, fixée en fonction de la meilleure estimation de la « fenêtre sérologique » pendant laquelle un test pourrait être faussement négatif.

Cette troisième clé, d'un contrôle en cours, pourrait aussi être envisagée dans le futur, pour le contrôle du risque de contamination bactérienne des concentrés plaquettaires. Les progrès récents des méthodes de détection rapide permettent, en effet, d'envisager qu'avant administration à un patient, les concentrés plaquettaires soient contrôlés pour la stérilité bactérienne.

Enfin, pour cette troisième clé, qui repose essentiellement sur les capacités des tests de diagnostic et dépistage à détecter la présence d'un agent pathogène, il faut signaler les mêmes limitations que celles évoquées pour la première clé de sécurité sur la maîtrise du matériel de départ. Ainsi, pour les mêmes raisons de limite de détection, de sensibilité et de spécificité, exposées plus haut, de tels contrôles ont une portée limitée, selon le type de détection recherchée. Pour les virus, les méthodes proposées sont très spécifiques, alors que pour la détection bactérienne les méthodes peuvent détecter un large spectre de bactéries. Ainsi, ces méthodes de contrôle et détection au cours du procédé ne concernent que certains pathogènes et ne peuvent pas prétendre à l'exhaustivité.

Actualisation et optimisation des mesures de sécurité

La sécurité microbiologique est une donnée en constante évolution, compte tenu de la possible émergence, à tout moment, d'un nouveau pathogène (SRAS, grippe aviaire), ou d'une situation épidémiologique en relation avec un pathogène connu de longue date (Chagas, WNV), mais aussi compte tenu de l'évolution des connaissances scientifiques et des méthodes et techniques de détection ou de traitement, qui rendent possibles aujourd'hui certaines actions ou mesures qui étaient inenvisageables il y a encore quelques années.

Ainsi, les produits biologiques, et notamment les produits transfusionnels, sont l'objet d'une veille permanente. L'hémovigilance, la veille sanitaire et la veille technologique alimentent la réflexion et motivent les révisions et actualisation des mesures de sécurisation.

C'est en effet grâce aux systèmes de surveillance en place (et notamment l'hémovigilance et la biovigilance) que peuvent être détectés des cas de transmission d'agents pathogènes. La notification de tels cas doit conduire à ré-évaluer la sécurité du produit en question (voire de l'ensemble de la classe des produits de même type) et à proposer des actions correctrices.

C'est aussi l'évolution des connaissances scientifiques ou l'émergence de nouveaux risques qui feront que les autorités de santé vont ré-évaluer les produits et proposer de nouvelles mesures. La sécurité microbiologique suppose donc une activité continue d'évaluation, de surveillance, de ré-évaluation et d'initiation d'actions correctrices pour tenir compte de l'évolution des connaissances.

Conclusion

Les produits transfusionnels, de par leur origine humaine, comportent un risque intrinsèque de transmission d'agents pathogènes. Ce risque doit être contrôlé et maîtrisé, c'est la base même du concept de sécurité et de sécurisation des produits.

La sécurité microbiologique peut être apportée en combinant trois approches (clés de sécurité) qui sont complémentaires. Aucune clé ne permet de garantir à elle seule un niveau de sécurité suffisant. Le niveau de sécurité apporté par chacune de ces clés est d'inégale valeur, notamment les mesures de sécurité qui reposent sur des méthodes de détection ou dépistage comportent des limitations dans leur capacité de détection. Cependant, dans le domaine transfusionnel, il est important de noter que la première étape, de sélection des donneurs et de qualification biologique des dons, reste la clé principale de la sécurité, et parfois même la seule clé disponible pour agir.

Ainsi, dans le concept de sécurité et la mise en place de mesures appropriées, il faudra combiner les différentes approches pour réduire au maximum le risque de transmission d'un agent pathogène (virus, bactérie ou prion) lors de l'utilisation d'un produit transfusionnel.

Les moyens qui peuvent être mis en œuvre varient en fonction du produit concerné, des agents pathogènes visés et de l'utilisation du produit. L'analyse de la sécurité et les moyens qui peuvent être mis en œuvre doivent être discutés au cas par cas, en privilégiant les approches les plus fiables et facilement contrôlables.

L'analyse de risque doit conduire à proposer des actions de prévention ; actions qui devront être adaptées au risque à maîtriser et à l'usage attendu du produit. Il serait inconcevable d'utiliser un produit biologique, dont la sécurité microbiologique serait douteuse, si ce produit n'a pas un intérêt thérapeutique. De même, il ne serait pas acceptable de priver un patient d'un produit biologique qui pourrait lui apporter un traitement bénéfique, au seul motif qu'il persiste un risque infime, voire théorique, de transmission d'un agent pathogène. C'est cet équilibre ténu, entre bénéfice et risque qui doit être maintenu, dans le concept de sécurité des produits transfusionnels.

Références

1. Lefrère JJ, Rouger Ph. Maladies transmissibles par transfusion, eds. In : *Pratique nouvelle de la transfusion sanguine*, Paris : Masson, 2003 : 47-64.
2. Agut H. Le concept de sécurité virale des médicaments dérivés du sang. *Virologie* 2005 ; 9 : S3-S6.
3. Lasmezas CI. Encéphalopathies subaiguës spongiformes transmissibles et sécurité des produits sanguins. *Virologie* 2005 ; 9 : S37-S44.
4. Flahault A. La prédiction des épidémies d'origine virale. *Virologie* 2003 ; 7 : 395-9.
5. Desenclos JC, de Valk H. Les maladies infectieuses émergentes : importance en santé publique, aspects épidémiologiques, déterminants et prévention. *Méd Mal Infect* 2005 ; 35 : 49-61.
6. Flan B, Aubin JT. Évaluation de l'efficacité des procédés de purification des protéines plasmatiques à éliminer les agents transmissibles non conventionnels. *Virologie* 2005 ; 9 : S45-S52.

Les risques résiduels en transfusion : perspectives stratégiques

Joliette Coste

Née au début du XXe siècle, la transfusion sanguine reste un acte exceptionnel jusqu'aux années 1940. Avec la possibilité, à partir de 1943, de conserver le sang, la transfusion connaît un essor considérable. Le nombre de transfusions augmentant, les risques apparaissent. Des agents pathogènes sont identifiés, dont le dépistage va être rendu obligatoire par diverses mesures gouvernementales (*Tableau 1*). La mise en place du dépistage de l'AgHBs du virus de l'hépatite B sur les dons de sang semblait avoir définitivement vaincu le problème des maladies transmissibles. La prise de conscience en 1983 que le syndrome d'immuno-déficience humaine (SIDA) pouvait être transmis par transfusion fut un choc pour les médecins et les patients. A partir de cette date, la sécurité transfusionnelle vis-à-vis des maladies transmissibles par les produits sanguins est au cœur de la veille sanitaire. Elle va mobiliser les chercheurs, les professionnels de la santé, les patients et les médias. En vingt ans, les énormes progrès réalisés pour minimiser le risque infectieux auront permis d'atteindre des niveaux de sécurité transfusionnelle sans précédent. Pourtant, alors que nos produits sanguins n'ont jamais été aussi sûrs, il a bien fallu se rendre à l'évidence que l'offensive engagée contre les agents transmissibles n'était pas terminée. De nouveaux agents transmissibles émergent, qui ne sont plus limités uniquement aux virus, mais qui incluent des bactéries, des parasites et la protéine infectieuse du prion. Nous aborderons ces différentes catégories de risques émergents, analyserons leur impact sur la sécurité transfusionnelle et rechercherons quelles approches stratégiques sont susceptibles de prévenir leur transmission par transfusion.

Les infections virales

Trois grandes sources, non exclusives, sont à la base de l'émergence virale :

– la mutation d'un agent pathogène connu conduisant à l'apparition d'une souche plus virulente ;

– le passage d'un virus existant vers une autre espèce, introduisant la notion de zoonose ;

– la dissémination large d'un virus à partir d'une petite population où il était originellement confiné.

Tableau I. Années de mise en vigueur des mesures obligatoires.

Syphilis	1952
AgHBs	1971
Auto-exclusion des populations à risque pour le SIDA	1983
Ac anti-VIH-1/2	1985
Ac anti-plasmodium	1986
Transaminases (ALAT)	1988
Ac anti-HBc	1988
Ac anti-HTLV-I/II (Caraïbes)	1989
Ac anti-VHC	1990
Ac anti-HTLV-I/II (Métropole)	1991
Ajournement des sujets à risque pour la v-MCJ	1992
Ajournement des sujets ayant reçu une transfusion ou une greffe	1997
Ajournement des sujets ayant séjourné plus d'un an en GB (v-MCJ)	2000
Déleucocytation des produits sanguins	2001
Dépistage génomique viral du VHC et du VIH-1	2001

Les facteurs humains sont souvent responsables de l'émergence de maladies infectieuses par le flux migratoire croissant des populations, l'hyper-urbanisation, les bouleversements de l'écosystème. Avec le développement de la vie moderne, ces facteurs ont tendance à s'accélérer à l'échelle mondiale. Différentes formes d'émergence virale sont actuellement observées :

– la re-émergence d'un virus connu de longue date mais dont la propagation, notamment aux États-Unis, est un phénomène récent (virus West Nile),
– l'émergence de virus totalement nouveaux causant des épidémies galopantes, telles que le syndrome respiratoire aigu sévère (SRAS) ou la grippe aviaire (H5N1). Leurs responsabilités dans des affections post-transfusionnelles n'ont pas encore été clairement prouvées,
– l'émergence de virus vraisemblablement très anciens, qui n'ont pu être identifiés que récemment grâce à des nouvelles techniques de biologie moléculaire : virus de l'hépatite G, TTV et SENV. Ces virus sont transmissibles par transfusion mais ils n'ont à ce jour induit aucune pathologie chez les receveurs de produits sanguins. Parfois qualifiés par les Anglo-Saxons de « *sub-merging viruses* », il importe de les surveiller.

• **Le virus de l'immunodéficience humaine** (VIH) est le triste pionnier des virus émergents. Il est aujourd'hui admis que l'ancêtre du VIH est le SIVcpz, virus de l'immunodéficience simienne transmis à l'homme par le chimpanzé. Le VIH fut identifié pour la première fois en 1983 en France à l'Institut Pasteur. En 1985, le dépistage des anticorps anti-VIH sur tous les dons de sang fut rendu obligatoire. Aujourd'hui, quel est le risque résiduel de transmission par transfusion pour ce virus, ainsi que pour d'autres agents infectieux majeurs, tels que les virus de l'hépatite B (VHB), de l'hépatite C (VHC), et les rétrovirus T-lymphotrope (HTLV-I/II) ? La surveillance épidémiologique des donneurs de sang en France, réalisée par l'Institut de veille sanitaire (InVs) en collaboration avec l'Établissement français du sang et l'Institut national de la transfusion sanguine (INTS) a fait l'objet d'un rapport [1], et a permis de démontrer qu'en dix ans (1992-2002), le risque résiduel pour ces quatre virus avait considérablement diminué. Grâce à l'amélioration constante de la sélection des donneurs et aux avancées technologiques réalisées dans la qualification biologique du don, les produits sanguins labiles présentent aujourd'hui un risque viral très faible. En effet, sur la dernière période publiée, 2000-2002, le risque résiduel a été estimé à 1/400 000 dons pour le VHB, à 1/2 500 000 pour le VIH, à 1/6 650 000 pour le VHC et proche de zéro pour l'HTLV. Notons que la mise en place de la déleucocytation systématique des produits sanguins a permis, en outre, l'élimination des virus leucotropes dont l'HTLV. Le risque de transmission lié au VHB est le plus élevé de ces quatre virus. Il représente six dons potentiellement infectés par an en France (IC à 95 % : 2 à 17 dons par an sur la période 2000-2002) échappant au dépistage sérologique. En raison d'une prévalence élevée du VHB dans les départements d'outre-mer, le dépistage de l'ADN du VHB par méthode d'amplification moléculaire est pratiqué sur tous les dons unitaires depuis décembre 2004. Une réflexion est en cours pour déterminer l'intérêt d'introduire le dépistage génomique viral pour ce virus en France métropolitaine. Les auteurs ont constaté que les caractéristiques épidémiologiques observées chez les donneurs positifs pour le VHB, le VHC et le VIH étaient aussi le reflet de l'épidémiologie dans la population générale. À titre d'exemple, c'est pour le VHC que la prévalence et l'incidence ont le plus diminué chez les donneurs de sang et c'est pour ce virus aussi qu'elles ont le plus diminué dans la population générale. Ainsi, grâce au renforcement des mesures préventives à la fois chez les donneurs et dans la population générale, ces virus ne représentent plus aujourd'hui le risque infectieux majeur pour les receveurs de produits sanguins.

• **L'infection par le virus West Nile**, également appelé virus du Nil occidental (VNO), est une zoonose connue en France depuis les années 1960 et dont la diffusion à l'échelle de la planète est récente. Le VNO est un arbovirus, de la famille des *Flaviviridae*, et du genre *Flavivirus* qui inclut les virus de la dengue, de la fièvre jaune, de l'encéphalite japonaise et de l'encéphalite de Saint-Louis. Le VNO peut causer des méningites, des encéphalites et méningo-encéphalites. L'infection humaine est asymptomatique dans 80 % des cas. Dans 20 % des cas, elle se manifeste par un syndrome pseudo-grippal. Chez un sujet sur 150, elle provoque des manifestations neurologiques. La maladie peut s'avérer fatale chez les sujets âgés ou immunodéprimés. Son cycle de vie implique un insecte vecteur, le moustique *(Culex)*, et un réservoir animal, l'oiseau, qui joue un rôle d'hôte amplificateur. Le cheval et l'homme sont des hôtes accidentels dans le cycle de cette zoonose et représentent des culs de sac épidémiologiques. Jusqu'à un passé récent, le virus était endémique seulement en Afrique, au Moyen-Orient, dans la partie occidentale du continent indien et en Europe de l'Est. Même si, dans ces zones, des micro-épidémies étaient rapportées, le virus n'était pas qualifié d'émergent. Mais en 1999, une épidémie avec une souche particulièrement virulente survint aux États-Unis. Limitée dans un premier temps à la ville de New York, elle diffusa par la suite sur tout le continent nord-américain. En 2003, plus de 9 000 cas et 264 décès furent rapportés dans quarante États. Le VNO est associé à une virémie brève de deux à quatre jours, laquelle peut être plus durable chez le sujet immunodéprimé (jusqu'à vingt-huit jours). La séroconversion survient environ une semaine après le contage, matérialisée par la présence d'anticorps anti-VNO de type IgM d'abord, puis de type IgG, lesquels signent la guérison et confèrent une immunité protectrice durable. Un premier cas de transmission transfusionnelle fut rapporté en 2002 aux États-Unis. Le donneur était un accidenté de la route qui avait reçu soixante produits sanguins labiles [2]. Ses reins, son foie et son cœur furent transplantés à quatre receveurs qui, une semaine plus tard, présentèrent une infection à VNO dont un fut fatal. Par la suite, vingt-trois autres cas de VNO transmis par transfusion furent décrits. De ce fait, le dépistage systématique de l'ARN du VNO sur tous les dons de sang fut introduit aux États-Unis avant l'été 2003.

En France, le VNO fut détecté en 2000 chez des chevaux en Camargue. De ce fait, une surveillance de la circulation virale humaine et animale (chevaux, oiseaux, moustiques) fut instaurée, pendant la période d'activité des moustiques, de juin à octobre. En 2003, cette surveillance mena au diagnostic de sept cas humains groupés dans le Var et quatre cas équins. Aucun cas de transmission par transfusion n'a été déclaré à ce jour. Cependant, l'analyse des cas groupés humains et équins dans le département du Var ainsi que les cas de contaminations transfusionnelles américains ont conduit la Direction médicale et scientifique de l'Établissement français du sang à recommander, en juillet 2003, une exclusion temporaire de vingt-huit jours :

- de tous les candidats au don ayant séjourné dans une zone de circulation virale (États-Unis, Canada,...),
- des sujets ayant séjourné dans les départements d'outre-mer ou bien dans les départements du bassin méditerranéen et présentant des symptômes cliniques évocateurs d'une infection à VWN.

Des mesures complémentaires furent instaurées par la Direction générale de la santé en 2004 :

- la nécessité de déclarer à l'Établissement français du sang tout symptôme infectieux survenant quatorze jours après le don, avec exclusion du donneur de vingt-huit jours après le don,
- la création d'une cellule d'alerte devant statuer sur l'opportunité de mettre en place des mesures complémentaires, telles que l'arrêt des collectes de sang dans les zones touchées par le VNO, ainsi que l'exclusion des donneurs ayant circulé dans cette zone,
- la mise en place du dépistage de l'ARN du VNO à petite échelle jusqu'au 31 octobre 2004 dans les deux établissement de transfusion sanguine du pourtour méditerranéen. Ainsi, en cas de contaminations équines ou humaines avérées, l'introduction du dépistage qualifiant dans ces deux établissement de transfusion sanguine pourra ainsi être réalisée sans délai.

• **Le syndrome respiratoire aigu sévère** (SRAS) est la première affection grave et contagieuse à émerger au début du XXIe siècle. Il s'agit d'une pneumopathie fébrile sévère pouvant évoluer vers une insuffisance respiratoire. L'épidémie, partie de Chine fin 2002, s'est disséminée au niveau mondial, contaminant plus de 8 000 sujets et causant plus de 800 décès dans trente-trois pays différents. L'agent responsable, un coronavirus (SARS-CoV) totalement inconnu auparavant chez l'homme [3], a pu être rapidement identifié grâce à une approche génomique par puce à ADN. Isolé en 1937 chez le poulet, il a franchi la barrière d'espèce en infectant certains animaux, puis l'homme. Les vecteurs biologiques sont inconnus. La transmission s'effectue par voie respiratoire et oro-fécale. Etant donné qu'il s'agit d'une maladie respiratoire, il n'existe pas *a priori* de risque de transmission par transfusion. Cependant, une phase de virémie serait possible durant la période symptomatique de l'affection, car l'ARN viral a été détecté par technique PCR chez un patient dont le SARS-CoV a pu être isolé à partir du rein. Des tests de détection sont en développement, lesquels devront permettre de certifier ou d'infirmer l'existence d'une virémie chez les donneurs infectés.

Face à cette alerte sanitaire mondiale et pour la protection des stocks de produits sanguins, la stratégie préventive de l'Établissement français du sang [4] a été de mettre en quarantaine pendant trois semaines tout candidat au don asymptomatique de retour d'une zone touchée par la maladie, pendant un mois après guérison et arrêt du traitement pour un candidat au don suspect d'avoir été contaminé, et pendant trois mois lorsque la contamination avait été certaine. Aucun cas de SRAS n'ayant plus été signalé à l'OMS depuis juin 2003, les mesures d'exclusions temporaires ont été levées en décembre 2003. Il convient néanmoins de rester vigilant, car des inconnues persistent (réservoir, persistance du virus dans l'environnement, possibilité de résurgences saisonnières,...). En outre, il n'existe aujourd'hui ni vaccin, ni traitement efficace.

• **Une épidémie de grippe aviaire** due au virus *influenza* A (souche H5N1) [5] fut identifiée fin 2003 en Corée du Sud et par la suite au Viêt-Nam, en Thaïlande, au Cambodge, en Indonésie et en Chine. Ce virus extrêmement contagieux peut entraîner un syndrôme aigu de détresse respiratoire d'évolution souvent fatale. Transmis exceptionnellement à l'homme, le virus est fortement contagieux chez le poulet, la dinde, ainsi que chez d'autres espèces animales comme le porc. Au 4 février 2005, selon le recensement du *Center of Diseases Control* (CDC) au Viêt-Nam, 44 sujets avaient été contaminés par H5N1 *via* un contact direct avec des volailles malades et 32 étaient décédés. L'analyse génique et antigénique du virus a montré que le cluster identifié chez les patients contaminés au Viêt-Nam présentait bien les gènes spécifiques du virus de la grippe aviaire, mais qu'en revanche des mutations entraînant des changements antigéniques avaient donné naissance à un variant totalement différent. À ce jour, aucun remaniement génique entre H5N1 et des virus grippaux humains n'a pu être mis en évidence. Néanmoins, l'ampleur de cette épizootie sans précédent et sa propagation dans de nombreux pays pourraient favoriser une telle recombinaison et modifier les modes de transmission, ce qui justifie un suivi épidémiologique attentif. L'ONU considère que l'épizootie n'est pas contrôlée et qu'elle continue de progresser en Asie. Aucun vaccin humain contre la grippe aviaire n'est disponible.

• Un autre exemple révélateur d'infections virales émergentes communautaires et transmissibles par le sang concerne la **famille des entérovirus**. Ces virus à ARN, non enveloppés, sont le plus souvent responsables d'infections des voies respiratoires modérées et saisonnières (printemps, été). La contamination se fait selon le mode féco-oral mais une transmission par le sang est théoriquement possible à partir d'un don infecté collecté en phase virémique. Afin d'évaluer ce risque transfusionnel, Simmonds *et al.* [6] ont testé pendant vingt-deux mois une population de donneurs de sang non sélectionnée avec un test PCR couvrant l'ensemble des entérovirus. Les résultats ont montré que 1/4 000 don était positif, avec une prévalence maximale pendant la période d'été (1/1 800) et minimale en hiver (1/8 000). Coxsackievirus A16, echovirus 11 et 30, et enterovirus 71 étaient les plus souvent retrouvés. Cette présence virale dans le sang indique la possibilité de transmettre ces virus par transfusion sanguine.

• **Les virus leucotropes** sont également transmissibles par le sang. Ce sont les virus de la famille des *Herpes viridae* (HHV), en particulier le cytomégalovirus (CMV, HHV-5), le virus d'Epstein-Barr (EBV, HHV-7) et le virus associé au sarcome de Kaposi (KSHV HHV-8). HHV-8 est endémique dans certaines populations d'Afrique. Cependant, ce virus est parfois qualifié d'émergent en ce sens qu'il co-infecte fréquemment le VIH en induisant un sarcome de Kaposi chez des patients souffrant de SIDA. La mise en place de la déleucocytation systématique des produits sanguins en avril 2001 a rendu le risque résiduel infectieux pour ce virus extrêmement faible dans les pays qui ont introduit cette mesure préventive. L'impact de cette mesure a été particulièrement vérifié pour le CMV et HHV-8.

• En revanche, l'incidence de la transmission du **parvovirus B19** est moins bien documentée. Ce virus à ADN, non enveloppé, appartenant à la famille des *Parvoviridae*, est l'agent causal d'un ensemble de pathologies dont le mégalérythème épidémique (cinquième maladie éruptive), l'anémie érythroblastopénique, ainsi que certaines complications articulaires. Il est connu pour être transmissible par le sang depuis plusieurs décennies. La fréquence relativement élevée de la virémie a suscité un regain d'intérêt pour ce virus et pourrait justifier la mise en place d'un test de dépistage afin de mieux maîtriser le risque de transmission par transfusion. En effet, certains receveurs de produits sanguins en état d'immunodépression ou atteints d'hémolyse chronique pourraient être vulnérables à l'infection par le parvovirus B19. A partir de sa porte d'entrée respiratoire, le virus diffuse dans l'organisme pour atteindre ses cellules cibles, les érythrocytes et leurs précurseurs, mais aussi les mégacaryocytes, les fibroblastes et les cellules endothéliales. Le Laboratoire français du fractionnement et des biotechnologies (LFB) [7] a testé sur une période de deux ans (mars 1996 à 1998) par technique PCR, 91 563 pools de plasma représentant 4.26 millions de dons collectés chez 1.25 millions de donneurs. La fréquence des donneurs virémiques était en moyenne de 1/5 950 et pouvait atteindre 1/1 420 en période épidémique. Ont également été rapportés des cas de transmission chez des hémophiles par des concentrés de facteurs VIII, alors que tous les médicaments stables dérivés du sang sont inactivés par des traitements aux solvants-détergents. Le parvovirus B19, dépourvu d'enveloppe lipidique, résiste aux traitements physico-chimiques employés pour détruire les virus enveloppés. C'est pourquoi, le dépistage génomique viral de l'ADN B19 a été mis en place au Laboratoire français du fractionnement et des biotechnologies. Pour ce qui est de la transmission du parvovirus B19 par les produits sanguins labiles, la prévalence élevée des anticorps protecteurs aussi bien chez les donneurs que chez les receveurs explique sa transmission occasionnelle. De ce fait, bien qu'une veille scientifique s'impose, le dépistage systématique n'est pas à l'ordre du jour.

• Les progrès de la surveillance et du diagnostic moléculaire ont permis d'identifier des « **nouveaux** » **virus** : citons les virus dits de l'hépatite G (VHG ou GBV), le TTV et apparentés et le SEN (SEN-V). VHG appartient à la famille des *Flaviviridae* comme le VHC. Il a été initialement proposé comme candidat responsable d'hépatite non A-E. VHG est très répandu et la séroprévalence en ARN viral chez les donneurs de sang de France métropolitaine [8] atteint 4,2 %. La fréquence des donneurs qui présentent une séroconversion (anticorps anti-E2) est de 7,8 %. Lors de co-infections avec le VIH, un rôle modulateur susceptible de ralentir la progression de l'infection vers le SIDA a été rapporté pour VHG. Le TTV est un circovirus à ADN non enveloppé, qui présente une similarité structurale avec les parvovirus. Sa distribution est mondiale. Au Royaume-Uni, la prévalence chez les donneurs de sang atteint 1,9 %. Le SEN-V a été identifié en 1999. Il est peu connu, mais serait présent chez 80 % des patients atteints d'hépatite post-transfusionnelle non A-E et chez 2 % de sujets non transfusés [9].

Ces trois virus, détectables uniquement par dépistage génomique viral, sont orphelins de toute pathologie. Aucun pays n'a introduit leur dépistage dans la qualification biologique du don, mais une veille scientifique régulière s'impose.

Les infections bactériennes

La contamination bactérienne des produits sanguins labiles est connue de longue date. Avec la mise en place d'une mini-poche de dérivation permettant l'éviction des premiers millilitres lors du don de sang et d'une meilleure détersion de la flore cutanée au moment du prélèvement, le risque bactérien a diminué de façon significative [10]. Cependant, malgré la mise en place de ces mesures préventives, le risque bactérien demeure encore insuffisamment maîtrisé. D'après les données de l'Hémovigilance recueillies sur la période 1999-2002, le risque d'incident transfusionnel par contamination bactérienne par les concentrés plaquettaires est estimé à 1/25 000 toutes gravités confondues. Ainsi, le risque bactérien représente aujourd'hui la première cause d'incident post-transfusionnel associée à un agent infectieux. Le déclin du risque de transmission du VIH et des virus des hépatites a révélé l'émergence de la contamination bactérienne. Les concentrés plaquettaires sont à l'origine de 65 % des incidents transfusionnels par contamination bactérienne contre 35 % pour les concentrés de globules rouges. Dans un cas sur trois les conséquences sont graves, avec des menaces vitales immédiates ou un décès pour le receveur. La majorité (80 %) des bactéries incriminées sont de type Gram^{+}, signant une contamination du concentré plaquettaire par la flore cutanée et/ou par l'environnement. Cependant, les bactéries de type Gram^{-} sont impliquées dans 25 % des cas, présentant une menace de vie immédiate. Afin de réduire le risque de contamination bactérienne par les concentrés plaquettaires, la mise en place de méthodes de détection dans les concentrés plaquettaires est prévue courant 2005.

D'autres affections bactériennes peuvent être transmissibles par transfusion :

- la syphilis *(Treponema pallidum)*, qui peut survivre trois ou quatre jours dans le sang conservé à +4 °C. L'infection est cependant quasi inexistante chez les receveurs. Pourtant, le contrôle sérologique reste obligatoire sur tout don de sang ;
- la maladie de Lyme, l'erlichiose et les rickettsioses transmises à l'homme par des piqûres de tiques. La plus fréquente, notamment aux États-Unis, est la maladie de Lyme dont l'agent causal est un spirochète (*Borrelia burgdorferi)* transmis par morsure. Le spirochète diffuse dans la peau et passe dans le sang. Ces bactéries étant obligatoirement intracellulaires, la mise en place de la leucoréduction a permis de réduire, de manière significative, la transmission transfusionnelle de ces organismes.

Les infections parasitaires

De même, certaines infections parasitaires pourraient présenter un risque transfusionnel, notamment chez les sujets immunodéprimés : la malaria (*Plasmodium falciparum* transmis par le moustique), la maladie de Chagas (*Trypanosoma cruzii* transmis par un insecte, la réduve) et plus rarement, des infections de type leishmaniose. En règle générale, ces infections sont endémiques dans les pays tropicaux et leur incidence en Europe est faible. L'augmentation des voyages et du tourisme soulève le problème de leur émergence dans les zones non endémiques. Diverses méthodes de dépistage sérologique et d'amplification moléculaire sont en cours de développement, qui pourraient s'avérer utiles dans le futur.

Les encéphalopathies spongiformes transmissibles

Les encéphalopathies spongiformes subaiguës transmissibles (ESST) ont été portées au premier plan de l'actualité en 1996, suite à la révélation par le Gouvernement britannique d'une transmission possible de l'agent de l'encéphalopathie spongiforme bovine (ESB) à l'homme. Les ESST forment un groupe d'affections neurodégénératives qui comprend, chez l'homme, la maladie de Creutzfeldt-Jakob (MCJ), le kuru, le syndrome de Gerstmann-Sträussler-Scheinker (GSS) et l'insomnie familiale fatale (IFF). Ces maladies se caractérisent cliniquement par une démence et divers troubles moteurs, et par une dégénérescence spongiforme du cerveau, associée à une gliose réactionnelle. Aussi appelées maladies à prions, ces affections sont uniques car leur origine est à la fois infectieuse et génétique. L'origine des ESST reste très controversée. En effet, l'hypothèse étiologique actuelle suggère que l'agent infectieux est de nature protéique. Cette hypothèse remet en cause la notion classique voulant que seuls les acides nucléiques soient les vecteurs d'une information transmissible. L'agent infectieux serait une protéine prion (PrP^{res}) et la transmission de l'infection passerait par des interactions entre protéines prion infectieuses et normales

(PrP). La PrP normale est retrouvée à la surface des neurones, des leucocytes sanguins et dans le système lymphoïde. Le buffy-coat porterait environ un tiers de l'infectiosité et 50 % serait présente dans le plasma. La plupart des ESST ne sont pas considérées comme émergentes car leurs taux d'incidence ont été remarquablement stables au cours du temps. En revanche, la variante de la MCJ (v-MCJ) a émergé récemment sous la forme d'une épidémie survenue au Royaume-Uni entre 1980 et 1996, qui résulta de l'ingestion par les bovins de farines animales contaminées par l'agent du prion. La v-MCJ (ou maladie de la vache folle) survint du fait de l'entrée de la protéine prion dans la chaîne alimentaire. Au 16 novembre 2004, étaient recensés 151 cas cumulés de v-MCJ au Royaume-Uni et neuf en France. A ce jour, il n'existe aucune évidence que la v-MCJ soit transmissible par voie sanguine. Cependant, en 2002 une étude britannique [11] a rapporté le suivi de 48 patients ayant reçu une transfusion sanguine à partir de dons de sang issus de donneurs qui sont décédés quelques années plus tard de la v-MCJ. L'article rapporte le cas d'un des 48 receveurs qui a développé une v-MCJ environ six ans après la transfusion d'une unité de concentré de globules rouges. Un deuxième cas a été rapporté en juillet 2004, différent du premier dans la mesure où le patient ne présentait aucun signe clinique évocateur de la v-MCJ. C'est la présence de PrP^{res} dans une pièce d'autopsie qui a permis de porter le diagnostic. Ce cas soulève la question de l'existence potentielle de porteurs « silencieux ». Cependant, la possibilité d'une contamination par voie alimentaire ou chirurgicale et non pas transfusionnelle ne peut être exclue. Ainsi, le risque de transmission transfusionnelle est à présent considéré comme « probable » par les groupes d'experts de l'AFSSAPS [12]. En France, aucun cas de transmission n'a été rapporté dans la cohorte de vingt-six patients transfusés avec des produits sanguins issus des dons de sang des 8e et 9e cas de v-MCJ français.

En l'absence d'un test fiable utilisable à grande échelle pour détecter l'agent de la v-MCJ dans le sang, les mesures suivantes ont été prises pour prévenir sa transmission par transfusion :

- contre-indication au don des donneurs à risque (antécédents familiaux de maladies neuro-dégénératives, d'intervention neuro-chirurgicale, de traitement par hormone de croissance et de greffes avec des tissus du système nerveux central),
- destruction des lots de médicaments dérivés du sang, lorsqu'ils contiennent le plasma d'un donneur chez qui on découvre postérieurement au don qu'il appartient à un groupe à risque,
- exclusion des donneurs antérieurement transfusés (1997),
- généralisation de la déleucocytation des produits cellulaires (1998),
- depuis décembre 2000 exclusion des donneurs ayant séjourné dans les Îles britanniques au moins un an cumulé entre 1980 et 1996 (justifiée par le fait que le risque pendant cette période était environ vingt fois supérieur en Grande-Bretagne par rapport à la France).

Perspectives stratégiques

La prévention des infections transmissibles par transfusion est ainsi un objectif important de la veille sanitaire. En 2005, l'Établissement français du sang renforcera encore le plan de la sécurité transfusionnelle autour de la prévention des contaminations des concentrés de plaquettes, de la définition d'une méthode d'atténuation des pathogènes pour les plasmas thérapeutiques et d'un plan d'action de prévention des complications respiratoires post-transfusionnelles. Les investissements consentis pour optimiser la sécurité transfusionnelle dépassent largement la balance coût-bénéfice généralement admise en santé publique. Cette approche a été efficace puisque les produits de santé n'ont jamais été aussi sûrs.

Toutefois, les mesures de prévention ne peuvent parer qu'aux risques connus et toute infection émergente non caractérisée peut passer inaperçue avec les méthodes actuellement disponibles de dépistage et d'inactivation.

Ainsi, face à des nouvelles alertes, la veille sanitaire reste essentielle. Celle-ci doit s'appliquer à l'échelon international d'abord, car les nouvelles pathologies émergent fréquemment dans les pays en développement pour diffuser ensuite vers nos contrées par le biais du commerce et des voyages. L'InVS (Institut de veille sanitaire), et le réseau d'Hémovigilance, en suivant ces données épidémiologiques, constituent les systèmes d'alertes nationaux et régionaux. L'apparition d'un risque émergent ou hypothétique conduira, en réponse à un éventuel risque sanitaire, au principe de précaution.

Les avancées technologiques viendront renforcer la veille sanitaire. En effet, des méthodes innovantes voient le jour, permettant de découvrir de nouveaux virus basés sur les puces à ADN. À titre d'exemple, la découverte du variant humain du coronavirus, responsable du SRAS, a pu être ainsi identifié.

Mais, il faut bien se rendre à l'évidence que le risque zéro n'existera jamais et que le sang sera toujours un médicament vivant non dénué d'effets indésirables [13].

Références

1. Pillonel J, Laperche S et le comité de pilotage. Surveillance épidémiologique des donneurs de sang homologues en France entre 1992 et 2002. Septembre 2004.
2. Iwamoto M, Jernigan DB, Guasch A, Trepka MJ, Blackmore CG, Hellinger WC, *et al.* Transmission of West Nile virus from an organ donor to four transplant recipients. *N Engl J Med* 2003 ; 348 (22) : 2196-203.
3. Rota PA, Oberste MA, Monroe SS, *et al.* Characterization of a novel coronavirus associated with severe acute respiratory syndrome. *Science* 2003 ; 300 : 1394-9.
4. *Établissement Français du Sang.* Rapport d'activité 2003.
5. Centers for Disease Control and Prevention. Outbreaks of avian influenza A (H5N1) in Asia and interim recommendations for evaluation and reporting of suspected cases-United States, 2004. *MMWR Morb Mortal Wkly Rep* 2004 ; 53 : 97-100.
6. Welch J, Maclaran K, Jordan T, Simmonds P. Frequency, viral loads, and serotype identification of enterovirus infections in Scottish blood donors. *Transfusion* 2003 ; 43 : 1060-6.
7. Aubin JT, Defer C, Vidaud M, Maniez-Montreuil M, Flan B. Large-scale screening for human parvovirus B19 DNA by PCR : application to the quality control of plasma for fractionation. *Vox Sang* 2000 ; 78 : 7-12.
8. Loiseau P, Mariotti M, Corbi C, Ravera N, Girot R, Thauvin M, *et al.* Prevalence of hepatitis G virus RNA in French blood donors and recipients. *Transfusion* 1997 ; 37 : 645-50.
9. Herve P. Sécurité transfusionnelle : risques émergents ou hypothétiques. *Transfus Clin Bio* 2000 ; 7 : 30-8.
10. Andreau G, Morel P, Forestier F, Debeir J, Rebibo D, Janvier G, Herve P. Hemovigilance network in France : organization and analysis of immediate transfusion incident reports from 1994 to 1998. *Transfusion* 2002 ; 42 : 1356-64.
11. Llewelyn CA, Hewitt PE, Knight RS, Amar K, Cousens S, Mackenzie J, *et al.* Possible transmission of variant Creutzfeldt-Jakob disease by blood transfusion. *Lancet* 2004 ; 363 : 417-21.
12. Évaluation du risque v-MCJ par les produits sanguins. Réunion du groupe d'experts du 16 novembre 2004. AFSSAPS, février 2005.
13. Toulmonde E. Le risque résiduel viral en transfusion sanguine. *Les virus transmissibles par le sang.* Paris : John Libbery Eurotext, 1996 : 249-57.

Vers une inactivation universelle des agents pathogènes dans les cellules sanguines

Jean-Pierre Cazenave

La transfusion des produits sanguins labiles, concentrés de globules rouges, concentrés de plaquettes et plasma, issus d'un don de sang total ou d'aphérèse, demeure une thérapeutique essentielle, efficace et parfois vitale à l'heure actuelle, en l'absence d'alternative thérapeutique. Chaque année en France, environ 2 500 000 produits sanguins labiles sont transfusés à près de 500 000 receveurs. La transfusion de produits sanguins labiles est souvent indispensable chez les grands traumatisés, en chirurgie cardiovasculaire, en obstétrique, chez les greffés et transplantés pendant la période de régénération de la moelle osseuse, chez les malades recevant une chimiothérapie lourde pour cancer ou leucémie. Les progrès techniques de la transfusion et la surveillance des donneurs et des receveurs, grâce à un système d'hémovigilance généralisé en France depuis 1994, ont permis d'améliorer l'efficacité des transfusions, mais surtout d'accroître leur sécurité. Les mesures de sécurité transfusionnelle ont essentiellement permis de réduire le risque infectieux et à un moindre degré le risque immunologique. Néanmoins, ces mesures ont un impact organisationnel et économique très important. Il apparaît de plus en plus évident que le risque zéro et le principe de précaution ont leurs limites et que les décisions médicales et de santé publique doivent être prises en fonction du mieux apporté au malade, en tenant compte du rapport coût/bénéfice de l'intervention sur la prévention du risque.

Les mesures déjà en place améliorent la sécurité transfusionnelle

Depuis la création de l'hémovigilance, les rapports d'activité émanant du réseau des établissements de transfusion sanguine, des établissements de soins et des services déconcentrés de l'Etat ont documenté un accroissement constant de la sécurité transfusionnelle, malgré la persistance de risques infectieux. La sécurité des produits sanguins labiles a été accrue par la mise en œuvre de plusieurs mesures nécessaires et complémentaires. Les améliorations ont porté sur la sélection médicale et biologique du donneur, les tests de dépistage des virus transmissibles par la transfusion, la déleucocytation systématique de tous les

produits sanguins labiles dès leur préparation avant conservation et distribution et, plus récemment, l'introduction du dépistage génomique du virus de l'hépatite C et du VIH. Malgré toutes ces interventions, il persiste un risque résiduel de transmission d'une infection [1, 2]. Celui-ci varie selon la nature du produit sanguin labile, bactéries avec les concentrés de plaquettes conservés à 22 °C [3] ou parasites (paludisme, maladie de Chagas) avec les concentrés de globules rouges. Le risque persiste également avec les virus connus car :
– on ne dispose pas toujours des tests de dépistage utilisables en transfusion ;
– on a à faire à un variant du virus ;
– l'examen est pratiqué dans la fenêtre sérologique ;
– le test manque de sensibilité ;
– il s'agit d'un donneur immunosilencieux ;
– ou enfin, il y a eu une erreur humaine au laboratoire que, de surcroît, la multiplication des tests sans cesse ajoutés favorise [2].

Les modifications épidémiologiques mondiales et les voyages font craindre l'apparition de nouveaux virus émergents, par exemple *West Nile Virus* (WNV) ou coronavirus de la grippe aviaire responsable du syndrome respiratoire aigu sévère (SRAS), pour lesquels il n'existe pas encore un test de dépistage de routine utilisable en transfusion [4]. Enfin, la possibilité de transmission par transfusion d'un prion pathologique, le nouveau variant de la maladie de Kreutzfeld-Jakob (nVCJD), reste une menace potentielle pour laquelle nous n'avons ni test de dépistage chez le donneur, ni méthode d'élimination dans les produits sanguins labiles [5, 6]. Le risque infectieux est encore accru chez les receveurs de produit sanguin labile qui sont atteints d'un syndrome immunodéficitaire primaire ou secondaire [4]. Enfin, il existe aussi d'autres risques importants liés à la transfusion sanguine, en particulier des risques immunologiques : incompatibilité érythrocytaire, syndrome de détresse respiratoire aiguë transfusionnelle [7], réaction de greffon contre hôte.

L'inactivation des agents pathogènes, une nouvelle mesure à mettre en place ?

Toutes ces considérations sont autant de raisons qui incitent à développer et à mettre en place des méthodes d'inactivation des pathogènes dans les produits sanguins labiles [8, 9]. Les tests actuellement utilisés trouvent leurs limites du fait de la fenêtre sérologique d'apparition des anticorps, du faible nombre de copies virales que les tests peuvent détecter, de la survenue des virus émergents et des menaces émergentes liées aux bactéries et aux protozoaires. En ce sens, une inactivation des virus pathogènes dans les produits sanguins labiles est une méthode proactive qui a déjà montré son efficacité, son absence de toxicité et d'effets secondaires majeurs lors de l'utilisation du plasma à usage thérapeutique et surtout des médicaments dérivés du plasma (albumine, immunoglobulines, facteurs de la coagulation) où elle est en place depuis plus vingt ans. Le risque viral résiduel en transfusion après l'introduction des tests sérologiques et du dépistage génomique viral a montré sa grande efficacité, mais celle-ci est liée aux seuls virus testés. Par exemple, en 2003, selon l'Institut national de veille sanitaire (INVS), le risque résiduel d'une transmission VIH par la transfusion est de 1/3 150 000 dons, pour le VHC de 1/10 000 000, alors qu'il n'est que 1/640 000 pour le VHB et qu'il est pratiquement nul pour HTLV [10]. Un risque de contamination bactérienne persiste malgré tous les moyens mis en œuvre pour éviter la pénétration des bactéries dans la poche de prélèvement du sang : sélection du donneur, désinfection du site de phlébotomie, diversion des trente cinq premiers millilitres de sang et réduction probable du contenu bactérien de la poche secondaire à la déleucocytation systématique par filtration. Ces méthodes ont été efficaces, mais le risque semble accru avec les concentrés de plaquettes qui sont conservés à 22 °C [11]. En 2003, le système d'hémovigilance de l'Etablissement français du sang a rapporté deux décès imputables à la transfusion de concentrés de plaquettes [12]. En revanche, en 2004 aucun décès par contamination bactérienne de concentrés de plaquettes ou de concentrés de globules rouges n'a été déploré.

Les principes généraux pour la mise en place de l'inactivation des pathogènes dans les produits sanguins labiles font intervenir une succession d'étapes complexes, indispensables et nécessaires avant l'autorisation de mise sur le marché par les autorités réglementaires compétentes, l'Agence française de sécurité sanitaire des produits de santé (AFSSAPS). Ainsi, la recherche et le développement ont permis d'identifier des molécules qui interfèrent et inactivent les acides nucléiques des agents pathogènes microbiens ou cellulaires [9], de valider leur effet inhibiteur de la réplication des acides nucléiques [13, 14] et leur éventuelle toxicité *in vitro* en culture et *in vivo* dans des modèles animaux [15]. Enfin, des essais cliniques de phase I, II ou III permettront l'enregistrement du « médicament-dispositif médical » auprès des agences règlementaires. Les substances retenues sont l'objet d'un criblage efficace et large des acides nucléiques des pathogènes : virus, bactéries, parasites, leucocytes résiduels. La difficulté de la sélection est d'obtenir une grande efficacité d'inactivation des pathogènes tout en minimisant des effets délétères inopportuns sur la viabilité et les fonctions biologiques des plaquettes [16], des globules rouges et des protéines du plasma, en particulier les facteurs de la coagulation et leurs inhibiteurs naturels. Les procédés (substances chimiques et photo-dérivés) d'inactivation qui agissent sur le génome de l'agent pathogène ne doivent pas, lors de la transfusion du produit sanguin labile, être présents en concentration résiduelle suffisante pour présenter une toxicité et une génotoxicité (y compris mutagénicité, tératogénicité, carcinogénicité) afin d'être acceptés selon les normes réglementaires applicables à l'industrie pharmaceutique et à la transfusion [13, 14]. En outre, les modalités pratiques de mise en œuvre de l'inactivation des pathogènes dans les produits sanguins labiles doivent être compatibles avec les méthodes habituelles de préparation de ces produits sanguins labiles dans les établissements de transfusion sanguine [17]. Enfin, les produits sanguins labiles ayant subi une étape d'inactivation des pathogènes doivent faire l'objet d'essais cliniques [18] d'équivalence thérapeutique par comparaison aux produits sanguins labiles actuellement utilisés et d'une surveillance renforcée de la survenue toujours possible d'effets pharmacologiques, toxiques ou transfusionnels indésirables après leur mise sur le marché.

Les méthodes d'inactivation des agents pathogènes

Les méthodes d'inactivation des agents pathogènes des produits sanguins labiles utilisent des techniques photochimiques pour le plasma et les concentrés de plaquettes et des techniques biochimiques pour le plasma et les globules rouges [19]. Il n'existe pas encore de substance qui puisse inactiver le sang total ou d'une substance unique, sauf peut-être la riboflavine, qui puisse inactiver les agents pathogènes dans le plasma, les plaquettes et les globules rouges [20]. D'une façon générale, toutes ces méthodes sont efficaces sur un grand nombre de virus, mais généralement les virus non enveloppés sont beaucoup moins sensibles que les virus enveloppés, et sur les bactéries Gram + et Gram – et à un moindre degré sur les spores. Certaines de ces méthodes permettent également d'inactiver des parasites *(Tableau I)*.

Tableau I. Inactivation des agents pathogènes (réduction d'un log10) par les différentes technologies en développement.

Virus testés en routine	Amotosalen [21, 22]	S-303	Riboflavine [20]	Inactine [35]
HBV	> 5,5			
HCV (Hutchinson)	> 4,5			
HIV-1 (cell-free)	> 6,2	> 6,5	> 4,5	> 4,8
HIV-1 (cell.-associé)	> 6,1	> 6,5	> 5,9	> 5,0
HTLV-I	4,2			
HTLV-II	4,6			
Virus enveloppés non testés en routine				
BVDV (modèle HCV)	> 6,0	> 7,3	> 5,0	> 5,0
Sindbis (HCV/togavirus)			3,2	> 5,0
CMV (cell.-associé)	> 5,9			
DHBV (modèle HBV)	> 6,2	> 6,3		
MCMV (cell.-associé, souris)	> 3,3 - > 5,1			
HSV-1		> 6,0	> 5,5	
HSV-2			> 5,5	
SARS-CoV (syndrome respiratoire aigu sévère)	> 5,8			
Vaccinia virus	> 4,7		> 5,5	
West Nile virus	> 5,5		5,2	
Virus non-enveloppés non testés en routine				
Bluetongue virus	5,6 - 5,9			> 6,5
Feline conjunctivitis virus (calicivirus)	1,7 - 2,4			
Human adenovirus 5	> 5,2			> 5,3
Parvovirus B19	3,5 - > 5,0	> 3,4 (3 hrs)	> 5,0	> 6,0
Simian adenovirus 15	0,7 - 2,3			
Bactéries Gram+				
Bacillus cereus (végétatif)	> 5,5			
Corynebacterium minutissimum	> 6,3			
Listeria monocytogenes	> 6,3	> 7,0		
Staphylococcus aureus	6,6	> 5,2	> 4,0	
Staphylococcus epidermidis	> 6,6	> 6,9	> 5,0	
Streptococcus pyogenes	> 6,8			
Bactéries Gram-				
Enterobacter cloacae	5,9			
Escherichia coli	> 6,4	> 7,4	> 4,3	
Klebsiella pneumoniae	> 5,6			
Pseudomonas aeruginosa	4,5	4,5	> 5,0	
Serratia marcescens	> 6,7			
Salmonella choleraesuis	> 6,2			
Yersinia enterocolitica	> 5,9	> 7,0	> 2,0	> 2,0

Bactéries anaérobiques				
Bifidobacterium adolescentis	> 6,0			
Clostridium perfringens	> 6,5			
Lactobacillus spp.	> 6,4			
Propionibacterium acnes	> 6,2			
Spirochètes				
Treponema pallidum (syphilis) en routine	6,8 - 7,0			
Borrelia burgdorferi (maladie de Lyme)	> 6,9			
Parasites				
Trypanosoma cruzi (maladie de Chagas)	> 5,3	> 5,3		> 6,0
Plasmodium faciparum (paludisme)	> 6	> 7,0	+	+
Leishmania mexicana (leishmaniose)	>5,2	> 6		
Leucocytes				
GvHD (réaction greffon contre hôte)	+	+	+	+
Cytokines	+	+	+	+

L'inactivation des virus a débuté avec le plasma thérapeutique et n'a pas pu être étendue aux concentrés de plaquettes et concentrés de globules rouges, car les substances chimiques utilisées détruisaient les cellules (*Tableau II*). Bien que la sécurité du plasma thérapeutique frais congelé soit accrue par une mise en quarantaine de quatre mois après l'avoir testé et que cette mesure fournisse un plasma riche en facteurs de coagulation et n'ait pas entraîné de complications infectieuses jusqu'à ce jour, il est destiné à être remplacé par du plasma inactivé. Depuis une dizaine d'années, il existe aussi une possibilité d'inactiver le plasma thérapeutique par une méthode chimique associant un solvant, le tri-n-butyl phosphate et un détergent, le triton. Cette méthode, efficace et sûre, est déjà utilisée en France sur des pools de plasma provenant de cent donneurs. Elle entraîne une réduction de l'ordre de 20 % à 30 % des facteurs de la coagulation. Elle a une efficacité réduite sur les virus non enveloppés, dont le parvovirus B19, ce qui nécessite la recherche préalable du parvovirus B19 par *polymerase chain reaction* sur le pool de plasma. Le bleu de méthylène est une autre méthode d'inactivation du plasma, d'efficacité comparable au plan viral, et qui entraîne une réduction des facteurs de la coagulation et, en particulier, du fibrinogène de l'ordre de 20 % à 30 %. Cette méthode est applicable aux dons unitaires de plasma obtenus par aphérèse et devrait être introduite prochainement en France. L'inactivation des concentrés de plaquettes et des concentrés de globules rouges n'est pas possible par solvant et détergent, ni par le bleu de méthylène. Il a fallu trouver de nouveaux procédés applicables aux produits sanguins cellulaires afin de pouvoir envisager une inactivation des pathogènes dans tous les produits sanguins labiles.

Tableau II. Méthodes d'inactivation des agents pathogènes des produits sanguins labiles : plasma, concentrés plaquettaires (CP) et érythrocytaires (CGR).

	Plasma	CP	CGR
Solvent-détergent	+	–	–
Bleu de méthylène + lumière visible	+	–	–
Amotosalen Hcl (S-59) + UVA	+	+	–
FRALE (S-303)			+
Inactine (PEN 110)	–	–	+
Riboflavine + UV/lumière visible)	+	+	+

L'inactivation des agents pathogènes dans les concentrés plaquettaires

Les deux méthodes actuellement en cours de développement et au stade des essais cliniques font appel à deux substances photochimiques, le chlorhydrate d'amotosalen et la riboflavine ou vitamine B2.

• **L'inactivation des concentrés plaquettaires par l'amotosalen** (système Intercept®, développé par Baxter et Cerus) comprend une étape d'incubation avec le produit, qui forme des liaisons réversibles avec l'ADN ou l'ARN des agents pathogènes, puis ces liaisons se transforment après illumination par des UVA en liaisons irréversibles formant des adduits qui interrompent les acides nucléiques environ toutes les 83 paires de base [14]. Plusieurs études précliniques importantes ont démontré que ce traitement inactivait efficacement un grand nombre de virus enveloppés et non enveloppés, de bactéries Gram- et Gram+, de parasites et de spirochètes [21, 22] et inactivait aussi les leucocytes résiduels contenus dans les concentrés de plaquettes et la formation de cytokines [23, 24]. Ces lymphocytes résiduels, lorsqu'ils ne sont pas inactivés par irradiation gamma, sont responsables de la très grave réaction du greffon contre son hôte chez des receveurs immunodéprimés. Les études expérimentales *in vitro* et chez la souris ont montré une efficacité supérieure du traitement par l'amotosalen et les rayons UVA à l'irradiation Gamma dans la prévention de la réaction du greffon contre son hôte [25]. Cela a été vérifié chez l'homme dans l'essai euroSPRITE où les concentrés de plaquettes inactivés n'ont pas été irradiés avant d'être transfusés [26]. Les études toxicologiques ont montré l'absence de toxicité à long terme, de toxicité reproductive, de carcinogénicité et de toxicité néo-natale chez l'animal [15]. Les essais cliniques de phase I et II ont démontré une bonne récupération et durée de vie des plaquettes traitées après transfusion chez l'homme [27]. Par ailleurs, les fonctions plaquettaires examinées *in vitro* sont dans les limites de la normale [16]. Cette méthode a fait l'objet de quatre essais cliniques de phase III. Trois essais ont été conduits en Europe avec des concentrés de mélange de plaquettes standard, euroSPRITE [26] et un essai de phase IIIb et un essai avec des concentrés de plaquettes d'aphérèse [28]. L'essai SPRINT de phase III utilisant des concentrés de plaquettes d'aphérèse et portant sur 605 patients a été mené aux Etats-Unis d'Amérique [29]. Dans tous ces essais cliniques, la récupération des plaquettes à la première et à la vingt-quatrième heure était équivalente ou légèrement diminuée et l'efficacité clinique sur l'hémostase comparable aux plaquettes non traitées. Le marquage CE du produit par la Communauté européenne et les essais cliniques, notamment euroSPRITE conduit à Bristol, Rotterdam, Stockholm et Strasbourg [26], ont permis l'enregistrement du système Intercept® par l'AFSSAPS. Il est évident que les concentrés de plaquettes traités par Intercept® doivent maintenant être utilisés sur un plus grand

nombre de malades transfusés dans les indications habituelles de prescription afin de valider la méthode de préparation à plus grande échelle et de s'assurer que cette dernière permet réellement de réduire les risques infectieux, en particulier bactériens, qu'elle a une efficacité transfusionnelle hémostatique équivalente aux concentrés de plaquettes non traités et que la consommation des concentrés de plaquettes n'est pas ou peu augmentée.
L'amotosalen et les UVA sont également capables d'inactiver une large gamme d'agents infectieux et de leucocytes résiduels, avec le même équipement que celui utilisé pour les concentrés de plaquettes, dans les plasmas thérapeutiques individuels, en réduisant modérément le taux des facteurs de la coagulation et de leurs inhibiteurs naturels. Les essais cliniques de phase III [30] montrent leur efficacité thérapeutique dans la correction des syndromes hémorragiques complexes (surdosage des anticoagulants antivitamine K, transplantation hépatique, déficits héréditaires rares des facteurs de la coagulation) et, en particulier, dans le traitement du purpura thrombotique thrombocytopénique par échange plasmatique, car l'amotosalen épargne la métalloprotéase, ADAMTS 13, qui contrôle le degré de polymérisation du facteur de von Willebrand.

• **Les travaux en cours avec la riboflavine** (Mirasol®, développé par Navigant Biotechnologies et Gambro) qui absorbe la lumière visible et les rayons UV sont prometteurs. La riboflavine agit par photolyse par électrons de transfert et réaction d'oxydation, ce qui entraîne des cassures d'ADN et d'ARN empêchant la réplication des agents pathogènes [31]. La riboflavine été utilisée en pédiatrie pour la photothérapie de l'ictère néo-natal. Les études de toxicologie et de génotoxicité de la riboflavine et de ses produits de dégradation, lumichrome et lumiflavine, sont négatives. Le processus d'utilisation est simple, peu d'étapes de manipulation et pas de retrait ou d'absorption des produits résiduels. Les études d'inactivation des agents pathogènes montrent un large spectre d'action sur les virus, bactéries, parasites et les leucocytes résiduels [20]. Les virus enveloppés sont beaucoup moins sensibles que les virus non enveloppés. La méthode modifie peu les fonctions plaquettaires *in vitro* et leur récupération et leur survie dans la circulation *in vivo* [32, 33]. Des essais cliniques de phase III dans la prévention des manifestations hémorragiques des malades thrombopéniques devraient débuter en France au quatrième trimestre de l'année 2005. La riboflavine peut également inactiver les agents pathogènes du plasma thérapeutique et pourrait être utilisée en lumière visible pour inactiver les agents pathogènes dans les concentrés de globules rouges.

L'inactivation des agents pathogènes dans les concentrés de globules rouges

Les concentrés de globules rouges représentent quantitativement la majorité, environ 75 %, des produits sanguins labiles transfusés. Les méthodes d'inactivation font appel à des substances biochimiques qui sont du type FRALE comme le S-303 (Cerus et Baxter) ou des agents intercalants comme l'Inactine® PEN 110 (Vitex). Ces deux substances chimiques organiques ont un large spectre d'inactivation des bactéries, virus et parasites et modifient peu les propriétés fonctionnelles des globules rouges *in vitro*, leur recirculation et leur durée de vie *in vivo* [34–36]. Ces deux méthodes ont fait l'objet d'études cliniques de phase III qui ont été momentanément interrompues en raison de la survenue d'anticorps dirigés contre des néoantigènes dont l'apparition est liée à la technique d'inactivation. Des anticorps non hémolysants se sont développés chez deux patients transfusés chroniquement par des concentrés de globules rouges traités par le S-303 pour une hémoglobinopathie génétique et n'ont pas entraîné de signes cliniques. Le protocole clinique de phase III a été interrompu par précaution. Les anticorps retrouvés semblent dirigés contre un épitope dérivé du S-303. On peut espérer modifier les conditions d'incubation avec le S-303, empêcher la formation d'anticorps et reprendre les essais avec le S-303.

Vers une inactivation universelle des agents pathogènes dans les produits sanguins labiles

La survenue de la pandémie VIH dans les années 1980 a démontré la fragilité de la transfusion sanguine et les difficultés de pouvoir traiter des malades avec des produits sanguins labiles sûrs et efficaces [37, 38]. L'intention des transfuseurs s'est alors centrée de manière obsessionnelle sur les moyens de prévenir la transmission de maladies infectieuses par le sang et les composants du sang. On a donc jusqu'à présent réagi, quasiment au coup par coup, à chaque nouvelle émergence d'un agent infectieux potentiellement dangereux pour la sécurité des produits sanguins labiles. C'est ainsi qu'au moins sept nouvelles interventions de laboratoire, comme de nouveaux tests de dépistage sensibles et complexes, sérologiques et de biologie moléculaire, y compris la leucodéplétion par filtration, ont été introduites. Néanmoins, ces nouvelles méthodes qui ne font que s'accumuler atteignent leurs limites et ont un coût économique qui ne fait que croître sans toujours apporter un réel bénéfice en terme d'efficacité [39, 40]. L'introduction du dépistage génomique des virus connus, comme VIH et VHC, a permis de réduire la fenêtre sérologique. Mais pour le VHC, il existe encore des possibilités d'amélioration dans la qualité des contrôles biologiques qui varie beaucoup selon les fabriquants et les pays [41]. Pour les nouveaux virus émergents, comme le WNV ou le coronavirus du SRAS, la mise en place de méthodes de détection sérologique ou par biologie moléculaire utile à la transfusion est un processus long.

Plus récemment, des méthodes de détection bactérienne dans les concentrés de plaquettes qui ont été introduites dans quelques pays ont montré une certaine utilité, mais surtout leurs limites [42, 43]. Ces méthodes ne dépistent généralement pas les bactéries anaérobiques et, récemment, un travail hollandais a montré que des produits pouvaient être transfusés avant que le résultat positif ne soit connu, sans donner lieu à des manifestations cliniques évocatrices d'incident transfusionnel par contamination bactérienne. Dans cette même étude, les contaminations par *Bacillus cereus* n'ont pas été dépistées avant la libération des concentrés de plaquettes et ont entraîné des accidents graves chez deux des trois malades transfusés [43]. Toutes ces raisons, ajoutées à un nombre important de résultats faussement positifs, aux difficultés de mise en oeuvre, au risque de péremption accru et au coût, incitent à poursuivre la réflexion avant une éventuelle introduction en France. D'autant que le risque bactérien, associé aux concentrés de plaquettes, va en diminuant, que les mesures d'hygiène et de désinfection ont été renforcées et que l'inactivation des pathogènes est une alternative proche et dont le champ d'action sur les pathogènes est très étendu. Il faut savoir également que des maladies parasitaires, comme le paludisme et surtout la maladie de Chagas, ne sont pas dépistées en routine dans les produits sanguins labiles et posent des problèmes cliniques importants dans certains pays et du fait des voyages intercontinentaux.

On peut donc penser que l'introduction de méthodes d'inactivation des agents pathogènes dans les produits sanguins labiles serait une solution proactive qui agirait pour éradiquer ces agents avant qu'ils ne pénètrent dans les produits sanguins labiles transfusés. Ces méthodes ont un large spectre d'inactivation qui porte sur les virus, les bactéries, les parasites et les leucocytes résiduels. Elles sont proactives en ce sens que leur large spectre d'action sur les acides nucléiques des pathogènes leur donne le potentiel d'éliminer les risques des virus émergents ou/et liés aux migrations des populations. Elles éliminent de façon certaine un grand nombre de souches aérobies et anaérobies de bactéries.

Ces méthodes d'inactivation devraient amener quelques avantages qui seront augmentés si elles sont utilisables pour tous les produits sanguins labiles. L'inactivation des agents pathogènes devrait permettre de supprimer certains tests biologiques comme le dépistage de la syphilis, du cytomégalovirus et de dispenser de l'introduction de nouveaux tests. La prévention de la réaction de greffon contre l'hôte induite par la transfusion est aussi, sinon plus, efficace lorsque les leucocytes sont inactivés par l'amotosalen, la riboflavine, le S-303 ou l'Inactine® et lorsque les produits sont irradiés par les rayons gamma [25]. Il serait possible de supprimer l'irradiation des produits destinés aux malades ayant des déficits ou une immaturité du système immunologique [26]. L'abandon de ces étapes entraînerait un gain économique modéré, mais faciliterait l'organisation de la production des produits sanguins labiles. Ces méthodes d'inactivation nécessitent généralement l'utilisation de solutions additives, ce qui entraîne un gain de plasma de l'ordre de 200 ml par concentrés de plaquettes qui peut être utilisé pour produire du plasma thérapeutique ou pour le fractionnement. Enfin, on peut envisager d'étendre la durée de conservation des concentrés de plaquettes jusqu'à sept jours.

A terme, l'objectif qui a du sens est l'introduction universelle des méthodes d'inactivation des agents pathogènes pour tous les produits sanguins labiles. Cette mise en place ne peut être que progressive, pas à pas, d'abord le plasma thérapeutique, puis les concentrés de plaquettes et les concentrés de globules rouges. Elle doit faire l'objet d'essais cliniques étendus bien conduits afin de s'assurer de ne pas compromettre les avantages attendus d'une telle intervention par la survenue d'effets indésirables, immunologiques ou toxiques. Ces études cliniques sont nécessaires pour s'assurer, grâce à une hémovigilance accrue, que la marge importante de sécurité pharmacologique et toxique des produits sanguins labiles inactivés, lors de l'administration de doses uniques ou répétées, est réelle [15]. Enfin, il est important devant la multiplication des méthodes de prévention d'en étudier le bien-fondé en faisant des analyses approfondies de leur bénéfice en termes d'efficacité et de sécurité par rapport au coût de leur mise en œuvre. Il est évident que le coût de ces mesures sera très important, supérieur à celui des méthodes de dépistage sérologique et génomique qui pour l'essentiel perdureront [39, 40]. Des méthodes d'inactivation, comme le procédé solvant-détergent ou le bleu de méthylène, ont permis de sécuriser de façon très importante les médicaments dérivés du plasma ; il est difficile de penser que les autres méthodes d'inactivation ne puissent pas être utilisées pour les concentrés de plaquettes et les concentrés de globules rouges. Abstraction faite de leur coût, elles pourraient être très utiles dans les pays où les risques infectieux, bactériens, viraux et parasitaires ont une incidence très élevée dans la population et entraînent un risque de contaminations infectieuses post-transfusionnelles inacceptables. Malheureusement, ces techniques n'inactivent pas le prion nouveau du nVCJD, qui ne peut pas être dépisté chez le donneur [44].

Références

1. Barbara JA. The rationale for pathogen-inactivation treatment of blood components. *Int J Hematol* 2004 ; 80 : 311-6.
2. Barbara J. Why 'Safer than Ever' may not be quite safe enough. *Transfus Med Hemother* 2004 ; 31 Suppl.1 : 2-10.
3. Blajchman MA. Bacterial contamination of cellular blood components : risks, sources and control. *Vox Sang* 2004 ; 87 Suppl.1 : 98-103.
4. Allain JP, Bianco C, Blajchman MA, Brecher ME, Busch M, Leiby D, Lin L, Stramer S. Protecting the blood supply from emerging pathogens: the role of pathogen inactivation. *Transfus Med Rev* 2005 ; 19 : 110-26.
5. Blajchman MA, Goldman M, Webert KE, Vamvakas EC, Hannon J, Delage G. Proceedings of a consensus conference: the screening of blood donors for variant CJD. *Transfus Med Rev* 2004 ; 18 : 73-92.

6. Deslys JP. Prions and risks for blood transfusion: the situation in 2003. *Transfus Clin Biol* 2003 ; 10 : 113-25.
7. Goldman M, Webert KE, Arnold DM, Freedman J, Hannon J, Blajchman MA, TRALI Consensus Panel. Proceedings of a consensus conference: towards an understanding of TRALI. *Transfus Med Rev* 2005 ; 19 : 2-31.
8. AuBuchon JP. Pathogen inactivation in cellular blood components: clinical trials and implications of introduction to transfusion medicine. *Vox Sang* 2002 ; 83 Suppl. 1 : 271-5.
9. Corash L. Inactivation of viruses, bacteria, protozoa and leukocytes in platelet and red cell concentrates. *Vox Sang* 2000 ; 78 Suppl. 2 : 205-10.
10. Pillonel J, Laperche S. Trends in risk of transfusion-transmitted viral infections (HIV, HCV, HBV) in France between 1992 and 2003 and impact of nucleic acid testing (NAT). *Euro Surveill* 2005 ; 10 : 5-6.
11. Blajchman MA, Goldman M, Baeza F. Improving the bacteriological safety of platelet transfusions. *Transfus Med Rev* 2004 ; 18 : 11-24.
12. Rebibo D, Hauser L, Slimani A, Herve P, Andreu G. The French Haemovigilance System: organization and results for 2003. *Transfus Apheresis Sci* 2004 ; 31 : 145-53.
13. Wollowitz S. Fundamentals of the psoralen-based Helinx technology for inactivation of infectious pathogens and leukocytes in platelets and plasma. *Semin Hematol* 2001 ; 38 Suppl. 11 : 4-11.
14. Wollowitz S. Targeting DNA and RNA in pathogens : mode of action of amotosalen HCI. *Transfus Med Hemother* 2004 ; 31 Suppl.1 : 11-6.
15. Ciaravino V, McCullough T, Cimino G. The role of toxicology assessment in transfusion medicine. *Transfusion* 2003 ; 43 : 1481-92.
16. van Rhenen DJ, Vermeij J, Mayaudon V, Hind C, Lin L, Corash L. Functional characteristics of S-59 photochemically treated platelet concentrates derived from buffy coats. *Vox Sang* 2000 ; 79 : 206-14.
17. Janetzko K, Lin L, Eichler H, Mayaudon V, Flament J, Kluter H. Implementation of the INTERCEPT Blood System for Platelets into routine blood bank manufacturing procedures: evaluation of apheresis platelets. *Vox Sang* 2004 ; 86 : 239-45.
18. Cazenave JP, Davis K, Corash L. Design of clinical trials to evaluate the efficacy of platelet transfusion: the euroSPRITE trial for components treated with Helinx technology. *Semin Hematol* 2001 ; 38 Suppl. 11 : 46-54.
19. Corash L. Pathogen reduction technology: methods, status of clinical trials, and future prospects. *Curr Hematol Rep* 2003 ; 2 : 495-502.
20. Goodrich RP. The use of riboflavin for the inactivation of pathogens in blood products. *Vox Sang* 2000 ; 78 Suppl. 2 : 211-5.
21. Lin L, Hanson CV, Alter HJ, Jauvin V, Bernard KA, Murthy KK, Metzel P, Corash L. Inactivation of viruses in platelet concentrates by photochemical treatment with amotosalen and long-wavelength ultraviolet light. *Transfusion* 2005 ; 45 : 580-90.
22. Lin L, Dikeman R, Molini B, Lukehart SA, Lane R, Dupuis K, Metzel P, Corash L. Photochemical treatment of platelet concentrates with amotosalen and long-wavelength ultraviolet light inactivates a broad spectrum of pathogenic bacteria. *Transfusion* 2004 ; 44 : 1496-504.
23. Grass JA, Hei DJ, Metchette K, Cimino GD, Wiesehahn GP, Corash L, Lin L. Inactivation of leukocytes in platelet concentrates by photochemical treatment with psoralen plus UVA. *Blood* 1998 ; 91 : 2180-8.
24. Hei DJ, Grass J, Lin L, Corash L, Cimino G. Elimination of cytokine production in stored platelet concentrate aliquots by photochemical treatment with psoralen plus ultraviolet A light. *Transfusion* 1999 ; 39 : 239-48.
25. Grass JA, Wafa T, Reames A, Wages D, Corash L, Ferrara JL, Lin L. Prevention of transfusion-associated graft-versus-host disease by photochemical treatment. *Blood* 1999 ; 93 : 3140-7.
26. van Rhenen D, Gulliksson H, Cazenave JP, Pamphilon D, Ljungman P, Kluter H, Vermeij H, Kappers-Klunne M, de Greef G, Laforet M, Lioure B, Davis K, Marblie S, Mayaudon V, Flament J, Conlan M, Lin L, Metzel P, Buchholz D, Corash L; euroSPRITE trial. Transfusion of pooled buffy coat platelet components prepared with photochemical pathogen inactivation treatment: the euroSPRITE trial. *Blood* 2003 ; 101 : 2426-33.

27. Snyder E, Raife T, Lin L, Cimino G, Metzel P, Rheinschmidt M, Baril L, Davis K, Buchholz DH, Corash L, Conlan MG. Recovery and life span of 111indium-radiolabeled platelets treated with pathogen inactivation with amotosalen HCl (S-59) and ultraviolet A light. *Transfusion* 2004 ; 44 : 1732-40.
28. Janetzko K, Cazenave JP, Kluter H, Kientz D, Michel M, Beris P, Lioure B, Hastka J, Marblie S, Mayaudon V, Lin L, Lin JS, Conlan MG, Flament J. Therapeutic efficacy and safety of photochemically treated aphaeresis platelets processed with an optimized integrated set. *Transfusion* 2005 ; sous presse.
29. McCullough J, Vesole DH, Benjamin RJ, Slichter SJ, Pineda A, Snyder E, Stadtmauer EA, Lopez-Plaza I, Coutre S, Strauss RG, Goodnough LT, Fridey JL, Raife T, Cable R, Murphy S, Howard F 4th, Davis K, Lin JS, Metzel P, Corash L, Koutsoukos A, Lin L, Buchholz DH, Conlan MG. Therapeutic efficacy and safety of platelets treated with a photochemical process for pathogen inactivation: the SPRINT Trial. *Blood* 2004 ; 104 : 1534-41.
30. Hambleton J, Wages D, Radu-Radulescu L, Adams M, MacKenzie M, Shafer S, Lee M, Smyers J, Wiesehahn G, Corash L. Pharmacokinetic study of FFP photochemically treated with amotosalen (S-59) and UV light compared to FFP in healthy volunteers anticoagulated with warfarin. *Transfusion* 2002 ; 42 : 1302-7.
31. Ruane PH, Edrich R, Gampp D, Keil SD, Leonard RL, Goodrich RP. Photochemical inactivation of selected viruses and bacteria in platelet concentrates using riboflavin and light. *Transfusion* 2004 ; 44 : 877-85.
32. AuBuchon JP. Pathogen reduction technologies: what are the concerns ? *Vox Sang* 2004 ; 87 Suppl. 2 : 84-9.
33. Li J, de Korte D, Woolum MD, Ruane PH, Keil SD, Lockerbie O, McLean R, Goodrich RP. Pathogen reduction of buffy coat platelet concentrates using riboflavin and light: comparisons with pathogen-reduction technology-treated apheresis platelet products. *Vox Sang* 2004 ; 87 : 82-90.
34. AuBuchon JP, Pickard CA, Herschel LH, Roger JC, Tracy JE, Purmal A, Chapman J, Ackerman S, Beach KJ. Production of pathogen-inactivated RBC concentrates using PEN110 chemistry: a phase I clinical study. *Transfusion* 2002 ; 42 : 146-52.
35. Lazo A, Tassello J, Jayarama V, Ohagen A, Gibaja V, Kramer E, Marmorato A, Billia-Shaveet D, Purmal A, Brown F, Chapman J. Broad-spectrum virus reduction in red cell concentrates using INACTINE PEN110 chemistry. *Vox Sang* 2002 ; 83 : 313-23.
36. Purmal A, Valeri CR, Dzik W, Pivacek L, Ragno G, Lazo A, Chapman J. Process for the preparation of pathogen-inactivated RBC concentrates by using PEN110 chemistry: preclinical studies. *Transfusion* 2002 ; 42 : 139-45.
37. Engelfriet CP, Reesink HW, Klein HG, AuBuchon JP, Strauss RG, Krusius T, Maki T, Rebulla P, Hogman CF, Knutson F, Letowska M, Dickmeiss E, Winter M, Henn G, Menichetti E, Mayr WR, Flanagan P, Martin-Vega C, Massuet L, Wendel S, Turek P, Lin CK, Shirato T. The future use of pathogen-inactivated platelet concentrates. *Vox Sang* 2003 ; 85 : 54-66.
38. Farrugia A. The mantra of blood safety: time for a new tune ? *Vox Sang* 2004 ; 86 : 1-7.
39. Staginnus U, Corash L. Economics of pathogen inactivation technology for platelet concentrates in Japan. *Int J Hematol* 2004 ; 80 : 317-24.
40. van Hulst M, de Wolf JT, Staginnus U, Ruitenberg EJ, Postma MJ. Pharmaco-economics of blood transfusion safety: review of the available evidence. *Vox Sang* 2002 ; 83 : 146-55.
41. Coste J, Reesink HW, Engelfriet CP, Laperche S, Brown S, Busch MP, Cuijpers HT, Elgin R, Ekermo B, Epstein JS, Flesland O, Heier HE, Henn G, Hernandez JM, Hewlett IK, Hyland C, Keller AJ, Krusius T, Levicnik-Stezina S, Levy G, Lin CK, Margaritis AR, Muylle L, Neiderhauser C, Pastila S, Pillonel J, Pineau J, van der Poel CL, Politis C, Roth WK, Sauleda S, Seed CR, Sondag-Thull D, Stramer SL, Strong M, Vamvakas EC, Velati C, Vesga MA, Zanetti A. Implementation of donor screening for infectious agents transmitted by blood by nucleic acid technology: update to 2003. *Vox Sang* 2005 ; 88 : 289-98.

42. AuBuchon JP, Cooper LK, Leach MF, Zuaro DE, Schwartzman JD. Experience with universal bacterial culturing to detect contamination of apheresis platelet units in a hospital transfusion service. *Transfusion* 2002 ; 42 : 855-61.
43. Boekhorst PA, Beckers EA, Vos MC, Vermeij H, van Rhenen DJ. Clinical significance of bacteriologic screening in platelet concentrates. *Transfusion* 2005 ; 45 : 514-9.
44. Hart J, Leier B, Nahirniak S. Informed consent for blood transfusion: should the possibility of prion risk be included ? *Transfus Med Rev* 2004 ; 18 : 177-83.

Irruption des nanotechnologies dans la qualification biologique des dons

Moussa Hoummady, Pascal Morel

Irruption des nanotechnologies durant trente passionnantes années de découvertes

Les nanotechnologies suscitent un engouement et un intérêt grandissant au point que les spécialistes en analyse stratégique considèrent que ces technologies constituent une révolution industrielle comme l'a été la microélectronique dans le passé [1-3].

Les concepts et approches des nanosciences et nanotechnologies sont nouveaux et font appel aux propriétés de la matière à l'échelle nanométrique qui sont fondamentalement différentes de celles de la matière à une échelle plus importante. A titre d'exemple, à l'échelle nanométrique, les propriétés de surface sont plus prépondérantes que celles de volume. De même, les grandeurs de nature mécanique, électronique, optique et chimique sont complètement corrélées, ce qui traduit les multi-approches possibles menées par la communauté scientifique et industrielle pour le développement de ces nouvelles technologies.

Ces approches consistant à appréhender la matière avec ses nouvelles propriétés nanométriques ont aiguisé la curiosité des scientifiques et suscité l'engouement que l'on connaît aujourd'hui pour ce secteur d'activité.

Histoire et évolution des nanotechnologies

L'origine du terme « nanotechnologies » remonte à 1974. Il a été utilisé pour la première fois au Japon par Norio Tanigushi de l'Université de Tokyo pour décrire des procédés de contrôle et de mise en œuvre à l'échelle microscopique.

Ce terme est alors popularisé dans les années 1980-1985 par K. Eric Drexler (directeur du *Forseight Institute of Technologies*), lorsque celui-ci introduisit le terme de « machinerie et manufacture moléculaire ».

Mais c'est le physicien Richard Feynman (prix Nobel de Physique en 1965) qui a été le premier scientifique à avancer l'idée qu'il serait bientôt possible pour l'homme de transformer la matière au niveau atomique. Ainsi, dans un discours visionnaire devenu depuis célèbre, prononcé en décembre 1959 devant l'*American Physical Society*, il envisageait la possibilité de faire tenir tout le contenu de l'encyclopédie *Britannica* sur la tête d'une épingle en écrivant des lettres minuscules avec des atomes réorganisés en surface.

Une telle vision ne pouvait se concrétiser sans l'invention, au sein du Laboratoire IBM à Zurich, du microscope électronique à effet tunnel en 1981 par Gerd Bining et Heinrich Roher. A l'aide de ce microscope, il a été possible par la suite de voir les atomes et de les déplacer afin de structurer les surfaces pour leur procurer des propriétés et fonctionnalités que l'on ne trouve pas à l'état naturel.

D'autres avancées scientifiques ont eu lieu, comme celles du Professeur Lehn, prix Nobel de chimie en 1987, sur l'auto-assemblage chimique et sur la reconnaissance moléculaire, ainsi que les molécules hôtes et cages. Ces travaux ont ouvert la voie vers des aspects fondamentaux de la matière, notamment les formes auto-organisées et la transmission de l'information à l'échelle moléculaire. Ces travaux ont également initié le développement d'applications à l'interface entre la chimie, la biologie et les sciences pour l'ingénieur.

En 1991, S. Iijima, de l'entreprise NEC, découvre les nanotubes de carbone avec une nouvelle forme structurée de molécules de carbone ayant des propriétés physiques ne pouvant pas être extrapolées à partir des modèles macroscopiques de la matière. Ces propriétés sont encore à l'étude actuellement, mais l'utilisation des nanotubes trouve d'ores et déjà une multitude d'applications : nano-électronique, écrans plasma, stockage d'hydrogène, capteurs, etc.

Le secteur de la micro-électronique, de son côté, a dû procéder à l'intégration et à la miniaturisation des composants électroniques avec pour objectif d'augmenter la puissance des microprocesseurs et ordinateurs. Ainsi, le nombre de transistors intégrés dans un microprocesseur ne cesse d'augmenter en doublant tous les dix-huit mois (Loi de Morre du nom d'un des créateurs de la société Intel). Cette intégration a cependant une limite physique et l'industrie de la microélectronique s'intéresse de plus en plus à l'électronique moléculaire. Celle-ci consiste à substituer aux composants discrets tels que les transistors des molécules chimiques aux fonctions biologiques. A titre d'exemple, le fonctionnement des biocomputers s'inspire des principes de fonctionnement du vivant (codage ADN) pour accéder à des puissances de calcul inégalées jusqu'à maintenant.

Par ailleurs, les recherches en sciences de la vie ont permis des avancées considérables notamment en biologie moléculaire, séquençage de différents génomes d'organismes, y compris le génome humain. Ainsi, le développement de la médecine de demain peut prendre appui sur l'exploitation de ces connaissances pour mieux appréhender les mécanismes de base des maladies (bio-marqueurs, transcription, dysfonctionnement cellulaire, etc.)

A la lecture de ces travaux, on réalise combien l'investigation de la matière à l'échelle nanométrique a été féconde. Au cours de ces trente dernières années, des résultats et avancées scientifiques et technologiques majeurs ont vu le jour, donnant ainsi au secteur des nanotechnologies une importance considérable.

Les nanotechnologies par leur nature dimensionnelle requièrent une approche interdisciplinaire très étendue (*Figure 1*). Cela exige la contribution des sciences physiques et chimiques, des sciences pour l'ingénieur, de l'informatique, des sciences du vivant, ce qui procure aux nanotechnologies une véritable convergence des savoir-faire pluridisciplinaires.

Les retombées des nanotechnologies touchent la plupart des secteurs scientifiques et industriels, notamment la santé, les sciences de la vie, l'automobile, l'aérospatiale, l'électronique, les communications, les industries chimiques et des matériaux, l'énergie, etc. Les retombées pour le secteur de la qualification biologique des dons en transfusion sanguine sont prévisibles et majeures.

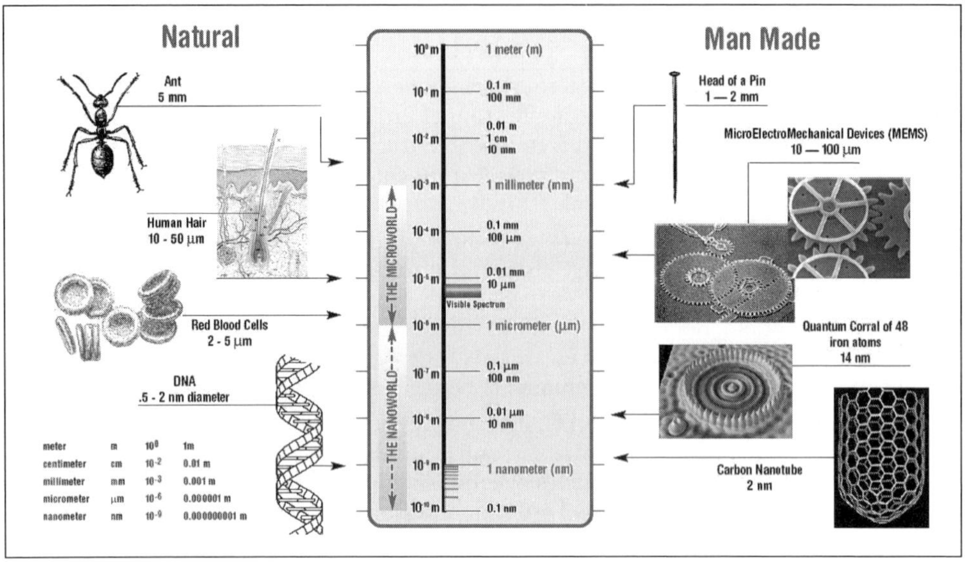

Figure 1. Aspects dimensionnels entre organismes naturels et objet fabriqués par l'homme [2].

Qualification biologique des dons : limites et perspectives d'évolution

Définitions, état des lieux

La « qualification biologique des dons » (QBD) désigne, aujourd'hui, un ensemble d'analyses biologiques effectuées sur un échantillon de sang prélevé chez un donneur. Au terme de cette étape, les caractéristiques du don et des produits thérapeutiques qui en découlent sont définies et il est établi que ce don et ces produits, sont ou non, utilisables en thérapeutique humaine. En matière de sécurité, la qualification biologique des dons répond selon la règle du tout ou rien : la conformité (utilisation possible du don et des produits du don) est établie dans les vingt-quatre heures qui suivent le don par rapport à un ensemble de référentiels opposables [4, 5]. Le diagnostic d'affection et/ou d'infection du donneur sera, quant à lui, établi dans un second temps au terme d'une seconde série d'analyses biologiques. Dans ce cadre, le contrôle de conformité du produit est chronologiquement prioritaire sur le dépistage des affections transmissibles ou des particularités biologiques (dépistage de masse).

La qualification biologique des dons est associée historiquement au don de sang. C'est pour ce type de don qu'elle a été initialement développée. Aujourd'hui, tous les autres dons (organes, cellules, tissus) font l'objet d'une qualification biologique et répondent selon le même principe à des critères de conformité pré-établis. La qualification biologique des dons vise schématiquement dans tous les cas trois objectifs :

– donner une définition des produits, en apportant les informations relatives au principe actif (son volume, sa concentration, ses caractéristiques de biocompatibilité…),

– garantir la sécurité du ou des receveurs des produits thérapeutiques issus de ce don. La qualification biologique des dons est un élément complémentaire de la sélection médicale des donneurs. Elle contribue à la réduction du risque transfusionnel, notamment viral [6],

– garantir la sécurité des donneurs. D'une part, les analyses effectuées pour la sécurité des receveurs permettent le dépistage d'infections silencieuses et conduisent à la prise en charge d'infections ignorées chez les donneurs. D'autre part, des analyses sont spécifiquement effectuées, chez les donneurs vivants, pour apprécier les conséquences et la tolérance des dons et rechercher des caractères rares (immunologiques) susceptibles d'orienter le donneur vers un type de don ou définir les précautions à prendre s'il devenait receveur.

Les analyses effectuées tant pour la caractérisation du produit que pour le dépistage des infections transmissibles par la transfusion sanguine font appel, aujourd'hui, aux analyses mettant en jeux les interactions Ag-Ac pour la recherche d'un Ag ou d'un Ac, qu'il soit soluble ou cellulaire. La mesure de l'hématocrite sanguin et l'amplification génomique sont seules à faire exception. Les analyses de caractérisation mises en œuvre dépendent directement du principe actif (groupage ABO pour les produits contenant des érythrocytes, numération plaquettaire pour les produits plaquettaires...). En matière de sécurité microbiologique, seules six infections sont régulièrement dépistées systématiquement aujourd'hui en qualification biologique des dons : la syphilis, les hépatites virales B et C, les infections au virus de l'immunodéficience humaine (VIH) et au virus de la leucémie à cellules T (HTLV), et l'infection à *Plasmodium falciparum* (en cas d'exposition au risque). Pour les greffons, en fonction de leur destination et de la fragilité des receveurs, notamment en terme d'immunodépression, d'autres infections silencieuses peuvent être recherchées (virus d'Epstein-Barr, toxoplasmose...)

Les analyses biologiques font appel aux méthodes éprouvées du diagnostic dans les domaines de l'immuno-hématologie, du dépistage sérologique des virus et parasites. Des méthodes de biologie moléculaire ont été développées spécifiquement pour la qualification biologique des dons avec notamment une adaptation à la grande série (volume de prise d'essai, automatisation...). Les progrès ont été constants au fil des années comme en témoigne la réduction régulière du risque résiduel pour les virus majeurs (VIH, VHC, VHB) [7]. Ces progrès sont liés, d'une part, à l'évolution des stratégies de dépistage :

– marqueurs directs (VHB, VIH),

– association de marqueurs indirects à des marqueurs directs (VHC : ALAT+Ac HBc),

– association de marqueurs directs (VIH et VHC : Ac VIH/VHC + ARN).

Et, d'autre part, à l'évolution des performances des trousses de réactifs. Les trousses de dépistage de l' Ag HBs sont exemplaires de l'évolution quantifiable de ces performances. Leur sensibilité est passée de 3 000 ng/ml d'AgHBs détectés en électro-immuno-diffusion en 1970 à 0,045 ng/ml détecté en ELISA en 2003. Au sein même de la méthode, les progrès ont été considérables, en ELISA et toujours pour Ag HBs, les trousses de première génération avaient une sensibilité 10 à 100 fois inférieure aux trousses généralisées aujourd'hui (0,36 à 1,3 *versus* 0,045 ng/ml). Enfin les méthodes se sont enrichies avec l'apparition de trousses de dépistage qui permettent de détecter simultanément deux marqueurs d'un même virus [8].

L'évolution des performances de qualité s'est accompagnée d'un accroissement des capacités d'analyses en quantité. Pour 150 000 dons annuels, un laboratoire de qualification biologique des dons effectue environ 1 500 000 actes qui représentent plus de 100 millions de B par an. Un tel volume contraint à l'usage d'un environnement adapté (automates, informatique) développé spécifiquement pour traiter un grand nombre d'échantillons dans une même analyse. Les automates immuno-hématologiques et désormais d'analyses génomiques sont des exemples sans équivalents en biologie clinique. La contrepartie de ce haut niveau technologique est une perte de souplesse quant à l'adaptation au cas particulier, à l'introduction de nouvelles analyses et à l'exigence d'un niveau élevé de formation des personnels amenés à travailler dans cette activité.

Enfin, l'emploi de personnels spécialisés, de matériels dédiés de haute technicité et de méthodes spécifiques concourt à expliquer le coût élevé de la qualification biologique des dons qui constitue, en effet, le maillon le plus onéreux de la chaîne transfusionnelle.

Perspectives

De plus en plus, il s'avère nécessaire de répondre aux besoins particuliers des malades. En transfusion, il n'est pas justifié de rechercher systématiquement les donneurs porteurs du parvovirus B19, mais il est médicalement justifié de prévenir la transmission de ce virus aux malades drépanocytaires, aux patients recevant une allo-greffe de moelle osseuse, et aux femmes enceintes. Il est actuellement difficile de répondre à ce cas de figure. La prévention de l'infection par le cytomégalovirus est le seul exemple actuellement de traitement « particulier ». La méthode de qualification des dons ne permet pas, simplement, ce type de traitement à la carte. Il faut à l'avenir davantage prendre en compte les susceptibilités des malades et être en mesure d'apporter une réponse en terme de qualification/conformité du produit thérapeutique en fonction des particularités du receveur.

Par ailleurs, les avancées technologiques proposées à la qualification biologique des dons doivent, à l'avenir, davantage se décliner dans les activités diagnostiques. Pour illustrer cet aspect, il faut considérer la place du diagnostic génomique viral (DGV) VIH aujourd'hui. Les méthodes de dépistage de masse en biologie moléculaire (les plus sensibles) sont disponibles et cantonnées à la qualification biologique des dons, alors que la population des donneurs est près de cent fois moins à risque que la population générale pour ce virus (prévalence 0,6/10 000 nouveaux donneurs) [7]. Il faut œuvrer pour que les outils performants du diagnostic de la qualification biologique des dons soient à l'avenir accessibles au dépistage ciblé de populations exposées (centre de dépistage anonyme et gratuit du VIH par exemple).

Jusque-là, l'adaptation de la qualification biologique des dons aux contraintes de sécurité des produits thérapeutiques a conduit au développement d'outils de plus en plus performants mais également de plus en plus contraignants. Aujourd'hui, la mise en œuvre de toute nouvelle mesure de prévention conduit systématiquement à des investissements lourds et des coûts de fonctionnement élevés qui pénalisent le rapport bénéfice/coût et limitent les possibilités d'évolution [9]. L'expérience récente des Etats-Unis qui ont eu à faire face à la pandémie due au virus du Nil occidental souligne les difficultés actuelles et les efforts à consentir pour répondre à court terme à une exigence de sauvegarde de la population transfusée [10]. L'effort d'adaptation est un des défis à relever. La qualification doit être en mesure de s'adapter aux nouveaux enjeux de la sécurité microbiologique des dons. Les nouvelles méthodes de préparation des produits thérapeutiques (expansion cellulaire, culture de tissus...), l'apparition de nouveaux agents transmissibles (prions) ou l'accroissement du risque avec des agents connus (virus du Nil occidental, bactéries) exigent une considérable faculté d'adaptation.

Il faut encore souligner que, chaque année, c'est environ un million de donneurs qui, reçus par les établissements de transfusion sanguine, font l'objet d'une batterie d'analyses pour qualifier leurs dons. Il arrive régulièrement que la cohorte des donneurs d'une région sur une période donnée constitue la « cohorte témoin » d'étude épidémiologique : par le passé, nous citerons les études de la prévalence d'hantavirus puumala, les facteurs de risques de la toxocarose, du diabète non insulino-dépendant... et récemment l'épidémiologie du virus du Nil occidental [11]. Il apparaît de plus en plus utile de pouvoir disposer d'un groupe témoin de la population générale pour apprécier un risque ou l'épidémiologie d'un risque pour la santé publique. Une plus grande faculté d'adaptation de la qualification biologique des dons favoriserait sa participation aux actions de santé publique en matière d'évaluation des risques et de suivi de la population sur des paramètres pertinents.

Les progrès des méthodes de dépistage (dépistage de marqueurs génériques) et l'apparition de nouvelles technologies (nanotechnologie) pour ce dépistage doivent garantir cette nécessaire capacité d'adaptation.

En effet, la recherche de marqueurs spécifiques d'infection (Ag-Ac-génome) pourrait dans un proche avenir faire place à la recherche de marqueurs indirects de situation à risque pour le receveur révélée chez le donneur. Plutôt que de prévenir le risque d'un virus ou d'un parasite, il est probable qu'il sera possible de prévenir le risque d'un ensemble d'agents transmissibles grâce à des biomarqueurs présents chez le donneur infecté. La recherche de nouveaux biomarqueurs de ces situations à risque est en plein essor grâce aux nouveaux outils de protéomique et a déjà ouvert des perspectives intéressantes en matière de risques infectieux, notamment pour les infections parasitaires [12]. Les stratégies de dépistage seraient alors plus globales et toujours en adéquation avec la règle du tout ou rien. La stratégie diagnostique serait comme aujourd'hui effectuée dans un second temps à la recherche de l'agent précisément en cause.

De nouveaux outils apparaissent, capables d'apprécier la réaction Ag-Ac sur de nouveaux modes (électriques, optiques...). Autour de ces outils, un monde est en cours de création sur de nouveaux repères : les nanotechnologies. Des prototypes (démonstrateur, par exemple) existent, capables de faire du tri cellulaire sur des critères électriques et optiques. Ils devraient permettre à court terme de détecter des bactéries dans un fluide cellulaire. Ce type de plateforme d'analyse sera ensuite évolutif pour tout autre tri sur les mêmes critères, à condition de disposer de la librairie des valeurs attendues. Les outils de l'analyse sont en développement comme les outils de la gestion et de la transmission du résultat. La qualification biologique des dons et toute la biologie attendent de ces nouvelles approches technologiques la capacité de s'adapter aux nouveaux enjeux et de contribuer aux actions de santé publique.

Apports possibles des nanotechnologies au secteur de la qualification biologique des dons

De nouvelles approches sont désormais disponibles en micro- et nanotechnologies et laissent entrevoir des avancées considérables en terme de souplesse de fonctionnement, performances et coûts. En effet, les nanotechnologies pourront apporter de réels progrès dans le domaine de la biologie transfusionnelle et tout particulièrement en terme d'intégration d'outils d'analyses.

Des nouveaux dispositifs peuvent intégrer, dans des dimensions microscopiques, un ensemble de fonctions de nature physique, chimique ou biologique. La miniaturisation et l'intégration du contrôle des fluides, de l'électronique et de la photonique sont en voie de produire un changement de paradigme dans l'analyse biologique et biochimique. Ces fonctions peuvent être de différente nature telles que le traitement des échantillons biologiques, tri des molécules et cellules d'intérêt, mélange, dosage, détection à façon, etc.

La biologie médicale se trouve véritablement à l'aube d'une réelle révolution, grâce à l'apport de nouveaux développements technologiques, en particulier grâce à l'apparition des biopuces, des laboratoires-puces qui vont de pair avec une utilisation croissante de la robotique et de l'informatique au sein des laboratoires de biologie médicale.

Les biopuces

Le concept des biopuces date du début des années 1990 et consiste à étudier et analyser les affinités biologiques et/ou biochimiques de manière parallèle. Les réactifs utilisés sont ainsi organisés sous forme de matrice permettant de réagir collectivement avec un seul échantillon (*Figure 2*). Les biopuces font appel à un ensemble de techniques relevant de la biologie moléculaire, des micro- et nanotechnologies, de la chimie, de l'analyse d'images et de la bioinformatique.

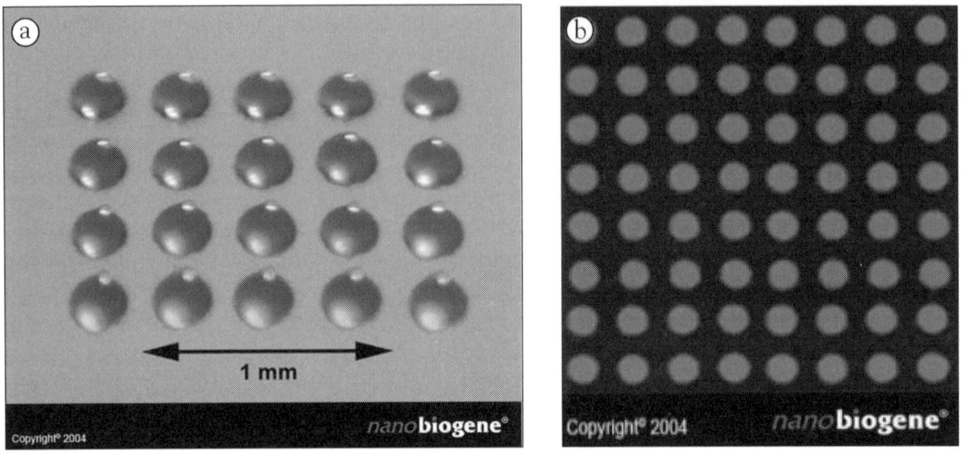

Figure 2. Configuration type de biopuces : (a) dépôt de réactifs et (b) détection par marquage fluorescent (travaux menés par la société Nanobiogene).

Les biopuces sont constituées d'un support de petite taille (de quelques millimètres, voire centimètres carrés), en verre, silicium ou plastique, sur lequel sont synthétisées ou greffées des milliers de sondes (brins synthétiques d'ADN, d'anticorps ou encore des cellules) selon différentes techniques. Ces sondes réagissent avec les marqueurs contenus dans l'échantillon à étudier, qui est préalablement amplifié et marqué. Les signaux d'hybridation (appariement des biomolécules) sont détectés généralement par fluorescence, puis analysés par traitement informatique.

Les biopuces à ADN sont les plus utilisées pour la détection de signatures génétiques ou encore pour l'étude de la transcription des gènes. D'autres types de biopuces commencent à voir le jour, notamment les biopuces à protéines et les biopuces à cellules. C'est une profonde révolution qui dépasse de loin l'effet de mode, mais qui s'inscrit plutôt comme une conséquence de la maturation de multiples disciplines scientifiques et avancées technologiques.

Ces techniques contribuent à une meilleure compréhension des mécanismes de base qui caractérisent le vivant. Elles sont indispensables pour permettre aux utilisateurs de travailler avec des milliers de données biologiques en parallèle. Elles permettent également d'accroître le débit des analyses de plusieurs ordres de grandeur.

Les biopuces trouvent des applications en qualification biologique des dons. Elles répondent aux besoins d'évolutivité et de flexibilité. Elles lèvent la limite liée au nombre d'analyses réalisées en parallèle. Elles apparaissent très évolutives. En fonction des pathologies recherchées, il convient de greffer les sondes ou « détecteurs de marqueurs caractéristiques » spécifiques à ces pathogènes. Les analyses peuvent alors avoir pour objectif de détecter des signatures de pathogènes ou contaminants dans les produits sanguins labiles, ou des biomarqueurs caractéristiques d'état (traces d'infections).

Ces techniques de biopuces peuvent actuellement être élargies aux analyses de type ELISA, pour lesquelles il convient de disposer de systèmes de manipulation de réactifs à une échelle microscopique. En effet, les techniques ELISA nécessitent plusieurs dépôts consécutifs dans différents micropuits et cupules. La lecture peut se faire de manière optique, par coloration ou fluorescence. Plusieurs projets sont en cours de développement au sein des laboratoires publics et privés. Afin d'illustrer ces applications, la *Figure 3* présente une biopuce ELISA développée par Nanobiogene. Cette biopuce permet de réaliser neuf tests sur une surface de 25 mm^2. Il est à noter que cette possibilité de paralléliser un nombre important d'analyses dans des dimensions très réduites s'accompagne d'une réduction considérable des volumes à la fois de réactifs et d'échantillons à tester.

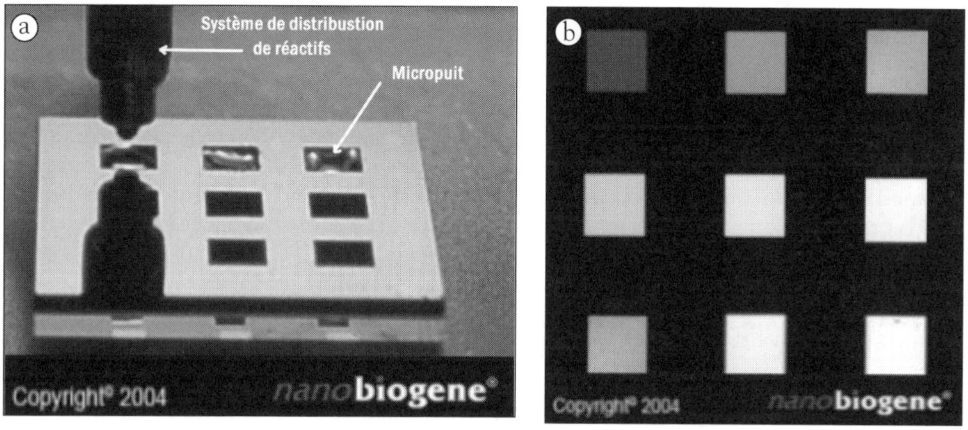

Figure 3. Biopuce ELISA développée par la société Nanobiogene : (a) préparation et impression des réactifs, (b) lecture optique des résultats d'analyse.

Les laboratoires-puces

Ces dispositifs sont également appelés « *Lab-on-Chip* » et sont destinés à réaliser des analyses généralement simples, mais nécessitant une intégration de fonctions additionnelles. Ces dispositifs sont en effet parfaitement adaptés pour intégrer, dans des dimensions microscopiques (quelques cm^2), un ensemble important de fonctions et composants, par exemple des microcanaux fluidiques, des actionneurs, des capteurs ou encore des microréacteurs.

Ces dispositifs font généralement appel à des savoir-faire pluridisciplinaires et exigent également des connaissances en microfluidiques nécessaires pour traiter et transporter l'échantillon à tester vers des zones de mesures à travers des microcanaux microscopiques. Ces dispositifs constituent une réelle révolution en terme d'intégration de fonctions complexes dans un environnement très réduit.

Les laboratoires sur puces apporteront des avantages considérables à la biologie en général et à la qualification biologique des dons en particulier. Parmi ces avantages, on peut citer les suivants :

– la possibilité de confiner un nombre important de tests et analyses dans un même dispositif ;
– la possibilité de transporter ces dispositifs pour réaliser des analyses au chevet des malades ou au sein des poches de sang ou des produits biologiques à effets thérapeutiques ;
– la réduction du temps d'analyse et la réduction de l'abaissement de leur variabilité ;

– la facilité d'emploi avec une meilleure gestion de l'environnement d'analyse ;
– une meilleure réactivité par rapport aux besoins d'évolution (données épidémiologiques) ;
– une réduction des volumes des échantillons et des réactifs nécessaires aux tests ;
– la maîtrise et l'optimisation des coûts de fonctionnement et d'infrastructures.

Les avancées en recherche et développement concernant les laboratoires sur puces sont considérables. Le démonstrateur, évoqué plus haut, doté de la capacité de trier les cellules, est un exemple de ce que pourra proposer cette approche. Le projet définitif est d'intégrer le « trieur » au sein du produit thérapeutique et de lui demander de réaliser une analyse en continu du fluide, de sorte que si une ou plusieurs cellules d'intérêt (bactéries) étaient détectées il puisse alerter en temps réel et empêcher l'usage du produit.

Exemples de dispositifs microfluidiques et de laboratoires sur puces [13]

Les revues spécialisées foisonnent de publications originales. Bien que les applications industrielles soient encore limitées, les perspectives de développement sont importantes et le champ d'applications très vaste. Afin d'illustrer de manière concrète les applications et les débouchés pour le secteur de la qualification biologique des dons, il paraît opportun de donner un certain nombre d'exemples de travaux menés en ce moment. Les nouveaux outils présentés ci-dessous attestent de la réalité des perspectives évoquées pour la qualification des dons. Pour les « non-initiés » les microcanaux, les pompes intégrées, les trieurs et les aiguilles enracinent dans le présent ces outils du futur.

Dispositifs microfluidiques et fonctionnalité des microcanaux [14]

La plupart des laboratoires sur puces utilisent des composants microfluidiques tels que microcanaux, microréservoirs, micropompes. Ces composants constituent les organes essentiels des laboratoires intégrés. Les difficultés principales résident dans la miniaturisation et le dimensionnement de ces composants. En effet, à l'échelle micro- et nanoscopique, les forces de frottement et les forces de surface ont une influence importante. Pour s'affranchir de ces problèmes, des travaux sont menés par différentes équipes pour les minimiser, ce qui permet d'intégrer des fonctions biologiques dans des dispositifs de très petites dimensions. A titre d'exemple, l'équipe de recherche microfluidiques et nanotechnologiques de l'Ecole Normale Supérieure de Paris fait état de la possibilité de fonctionnalisation physico-chimique des surfaces au sein de microcanaux d'environ 100 µm de section. Cette modification de surface au sein même des microcanaux a permis d'aboutir à un accrochage spécifique de cellules dans les microcanaux et de réaliser ainsi une culture cellulaire au sein des microdispositifs (*Figure* 4).

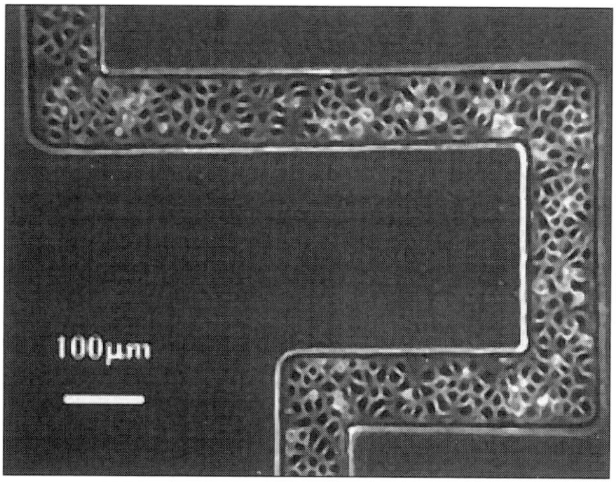

Figure 4. Dispositif microfluidique et culture cellulaire au sein des microcanaux fluidiques (travaux de l'École Normale Supérieure de Paris).

Micropompe intégrée

Aussi, pour la manipulation de réactifs au sein des laboratoires sur puces, plusieurs principes d'activation des fluides sont utilisés : principe mécanique, électro-mouillabilité, etc. La plupart de ces microdispositifs nécessitent l'utilisation de système de commande et de contrôle assez volumineux et ne pouvant pas faire l'objet d'intégration. Un des dispositifs de pompage, développé par la société Debiotech (Suisse), permet une intégration significative sur une surface de quelques mm^2 seulement. La réalisation de ce dispositif fait appel à des techniques de microfabrication issues de la microélectronique (*Figure* 5).

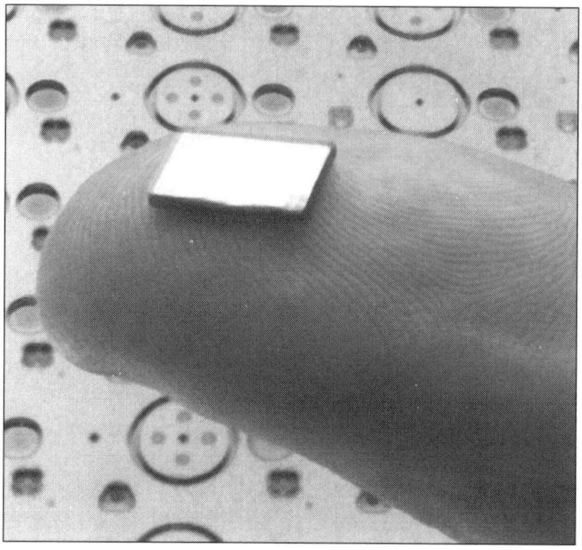

Figure 5. Micropompe intégrée développée par l'entreprise Debiotech

Dispositifs microfluidiques pour la séparation de biomolécules [13]

D'autres systèmes présentant une complexité accrue ont vu le jour ces dernières années. Il s'agit de dispositifs intégrant des nanostructures au sein même de microcanaux microfluidiques. Ces structures se présentent sous forme de nanopiliers avec une forme et une densité de piliers bien définies. L'objectif recherché par ces dispositifs est de réaliser la fonction de séparation de biomolécules par effet de variation de vitesse de ces molécules en fonction de leur taille. En effet, les molécules de petite taille transitent plus rapidement dans ces nanostructures alors que les molécules ou cellules de taille conséquente se trouvent ralenties. L'équipe du Pr Yoshinobu Baba de l'Université de Tokushimla (Japon) développe ces microsystèmes. A terme, les nanostructures remplaceront complètement les différents gels qui sont encore couramment utilisés en électrophorèse (*Figure* 6).

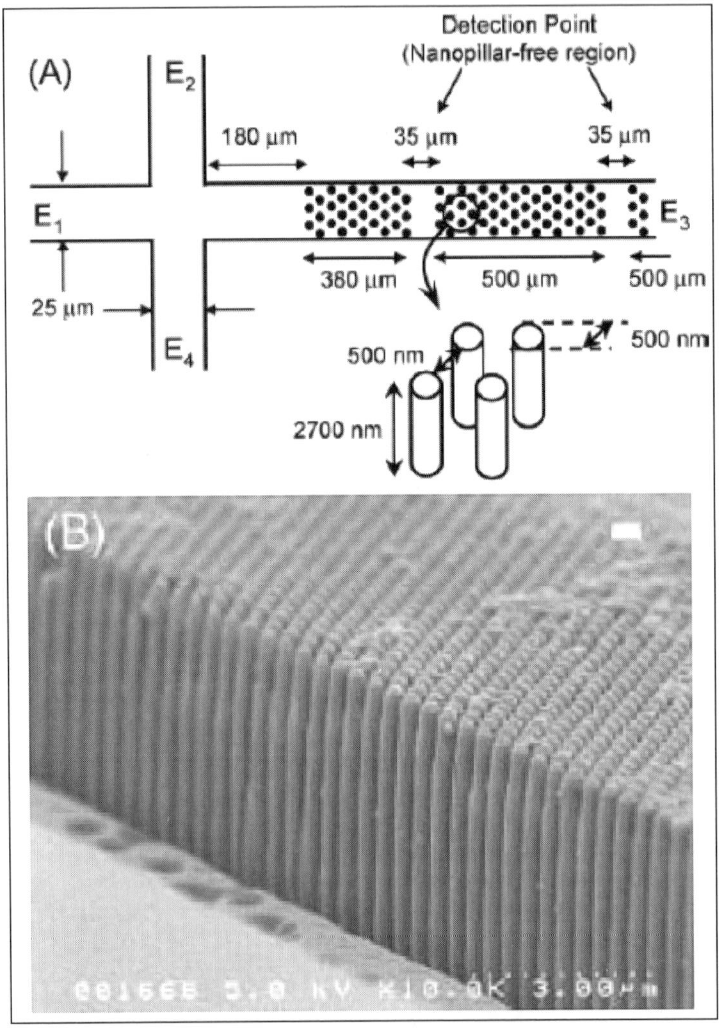

Figure 6. Dispositif de séparation de biomolécule à l'aide de nanopiliers fabriqués au sein même des microcanaux (travaux de l'Université de Tokushimla -Japon).

Dispositifs microfluidiques pour le tri cellulaire [15]

En biologie cellulaire ainsi qu'en immunologie, la caractérisation et le tri cellulaire sont couramment utilisés à l'aide de cytomètres. Des dispositifs fonctionnant de manière analogue aux cytomètres à flux sont complètement intégrables à l'échelle de laboratoires sur puces. L'équipe du Pr Yong Chen de l'Ecole Normale Supérieure de Paris a développé un système intégrant des composants microfluidiques de même que des électrodes électroniques pour la caractérisation des cellules. Par ailleurs, le réseau microfluidique permet de dévier les cellules d'intérêt vers les sorties microfluidiques appropriées (*Figure 7*).

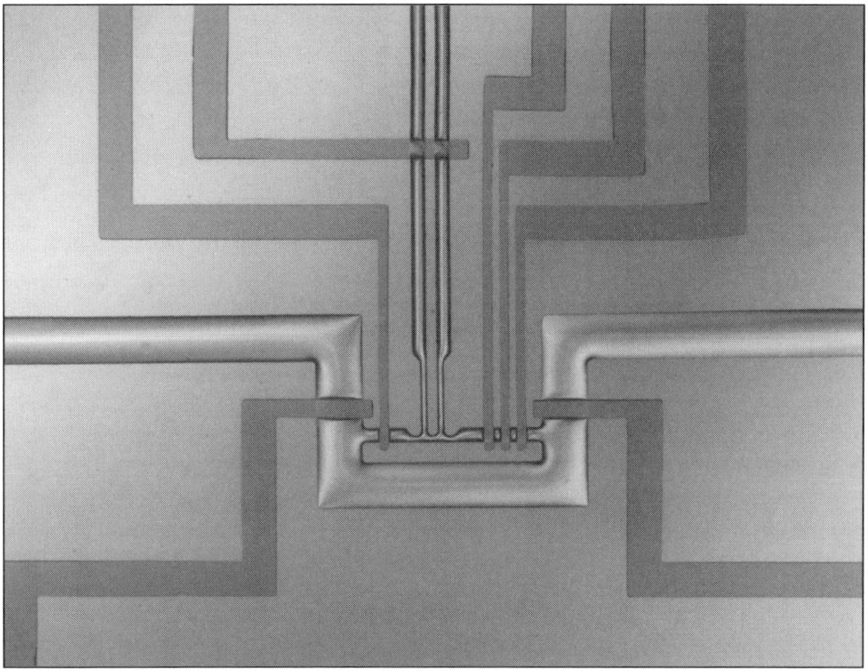

Figure 7. Dispositif microfluidique de tri cellulaire à l'aide de réseau de microcanaux et des mesures électriques (travaux de l'École Normale Supérieure de Paris).

Réseau de micro-aiguilles [15]

D'autres applications des dispositifs micro- et nanotechnologiques peuvent avoir des retombées dans les secteurs transfusionnels. Il s'agit notamment de réseaux de microaiguilles fabriqués collectivement et se présentant sous forme de patch. Les applications principales de tels dispositifs concernent le prélèvement sanguin ou l'injection transdermale de substances médicamenteuses sans douleur. En effet, ces dispositifs sont parfaitement calibrés et présentent un intérêt certain pour remplacer les seringues dont l'utilisation est parfois traumatisante. A titre d'exemple la *Figure 8* montre un réseau d'aiguilles, développé par la société Nanopass (Israël), comparé à la taille d'une aiguille de seringue.

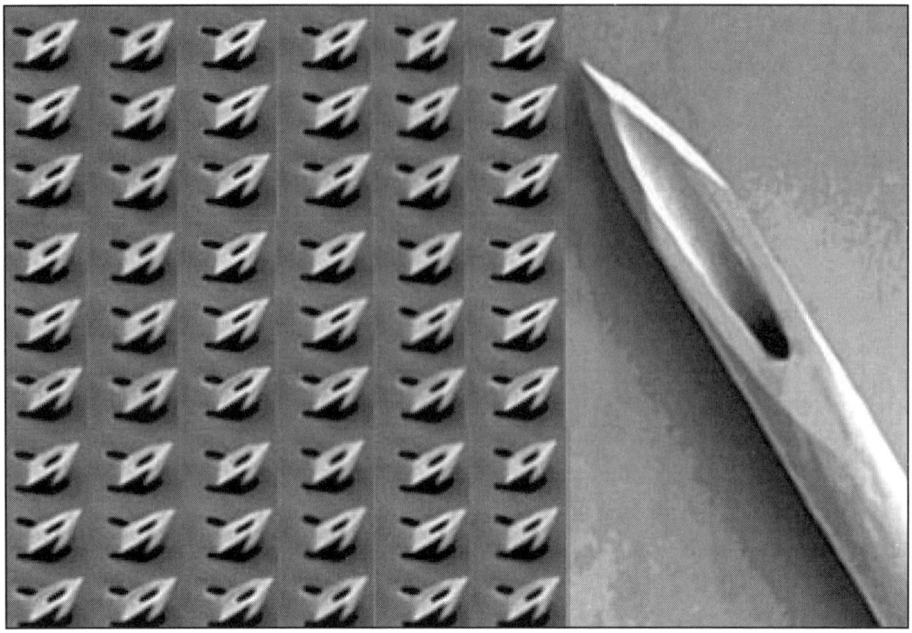

Figure 8. Réseau d'aiguilles de prélèvement sanguin sans douleur. Comparaison avec une aiguille de seringue (travaux de la société Nanopass).

Conclusion

La progression des développements scientifiques et technologiques en nanotechnologies a été fulgurante ces dernières années. Ces avancées auront un impact considérable sur l'ensemble des secteurs industriels et en particulier sur les sciences de la vie. Elles contribueront à accélérer la recherche fondamentale par la compréhension des mécanismes du vivant de même que par la mise en œuvre de nouveaux produits industriels et méthodes d'analyses. L'activité du secteur de la qualification biologique des dons, à la frontière de la biologie diagnostique de masse et du contrôle de qualité est toute désignée pour bénéficier très rapidement des percées scientifiques et technologiques des nanotechnologies. L'avènement de la thérapie cellulaire, tissulaire et génique de nouveaux types de dons avec leur cortège de nouvelles analyses de caractérisation, les difficultés liées à l'expansion cellulaire et à l'indispensable réactivité qui permettent de faire face à l'émergence de nouveaux agents infectieux est conditionné en grande partie par l'évolution des méthodes d'analyse. La percée des nanotechnologies laisse entrevoir une intégration totale ou partielle des analyses dans des dispositifs miniatures appelés biopuces et laboratoires-puces. Ces dispositifs seront demain les outils standards des biologistes et biochimistes. Une nouvelle ère est en train de s'ouvrir pour la qualification biologique des dons, pour l'activité transfusionnelle et la biologie en général.

Références

1. *Les nanotechnologies : la maîtrise de l'infiniment petit.* Rapport du Conseil de la Science et de la Technologie du Gouvernement du Québec, 2001.
2. « Nanotech Report », Forbes Inc. & Angstrom Publishing LCC, 2002, www.forbesnanotech.com.
3. Lorrain JL, Raoul D. *Nanosciences et progress medical.* Rapport N° 293, Office Parlementaire d'Evaluation des Choix Scientifiques et Techniques, mai 2004.
4. Arrêté du 10 septembre 2003 portant homologation du règlement de l'Agence française de sécurité sanitaire des produits de santé définissant les principes de bonnes pratiques dont doivent se doter les établissements de transfusion sanguine.
5. Référentiel national de l'Établissement français du sang, applicable au 31/12/2004.
6. Pillonel J, Le Marrec N, Girault A, *et al.* Epidemiological surveillance of blood donors and residual risk of blood-borne infections in France, 2001 to 2003.*Transfus Clin Biol* 2005 ; 14 (in press).
7. Pillonel J, Laperche S. Trends in risk of transfusion-transmitted viral infections (HIV, HCV, HBV) in France between 1992 and 2003 and impact of nucleic acid testing (NAT). *Euro Surveill* 2005 ; 10 (in press).
8. Laperche S, Elghouzzi MH, Morel P, *et al.* Is an assay for simultaneous detection of hepatitis C virus core antigen and antibody a valuable alternative to NAT? *Transfusion* 2005 (in press).
9. Morel P, Deschaseaux M, Naegelen C, *et al.* Bacterial detection leading to pathogens inactivation. *Transfus Clin Biol* 2005 ; 12 : 142-9.
10. Dodd RY. Emerging infections, transfusion safety, and epidemiology. *N Engl J Med* 2003 ; 349 : 1205-6.
11. Charrel RN, de Lamballerie X, Durand JP, *et al.* Prevalence of antibody against West Nile virus in volunteer blood donors living in Southeastern France. *Transfusion* 2001, 41 : 1320-1.
12. Papadopoulos MC, Abel PM, Agranoff D, *et al.* A novel and accurate diagnostic test for human African trypanosomiasis. *Lancet* 2004 ; 363 : 1358-63.
13. Hoummady M, *et al. BioMEMS et Nanotechnologies*. Rapport SMM04-079, Ambassade de France à Tokyo, Sept. 2004.
14. Chen Y, *et al. In situ* bio functionalization and cell adhesion in microfluidic devices. *Microelectr Engineer* 2005 : 78-9.
15. Andersson H, Van Den Berg A. Microfluidic devices for cellomics : a review. *Sensors & Actuators* B 92, 2003.

Production *ex vivo* de cellules sanguines, à propos des hématies

Luc Douay, Marie-Catherine Giarratana

L'intérêt de disposer de sources complémentaires de globules rouges pour la transfusion sanguine est évident dans un contexte de difficulté chronique d'approvisionnement, de manque de disponibilité de certains phénotypes, de situations d'impasses transfusionnelles, d'indications limitées des transporteurs d'oxygène (perfluorocarbures) et d'espoirs déçus des hémoglobines stabilisées ou recombinantes. Pour ces raisons, la tentative de générer *in vitro* des cellules érythroïdes par amplification des cellules souches hématopoïétiques, notamment d'origine sanguine et placentaire, prend tout son sens.

Dans ce contexte, le but à atteindre est double : générer massivement la prolifération des cellules souches hématopoïétiques pour atteindre des niveaux de production de l'ordre de 1 à 4 x 10^{12} cellules, d'une part, et obtenir une maturation terminale complète, c'est-à-dire jusqu'au stade de globule rouge mature fonctionnel, d'autre part.

Le défi est également d'établir des conditions expérimentales compatibles avec les exigences cliniques.

Accessibilité des cellules souches hématopoïétiques

Le développement des techniques de sélection des progéniteurs hématopoïétiques immatures et notre connaissance des facteurs de croissance ciblant spécifiquement certaines lignées cellulaires ont rendu envisageable la production *ex vivo* de populations cellulaires hématopoïétiques à des fins de greffe (progéniteurs ou cellules souches).

Les cytaphérèses permettent le recueil facile de grandes quantités de progéniteurs CD34+ (4 à 8 x 10^6 CD34+/kg) grâce à la mobilisation par le G-CSF (*Granulocyte-Colony-Stimulating Factor*).

Le sang de cordon ombilical présente certains avantages par rapport aux deux autres sources ; il est particulièrement riche en progéniteurs immatures :

– le sang prélevé d'un seul cordon contient suffisamment de progéniteurs hématopoïétiques pour permettre une prise de greffe chez l'enfant et parfois chez l'adulte ;

– ces progéniteurs donnent naissance *in vitro* à des colonies de plus grande taille et ont une capacité d'expansion plus importante.

Ces cellules peuvent être amplifiées à partir de la prolifération d'un tout petit nombre de cellules souches, qu'elles soient sanguines, médullaires ou placentaires.

Etat de la question

L'une des caractéristiques majeures du globule rouge humain est d'être la seule cellule à avoir une durée de vie prolongée (120 jours) malgré l'absence de noyau.

Les mécanismes de l'énucléation sont soupçonnés [1-3] mais non formellement établis faute d'établissement de conditions expérimentales permettant la génération massive *ex vivo* de globules rouges. De telles conditions doivent en effet répondre à trois impératifs :

– l'amplification massive des cellules souches hématopoïétiques primitives ;

– l'induction contrôlée d'une différenciation exclusive vers la voie érythroïde ;

– l'achèvement d'une maturation terminale jusqu'au stade de cellule énucléée.

S'il est apparemment aisé d'obtenir une différenciation érythroïde quasi complète [4-7], les données de la littérature font cependant état, au terme des différentes modalités de culture proposées, soit d'une importante prolifération cellulaire sans maturation terminale [8-10], soit de l'obtention de l'énucléation dans près de la moitié des cellules mais avec un niveau d'amplification réduit [10].

Génération de précurseurs érythroïdes

Nous avons initialement décrit [11] un protocole d'expansion de cellules souches hématopoïétiques issues de sang de cordon dans un milieu défini et sans stroma, reposant sur l'addition séquentielle de facteurs de croissance. Partant de cellules $CD34^+$, le protocole permet une production cellulaire massive (jusqu'à 200 000 fois d'amplification) et pure de précurseurs érythroïdes (95 % à 99 %) contenant de l'hémoglobine F. Contrairement à ce qui se passe dans ces conditions *ex vivo* en présence des seuls facteurs de croisssance, ces progéniteurs/précurseurs injectés à la souris immunodéficiente NOD-SCID sont capables de continuer à proliférer *in vivo* et de se différencier en quatre jours jusqu'au stade terminal de cellules énucléées, avec production d'hémoglobine adulte (HbA), confirmant le rôle majeur du microenvironnement dans la différenciation terminale érythroïde.

L'hématopoïèse *in vivo* chez l'homme adulte est en effet obtenue grâce à un processus dynamique de fabrication situé dans la moelle osseuse, à partir d'une minorité de cellules souches hématopoïétiques selon une hiérarchie cellulaire construite sur un modèle pyramidal (compartiments des cellules souches, des progéniteurs, des cellules matures) [12], en étroit contact avec le microenvironnement [13-15]. Les cellules stromales jouent un rôle déterminant dans la sécrétion de facteurs solubles de régulation et comme cellules de la matrice extracellulaire. Les contacts intercellulaires et les facteurs solubles activateurs, ou inhibiteurs, sont des éléments clés de la régulation de l'hématopoïèse [16].

Reproduire les conditions du microenvironnement

Sur la base de ces données, nous avons conçu un nouveau protocole d'expansion et de différenciation des cellules $CD34^+$ d'origine sanguine, médullaire et de sang de cordon en trois phases [17] :

– une première, en milieu liquide, de prolifération cellulaire et d'induction de différenciation érythroïde en présence de *stem cell factor* (SCF), d'interleukine-3 (IL3) et d'érythropoïétine (Epo) [4, 18] ;

– une deuxième, sur un modèle de reconstitution du microenvironnement (lignée stromale murine MS5) en présence d'Epo seule ;

– une troisième, en présence des seules cellules stromales, sans aucun facteur de croissance [19, 20].

Génération de globules rouges énucléés

Ce système de culture cellulaire en milieu défini sans sérum et qui reproduit *ex vivo* le microenvironnement existant *in vivo* [21] permet d'obtenir au 15e jour un plateau d'amplification cellulaire moyen de 16 500 fois (9 200 à 25 500) pour des cellules $CD34^+$ issues de la moelle osseuse ou du sang périphérique, de 31 200 fois (23 700 à 34 000) pour celles issues de leucaphérèses mobilisées par G-CSF et 140 000 fois (93 000 à 277 000) pour celles provenant de sang de cordon.

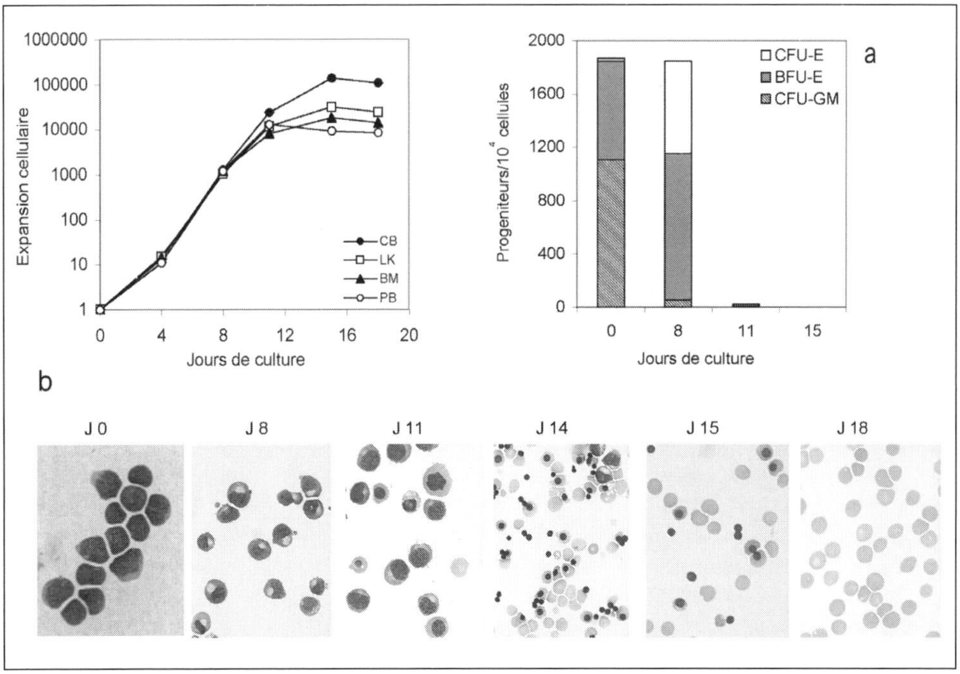

Figure 1. Prolifération et différenciation érythroïdes en culture : a) cellules de sang de cordon (CB), de moelle osseuse (BM), de sang périphérique (PB) ou de cytaphérèse (LK) ; b) différenciation érythroïde du jour 0 au jour 18.

L'engagement vers la lignée érythroïde est morphologiquement évident dès J8 (95 % à 98 % d'érythroblastes). La différenciation terminale est ensuite rapide puisque le taux de cellules énucléées est de 1-5 % à J11, 65-80 % à J15. À ce stade 98±1 % d'entre elles sont des réticulocytes, avec un volume globulaire moyen (VGM) de 130±5 fL, une concentration corpusculaire moyenne en hémoglobine (CCMH) de 18±1 % et une teneur corpusculaire moyenne en Hb (TCMH) de 23±–1pg.

La maturation des réticulocytes en globules rouges adultes se poursuit de J15 à J18 comme en témoigne la disparition du matériel nucléique, d'une part, et la négativation progressive du CD71, récepteur de la transferrine et du *laser dye styryl*, d'autre part. À ce stade 90 % à 100 % des cellules sont énucléées (*Figure 1*).

Ces globules rouges ont les caractéristiques proches de globules rouges natifs avec un volume globulaire moyen de 113±3fL, une teneur corpusculaire moyenne en hémoglobine de 33±2pg et une concentration corpusculaire moyenne en hémoglobine de 29±2 %. Le rendement cellulaire à J18 *vs* J15 est de 77±5 % avec un taux moyen de réticulocytes de 18±4% (*Figures 2 et 3*).

Cette différenciation érythroïde pure et massive peut certainement être attribuée à l'induction ciblée de prolifération des progéniteurs érythroïdes (BFU-E et CFU-E) au détriment des progéniteurs granulo-macrophagiques (CFU-GM), disparaissant tous rapidement entre J8 et J11.

Le niveau d'amplification peut être considérablement amélioré si la phase 1 est prolongée jusqu'à J11, pour atteindre $1{,}95 \times 10^6$ fois, $1{,}22 \times 10^5$ fois ou $1{,}04 \times 10^5$ fois pour, respectivement, le sang de cordon, le sang périphérique/cytaphérèse ou la moelle osseuse, tout en maintenant le niveau d'énucléation (71 % à 91 %).

Des réticulocytes et des globules rouges fonctionnels

Ces réticulocytes et globules rouges ont respectivement un contenu en glucose-6-phosphate-déshydrogenase (G6PD) et en pyruvate-kinase (PK) de 42±1,4 et de 83±1,8 unités/g d'Hb, ce qui correspond au caractère homogène et jeune des populations cellulaires produites [22]. Cela témoigne de leur capacité à réduire le glutathion et à maintenir le taux d'ATP pour éviter l'accumulation de 2-3 diphosphoglycérate (2-3 DPG) qui produirait une baisse d'affinité de l'hémoglobine.

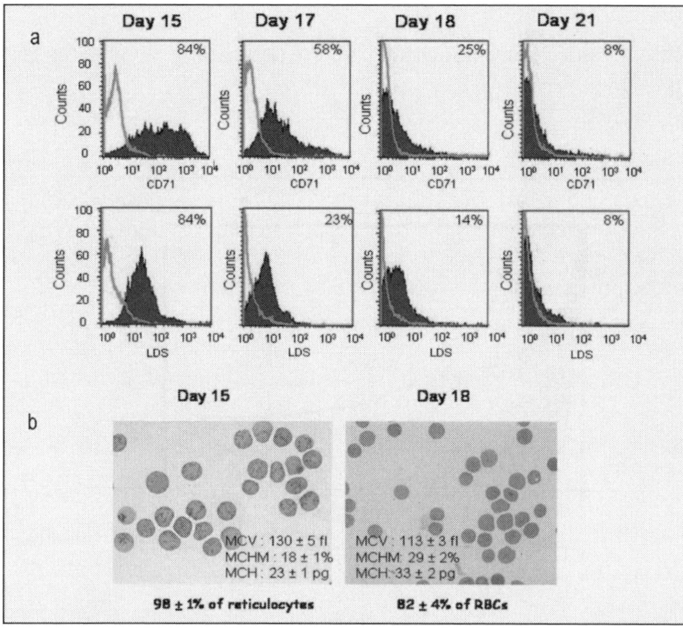

Figure 2. Maturation des réticulocytes en globules rouges : a) analyse par FACS de l'expression du récepteur de la transferrine (CD71) et de la coloration par le laser dye styril (LDS) du jour 15 au jour 21 ; b) coloration au bleu de grésil brillant des réticulocytes du jour 15 et du jour 18.

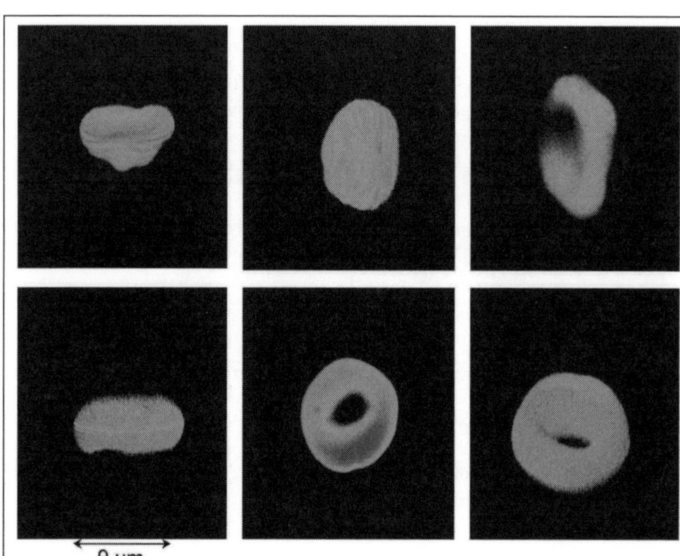

Figure 3. Image en microscopie confocale après marquage à la CFSE (carboxyfluoresceine diacétate succinimidyl ester), ligne supérieure : réticulocytes matures, ligne inférieure : globules rouges matures.

Leur déformabilité, évaluée par ektacytométrie, est comparable à celle des globules rouges natifs [23] (*Figure 4*).

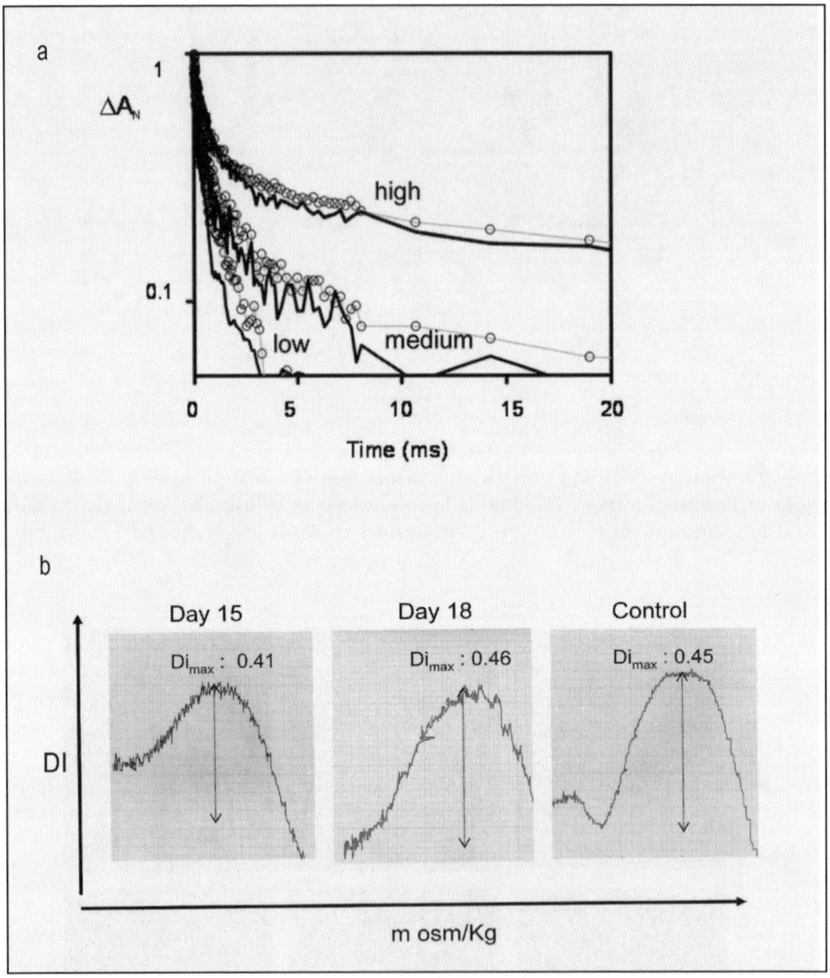

Figure 4. Fonctionnalité des globules rouges : a) courbe de liaison du CO après flash photolyse des globules rouges et de l'hémoglobine contrôle et de culture ; b) déformabilité des réticulocytes étudiées par ektacytométrie en gradient osmolaire dans les réticulocytes du jour 15 et les globules rouges du jour 18 par comparaison à des globules rouges contrôles.

Un modèle d'étude de la synthèse de l'hémoglobine

Ces conditions de culture offrent un modèle d'étude de la synthèse de l'hémoglobine. Nous avons, en effet, observé que la nature de l'hémoglobine synthétisée dépend à la fois de l'origine des cellules $CD34^+$ et des conditions de culture.

– Les globules rouges générés à partir de cellules $CD34^+$ de moelle osseuse adulte ou du sang périphérique contiennent de l'hémoglobine A (respectivement 95±2 % et 95±1 %) avec une modulation similaire de l'hémoglobine F (rapport γA : γG de 53:47 et 52:48 respectivement).

– Les globules rouges issus de cellules $CD34^+$ de sang de cordon contiennent essentiellement une hémoglobine fœtale (HbF) (64±13 %) avec une modulation partielle de l'hémoglobine F (rapport moyen γA : γG de 59:41).

Une hémoglobine fonctionnelle

La fonctionalité de l'hémoglobine des globules rouges générés in vitro a été étudiée par flash-photolyse. Elle se comporte comme une hémoglobine tétramérique ainsi qu'en témoigne la coopération entre les différentes sous-unités validant son comportement allostérique. Elle est capable de fixer et de relarguer l'oxygène comme attendu d'une hémoglobine native *(Figure 4)*.

La P_{50} des globules rouges de culture est de 1,2 contre 1,3 pour les globules rouges contrôles avec un coefficient de Hill de 2,28 et 2,30, respectivement. Cette légère différence de P_{50} est liée à la présence d'hémoglobine F dans le produit de culture. La diminution de la P_{50} en situation de déplétion en diphosphoglycérate est conforme à celle attendue. La cinétique et les résultats à l'équilibre démontrent une capacité de liaison normale (*Figure* 5).

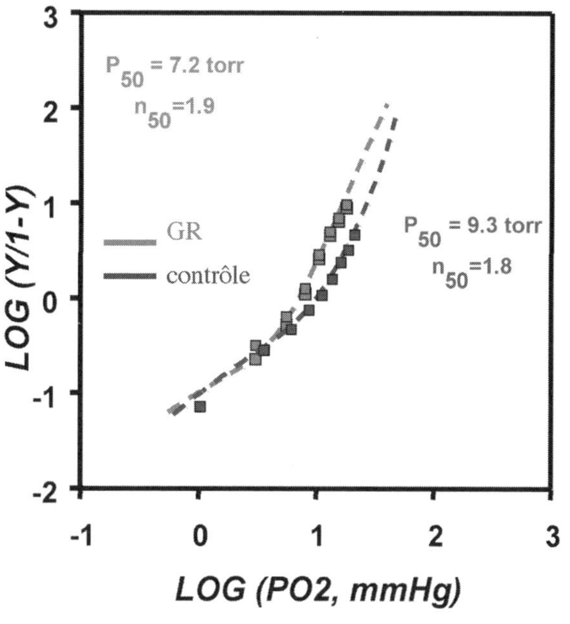

Figure 5. Courbe de dissociation de l'oxygène.

Des antigènes de groupe sanguin exprimés

Le système permet de suivre l'expression des antigènes de groupe comme le ABO ou le Rhésus, démontrant ainsi la capacité de synthèse normale des molécules immunogènes de surface (*Figure* 6).

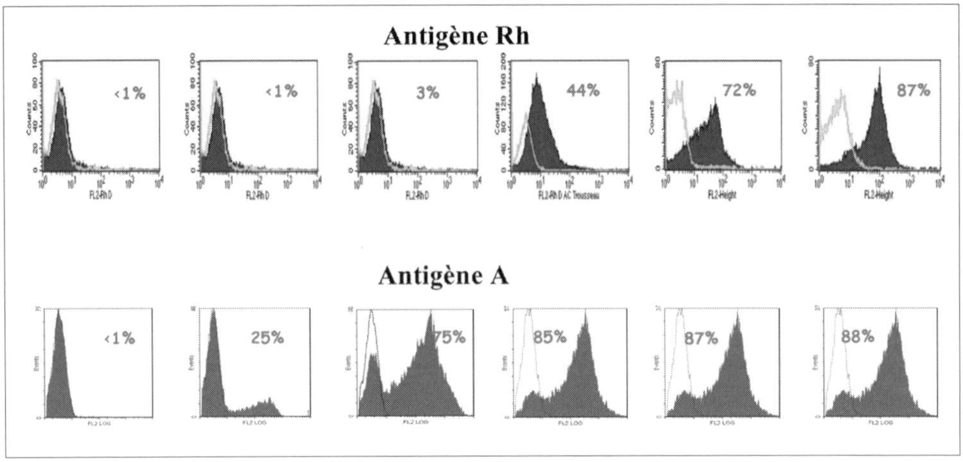

Figure 6. Etude de l'expression des antigènes Rh D et A au cours de la différenciation érythroïde en culture.

Des globules rouges humains dans la souris NOD/SCID

Des réticulocytes ainsi générés *ex vivo* à partir de $CD34^+$ de cytaphérèse ont été marqués à la CFSE (carboxyfluoresceine diacétate succinimidyl) et injectés en intrapéritonéal à la souris NOD/SCID.

Ces globules persistent dans la circulation dans des conditions parfaitement identiques à celles observées avec des globules humains natifs. Les cellules $CFSE^+$ sont détectées pendant trois jours dans les deux cas. Les réticulocytes transfusés *in vivo* maturent en globules rouges, comme en témoigne l'apparition de cellules $CFSE^+$/LDS-: 36 %±5 %, 63±7 % à J1 et 2 respectivement. De façon frappante, plus de 90 % des cellules $CFSE^+$ maturent en globules à J3. La détection de l'Ag RhD à la surface des globules rouges confirme l'origine humaine des cellules $CFSE^+$.

Compte tenu des limites du modèle, ces résultats démontrent un comportement normal des globules rouges de culture par comparaison à des globules natifs.

Ainsi, ce protocole en milieu défini sans sérum autorise à la fois l'expansion massive de cellules souches/progéniteurs hématopoïétiques $CD34^+$ et la différenciation complète jusqu'au stade de globules matures parfaitement fonctionnels. Ces cellules survivent *in vivo* dans la souris NOD/SCID comme le font des globules humains issus de la circulation périphérique. Les perspectives qu'ouvre un tel modèle sont multiples, tant dans le domaine de la recherche cognitive sur l'érythropoïèse que dans le domaine transfusionnel clinique.

A ce stade, il est nécessaire de concevoir des procédures de production compatibles avec les exigences GMP (*Good Manufactory Practice*), notamment pour s'affranchir du microenvironnement cellulaire et reproduire ses vertus dans un milieu défini, acellulaire.

Les impératifs d'un modèle de production compatible avec les exigences cliniques

Dans le cadre de la mise au point d'un tel protocole, nous avons identifié un certain nombre de paramètres critiques pour l'accomplissement des deux exigences fondamentales : une amplification massive du compartiment érythroïde et une énucléation totale des précurseurs. Des observations faites dans différentes conditions de culture, nous retenons trois éléments majeurs pour la conception de conditions standardisables de production de globules rouges :

– la population érythrocytaire cible a impérativement besoin d'un contact cellulaire avec le microenvironnement, mais limité dans le temps. Cela suggère un mécanisme de type transduction du signal et non de type macrophagie des noyaux expulsés, considéré jusqu'à présent comme essentiel ;

– le maintien du microenvironnement de diverses origines (moelle osseuse, lignées stromales humaines, lignées stromales murines, cellules mésenchymateuses humaines autologues ou allogéniques) tout au long de la culture évite l'apoptose. En conditions de culture sans sérum, les facteurs de croissance seuls ne peuvent se substituer au microenvironnement ;

– l'Epo peut être retirée en fin de culture pour que l'énucléation se produise. Cette observation s'oppose au dogme de l'Epo facteur de maturation terminale.

Nous pensons qu'il sera possible de s'affranchir du microenvironnement cellulaire tout en conservant l'effet anti-apoptotique et le signal induisant l'énucléation, observés dans les conditions de co-culture et d'établir des conditions de culture en microenvironnement défini permettant la survie cellulaire. L'analyse de ces données doit permettre de déduire les paramètres impliqués dans l'ensemble du processus afin de remplacer le microenvironnement cellulaire : protéine(s) d'adhésion, facteur(s) de croissance, facteur(s) anti-apoptotique(s).

Perspectives et applications potentielles

Les développements d'une telle approche se conçoivent suivant plusieurs axes.

Transfusion sanguine

Cette technologie autorise, à partir de cellules souches hématopïétiques, la génération massive *ex vivo*, soit de précurseurs érythroïdes, soit de globules fonctionnels. Elle rend leur production conceptuellement réalisable dans un but transfusionnel, c'est-à-dire que les quantités que l'on peut potentiellement produire sont compatibles avec les exigences cliniques (un concentré globulaire standard contient environ $2x10^{12}$ globules rouges). Deux produits transfusionnels sont ainsi concevables : précurseurs érythroïdes et globules rouges matures.

Transfusion de précurseurs érythroïdes

Hormis le fait que les précurseurs obtenus à J10 supportent la congélation et ne perdent pas leur capacité proliférative, plusieurs éléments sont en faveur d'une possible utilisation clinique :

– 10^6 cellules $CD34^+$ (correspondant à un quart ou un tiers d'un cordon standard) peuvent être amplifiées 5 000 à 10 000 fois après dix jours de culture, aboutissant à la production de 5 à 10 x 10^9 cellules qui continueront ensuite leur amplification *in vivo* après transfusion pour donner une production finale de 5 à 10 x 10^{11} globules rouges, soit l'équivalent de trois ou quatre concentrés de globules rouges à partir d'un cordon standard prélevé dans des conditions identiques à celles des banques pour greffe (2 à 5 x 106 $CD34^+$) ;

– il n'existe pas d'amplification concomitante des cellules maternelles contaminantes, les cellules lymphocytaires B $CD19^+$ ou T $CD3^+$ sont indétectables (<0,1 %) ; seuls de très faibles niveaux de molécules HLA de classe I et de HLA-DR sont exprimés par un petit pourcentage de cellules (1,4 % et 3,4 % respectivement) ;

– la quantité de leucocytes résiduels dans le produit amplifié de J10 est de 3 à 50 fois inférieure à celle d'un produit standard non déleucocyté. En effet, si 10^6 CD34+ sont amplifiées 6 000 à 10 000 fois à J10, avec une proportion de 1 % à 10 % de leucocytes résiduels, ce sont alors $6x10^7$ à $1x10^9$ leucocytes qui seront réinjectés au patient. De plus, il faut souligner que la congélation du produit final ajoutera une perte de l'ordre de 2 logs des cellules nucléées granuleuses, amenant la quantité finale de leucocytes à un niveau de l'ordre de 2 à 3 x 10^7. Cela est à comparer aux 2 à 3 $x10^9$ leucocytes résiduels contenus dans un concentré standard non déleucocyté et aux 1 x 10^6 contenus dans un concentré déleucocyté ;

– le sang de cordon est une source facilement disponible de cellules souches hématopoïétiques.

On peut ainsi concevoir la constitution de banques de sang de cordon de phénotype d'intérêt transfusionnel particulier, notamment pour les groupes sanguins rares.

Transfusion de globules rouges matures

Si l'on considère qu'une cytaphérèse mobilisée par G-CSF permet de recueillir habituellement de 4 à 8 $x10^6$ $CD34^+$ /kg et que les niveaux d'amplification sont $3x10^4$ fois, avec une énucléation de l'ordre de 95 %, c'est bien l'équivalent de plusieurs concentrés de globules rouges qui peuvent être produits à partir d'un seul prélèvement.

Perspectives cliniques de ces nouveaux produits sanguines labiles

Ces produits pourraient trouver leurs indications majeures dans le cadre des impasses transfusionnelles. Ces situations se rencontrent dans deux circonstances : les phénotypes érythrocytaires rares et les poly-immunisations anti-érythrocytaires.

• **Un phénotype rare** se caractérise par l'absence d'un antigène de fréquence élevée sur les globules rouges. Un sujet de phénotype rare peut produire l'anticorps dirigé contre l'antigène absent de ses globules rouges *via* la transfusion ou la grossesse. En conséquence, il doit recevoir des concentrés de globules rouges rares identiques. Ces concentrés de globules rouges sont conservés congelés à la Banque nationale de sangs de phénotypes rares. Cependant, en fonction des fréquences, les réserves ne permettent pas toujours de répondre à la demande. C'est le cas notamment des spécificités rares retrouvées uniquement dans les populations afro-antillaises, tels certains phénotypes rares du système RH (RH : – 18 ; RH : – 34), ou le groupe sanguin caractérisé par l'absence d'expression de l'antigène de fréquence élevée MNS5 (U). Ce problème est d'autant plus important qu'il s'agit de populations au sein desquelles des transfusions itératives peuvent être nécessaires, notamment au cours de la drépanocytose. Il pourrait donc être proposé pour ces patients de constituer des réserves de sang rare obtenues, soit à partir de donneur adulte du même phénotype rare, soit à partir de sangs placentaires conservés dans le cadre d'une banque de sang placentaire de phénotypes rares.

• Les situations de **poly-immunisations** dans l'ensemble des populations constituent une seconde application. La problématique d'un sujet immunisé vis-à-vis d'un grand nombre d'antigènes se rapproche de celle des sangs rares dans la mesure où les unités compatibles vis-à-vis de tous les anticorps produits sont peu fréquentes. Dans ce cas, on pourrait proposer de produire des globules rouges à partir des propres cellules $CD34^+$ du patient, le patient étant dans cette situation le meilleur « donneur » potentiel.

• C'est aussi en matière d'**efficacité transfusionnelle** que ce possible nouveau produit sanguin labile est prometteur. Il permettrait de transfuser une population homogène en âge, dont la durée de vie devrait être proche de 120 jours par comparaison aux 28 jours de demi-vie moyenne des globules rouges prélevés chez un donneur en raison de la présence conjointe de globules rouges d'âge variable. Cela diminuerait le nombre de transfusions et allégerait l'inévitable surcharge martiale, complication majeure chez les sujets polytransfusés. Par ailleurs, la suspension de globules rouges de culture est dépourvue de leucocytes, ce qui présente un intérêt en terme :

– d'amélioration de la conservation à 4 °C des globules rouges en l'absence de cytokines relarguées par les leucocytes senescents,

– de diminution des risques résiduels d'allo-immunisations anti-HLA chez des sujets polytransfusés avec les globules rouges de culture.

Hémoglobinopathies

La synthèse *ex vivo* d'hémoglobine F à partir de sang de cordon est bien liée aux conditions de culture puisque nous avons montré [11] que des progéniteurs/précurseurs érythroblastiques obtenus après dix jours de culture en l'absence de microenvironnement donnent naissance *in vivo*, après transfusion dans la souris NOD/SCID, à des globules matures contenant 96 % d'hémoglobine A fonctionnelle avec une modulation complète de l'hémoglobine F (rapport $\gamma A : \gamma G$ de 35 : 65). Notre modèle est donc un nouvel outil pour déchiffrer les mécanismes cellulaires et moléculaires du switch des hémoglobines.

La stimulation *in vitro* de l'expression de l'hémoglobine F chez des sujets drépanocytaires est une approche thérapeutique intéressante. En effet, cette activation de l'hémoglobine F devrait diminuer la polymérisation de l'hémoglobine S. On pourrait ainsi proposer un produit de transfusion autologue modifé *ex vivo* de façon à amplifier spécifiquement la synthèse de l'hémoglobine F.

Pathologies infectieuses

Ce modèle de différenciation érythroïde peut constituer un nouvel outil simple pour l'étude du cycle de reproduction de certains agents infectieux comme le *Plasmodium* dans la malaria. Jusqu'à présent, la souris immunodéficiente constituait le seul modèle permettant l'étude du *Plasmodium* dans le but de développer de nouveaux médicaments ou de metre au point des vaccins antipaludéens [19]. La durée de vie limitée des globules rouges humains injectés à la souris SCID obligeait même à une lourde préparation du modèle receveur (splénectomie, irradiation, traitement médicamenteux...) [9, 16, 21, 24]. D'autres équipes ont développé l'isolement de réticulocytes issus de la souris [8] ou de patients présentant des pathologies hématologiques [7]. Ce modèle *in vitro*, aisément accessible, contourne les lourdeurs du modèle *in vivo*.

Un nouveau vecteur médicamenteux

Par nature les globules rouges ont une biodistribution idéale et ne se divisent plus. De telles propriétés pourraient être exploitées pour utiliser ces cellules comme vecteur thérapeutique d'un nouveau type. En effet, préalablement à l'induction de différenciation érythroïde, les progéniteurs pourraient être génétiquement manipulés afin de produire des protéines cytoplasmiques ou membranaires dont l'action serait volontairement limitée dans le temps, dans un but thérapeutique.

Perspectives

Les cellules souches embryonnaires humaines, au potentiel prolifératif illimité, pourraient devenir dans les prochaines années une source alternative et attractive pour l'ingénierie cellulaire. Déjà, des équipes relatent l'engagement des cellules souches embryonnaires humaines vers les cellules hématopoïétiques $CD34^+$ à hauteur de 20 %.

La différenciation *in vitro* des cellules souches embryonnaires vers la lignée érythroïde pourrait ainsi permettre à terme la production de masse des globules rouges.

Conclusion

Nous décrivons une méthodologie de production en grand nombre de globules rouges humains matures, à partir de cellules souches hématopoïétiques de diverses origines cultivées *ex vivo*.

Ce nouveau concept de « globules rouges de culture » est utile à l'analyse fondamentale des mécanismes de l'érythropoïèse terminale, non encore complètement identifiés et à la compréhension de la synthèse de l'hémoglobine, encore mystérieuse.

La prochaine étape est incontestablement celle de la mise au point de conditions de culture adaptées à la production de masse de ces globules rouges. Cela est parfaitement réalisable grâce au concept des bioréacteurs à perfusion [25, 26] qui permettent d'augmenter la concentration initiale d'un log et de développer la surface de culture d'un autre log par l'emploi de microsphères. La possibilité de cultiver à grande échelle des cellules souches mésenchymateuses humaines [27] nous permettra de nous affranchir des conditions de culture xénogéniques et de développer des conditions de production GMP.

Au total, cette approche est utile pour l'analyse fondamentale des mécanismes de l'érythropoïèse terminale et de la synthèse de l'hémoglobine. Elle est aussi applicable à de multiples approches cliniques, notamment transfusionnelles, dont les débouchés sont considérables.

Références

1. Chen CY, Pajak L, Tamburlin J, Bofinger D, Koury ST. The effect of proteasome inhibitors on mammalian erythroid terminal differentiation. *Exp Hematol* 2002 ; 30 : 634-9.
2. Bessis M. Erythroblastic island, functional unity of bone marrow. *Rev Hematol* 1958 ; 13 : 8-11.
3. Lichtman MA. The ultrastructure of the hemopoietic environment of the marrow: a review. *Exp Hematol* 1981 ; 9 : 391-410.
4. Freyssinier JM, *et al.* Purification, amplification and characterization of a population of human erythroid progenitors. *Br J Haematol* 1999 ; 106 : 912-22.
5. Panzenbock B, Bartunek P, Mapara MY, Zenke M. Growth and differentiation of human stem cell factor/erythropoietin-dependent erythroid progenitor cells in vitro. *Blood* 1998 ; 92 : 3658-68.
6. Fibach E, Manor D, Oppenheim A, Rachmilewitz EA. Proliferation and maturation of human erythroid progenitors in liquid culture. *Blood* 1989 ; 73 : 100-3.
7. Wada H, *et al.* Expression of major blood group antigens on human erythroid cells in a two phase liquid culture system. *Blood* 1990 ; 75 : 505-11.
8. Von Lindern M, *et al.* The glucocorticoid receptor cooperates with the erythropoietin receptor and c-Kit to enhance and sustain proliferation of erythroid progenitors in vitro. *Blood* 1999 ; 94 : 550-9.
9. Sui X, *et al.* Erythropoietin-independent erythrocyte production: signals through gp130 and c-kit dramatically promote erythropoiesis from human CD34+ cells. *J Exp Med* 1996 ; 183 : 837-45.
10. Malik P, *et al.* An in vitro model of human red blood cell production from hematopoietic progenitor cells. *Blood* 1998 ; 91 : 2664-71.
11. Neildez-Nguyen TM, *et al.* Human erythroid cells produced ex vivo at large scale differentiate into red blood cells in vivo. *Nat Biotechnol* 2002 ; 20 : 467-72.
12. Ogawa M. Differentiation and proliferation of hematopoietic stem cells. *Blood* 1993 ; 81 : 2844-53.
13. Lemischka IR. Microenvironmental regulation of hematopoietic stem cells. *Stem Cells* 1997 ; 15 (Suppl. 1) : 63-8.
14. Koller MR, Oxender M, Jensen TC, Goltry KL, Smith AK. Direct contact between CD34+lin- cells and stroma induces a soluble activity that specifically increases primitive hematopoietic cell production. *Exp Hematol* 1999 ; 27 : 734-41.
15. Friedenstein AJ, *et al.* Precursors for fibroblasts in different populations of hematopoietic cells as detected by the in vitro colony assay method. *Exp Hematol* 1974 ; 2 : 83-92.
16. Verfaillie CM. Soluble factor(s) produced by human bone marrow stroma increase cytokine-induced proliferation and maturation of primitive hematopoietic progenitors while preventing their terminal differentiation. *Blood* 1993 ; 82 : 2045-53.
17. Giarratana MC, *et al.* Cultured human red blood cells as a new milestone in cell engineering. *In press.*
18. Zermati Y, *et al.* Transforming growth factor inhibits erythropoiesis by blocking proliferation and accelerating differentiation of erythroid progenitors. *Exp Hematol* 2000 ; 28 : 885-94.
19. Sato T, Maekawa T, Watanabe S, Tsuji K, Nakahata T. Erythroid progenitors differentiate and mature in response to endogenous erythropoietin. *J Clin Invest* 2000 ; 106 : 263-70.
20. Dolznig H, *et al.* Apoptosis protection by the Epo target Bcl-X(L) allows factor-independent differentiation of primary erythroblasts. *Curr Biol* 2002 ; 12 : 1076-85.
21. Suzuki J, Fujita J, Taniguchi S, Sugimoto K, Mori KJ. Characterization of murine hemopoietic-supportive (MS-1 and MS-5) and non-supportive (MS-K) cell lines. *Leukemia* 1992 ; 6 : 452-8.
22. Jansen G, Koenderman L, Rijksen G, Cats BP, Staal GE. Characteristics of hexokinase, pyruvate kinase, and glucose-6-phosphate dehydrogenase during adult and neonatal reticulocyte maturation. *Am J Hematol* 1985 ; 20 : 203-15.

23. Cynober T, Mohandas N, Tchernia G. Red cell abnormalities in hereditary spherocytosis: relevance to diagnosis and understanding of the variable expression of clinical severity. *J Lab Clin Med* 1996 ; 128 : 259-69.

24. Silva M, *et al.* Erythropoietin can promote erythroid progenitor survival by repressing apoptosis through Bcl-XL and Bcl-2. *Blood* 1996 ; 88 : 1576-82.

25. Koller MR, *et al.* Clinical-scale human umbilical cord blood cell expansion in a novel automated perfusion culture system. *Bone Marrow Transplant* 1998 ; 21 : 653-63.

26. Brott DA, Maher RJ, Parrish CR, Richardson RJ, Smith AK. Flow cytometric characterization of perfused human bone marrow cultures: identification of the major cell lineages and correlation with the CFU-GM assay. *Cytometry* 2003 ; 53A : 22-7.

27. Bianchi G, *et al.* Ex vivo enrichment of mesenchymal cell progenitors by fibroblast growth factor 2. *Exp Cell Res* 2003 ; 287 : 98-105.

Cytokines et stratégie d'épargne des hématies et/ou des plaquettes

Nahed El Kassar, Aline Schmidt-Tanguy,
Marie-Laure Bidet, Norbert Ifrah

Le terme de cytokines regroupe un ensemble hétérogène comprenant essentiellement les interleukines (IL), les interférons et les facteurs stimulants de colonies (CSF). De nature protéique ou glycoprotéique, ces molécules jouent un rôle majeur dans la régulation de l'hématopoïèse, l'immunité et la réponse inflammatoire. Elles agissent comme des ligands en se fixant sur leurs récepteurs spécifiques. Chaque cytokine peut être exprimée par différents types de cellules. De même, les récepteurs peuvent être présents sur différents types cellulaires, ce qui explique l'effet pléïotrope de leurs ligands. L'existence de chaînes communes à plusieurs récepteurs explique la redondance de certaines cytokines si leurs récepteurs respectifs sont co-exprimés par la même cellule.

Certaines cytokines, en particulier l'érythropoïétine, ont acquis une place certaine en thérapeutique où elles peuvent remplacer les transfusions ou y être associées. L'érythropoïétine, clonée il y a vingt ans, est utilisée dans le traitement de l'anémie des dialysés chroniques et des anémies associées aux cancers, ainsi que dans le cadre de la prévention ou du traitement de l'anémie dans les chirurgies programmées. Ce traitement présente moins de risques et a une efficacité plus durable que les transfusions répétées de concentrés de globules rouges. Il a aussi l'avantage d'être plus facile à administrer aux patients. Le *Granulocyte-Colony-Stimulating Factor* (G-CSF), souvent utilisé pour mobiliser les cellules souches hématopoïétiques en vue de greffe, semble potentialiser l'effet bénéfique de l' érythropoïétine sur les progéniteurs érythroïdes. La thrombopoïétine stimule la production plaquettaire et réduit la thrombopénie post-chimiothérapie. Malheureusement, quelques incidents de thrombopénie immunologique ont ralenti le développement de cette alternative à la transfusion de plaquettes.

L' érythropoïétine a clairement trouvé sa place en clinique. En revanche, l'utilisation de la thrombopoïétine reste limitée. Nous nous proposons de détailler les avantages et limitations de ces molécules dans leurs principales indications thérapeutiques.

L'érythropoïétine

Généralités

L'érythropoïétine est une glycoprotéine sécrétée par les cellules épithéliales bordant les capillaires péritubulaires au niveau du rein [1] et très accessoirement par le foie chez l'adulte [2]. Sa synthèse est régulée par l'hypoxie [3, 4]. Dans les conditions physiologiques normales, lorsque le taux d'hémoglobine fonctionnelle disponible correspond aux besoins en oxygène des tissus, les concentrations d'érythropoïétine sont faibles. Dans des conditions d'hypoxie ou de stress anémique, sa production augmente franchement et sa concentration sérique déborde alors largement la normale. Une fois produite, l'érythropoïétine est libérée dans la circulation où elle se comporte comme une véritable hormone. Elle se lie au niveau de la moelle osseuse à des récepteurs érythroïdes spécifiques pour agir à un stade relativement tardif, au niveau des CFU-E (*Colony Forming Unit-Erythroid*) et d'une partie des BFU-E (*Burst Forming Unit-Erythroid*), probablement les plus différenciées [5]. Le récepteur à l'érythropoïétine appartient à la classe I des deux sous-classes de récepteurs et s'exprime sous forme d'homodimère en réponse à l'interaction avec son ligand. À la suite de cette fixation, il y a une activation des tyrosines kinases JAK préassociées à la région juxtamembranaire du domaine cytoplasmique du récepteur [6], suivie de l'activation de plusieurs voies de signalisation, essentiellement la voie des facteurs de transcription STAT (*signal transducers and activators of transcription*) [7]. L'augmentation de la survie, de la prolifération et de la différenciation des progéniteurs érythroïdes est la conséquence du signal d'activation, aboutissant ainsi à une augmentation de l'hématocrite (Ht) [8]. En l'absence d'érythropoïétine, les progéniteurs érythroblastiques sont incapables de se différencier en érythroblastes et meurent par apoptose.

Les transfusions de concentrés de globules rouges ont longtemps constitué la seule option thérapeutique devant les anémies non carentielles d'origine centrale. Cependant, le clonage du gène de l'érythropoïétine en 1985 [9, 10] a permis son utilisation en médicament recombinant, comme une alternative. Différentes molécules recombinantes alfa et bêta sont actuellement disponibles sur le marché [r-HuEPO : epoetin alfa (Eprex®) et bêta (Neorecormon®) ; darbepoetin alfa (Aranesp®)]. L'epoetin alfa et bêta sont produites par les cellules de hamster chinois (CHO : *chinese ovary cells*). La darbepoetin alfa possède une demi-vie terminale plus longue que celle de la r-HuEPO, due à sa plus grande teneur en acide sialique. L'utilisation de l'érythropoïétine a permis de réduire les risques inhérents aux transfusions répétées. Il existe cependant des sujets d'inquiétude et un devoir de surveillance attentive vis-à-vis de cette classe thérapeutique : l'éventualité d'une aggravation de la maladie a été soulevée dans certains cancers, notamment ORL ; le coût élevé pose un problème de santé publique dans les affections chroniques. De même, une modulation de la dose au cours du traitement en fonction de la réponse obtenue et du risque thrombotique et hypertensif s'avère indispensable. A *contrario*, les causes de résistance à l'érythropoïétine, et en premier lieu une carence en fer, méritent un dépistage attentif. Pour toutes ces raisons, des protocoles et des conseils d'utilisation (*Guidelines*) ont été publiés. Enfin, l'érythropoïétine est aussi utilisée dans le cadre de la chirurgie programmée. Nous allons revoir de façon plus détaillée la place de l'érythropoïétine dans ces différentes indications.

Érythropoïétine et insuffisance rénale

L'érythropoïétine recombinante a été d'abord introduite en 1989 dans le traitement de l'anémie chronique de l'insuffisant rénal dialysé. L'anémie est typiquement normochrome normocytaire et considérée comme la conséquence d'une sécrétion inappropriée d'érythropoïétine, le degré de l'anémie étant proportionnel à celui de l'atteinte tissulaire et donc de la fonction rénale [11]. D'autres facteurs contribuent à la gravité de l'anémie : une production inadéquate médullaire due à l'inflammation et à la surcharge d'aluminium apportée par les traitements anti-acides ; mais surtout, une carence en fer liée au processus de dialyse, à un saignement lié à des télangiectasies, des lésions gastro-intestinales et à un dysfonctionnement plaquettaire. Conséquence de cette anémie, l'hypertrophie ventriculaire gauche suivie de défaillance cardiaque contribuait à l'évolution inéluctable de ces affections. La transfusion répétée de globules rouges dans cette indication comporte, en plus des complications habituelles telles qu'une surcharge en fer et un risque de transmission bactérienne et virale, un risque d'immunisation anti-HLA, susceptible de retentir sur la survie du greffon ou la possibilité de réaliser une greffe chez les patients dialysés. Ce risque d'immunisation et de transmission infectieuse s'est toutefois réduit depuis la déleucocytation systématique des produits sanguins labiles en France (circulaire du 20 février 1998). Très tôt après l'introduction de l'érythropoïétine, le pourcentage de patients hémodialysés transfusés au moins une fois par trimestre est passé de 16% en 1989 à 3,3% en 1992 [12]. La transfusion de concentré de globules rouges est actuellement réservée aux patients ayant une anémie symptomatique sévère et aux patients résistants à l'érythropoïétine avec un taux d'hémoglobine critique [13].

Le premier essai clinique de phase I-II montrant le bénéfice du traitement par érythropoïétine chez les insuffisants rénaux date de 1987 [14]. L'objectif du traitement était d'atteindre un niveau d'hématocrite entre 35% et 40%. Une deuxième étude de phase III a suivi en 1989, ciblant un niveau d'hématocrite à 35% [15]. A la suite de ces deux études, la FDA (*Food and Drug Administration*) américaine a approuvé le traitement par érythropoïétine en juin 1989 avec comme objectif de maintenir le taux d'hématocrite entre 30% et 33%, consensus suivi pendant longtemps dans la plupart des pays. Actuellement, les recommandations américaines consistent à maintenir l'hématocrite entre 33% et 36%, et l'hémoglobine entre 11g/dl et 12g/dl [16]. Les recommandations européennes et canadiennes consistent à maintenir un taux d'hématocrite > 33% et un taux d'hémoglobine > 11g/dl [13, 17]. Il est estimé que si ce taux minimum est atteint, la moyenne du taux d'hémoglobine chez la majorité des patients sera à 12-12,5g/dl. Des recommandations quant à l'utilisation intraveineuse de fer ont été également publiées [13, 16], l'un des échecs du traitement par érythropoïétine étant l'existence d'une carence martiale.

Les bénéfices du contrôle de l'anémie au-delà de 10-11 g/dl d'hémoglobine par érythropoïétine ont été largement démontrés : une diminution de la mortalité et des risques d'hospitalisation [18-20], une réduction de l'hypertrophie ventriculaire gauche [21-23], une amélioration de la qualité de vie [24, 25], de l'état mental [26] et de l'état physiologique des patients prédialysés et dialysés. De même, il a été constaté que l'érythropoïétine induisait un ralentissement de la détérioration de la fonction rénale chez certains patients [27, 28]. Deux mécanismes ont été proposés pour expliquer cet effet : le premier serait une meilleure oxygénation du tissu ischémique limitant ainsi les lésions endothéliales ; le second serait une suppression de l'angiotensine et de l'aldostérone, les deux hormones ayant un rôle connu dans la fibrose et les lésions tissulaires.

Selon les recommandations européennes de 1999, l'érythropoïétine doit être utilisée à la dose de 50-150 UI/kg/semaine (4 000 à 8 000 UI/semaine) en trois injections par voie sous-cutanée ou intraveineuse [13]. Dans le cas particulier de l'Eprex®, seule la voie intraveineuse est utilisée chez les patients atteints d'insuffisance rénale. La voie sous-cutanée est contre-indiquée par l'Afssaps (Agence Française de sécurité sanitaire des produits de santé) depuis décembre 2002 en raison de l'apparition de quelques cas d'érythroblastopénie (*voir* : « traitement par érythropoïétine et érythroblastopénie »).

D'autres complications peuvent être également observées sous érythropoïétine. Ainsi, une hypertension artérielle peut apparaître ou se déstabiliser chez 23% des patients [13]. Les raisons restent obscures car l'érythropoïétine n'entraîne pas d'hypertension artérielle chez les patients ayant une fonction rénale normale. De même, une surveillance particulière devrait être portée quant au risque de thrombose de la fistule de dialyse artério-veineuse ou du greffon rénal. Ce risque est de 7,5% chez ces patients [16]. Il est considéré élevé, mais il est difficile d'évaluer ce risque chez un groupe équivalent de patients sans érythropoïétine [16].

L'érythropoïétine dans la prise en charge des tumeurs solides et des hémopathies malignes (en dehors des myélodysplasies), ou après transplantation

Dans les cancers, l'anémie a souvent des origines multiples incluant la myélosuppression par chimiothérapie ou radiothérapie, un saignement post-chirurgical ou lié au cancer, ou une origine inflammatoire chronique. Cependant, sur le plan physiologique, elle est surtout liée à une réponse inadaptée de l'érythropoïétine et une utilisation inadéquate du fer par l'organisme aboutissant à une suppression de l'érythropoïèse.

Après une étude pilote en 1990 [29], l'efficacité de l'érythropoïétine dans cette situation a été confirmée par de nombreuses évaluations du taux d'hémoglobine, des besoins transfusionnels, et plus récemment de la qualité de vie. Dans une publication récente, ces études ont été revues et analysées dans le but de retenir des règles consensus de prescription à l'échelle européenne (EORTC) [30]. Une efficacité certaine sur le taux d'hémoglobine a été observée chez les patients dont l'anémie est, soit induite par la chimiothérapie, soit rattachée à une affection chronique, soit secondaire à une transplantation médullaire allogénique. Cependant, dans ces études, le seuil d'hémoglobine au début du traitement est apparu variable. Dans la plupart des cas, le traitement a été initié à partir d'un taux d'hémoglobine ≤ 10,5 g/dl, mais aucune étude n'a comparé le bénéfice du traitement au chiffre d'hémoglobine du départ. De même, aucun travail n'a comparé l'objectif atteint - un taux d'hémoglobine à 12-13 g/dl - à l'amélioration clinique. Il y avait également une diminution des besoins transfusionnels chez les patients dont l'anémie était chimio-induite (20 %). Des patients porteurs d'une anémie chimio-induite ou d'origine chronique, réfractaires à une dose standard d'érythropoïétine, répondaient à un accroissement de posologie (augmentation de la réponse de 8 % à 18 %). Cependant, aucune étude n'a testé l'effet du simple allongement de la durée du traitement à dose identique. L'amélioration de la qualité de vie a été démontrée chez les patients répondeurs à l'érythropoïétine mais aucune conclusion sur la survie n'a pu être retenue. Dans quelques études, l'administration de darbepoetin alfa une fois par semaine chez les patients ayant une anémie post-chimiothérapie ou pour prévenir l'anémie du cancer a été également efficace. Des facteurs cliniques et biologiques prédictifs de la réponse au traitement ont été trouvés : une faible concentration sérique d'érythropoïétine (<100 mU/ml), un âge inférieur à 60 ans et une hémoglobine ≥ 9g/dl étaient les plus significatifs. Une corrélation a également été établie entre un faible taux sérique d'érythropoïétine et la réponse clinique dans les lymphomes, mais pas en cas de tumeur solide. L'intérêt de doses fixes dès le début d'une chimiothérapie a aussi été rapporté, mais la dose d'entretien devrait être étudiée au cas par cas. En termes d'effets secondaires, le risque d'érythroblastopénie n'est pas apparu accru mais, comme chez les insuffisants rénaux, une augmentation faible, quoique significative, des risques de survenue d'accident thrombo-embolique (RR = 1,55) et d'hypertension artérielle semble acquise [30].

Les recommandations européennes (EORTC) retenues consistent donc à instaurer le traitement par érythropoïétine dès que le taux d'hémoglobine s'abaisse en dessous de 9-11 g/dl, en association ou non aux transfusions, pendant quatre à six semaines, à doses fixes si le poids du patient ne se situe pas dans les extrêmes. La cible est un taux d'hémoglobine de 12-13 g/dl, l'adaptation de l'administration d'érythropoïétine est individuelle après la période initiale de quatre à six semaines. La dose d'epoetin alfa est habituellement de 40 000 UI/semaine mais peut être réduite à 30 000 UI/semaine, et celle de darbepoetin à 2,5 ug/kg/semaine. Il n'y a pas d'indication, pour l'instant, pour un traitement prophylactique chez ces patients [30].

Il convient cependant de signaler la description récente d'un effet apparemment délétère de l'érythropoïétine sur la survie de patients porteurs d'un cancer ORL traité par radiothérapie [31] ou d'un cancer du sein métastatique traité par chimiothérapie [32]. Dans la première étude, les patients traités par epoetin beta avaient, certes, une augmentation significative du taux d'hémoglobine, mais aussi de la progression locale de la maladie, et une diminution de la survie globale comme de la survie sans maladie [31]. La seconde étude décrit une augmentation de la mortalité des patientes traitées par epoetin alfa dans les quatre mois qui suivent la mise en route du traitement [32]. Cependant, les auteurs soulignent eux-mêmes des difficultés dans la conception de l'essai et l'analyse des résultats. Les deux études ont fait l'objet d'investigation de la *Food and Drug Administration* américaine et du comité de médicaments en oncologie (ODAC, *Oncology Drugs Advisory Committee*). Aucune conclusion quant à un éventuel effet de l'érythropoïétine sur la prolifération tumorale n'a été définitivement retenue et de nouvelles études ont été demandées. Néanmoins, pour ces raisons et à la suite d'une analyse critique des données de la littérature scientifique, les membres de la Fédération nationale des centres de lutte contre le cancer (FNCLCC) et les Centres régionaux de lutte contre le cancer (CRLCC) ont retenu que l'érythropoïétine n'était pas une option thérapeutique dans les tumeurs traitées par radiothérapie seule et qu'il était recommandé de recourir à la transfusion en cas d'anémie [33].

Érythropoïétine et myélodysplasies

Par son effet anti-apoptotique, l'érythropoïétine représente potentiellement l'indication de choix des syndromes myélodysplasiques. Une première méta-analyse de 205 patients avec syndromes myélodysplasiques a cependant montré un taux de réponse de 17% uniquement [34]. Dans un essai italien randomisé, 37% des patients avec un syndrome myélodysplasique de faible risque (patients ayant une anémie réfractaire et patients sans besoin transfusionnel) ont répondu au traitement par érythropoïétine *vs* 11% dans le groupe placebo [35]. Par la suite, Hellstrom-Lindberg *et al.* ont établi des critères permettant de prédire la réponse à l'érythropoïétine. Les patients ayant un taux sérique d'érythropoïétine < 500 U/l et un besoin transfusionnel < 2 concentrés de globules rouges/mois étaient de bons répondeurs, ceux avec un taux sérique d'érythropoïétine > 500 U/l et un besoin transfusionnel > 2 concentrés des globules rouges/mois étaient de mauvais répondeurs, les patients ayant l'un des deux critères avaient un score intermédiaire [36]. Des travaux récents ont montré l'avantage d'associer le G-CSF à l'érythropoïétine chez les patients présentant une myélodysplasie [37, 38]. Dans une première étude non randomisée, les patients avec une myélodysplasie et un taux d'hémoglobine <10 g/dl ou une anémie nécessitant des transfusions, de score bon/intermédiaire pour leur réponse à l'érythropoïétine [36], ont été traités par l'association de G-CSF et d'une dose initiale de 10 000 UI, cinq fois/semaine d'epoetin bêta, réduite progressivement à la posologie minimale efficace. Quarante-deux pour cent des patients inclus dans le protocole ont répondu au traitement, incluant 61 % pour les bons répondeurs et 15 % pour ceux du score intermédiaire. La durée moyenne de la réponse était de vingt-trois mois. Il y a eu une amélioration de la qualité de vie chez ces bons répondeurs [38]. Dans l'étude de Casadevall *et al.*, des patients bons répondeurs à l'érythropoïétine ont reçu, après randomisation, de l'epoetin alfa à la dose de 30 000 UI trois fois/semaine et G-CSF, *vs* transfusions seules pendant douze semaines. Le G-CSF a été ensuite arrêté et l'érythropoïétine continuée pendant quarante semaines chez les patients répondeurs. Près de 42 % des patients ont répondu à l'association des deux cytokines. La moitié des patients a rechuté à l'arrêt du G-CSF, mais tous ces patients ont répondu à la réintroduction du traitement. Contrairement à l'étude précédente, il n'y a pas eu d'amélioration de la qualité de vie chez les répondeurs, mais plus de la moitié des données n'ont pu être recueillies à la fin de l'étude. Le coût du traitement a été triplé chez les malades traités par des cytokines [37]. La darbepoetin alfa a également montré son efficacité au rythme d'une injection hebdomadaire chez les patients avec une myélodysplasie [39].

Malgré l'efficacité démontrée du G-CSF, une attention particulière devrait être accordée au risque récemment décrit de thrombopénie induit par ce traitement, surtout que la myélodysplasie est responsable de pancytopénie. En effet, dans une étude rétrospective comparant deux molécules de G-CSF, filgrastim et lenograstim, chez des donneurs sains ayant eu une mobilisation des cellules souches périphériques, une thrombopénie transitoire à $90 \times 10^9/l$ a été observée chez tous les donneurs [40].

Stratégie préopératoire d'épargne sanguine homologue et érythropoïétine en péri-chirurgie

On estime actuellement à environ 20% le nombre de patients modérément anémiques devant subir une intervention chirurgicale suffisamment hémorragique pour nécessiter une transfusion. Lorsque l'estimation des besoins transfusionnels est de deux ou trois unités de sang, comme c'est le cas en chirurgie orthopédique, c'est le taux d'hémoglobine préopératoire qui détermine la nécessité d'une transfusion. La transfusion autologue programmée est l'une des principales techniques d'épargne sanguine homologue. La transfusion autologue programmée est efficace à ce jour puisqu'elle réduit la transfusion homologue, même si elle augmente le risque global de transfusion (autologue et homologue confondues), comme le confirme la méta-analyse de Forgie [41]. Elle est également bénéfique pour le patient puisqu'il y a trois ou quatre fois moins de déclarations d'effets indésirables que pour la transfusion de sang homologue. Cependant, la transfusion autologue programmée augmente le risque d'anémie pré-opératoire, et donc la nécessité d'une transfusion péri- ou post-opératoire. La transfusion autologue programmée entraîne également une déplétion martiale importante, puisqu' à 1 ml de globules rouges correspond 1 mg de fer. L'intérêt de l'érythropoïétine dans la pratique transfusionnelle chirurgicale a été démontré avec et sans transfusion autologue programmée. Dans l'étude de Goodnough *et al.*, l'administration d'érythropoïétine à la dose de 600 UI/kg/semaine pendant deux à trois semaines avant l'intervention, chez des patients non anémiques inscrits sur un programme de transfusion autologue programmée, a permis d'augmenter le nombre d'unités et le volume de concentrés de globules rouges autologues collectés [42]. Cependant, dans différentes études incluant le travail précédent, le traitement par érythropoïétine n'a pas réussi à diminuer le pourcentage de patients exposés à une transfusion homologue [42-44]. En 1996, une grande étude multicentrique a enfin montré le bénéfice de l'érythropoïétine dans le groupe de patients ayant un taux d'hémoglobine entre 10 et 13 g/dl et inscrits sur un programme de transfusion autologue programmée [45]. Vingt-huit pour cent de ces patients ont reçu du sang homologue dans le groupe placebo contre 14 % dans le groupe érythropoïétine, ramenant ainsi les patients qui ont un taux d'hémoglobine intitiale entre 10 à 13 g/dl à la situation de ceux qui ont un taux d'hémoglobine initiale ≥ 13 g/dl. En revanche, l'érythropoïétine s'est avérée insuffisante pour limiter l'exposition au sang homologue chez les patients avec un taux d'hémoglobine ≤ 10 g/dl [45]. D'autres études sans programme de transfusion autologue programmée ont confirmé l'existence d'une fourchette d'hémoglobine idéale pour l'action de l'érythropoïétine [46].

L'efficacité d'une dose hebdomadaire d'érythropoïétine commencée trois semaines avant l'intervention en plus du jour de l'intervention (2 400 UI/kg dose totale en sous-cutané) s'est révélée aussi efficace qu'une injection quotidienne de J-10 à J+5 (4 500 UI/kg dose totale en sous-cutané) [47]. Chaque injection d'érythropoïétine augmente l'hématocrite de 2 %. Cependant, la régénération des globules rouges est beaucoup plus importante à partir de la troisième injection, car le processus de production médullaire est retardé par rapport aux premières injections. Dans toutes ces études, il n'y a pas eu d'augmentation des risques d'hypertension artérielle ni de complications thrombo-emboliques chez les patients traités par érythropoïétine [48]. Il existe actuellement une autorisation de mise sur le marché uniquement pour l'Eprex® en périchirurgie orthopédique, pour les patients dont l'hémoglobine est comprise entre 10 et 13 g/dl, sans carence martiale, à la dose de 40 000 UI/semaine en sous-cutané. Deux à quatre injections au maximum sont effectuées, en commençant trois semaines avant l'intervention, sans dépasser 15 g/dl d'hémoglobine, et sous couvert de 200 mg/j de fer oral [48]. Une transfusion autologue programmée sera associée si besoin, en fonction de l'hématocrite préopératoire du patient et du saignement prévisible. Si l'on considère que certains patients n'auront plus besoin de transfusion autologue programmée, les injections d'érythropoïétine ne seront pas plus chères qu'un programme de transfusion autologue programmée (427 E/40 000 UI), en évitant les déplacements du patient, les examens sérologiques, et les risques transfusionnels de la transfusion autologue (erreurs d'attribution et d'infections). Pour les patients avec un taux d'hémoglobine < 10 g/dl et qui ont besoin de cinq à six unités de sang, l'érythropoïétine est insuffisante pour limiter l'exposition au sang homologue. Enfin, il existe d'autres alternatives à la transfusion comme l'érythro-aphérèse quand le taux d'hémoglobine est supérieur à 13 g/dl et la récupération peropératoire du sang.

Traitement par érythropoïétine et érythroblastopénie

Entre 1988 et 1998, une érythroblastopénie d'origine immune a été rapportée chez trois patients recevant de l'epoetin [49, 50]. Entre 1998 et 2004, 175 nouveaux cas sous Eprex®, onze cas sous Neocormon® et cinq cas sous Epogen® (epoetin alfa) ont été décrits [51-53]. Dans la quasi-totalité des cas, l'indication du traitement par érythropoïétine était une insuffisance rénale et la voie d'administration était sous-cutanée. La majorité des cas ont été décrits au Canada avec un pic de survenue en 2002 ; en France, Angleterre et Espagne avec pic de survenue en 2001. Depuis, l'incidence a diminué de 83 %. L'immunogénicité du produit a été attribuée à plusieurs facteurs, incluant le produit de conservation, le stockage et la voie d'administration. En 1998, le sérum albumine humaine, agent conservateur de l'epoetin alfa, a été substitué en raison du risque de transmission du variant de la maladie de Creutzfelt-Jakob par une nouvelle solution, semble-t-il plus immunogène, ce qui pourrait expliquer l'augmentation de l'incidence de l'érythroblastopénie après cette date. La voie sous-cutanée a été également incriminée. L'absence de survenue de cette complication chez les patients atteints de cancer pourrait s'expliquer par leur état d'immunosuppression et peut-être par une exposition moins durable au médicament. La présence d'anticorps anti-érythroblastes a été prouvée dans 25 % des cas dans le même laboratoire. L'érythroblastopénie était responsable d'une chute rapide de l'hémoglobine nécessitant des transfusions. La plupart des patients ont répondu à un traitement par corticoïdes, endoxan, ciclosporine ou immunoglobulines intraveineuses. Dans plusieurs cas, le traitement par epoetin a été repris avec succès et une greffe rénale a même pu être réalisée chez vingt d'entre eux. De ce fait, les recommandations actuelles sont d'utiliser la voie intraveineuse en cas d'administration d'epoetin alpha quand l'agent conservateur n'est pas le sérum albumine humaine et quand l'anémie est due à une insuffisance rénale [51]. De même, un grouge international d'experts en hématologie et néphrologie a établi un ensemble de critères pour le diagnostic d'érythroblatopénie liée à l'érythropoïétine [54].

La thrombopoïétine

Généralités

Anomalie fréquente, la thrombopénie peut se rencontrer dans des situations aussi diverses qu'un cancer ou une hémopathie maligne, que la période post-chimiothérapie ou greffe de cellules souches hématopoïétiques, qu'une hépatopathie, un purpura thrombopénique idiopathique ou une infection par le VIH. La transfusion de plaquettes, seul traitement actuel pouvant être effectué en urgence, peut être responsable aussi bien d'une allo-immunisation susceptible elle-même d'entraîner une inefficacité transfusionnelle, que de réactions post-transfusionnelles et de la transmission d'agents infectieux. La quantité de produits sanguins disponibles peut être également un facteur limitant. Pour toutes ces raisons, l'utilisation de facteurs de croissance plaquettaire paraît séduisante.

Durant les vingt dernières années, certains facteurs de croissance dotés d'une activité thrombopoïétique ont été identifiés. Cela inclut le GM-CSF, le *stem cell factor* (c-kit ligand ou *steel factor*), l'IL-1, l'IL-3, l'IL-6, l'IL-11 et la thrombopoïétine. L'IL-1 ou alpha, l'IL-6 et l'IL-11 ont montré leur efficacité chez les patients ayant une thrombopénie post-chimiothérapie [55-60]. Cependant, en raison de leur action pléïotropique, les interleukines ont été responsables de manifestations secondaires toxiques dissuasives (fièvre, céphalées, éruption cutanée, fatigue liée ou non à une anémie rapide, hyperbilirubinémie...).

Effets biologiques et régulation de la thrombopoïétine

Contrairement aux interleukines, la thrombopoïétine a une activité relativement spécifique de la lignée mégacaryocytaire. Ce ligand du c-Mpl a été identifié et cloné simultanément par différents laboratoires [61-64] et, de ce fait, il a été également désigné sous les noms de megapoietin, de ligand de c-Mpl et de "*megakaryocyte growth and development factor*" (MGDF). La thrombopoïétine est synthétisée par le foie d'une façon constitutive et est éliminée par les récepteurs c-Mpl présents à la surface des plaquettes. Ainsi, la transfusion de plaquettes à des sujet ou animaux thrombopéniques entraîne un effondrement de la thrombopoïétine sérique [63-65]. La thrombopoïétine augmente la taille, la ploïdie et le nombre de mégacaryocytes et stimule l'expression de marqueurs plaquettaires spécifiques [63, 66, 67]. De plus, la thrombopoïétine agit en synergie avec l'érythropoïétine et le *stem cell factor* sur les précurseurs myéloïdes et érythroïdes [68-70].

Molécules de thrombopoïétine recombinantes et études pré-cliniques

Deux molécules recombinantes de la thrombopoïétine ont été évaluées dans des études cliniques et pré-cliniques : la rhTPO et la PEG-rHuMGDF. La première est identique à la thrombopoïétine endogène, produite par des cellules de mammifères et glycosylée. La seconde, restreinte à la partie de la molécule qui se fixe sur le récepteur, est produite par *E.coli* et conjuguée au polyéthylène glycol pour augmenter sa demi-vie. Les deux molécules recombinantes ont des effets pharmacologiques similaires [71, 72]. L'administration de ces molécules à des primates non humains augmente le nombre, la taille et la ploïdie des mégacaryocytes et le taux de plaquettes circulantes est multiplié par cinq. Dans les modèles murins, la thrombopénie induite par chimiothérapie ou radiothérapie est améliorée par l'administration quotidienne de thrombopoïétine. Cela s'accompagne d'une réduction de la sévérité de l'anémie et de la thrombopénie [73, 74].

Molécules de thrombopoïétine recombinantes et études cliniques

L'efficacité de rhTPO et PEG-rHuMGDF a été largement démontrée chez les patients traités par des chimiothérapies d'intensité conventionnelle. La PEG-rHuMGDF, molécule la plus largement étudiée, a montré une réponse dose-dépendante dans des travaux randomisés en situation de cancers avancés et de thrombopénies modérées après chimiothérapie [75-77]. Le groupe recevant ce médicament après chimiothérapie par carboplatine a eu une thrombopénie moins profonde ($188x10^9$/l *vs* $111x10^9$/l) et moins durable que le groupe témoin recevant un placebo (14 j *vs* > 21j) [77]. Une étude plus récente a montré le même bénéfice sur la réduction de la sévérité de la thrombopénie. Aucune amélioration n'a été obtenue quand la PEG-rHuMGDF a été administrée avant la chimiothérapie [76]. La rhTPO a montré son efficacité chez des patients souffrant de sarcome ou d'un cancer de la sphère génitale quand l'administration a lieu avant la chiomiothérapie [78] ou après la chimiothérapie [79].

En revanche, ces deux molécules recombinantes n'ont induit aucune amélioration significative dans des thrombopénies profondes comme celles des leucémies aiguës ou en post-greffe de cellules souches hématopoïétiques [80-82]. L'augmentation des plaquettes a été modeste, elle n'a réduit ni la durée de la période thrombopénique ni les besoins transfusionnels.

En dehors de son utilisation comme support des chimiothérapies, l'injection de PEG-rHuMGDF à des patients thrombopéniques atteints de myélodysplasie semble, dans une étude préliminaire, doubler le taux de plaquettes chez le tiers d'entre eux après cinq ou six semaines [83].

Comme traitement de la thrombopénie, les molécules de thrombopoïétine recombinantes ont été utilisées avec succès chez des patients ayant un purpura thrombopénique idiopathique, une infection par le virus du sida, une maladie hépatique, ou chez des patients subissant une chirurgie (revue dans [84]). Enfin, dans le cadre de la médecine transfusionnelle, trois autres applications peuvent être également envisagées : la mobilisation de cellules souches hématopoïétiques en association avec d'autres facteurs de mobilisation comme le G-CSF pour augmenter le recueil de cellules CD34+, une expansion *ex vivo* des cellules souches dérivées de la moelle osseuse ou du cordon (en plus de Flt 3), et l'augmentation de la quantité de plaquettes prélevées chez les donneurs sains (revue dans [84]).

Freins à l'utilisation des molécules de thrombopoïétine recombinantes

L'injection répétée de PEG-rHuMGDF a entraîné l'apparition d'anticorps neutralisants chez des patients et des volontaires sains [85, 86]. Ces anticorps de type IgG neutralisent à la fois les molécules de thrombopoïétine recombinantes et endogènes, et induisent une thrombopénie. Celle-ci est apparue chez 4/665 patients et 2/210 volontaires sains après deux injections, et chez 11/124 volontaires sains après trois injections. Il n'y a pas eu de développement d'anticorps neutralisants à la suite d'une injection unique. Chez deux patients, la thrombopénie était associée à une anémie et une neutropénie, ce qui suggère un effet sur les cellules souches hématopoïétiques [84, 86]. La molécule PEG-rHuMGDF a été retirée du marché depuis 1998 aux Etats-Unis.

Conclusions et perspectives

Le développement de l'érythropoïétine recombinante constitue un grand progrès d'épargne des produits sanguins. Les complications liées à l'apparition d'érythroblastopénie immune ont nettement diminué grâce à une meilleure conservation et utilisation des produits. L'indication apparaît actuellement mieux ciblée car les critères cliniques et biologiques des patients bons répondeurs sont connus. Le coût, qui reste pour l'instant élevé, se réduira probablement avec la diminution des doses et de la fréquence des injections. La thrombopoïétine recombinante n'a pas connu de développement clinique effectif. Cependant, le développement de molécules mimétiques, peptidiques ou non, fait l'objet de recherches dans les laboratoires pharmaceutiques [87, 88].

Références

1. Jacobson LO, Goldwasser E, Fried W, Plzak L. Role of the kidney in erythropoiesis. *Nature* 1957 ; 179 : 633-4.
2. Lacombe C, Da Silva JL, Bruneval P, Casadevall N, Camilleri JP, Bariety J, Tambourin P, Varet B. Erythropoietin : sites of synthesis and regulation of secretion. *Am J Kidney Dis* 1991 ; 18 : 14-9.
3. Koury ST, Bondurant MC, Koury MJ. Localization of erythropoietin synthesizing cells in murine kidneys by in situ hybridization. *Blood* 1988 ; 71 : 524-7.
4. Lacombe C, Da Silva JL, Bruneval P, Fournier JG, Wendling F, Casadevall N, Camilleri JP, Bariety J, Varet B, Tambourin P. Peritubular cells are the site of erythropoietin synthesis in the murine hypoxic kidney. *J Clin Invest* 1988 ; 81 : 620-3.
5. Donahue RE, Emerson SG, Wang EA, Wong GG, Clark SC, Nathan DG. Demonstration of burst-promoting activity of recombinant human GM-CSF on circulating erythroid progenitors using an assay involving the delayed addition of erythropoietin. *Blood* 1985 ; 66 : 1479-81.
6. Huang LJ, Constantinescu SN, Lodish HF. The N-terminal domain of Janus kinase 2 is required for Golgi processing and cell surface expression of erythropoietin receptor. *Mol Cell* 2001 ; 8 : 1327-38.
7. Levy De, Darnell JE Jr. STATs : transcriptional control and biological impact. *Nat Rev Mol Cell Biol* 2002 ; 3 : 651-62.
8. Egrie JC, Browne JK. Development and characterization of novel erythropoiesis stimulating protein (NESP). *Br J Cancer* 2001 ; 84 (Suppl. 1) : 3-10.
9. Egrie JC, Browne J, Lai P, Lin FK. Characterization of recombinant monkey and human erythropoietin. *Prog Clin Biol Res* 1985 ; 191 : 339-50.
10. Jacobs K, Shoemaker C, Rudersdorf R, Neill SD, Kaufman RJ, Mufson A, Seehra J, Jones SS, Hewick R, Fritsch EF, Kawakita M, Shimizut T, Miyake T. Isolation and characterization of genomic and cDNA clones of human erythropoietin. *Nature* 1985 ; 313 : 806-10.
11. Eschbach JW. The anemia of chronic renal failure : pathophysiology and the effects of recombinant erythropoietin. *Kidney Int* 1989 ; 35 : 134-48.
12. US Renal Data System : USRDS Annual Data Report, treatment modalities. *Am J Kidney Dis* 1994 ; 24 : S57-S75 (Suppl. 2).
13. European Best Practice Guidelines for the management of anaemia in patients with chronic renal failure. *Nephrol Dial Transplant* 1999 ; 14 : S1-S50 (Suppl. 5).
14. Eschbach JW, Egrie JC, Downing MR, Browne JK, Adamson JW. Correction of the anemia of end-stage renal disease with recombinant human erythropoietin: results of a combined phase I and II clinical trial. *N Engl J Med* 1987 ; 316 : 73-8.

15. Eschbach JW, Abdulhadi MH, Browne JK, Delano BG, Downing MR, Egrie JC, Evans RW, Friedman EA, Graber SE, Haley NR, Korbet S, Krantz SB, Lundin AP, Nissenson AR, Ogden DA, Paganini EP, Rader B, Rutsky EA, Stivelman J, Stone AJ, Teschan P, Van Stone JC, Van Wyck DB, Zuckerman K, Adamson JW. Recombinant human erythropoietin in anemic patients with end-stage renal disease. Results of a phase III multicenter clinical trial. *Ann Intern Med* 1989 ; 111 : 992-1000.

16. NKF-K/DOQI Clinical Practice Guidelines for Anemia of Chronic Kidney Disease : Update 2000. *Am J Kidney Dis* 2001 ; 37 : S182-238.

17. Barrett BJ, Fenton SS, Ferguson B, Halligan P, Langlois S, Mccready WG, Muirhead N, Weir RV. Clinical practice guidelines for the management of anemia coexistent with chronic renal failure. *J Am Soc Nephrol* 1999 ; 10 : S292-S296 (Suppl. 13).

18. Locatelli F, Pisoni RL, Akizawa T, Cruz JM, DeOreo PB, Lameire NH, Held PJ. Anemia management for hemodialysis patients: Kidney Disease Outcomes Quality Initiative (K/DOQI) guidelines and Dialysis Outcomes and Practice Patterns Study (DOPPS) findings. *Am J Kidney Dis* 2004 ; 44 : 27-33 (Suppl. 3).

19. Ma JZ, Ebben J, Xia H, Collins AJ. Hematocrit level and associated mortality in hemodialysis patients. *J Am Soc Nephrol* 1999 ; 10 : 610-9.

20. Xia H, Ebben J, Ma JZ, Collins AJ. Hematocrit levels and hospitalization risks in hemodialysis patients. *J Am Soc Nephrol* 1999 ; 10 : 1309-16.

21. Foley RN, Parfrey PS, Harnett JD, Kent GM, Murray DC, Barre PE. The impact of anemia on cardiomyopathy, morbidity, and mortality in end-stage renal disease. *Am J Kidney Dis* 1996 ; 28 : 53-61.

22. Levin A, Thompson CR, Ethier J, Carlisle EJ, Tobe S, Mendelssohn D, Burgess E, Jindal K, Barrett B, Singer J, Djurdjev O. Left ventricular mass index increase in early renal disease: impact of decline in hemoglobin. *Am J Kidney Dis* 1999 ; 34 : 125-34.

23. O'Riordan E, Foley RN. Effects of anaemia on cardiovascular status. *Nephrol Dial Transplant* 2000 ; 15 : 19-22 (Suppl. 3).

24. Valderrabano F. Erythropoietin in chronic renal failure. *Kidney Int* 1996 ; 50 : 1373-91.

25. Walls J. Haemoglobin-is more better? *Nephrol Dial Transplant.* 1995 ; 10 : 56-61 (Suppl. 2).

26. Nissenson AR. Epoetin and cognitive function. *Am J Kidney Dis* 1992 ; 20 : 21-4 (Suppl. 1).

27. Jungers P, Choukroun G, Oualim Z, Robino C, Nguyen AT, Man NK. Beneficial influence of recombinant human erythropoietin therapy on the rate of progression of chronic renal failure in predialysis patients. *Nephrol Dial Transplant* 2001 ; 16 : 307-12.

28. Tapolyai M, Kadomatsu S, Perera-Chong M. r.hu-erythropoietin (EPO) treatment of pre-ESRD patients slows the rate of progression of renal decline. *BMC Nephrol* 2003 ; 4 : 3-6.

29. Ludwig H, Fritz E, Kotzmann H, Hocker P, Gisslinger H, Barnas U. Erythropoietin treatment of anemia associated with multiple myeloma. *N Engl J Med* 1990 ; 322 : 1693-9.

30. Bokemeyer C, Aapro MS, Courdi A, Foubert J, Link H, Osterborg A, Repetto L, Soubeyran P. EORTC guidelines for the use of erythropoietic proteins in anaemic patients with cancer. *Eur J Cancer* 2004 ; 40 : 2201-16.

31. Henke M, Laszig R, Rube C, Schafer U, Haase KD, Schilcher B, Mose S, Beer KT, Burger U, Dougherty C, Frommhold H. Erythropoietin to treat head and neck cancer patients with anaemia undergoing radiotherapy : randomised, double-blind, placebo-controlled trial. *Lancet* 2003 ; 362 : 1255-60.

32. Leyland-Jones B ; BEST Investigators and Study Group. Breast cancer trial with erythropoietin terminated unexpectedly. *Lancet Oncol* 2003 ; 4 : 459-60.

33. Marchal C, Spaeth D, Casadevall N, Daouphars M, Marec-Berard P, Fabre N, Haugh M ; Comite d'organisation des Standards, Options and Recommendations. [Standards, options and recommendations for the use of recombinant erythropoietin (epoietin alpha and beta darbepoietin-alpha, EPO) in the management of anaemia in oncology for patient undergoing radiotherapy-update 2003]. *Cancer Radiother* 2004 ; 8 : 197-206.

34. Hellstrom-Lindberg E. Efficacy of erythropoietin in the myelodysplastic syndromes: a meta-analysis of 205 patients from 17 studies. *Br J Haematol* 1995 ; 89 : 67-71.
35. Italian cooperative study group for rHuEpo in myelodysplastic syndromes. A randomized double-blind placebo-controlled study with subcutaneous recombinant human erythropoietin in patients with low-risk myelodysplastic syndromes *Br J Haematol* 1998 ; 103 : 1070-4.
36. Hellstrom-Lindberg E, Negrin R, Stein R, Krantz S, Lindberg G, Vardiman J, Ost A, Greenberg P. Erythroid response to treatment with G-CSF plus erythropoietin for the anaemia of patients with myelodysplastic syndromes : proposal for a predictive model. *Br J Haematol* 1997 ; 99 : 344-51.
37. Casadevall N, Durieux P, Dubois S, Hemery F, Lepage E, Quarre MC, Damaj G, Giraudier S, Guerci A, Laurent G, Dombret H, Chomienne C, Ribrag V, Stamatoullas A, Marie JP, Vekhoff A, Maloisel F, Navarro R, Dreyfus F, Fenaux P. Health, economic, and quality-of-life effects of erythropoietin and granulocyte colony-stimulating factor for the treatment of myelodyplastic syndromes : a randomized, controlled trial. *Blood* 2004 ; 104 : 321-7.
38. Hellstrom-Lindberg E, Gulbrandsen N, Lindberg G, Ahlgren T, Dahl IM, Dybedal I, Grimfors G, Hesse-Sundin E, Hjorth M, Kanter-Lewensohn L, Linder O, Luthman M, Lofvenberg E, Oberg G, Porwit-MacDonald A, Radlund A, Samuelsson J, Tangen JM, Winquist I, Wisloff F. A validated decision model for treating the anaemia of myelodysplastic syndromes with erythropoietin + granulocyte colony-stimulating factor : significant effects on quality of life. *Br J Haematol* 2003 ; 120 : 1037-46.
39. Musto P, Falcone A, Sanpaolo G, Bodenizza C, La Sala A, Perla G, Carella AM. Efficacy of a single, weekly dose of recombinant erythropoietin in myelodysplastic syndromes. *Br J Haematol* 2003 ; 122 : 269-71.
40. Martino M, Console G, Irrera G, Callea I, Condemi A, Dattola A, Messina G, Pontari A, Pucci G, Furlo G, Bresolin G, Iacopino P, Morabito F. Harvesting peripheral blood progenitor cells from healthy donors: retrospective comparison of filgrastim and lenograstim. *J Clin Apheresis* 2005 ; 12 mai (sous presse).
41. Forgie M, Wells P, Laupacis A, Fergusson D. Preoperative autologous donation decreases allogeneic transfusion but increases exposure to all red blood cell transfusion : results of a meta-analysis. International Study of Perioperative Transfusion (ISPOT) Investigators. *Arch Intern Med* 1998 ; 158 : 610-6.
42. Goodnough LT, Rudnick S, Price TH, Ballas SK, Collins ML, Crowley JP, Kosmin M, Kruskall MS, Lenes BA, Menitove JE, *et al.* Increased preoperative collection of autologous blood with recombinant human erythropoietin therapy. *N Engl J Med* 1989 ; 321 : 1163-8.
43. de Pree C, Mermillod B, Hoffmeyer P, Beris P. Recombinant human erythropoietin as adjuvant treatment for autologous blood donation in elective surgery with large blood needs (> or = 5 units): a randomized study. *Transfusion* 1997 ; 37 : 708-14.
44. Walpoth B, Galliker B, Spirig P, Haeberli A, Rosenmund A, Althaus U, Nydegger UE. Use of epoetin alfa in autologous blood donation programs for patients scheduled for elective cardiac surgery. *Semin Hematol* 1996 ; 33 : 75-7; (Suppl. 2).
45. Price TH, Goodnough LT, Vogler WR, Sacher RA, Hellman RM, Johnston MF, Bolgiano DC, Abels RI. Improving the efficacy of preoperative autologous blood donation in patients with low hematocrit: a randomized, double-blind, controlled trial of recombinant human erythropoietin. *Am J Med* 1996 ; 101 : 22S-27S.
46. Canadian, Orthopedic, Perioperative, Erythropoietin, Group S. Effectiveness of perioperative recombinant human erythropoietin in elecyive hip replacement. *Lancet* 1993 ; 341 : 1227-32.
47. Goldberg MA. Perioperative epoetin alfa increases red blood cell mass and reduces exposure to transfusions: results of randomized clinical trials. *Semin Hematol* 1997 ; 34 : 41-7 (Suppl. 2).
48. Rosencher N, Ozier Y. Peri-operative use of EPO. *Transfus Clin Biol* 2003 ; 10 : 159-64.

49. Peces R, de la Torre M, Alcazar R, Urra JM. Antibodies against recombinant human erythropoietin in a patient with erythropoietin-resistant anemia. *N Engl J Med* 1996 ; 335 : 523-4.

50. Prabhakar SS, Muhlfelder T. Antibodies to recombinant human erythropoietin causing pure red cell aplasia. *Clin Nephrol* 1997 ; 47 : 331-5.

51. Bennett CL, Luminari S, Nissenson AR, Tallman MS, Klinge SA, McWilliams N, McKoy JM, Kim B, Lyons EA, Trifilio SM, Raisch DW, Evens AM, Kuzel TM, Schumock GT, Belknap SM, Locatelli F, Rossert J, Casadevall N. Pure red-cell aplasia and epoetin therapy. *N Engl J Med* 2004 ; 351 : 1403-8.

52. Casadevall N, Nataf J, Viron B, Kolta A, Kiladjian JJ, Martin-Dupont P, Michaud P, Papo T, Ugo V, Teyssandier I, Varet B, Mayeux P. Pure red cell aplasia and antierythropoietin antibodies in patients treated with recombinant erythropoietin. *N Engl J Med* 2002 ; 346 : 469-75.

53. Gershon SK, Luksenburg H, Cote TR, Braun MM. Pure red-cell aplasia and recombinant erythropoietin. *N Engl J Med* 2002 ; 347 : 1584-6.

54. Casadevall N, Cournoyer D, Marsh J, Messner H, Pallister C, Parker-Williams J, Rossert J. Recommendations on haematological criteria for the diagnosis of epoetin-induced pure red cell aplasia. *Eur J Haematol* 2004 ; 73 : 389-96.

55. D'Hondt V, Humblet Y, Guillaume T, D'Hondt V, Humblet Y, Guillaume T, Baatout S, Chatelain C, Berliere M, Longueville J, Feyens AM, de Greve J, Van Oosterom A. Thrombopoietic effects and toxicity of interleukin-6 in patients with ovarian cancer before and after chemotherapy : a multicentric placebo-controlled, randomized phase Ib study. *Blood* 1995 ; 85 : 2347-53.

56. Gordon MS, McCaskill-Stevens WJ, Battiato LA, Loewy J, Loesch D, Breeden E, Hoffman R, Beach KJ, Kuca B, Kaye J, Sledge GW Jr. A phase I trial of recombinant human interleukin-11 (neumega rhIL-11 growth factor) in women with breast cancer receiving chemotherapy. *Blood* 1996 ; 87 : 3615-24.

57. Smith JWD, Longo DL, Alvord WG, Janik JE, Sharfman WH, Gause BL, Curti BD, Creekmore SP, Holmlund JT, Fenton RG, Sznol M, Miller L, Shimizu M, Oppenheim J, Fiem S, Hursey J, Powers G, Urba W. The effects of treatment with interleukin-1 alpha on platelet recovery after high-dose carboplatin. *N Engl J Med* 1993 ; 328 : 756-61.

58. Tepler I, Elias L, Smith JW, *et al.* A randomized placebo-controlled trial of recombinant human interleukin-11 in cancer patients with severe thrombocytopenia due to chemotherapy. *Blood* 1996 ; 87 : 3607-14.

59. Vadhan-Raj S, Kudelka AP, Garrison L, Gano J, Edwards CL, Freedman RS, Kavanagh JJ. Effects of interleukin-1 alpha on carboplatin-induced thrombocytopenia in patients with recurrent ovarian cancer. *J Clin Oncol* 1994 ; 12 : 707-14.

60. Vredenburgh JJ, Hussein A, Fisher D, Hoffman M, Elkordy M, Rubin P, Gilbert C, Kaye JA, Dykstra K, Loewy J, Peters WP. A randomized trial of recombinant human interleukin-11 following autologous bone marrow transplantation with peripheral blood progenitor cell support in patients with breast cancer. *Biol Blood Marrow Transplant* 1998 ; 4 : 134-41.

61. Bartley TD, Bogenberger J, Hunt P, Li YS, Lu HS, Martin F, Chang MS, Samal B, Nichol JL, Swift S, Johnson R, Hsu Y, Parker P, Suggs S, Skrine JD, Merewether LA, Clogston C, Hsu E, Hokom MM, Hornkohl A, Choi E, Pangelinan M, Sun Y, Trollinger D, Sieu L, Padilla D, Trail G, Elliott G, Izumi R, Covey T, Crouse J, Garcia A, Xu W, Del Castillo J, Biron J, Cole S, Hu MCT, Pacifici R, Ponting I, Saris C, Wen D, Yung YP, Lind H, Rosselmann RA. Identification and cloning of a megakaryocyte growth and development factor that is a ligand for the cytokine receptor Mpl. *Cell* 1994 ; 77 : 1117-24.

62. de Sauvage FJ, Hass PE, Spencer SD, Malloy BE, Gurney AL, Spencer SA, Darbonne WC, Henzel WJ, Wong SC, Kuang WJ, Oles KJ, Hultgren B, Solberg Jr LA, Goeddel DV, Eaton DL. Stimulation of megakaryocytopoiesis and thrombopoiesis by the c-Mpl ligand. *Nature* 1994 ; 369 : 533-8.

63. Kuter DJ, Beeler DL, Rosenberg RD. The purification of megapoietin : a physiological regulator of megakaryocyte growth and platelet production. *Proc Natl Acad Sci USA* 1994 ; 91 : 11104-8.

64. Lok S, Kaushansky K, Holly RD, Kuijper JL, Lofton-Day CE, Oort PJ, Grant FJ, Heipel MD, Burkhead SK, Kramer JM, Bell LA, Sprecher CA, Blumerg H, Johnson R, Prunkard D, Ching AFT, Mathewes SL, Bailey MC, Forstrom JW, Buddle M, Osborn SG, Evans SJ, Sheppard PO, Presnell S, O'Hara P, Hagen F, Roth G, Foster D. Cloning and expression of murine thrombopoietin cDNA and stimulation of platelet production in vivo. *Nature* 1994 ; 369 : 565-8.

65. Scheding S, Bergmann M, Shimosaka A, Wolff P, Driessen C, Rathke G, Jaschonek K, Brugger W, Kanz L. Human plasma thrombopoietin levels are regulated by binding to platelet thrombopoietin receptors in vivo. *Transfusion* 2002 ; 42 : 321-7.

66. Broudy VC, Lin NL, Kaushansky K. Thrombopoietin (c-mpl ligand) acts synergistically with erythropoietin, stem cell factor, and interleukin-11 to enhance murine megakaryocyte colony growth and increases megakaryocyte ploidy in vitro. *Blood* 1995 ; 85 : 1719-26.

67. Kaushansky K, Lok S, Holly RD, Broudy VC, Lin N, Bailey MC, Forstrom JW, Buddle M, Oort PJ, Hagen FS, Roth GJ, Papayannopoulou T, Foster DC. Promotion of megakaryocyte progenitor expansion and differentiation by the c-Mpl ligand thrombopoietin. *Nature* 1994 ; 369 : 568-71.

68. Ku H, Yonemura Y, Kaushansky K, Ogawa M. Thrombopoietin, the ligand for the Mpl receptor, synergizes with steel factor and other early acting cytokines in supporting proliferation of primitive hematopoietic progenitors of mice. *Blood* 1996 ; 87 : 4544-51.

69. Rasko JE, O'Flaherty E, Begley CG. Mpl ligand (MGDF) alone and in combination with stem cell factors (SCF) promotes proliferation and survival of human megakaryocyte, erythroid and granulocyte/macrophage progenitors. *Stem Cells* 1997 ; 15 : 33-42.

70. Sitnicka E, Lin N, Priestley GV, Fox N, Broudy VC, Wolf NS, Kaushansky K. The effect of thrombopoietin on the proliferation and differentiation of murine hematopoietic stem cells. *Blood* 1996 ; 87 : 4998-5005.

71. Begley CG, Basser RL. Biologic and structural differences of thrombopoietic growth factors. *Semin Hematol* 2000 ; 37 : 19-27.

72. Sheridan WP, Kuter DJ. Mechanism of action and clinical trials of Mpl ligand. *Curr Opin Hematol* 1997 ; 4 : 312-6.

73. Hokom MM, Lacey D, Kinstler OB, Choi E, Kaufman S, Faust J, Rowan C, Dwyer E, Nichol Jl, Grasel T. Pegylated megakaryocyte growth and development factor abrogates the lethal thrombocytopenia associated with carboplatin and irradiation in mice. *Blood* 1995 ; 86 : 4486-92.

74. Ulich TR, del Castillo J, Yin S, Swift S, Padilla D, Senaldi G, Bennett L, Shutter J, Bogenberger J, Sun D. Megakaryocyte growth and development factor ameliorates carboplatin-induced thrombocytopenia in mice. *Blood* 1995 ; 86 : 971-6.

75. Basser RL, Rasko JE, Clarke K, Cebon J, Green MD, Hussein S, Alt C, Menchaca D, Tomita D, Marty J, Fox RM, Begley CG. Thrombopoietic effects of pegylated recombinant human megakaryocyte growth and development factor (PEG-rHuMGDF) in patients with advanced cancer. *Lancet* 1996 ; 348 : 1279-81.

76. Basser RL, Underhill C, Davis I, Green MD, Cebon J, Zalcberg J, MacMillan J, Cohen B, Marty J, Fox RM, Begley CG. Enhancement of platelet recovery after myelosuppressive chemotherapy by recombinant human megakaryocyte growth and development factor in patients with advanced cancer. *J Clin Oncol* 2000 ; 18 : 2852-61.

77. Fanucchi M, Glaspy J, Crawford J, Garst J, Figlin R, Sheridan W, Menchaca D, Tomita D, Ozer H, Harker L. Effects of polyethylene glycol-conjugated recombinant human megakaryocyte growth and development factor on platelet counts after chemotherapy for lung cancer. *N Engl J Med* 1997 ; 336 : 404-9.

78. Vahdan-Raj S, Murray LJ, Bueso-Ramos C, Patel S, Reddy SP, Hoots WK, Johnston T, Papadopolous NE, Hittelman WN, Johnston DA, Yang TA, Paton VE, Cohen RL, Hellmann SD, Benjamin RS, Broxmeyer HE. Stimulation of megakaryocyte and platelet production by a single dose of recombinant human thrombopoietin in patients with cancer. *Ann Intern Med* 1997 ; 126 : 673-81.

79. Vadhan-Raj S, Verschraegen CF, Bueso-Ramos C, Broxmeyer HE, Kudelka AP, Freedman RS, Edwards CL, Gershenson D, Jones D, Ashby M, Kavanagh JJ. Recombinant human thrombopoietin attenuates carboplatin-induced severe thrombocytopenia and the need for platelet transfusion in patients with gynecologic cancer. *Ann Intern Med* 2000 ; 132 : 364-8.

80. Archimaud E, Ottman OG, Yin JA, Lechner K, Dombret H, Sanz MA, Heil G, Fenaux P, Brugger W, Barge A, O'Brien-Ewen C, Matcham J, Hoelzer D. A randomized, double-blind, placebo-controlled study with pegylated recombinant human megakaryocyte growth and development factor (PEG-rHuMGDF) as an adjunct to chemotherapy for adults with de novo acute myeloid leukemia. *Blood* 1999 ; 94 : 3694-701.

81. Nash RA, Kurzock R, DipPersio J, Vose J, Linker C, Maharaj D, Nademanee AP, Negrin R, Nimer S, Shulman H, Ashby M, Jones D, Appelbaum FR, Champlin R. A phase I trial of recombinant human thrombopoietin in patients with delayed platelet recovery after hematopoietic stem cell transplantation. *Biol Blood Marrow Transplant* 2000 ; 6 : 25-34.

82. Schiffer CA, Miller K, Larson RA, Amrein PC, Antin JH, Zani VJ, Stone RM. A double-blind, placebo-controlled trial of pegylated recombinant human megakaryocyte growth and development factor as an adjunct to induction and consolidation therapy for patients with acute myeloid leukemia. *Blood* 2000 ; 95 : 2530-5.

83. Nichol JL. Thrombopoietin levels after chemotherapy and in naturally occurring human diseases. *Curr Opin Hematol* 1998 ; 5 : 203-8.

84. Kuter DJ, Begley CG. Recombinant human thrombopoietin: basic biology and evaluation of clinical studies. *Blood* 2002 ; 100 : 3457-69.

85. Basser RL, O'Flaherty E, Green M, Edmonds M, Nichol J, Menchaca DM, Cohen B, Begley CG. Development of pancytopenia with neutralizing antibodies to thrombopoietin after multicycle chemotherapy supported by megakaryocyte growth and development factor. *Blood* 2002 ; 99 : 2599-609.

86. Li J, Yang C, Xia Y, Bertino A, Glaspy J, Roberts M, Kuter DJ. Thrombocytopenia caused by the development of antibodies to thrombopoietin. *Blood* 2001 ; 98 : 3241-8.

87. Cwirla SE, Balasubramanian P, Duffin DJ, Wagstrom CR, Gates CM, Singer SC, Davis AM, Tansik RL, Mattheakis LC, Boytos CM, Schatz PJ, Baccanari DP, Wrighton NC, Barrett RW, Dower WJ. Peptide agonist of the thrombopoietin receptor as potent as the natural cytokine. *Science* 1997 ; 276 : 1696-9.

88. Erickson-Miller CL, DeLorme E, Tian SS, Hopson CB, Stark K, Giampa L, Valoret EI, Duffy KJ, Luengo JL, Rosen J, Miller SG, Dillon SB, Lamb P. Discovery and characterization of a selective, nonpeptidyl thrombopoietin receptor agonist. *Exp Hematol* 2005 ; 33 : 85-93.

La réduction de l'immunogénicité des produits sanguins labiles et l'obtention d'hématies universelles

Jean-Yves Muller, Jacques Chiaroni

L'injection de cellules sanguines d'un individu à un autre est susceptible, d'une part, de stimuler le système immunitaire du receveur par des mécanismes qui sont encore loin d'être tous connus, et, d'autre part, de déclencher une réaction avec des anticorps pré-existants, formés soit naturellement sans immunisation identifiable, soit à la suite d'une immunisation antérieure par grossesse ou transfusion. Cela peut aboutir à des réactions transfusionnelles graves, parmi lesquelles les chocs hémolytiques, les chocs anaphylactiques, les syndromes de détresse respiratoire aigus post-transfusionnels, les réactions fébriles non hémolytiques. Objet de nombreuses recherches et stratégies préventives, l'allo-immunisation est encore la cause de nombreux accidents transfusionnels dont l'analyse montre que l'application rigoureuse des règles de compatibilité donneur-receveur ne suffira pas à les prévenir dans toutes les situations. Comme alternatives à la compatibilisation s'offrent deux possibilités qui ne sont pas mutuellement exclusives : la première est la réduction de la réactivité des cellules injectées avec les anticorps préformés, la seconde est la réduction de leur immunogénicité. La première possibilité a conduit au concept d'hématies universelles, erroné, puisqu'en l'état actuel des choses, ces hématies ne seraient universelles que pour leur compatibilité dans le système ABO. Elle constituerait essentiellement une prévention de l'accident hémolytique ABO et permettrait d'améliorer la disponibilité en hématies O, résolvant les problèmes de constitution et de composition de stock d'urgence et de transfusion dans les phénotypes les plus rares.

La seconde aurait aussi vocation à prévenir l'apparition ou l'extension transfusionnelle d'une allo-immunisation, elle pourrait concerner tous les systèmes antigéniques normalement exposés sur les cellules sanguines.

Certaines de ces méthodes sont déjà en application, c'est le cas de la leucodéplétion qui prévient avec une relative efficacité l'allo-immunisation anti-HLA primaire. Les autres méthodes font encore l'objet d'études fondamentales et de développement qui n'ont pas jusqu'à présent abouti à une utilisation clinique extensive. La déglycosylation des hématies A ou B pour les transformer en hématies O, fait l'objet de la première partie de ce chapitre. L'immuno-camouflage qui consiste à dissimuler les motifs antigéniques des hématies par la greffe à leur surface de chaînes de méthoxypoly (éthylène glycol) (mPEG) est développé dans la seconde partie.

Conversion enzymatique d'hématies A, B ou AB en hématies O

Cette première solution consiste à exploiter la nature biochimique des antigènes de groupes sanguins ABO. En effet, au début des années 1950, Morgan et Watkins ont démontré que les antigènes du système ABO étaient représentés par les sucres terminaux des chaînes latérales glucidiques de glycoprotéines ou de glycolipides (*Figure 1*). Dès cette époque, ces auteurs avaient déjà rapporté que des exoglycosidases d'origine bactérienne avaient la capacité d'éliminer les sucres immuno-dominants des antigènes A et B représentés respectivement par la N-acétylgalactosamine (GalNAc) et le galactose (Gal). Il aura fallu attendre encore une trentaine d'années pour que ce concept soit proposé pour la production d'hématies O à visée thérapeutique [1].

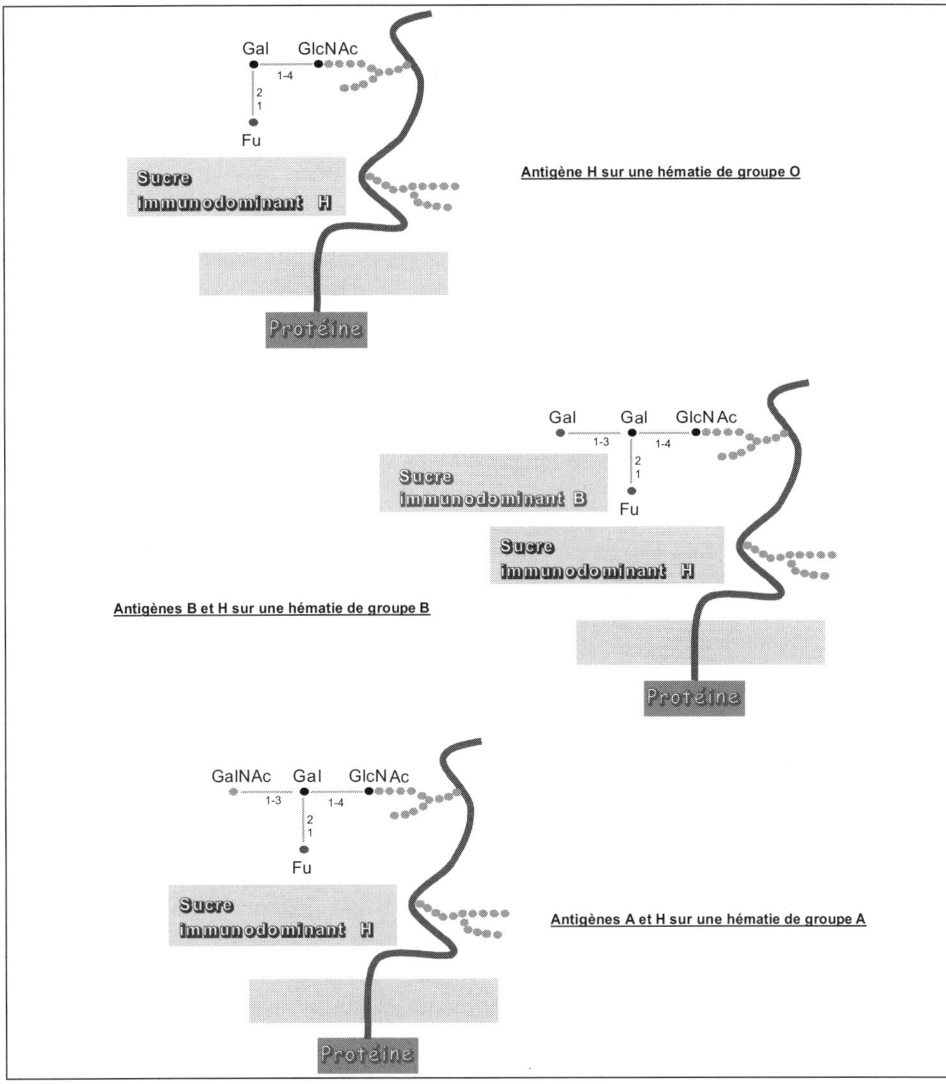

Figure 1. Structure biochimique des antigènes A, B et H.

Conversion d'hématies B en O (B-ECO : *B-Enzyme Converted in O*)

La conversion d'hématies B en O a été la première à être rapportée, avec une alpha galactosidase purifiée à partir de grains de café [2]. Les toutes premières expérimentations, *in vitro* et *in vivo*, ont été menées avec de petites quantités d'hématies d'abord de gibbons puis ensuite humaines. Après traitement, les hématies obtenues ont montré une normalité des tests de fragilité osmotique, des concentrations physiologiques d'ATP et de 2,3 DPG, une production minimale de méthémoglobine, une affinité inchangée de l'hémoglobine pour l'oxygène ainsi qu'une durée de vie normale chez des receveurs A, B ou O. Le seul changement résidait dans la perte de l'antigène P1 qui possède le même sucre immuno-dominant que l'antigène B.

Par la suite, tous les essais ont été menés chez l'homme et les hématies B-ECO qui ont été injectées présentaient une durée de vie normale avec une absence de réaction transfusionnelle. Ces essais cliniques ont débuté par des injections de petites quantités d'hématies traitées à des individus volontaires de groupes A et O (injection initiale de 2 ml suivie, deux semaines plus tard, d'une nouvelle injection de 2 ml, puis à nouveau deux semaines plus tard 1 ml marqué au Cr51) [3]. De plus, ces patients volontaires n'ont pas présenté d'augmentation d'anti-B et leur sérum n'agglutinait pas les hématies B-ECO sept semaines après la transfusion.

Ultérieurement, c'est une unité complète d'hématies B traitées par cette même galactosidase qui a été injectée à trois patients de groupe A et quatre de groupe O [4]. Le bilan immuno-hématologique préalable démontrait une absence d'agglutination de ces hématies par des anticorps anti-A et anti-B enregistrés à la *Food and Drug Administration* (FDA) et utilisés dans les conditions techniques conventionnelles. Dans tous les cas, une durée de vie normale des hématies et une absence de réaction transfusionnelle ont, à nouveau, été observées. Enfin, deux nouvelles unités ont été transfusées aux quatre patients initiaux de groupe O. Seule une augmentation de l'anti-B chez l'un d'entre eux fut notée avec toutefois une absence de réaction transfusionnelle et une durée de vie normale des hématies [5, 6]. Au total, il apparaissait que cette enzyme, utilisée à pH 5,5 avec une concentration de 6 mg/ml de culot globulaire, était efficace et non immunogène puisqu'aucun anticorps spécifique correspondant à cette molécule n'avait été détecté après les transfusions. Toutefois, la quantité d'enzyme nécessaire représente toujours un obstacle économique à l'utilisation en routine dans les laboratoires de préparation des établissements de transfusion.

Ultérieurement, des essais cliniques de phase II, utilisant une enzyme recombinante, ont été menés avec succès [7]. En effet, en 2000, Kruskall transfuse vingt et un sujets A ou O avec ce type d'hématies. Aucune réaction transfusionnelle n'a été notée et le rendement attendu en terme d'hémoglobine s'est avéré tout à fait normal. Seules une augmentation du titre de l'anti-B ainsi qu'une faible agglutination des hématies en test indirect à l'antiglobuline ont été rapportées chez certains individus. En effet, toutes les épreuves de compatibilité réalisées avec des sérums A, B et AB ont donné des réactions négatives en test indirect à l'antiglobuline, y compris avec les potentialisateurs de type Liss ou PEG. Un certain nombre de sérums de groupes O ont toutefois donné des réactions positives qui n'ont eu aucun impact, ni sur la clinique, ni sur la durée de vie des hématies. De même, et comme dans les études initiales, la recherche par technique ELISA d'anticorps anti-galactosidase, pratiquée quatre semaines après les transfusions, s'est avérée négative.

Conversion d'hématies A en O (A-ECO : *A-Enzyme Converted in O*)

La conversion d'hématies A en O a pris du retard en raison du manque de glycosidases appropriées et du caractère plus complexe de l'antigène A.

En effet, si les premiers travaux [3], utilisant une enzyme extraite de foie de poulet, ont rapporté une conversion complète d'hématies de groupe A_2, la conversion des hématies A_1 ne s'avérait que partielle. De plus, les conditions d'utilisation de cette enzyme (pH 3,65 et ratio de 3 mg / ml d'hématies) apparaissaient comme incompatibles avec une production à grande échelle.

Ce semi-échec est lié à l'existence d'un antigène A type 3 sur les hématies de phénotype A_1 et non sur les hématies de phénotype A_2 [8, 9]. En effet, une hématie de groupe A exprime deux types de substrats H : H type 2 et H type 3 dit répétitif. Si les deux enzymes peuvent convertir du H type 2 en A type 2, seule l'enzyme A_1 a la capacité de convertir du H type 3 en A type 3 (*Figure 2*). On conçoit que sur une hématie de phénotype A_1, l'élimination des antigènes A type 2, enfouis dans la molécule, soit plus difficile en raison de cette accessibilité. Seules des glycosydases appropriées, qui éliminent les déterminants externes et internes, pourront aboutir à une conversion complète des hématies de phénotype A_1.

La découverte de nouvelles glycosidases dans le cadre du projet du NYBC en collaboration avec la société Zymequest (Inc., Beverly, MA, USA) [10, 11] a permis de résoudre, en partie, ce problème. Ainsi, de nouvelles enzymes capables d'éliminer les antigènes A et B ont été caractérisées et clonées. Les essais de conversion se sont avérés efficaces (obtention de réaction négative avec des réactifs monoclonaux anti-A, anti-B et anti-AB) sur des unités complètes de groupe A et B. Leurs conditions d'utilisation apparaissent tout à fait compatibles avec un transfert technologique à grande échelle puisque celles-ci sont utilisables à température ambiante et à pH neutre.

Une nouvelle alpha-N-acétyl-galactosaminidase recombinante a prouvé son efficacité dans la conversion d'hématies A1 et A2 (réaction négative avec anti-A et anti-AB). De plus, les quantités nécessaires à cette conversion sont moins importantes que précédemment (20 mg / concentré érythrocytaire) [10, 11]. En ce qui concerne les essais cliniques, des essais de phase I ont été réalisés avec succès, et des essais de phase II sont planifiés à court terme.

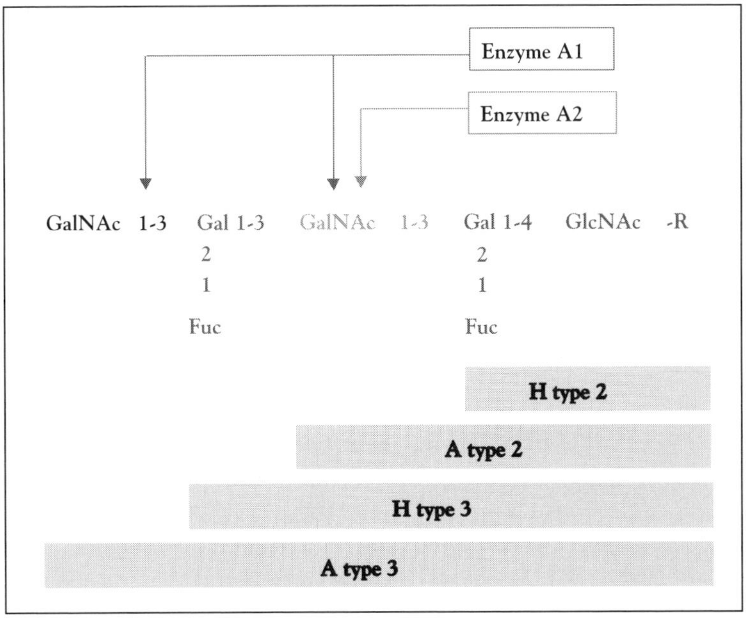

Figure 2. Les antigènes A type 2 et 3 et l'action des enzymes A1 et A2.

Au total, la production d'hématies converties par voie enzymatique est bien avancée et les premiers essais cliniques de phase II ont été réalisés avec des hématies B transformées en O et les essais de phase III doivent être envisagés. Si les nouvelles enzymes A sont prometteuses, les essais cliniques de phase II doivent être menés. Par ailleurs, des améliorations techniques sont encore nécessaires pour que ces procédés puissent être utilisés en routine dans les services de préparation des établissements de transfusion sanguine. Enfin, Clausen [8, 9] et Olsson [10, 11] ont rapporté la production de nouvelles hydrolases glucidiques utilisables pour les deux antigènes A et B [10, 11]. Ces enzymes ont été clonées et utilisées à pH neutre et température ambiante pour transformer des unités complètes de groupe A et B.

Perspectives d'atténuation, voire d'abolition de l'immunogénicité des cellules sanguines humaines

L'idée de rendre furtives des substances étrangères à l'aide de polyéthylène glycol (PEG) n'est pas récente et a été utilisée dès 1977 [12, 13] pour réduire l'immunogénicité de l'albumine et de la catalase hépatique bovine, pour améliorer la biocompatibilité de protéines, de biomatériaux et plus récemment de cellules. Pour ce qui concerne les hématies transfusées, elle s'est particulièrement développée avec les techniques permettant l'enfouissement des structures de membrane dans une gangue de substance neutre sur le plan biologique, le PEG. La méthode s'est développée en même temps que les vocables pegylation et pegylé. Ces mots recouvrent, en fait, une multiplicité d'applications et une multiplicité de techniques aboutissant à des résultats sensiblement différents, qui sont susceptibles d'avoir une influence déterminante sur l'effet du camouflage ; il conviendra de bien les distinguer. À la pegylation sont associés différents problèmes de nature variée : biochimiques, biophysiques, immunologiques, qui sont liés à la méthode et peuvent être abordés, voire résolus, par les différentes méthodes de pegylation. Enfin, la notion de cellule furtive comporte plusieurs concepts immunologiques dont il est important de faire l'analyse afin de bien cerner les différents objectifs susceptibles d'être atteints par la méthode ainsi que les différentes applications qui débordent le simple domaine de la transfusion pour s'étendre à celui de la protection de molécules fonctionnelles et de la greffe de cellules allogéniques, voire hétérologues.

Les possibilités biochimiques de la pegylation

Il n'est pas besoin d'être biochimiste pour comprendre les différents paramètres en jeu dans la pegylation des cellules sanguines et quelques données de base, extraites d'articles spécialisés, peuvent y suffire. Les PEG sont une famille de polyéthers neutres ayant en commun une structure de base identique : HO-(CH2-CH2)n-CH2-CH2-OH.

Les PEG ne sont pas chargés et sont hydrosolubles du fait de liaisons hydrogènes qui associent à chaque unité d'oxyéthylène trois molécules d'eau

Cette hydratation importante modifie considérablement les propriétés physiques des molécules et des particules pegylées. En milieu aqueux, chaque molécule de PEG et, par extension, chaque structure pegylée est entourée d'une coque de molécules d'eau liées au PEG qui en modifie l'accessibilité aux biomolécules et aux cellules.

La variabilité des pegylations repose essentiellement sur trois paramètres :

- le poids moléculaires du dérivé lié au nombre variable d'oxyéthylènes responsables, de poids moléculaire allant de 8 à 100g/mol. En pratique, on utilise essentiellement pour la pégylation des hématies des PEG de 2,5 à 20 kDa ;
- la structure spatiale avec trois formes principales : linéaire, branchée et en étoile ;
- le procédé de couplage avec les protéines.

La combinaison de ces trois paramètres donne naissance à une infinité de composés possibles qui, malgré une composition biochimique identique, auront une disposition spatiale et des effets biologiques très différents. À poids moléculaire égal, les formes branchées se distingueront des formes linéaires par une densité différente et un volume d'exclusion spatial différent. Cela est particulièrement pertinent par rapport à l'éloignement de certains déterminants antigéniques érythrocytaires, et par rapport à la bicouche lipidique de la membrane du globule rouge (*Figure 3*). Les PEG linéaires sont méthylés à une extrémité pour donner des méthoxy PEG (mPEG), ce qui permet l'association à un agent couplant qui assurera la liaison entre le PEG et la molécule cible. Trois agents couplants principaux sont utilisés :

– le chlorure cyanurique qui permet d'obtenir le C-mPEG ;

– le carbonate de benzotriazole qui fournit les BTC-mPEG ;

– le N-hydroxysuccinimidyl, ester de l'acide propionique, qui est à l'origine des SPA-mPEG.

Ces trois agents couplants assurent des liaisons covalentes principalement avec les groupes aminés ε de la lysine et accessoirement les groupements aminés terminaux. Deux autres paramètres de couplage sont également à considérer : la concentration du dérivé de PEG utilisé dans la réaction, elle varie habituellement de 0 à 7,5 mmol/l. La concentration de la suspension d'hématies, l'utilisation d'un milieu sérique ou d'une suspension en NaCl d'hématies lavées.

Les études des propriétés des composés obtenus selon l'agent couplant n'ont pas, jusqu'à présent, montré des différences très significatives dans les résultats et les effets biologiques.

Les critères biochimiques de la pegylation

Les paramètres physiques considérés comme indicatifs de la pegylation sont essentiellement la modification de la mobilité électrophorétique des particules pegylées, la formation de rouleaux d'hématies et la séparation en phase aqueuse [14].

- **La séparation en phase aqueuse** exploite la propriété de deux phases aqueuses de polymères, le PEG et le dextran, d'être immiscibles. Les hématies pegylées ayant une forte affinité pour le PEG, l'efficacité de pegylation dans différentes conditions techniques pourra être évaluée selon la séparation des hématies dans ce système à deux phases. Les hématies peu ou pas pegylées resteront dans le dextran, alors que les hématies substantiellement pegylées ségrègeront dans le PEG. Cette méthode permet notamment d'apprécier l'homogénéité de la pegylation des hématies et de séparer les hématies pegylées des autres.
- **La diminution de la mobilité** des hématies dans un champ électrique fournit une mesure de la dissimulation des charges surfaciques des hématies par le PEG. Les différentes techniques pourront également être évaluées selon ce paramètre.
- **La formation de rouleaux** *in vitro* sous l'effet de macromolécules de type dextran ou la vitesse de sédimentation qui mesure un paramètre analogue sont diminuées avec des hématies pegylées. Ce paramètre fournit une autre mesure du degré de pegylation des hématies.

Ces différents paramètres utilisés pour évaluer l'efficacité des agents de couplage et l'influence du poids moléculaire ont montré que les trois agents couplants que nous avons mentionnés avaient une efficacité comparable avec une cinétique légèrement plus rapide pour le chlorure cyanurique. À concentration molaire équivalente, les polymères de 20 kDa sont ceux qui réduisent le plus la mobilité électrophorétique et la formation de rouleaux, tout en permettant l'obtention d'un pourcentage optimum d'hématies pegylées dans le test de séparation de phase.

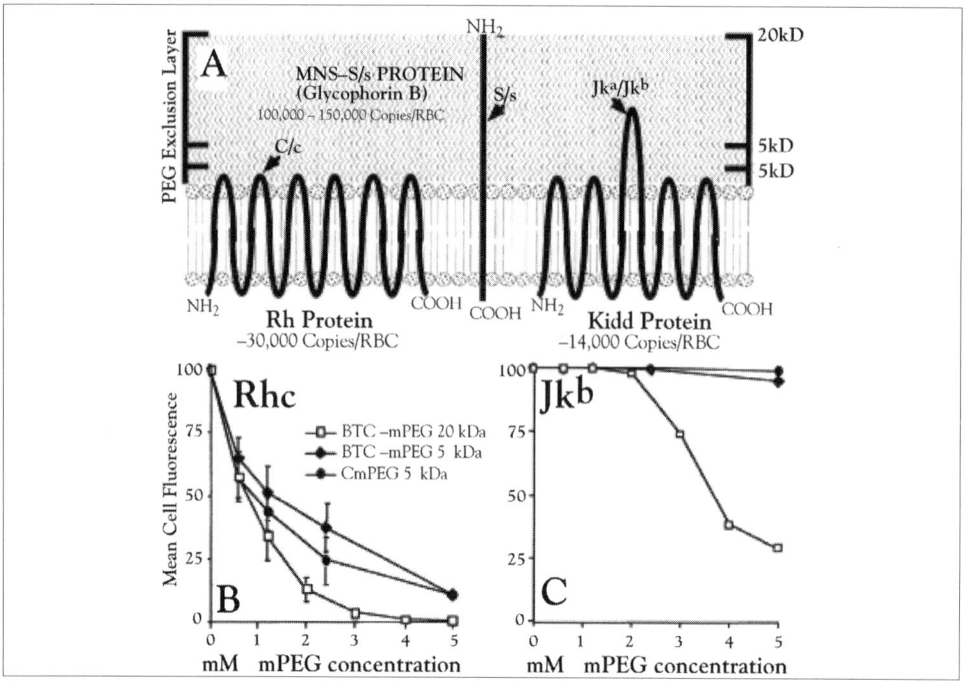

Figure 3. L'immunocamouflage des antigènes membranaires est fonction du procédé biochimique de couplage, de la taille du polymère, et de la densité de surface de ce polymère.

(A) Représentation graphique de la membrane érythrocytaire et de la répartition topographique des antigènes de groupe sanguin Rh (Cc), Kidd($Jk^{a/b}$) et MNSs. La couche d'exclusion du PEG est l'entité physique qui est responsable de l'immuno-camouflage des antigènes de membrane. L'efficacité de la couche d'exclusion, hautement hydratée et de charge neutre, est fonction de la longueur et de la densité des polymères hautement mobiles de PEG qui produisent (par inhibition stérique) un nuage occupant de l'espace autour de la cellule. En fait, la couche d'exclusion liée au PEG agit comme un tamis de taille moléculaire perméable aux petites molécules (ex : O^2 et glucose) et aux petites protéines, tout en excluant les protéines plus grandes comme les anticorps. De la même façon le masquage des charges électriques de surface par la couche neutre de PEG joue également un rôle important en prévenant à la fois les interactions antigène-anticorps et les interactions cellulaires. Ici sont représentées les zones d'exclusion des polymères de 2,5, 5, et 20 kDa

(B) Les antigènes Rh sont localisés près de la surface membranaire, en conséquence même des polymères relativement courts (5 kDa) peuvent dissimuler efficacement ces sites. La dissimulation de l'antigène Rhc représentée sur le schéma est fonction de la décroissance de la fluorescence cellulaire. Comme cela est indiqué chaque polymère de 5 kDa dissimule de la même façon l'antigène Rhc. Bien que l'augmentation de la longueur du polymère (20 kDa) accroisse l'immuno-dissimulation des antigènes Rh, l'effet reste modéré.

(C) Contrairement aux antigènes Rh, la longueur du polymère est une donnée critique pour l'immuno-dissimulation des antigènes de groupe sanguin MNS et Kidd. Comme cela est montré, aucun polymère de 5 kDa ne dissimule l'antigène Jk^b. En revanche, les polymères de 20 kDa commencent à exercer un camouflage efficace de Jk^b.

(D'après Bradley *et al.* [14] avec autorisation.)

Les critères biologiques de qualité [15]

La fixation de mPEG sur les hématies, sur un ensemble de critères expérimentaux, ne semble pas montrer d'effets physiologiques très sensibles dans des limites normales d'utilisation.

- **Modifications morphologiques :** différentes équipes n'ont pas noté de modifications sensibles des hématies pegylées observées au microscope optique et au microscope électroniques dans une très large échelle de concentration de mPEG.
- **Modifications de viabilité :** la survie des hématies pegylées a, jusqu'à présent, été testée dans des modèles expérimentaux animaux. Chez la souris, des hématies pegylées avec des concentrations de BTC-mPEG 20 kDa allant de 0 à 2,0 mmol/l n'ont pas eu de modification de survie significative lorsqu'elles ont été réinjectées par voie IV ou IP.
- **Transport de l'oxygène :** les fonctions oxyphoriques des hématies pegylées, leurs fonctions de perméabilité et de transport des anions et des cations ainsi que leur résistance osmotique sont intégralement préservées [16].

Les objectifs

Les objectifs immunologiques de la pegylation

La dissimulation des structures antigéniques à la surface des hématies peut avoir plusieurs points d'impact sur la réponse immunitaire ; chacun de ces points d'impact peut entraver cette réponse à différents niveaux. Schématiquement, le PEG peut :

- intervenir dans la phase afférente de réponse immunitaire en inhibant ou en atténuant l'interaction des cellules immunitaires avec leur antigène spécifique, ce qui peut avoir différents effets : l'ignorance pure et simple du motif antigénique par le système immunitaire, conduisant à une absence de réponse, et la modification de la réponse immunitaire. Le PEG peut, en s'interposant, induire une réaction de tolérance périphérique vis-à-vis de certains antigènes ;
- intervenir sur la phase effectrice en protégeant les motifs antigéniques et les structures qui les portent d'une agression par des anticorps ou des cellules effectrices cytotoxiques ou phagocytaires.

Des études menées sur la prévention de la réaction du greffon contre l'hôte *in vivo* et sur la réaction en culture mixte de lymphocytes *in vitro* ont contribué à montrer l'effet du traitement par le PEG sur la stimulation immunitaire [17]. La réponse proliférative en culture mixte de lymphocytes, appréciée par l'incorporation de thymidine tritiée, est réduite proportionnellement à la concentration de PEG utilisée pour traiter les cellules mononucléées du sang périphérique. Cette perte de prolifération n'était pas due à un état anergique, ni à une perte de viabilité, car les cellules demeuraient stimulables par la phytohémagglutinine. L'étude en cytométrie de flux avec des anticorps monoclonaux hétérologues montrait une baisse de la réactivité des cellules T avec les anti-CD3, CD4, CD8, CD28, CD11a et CD62L, alors que les cellules présentant l'antigène avaient une réactivité diminuée avec CD80, CD58 et CD62L. Ces données suggéraient que le PEG intervenait en limitant l'accessibilité à ces molécules fonctionnelles de surface et réduisait ainsi l'interaction des molécules d'adhésion et les signaux de stimulation et de co-stimulation indispensables à l'activation de ces cellules.

L'effet protecteur de l'immuno-camouflage vis-à-vis de la réaction du greffon contre l'hôte post-transfusionnelle est expérimentalement étayé dans un modèle murin dans lequel des souris H2 K^d irradiées reçoivent des cellules spléniques allogéniques H2 K^b non modifiées ou modifiées par mPEG. Dans ces circonstances, la survie des deux lots de souris comparés montre que celui qui a reçu les cellules traitées par le mPEG a une survie, appréciée par la date ou le taux de survie qui franchit la ligne des 50 %, significativement supérieure à l'autre lot. Les auteurs [18] en tirent argument pour attribuer au traitement par le mPEG un effet protecteur vis-à-vis de la réaction du greffon contre l'hôte. Cette interprétation se fonde sur la constatation d'un pouvoir prolifératif des cellules injectées inférieur dans le cas des souris recevant des cellules traitées par le mPEG.

Un autre élément intéressant est apporté par la même équipe à partir de l'étude de la réponse en culture mixte de lymphocytes secondaires. Lorsque les cellules utilisées pour stimuler initialement les cellules répondantes sont traitées par le mPEG, la réponse est abolie même si les cellules utilisées dans cette seconde stimulation ne sont pas pegylées. Cela est interprété comme lié à un état de tolérance active induit par le faible pouvoir stimulant des cellules pegylées, la capacité à proliférer des cellules « tolérisées » étant contrôlée par leur réponse proliférative aux mitogènes qui, elle, n'est pas abolie.

La protection de cellules d'îlots de pancréas contre une réaction de rejet tout en préservant leur potentiel glucorégulateur a également été montrée, ouvrant d'autres perspectives dans le domaine de la pegylation cellulaire [19].

Par ailleurs, le PEG est supposé immunologiquement neutre, c'est-à-dire qu'il n'est pas censé susciter de réponse immunitaire ni même pouvoir réagir avec des anticorps spécifiques. Les faits observés soulèvent cependant deux problèmes [20] :

- Le premier est celui lié à **l'absorption passive de protéines plasmatique par le PEG** qui, en ce sens, serait susceptible de devenir porteur de motifs antigéniques. Cela a été rapporté par une équipe [21] qui a montré que les hématies pegylées pouvaient, de ce fait, être réactives et sensibles à l'adhésion et la phagocytose expérimentale sur une monocouche de monocytes. Dans les mains de ces auteurs, cette épreuve serait parallèle à l'importance clinique des anticorps dirigés contre les antigènes de groupe sanguin [22]. Cette possibilité d'absorption et de phagocytose est, comme le suggère l'auteur, peut-être à rapprocher de la survie raccourcie des hématies pegylées observée par deux autres équipes [16, 23].
- Le second est l'existence possible d'anticorps réagissant avec le PEG lui-même qui seraient susceptibles sinon d'être à l'origine de réactions cliniques, au moins d'être en cause dans la positivité de réaction sérologique, venant ainsi troubler les cartes dans l'appréciation au laboratoire de l'accessibilité de sites antigéniques sur les hématies pegylées [19, 24]. Plusieurs arguments appuient cette hypothèse : le sang de certains donneurs normaux agglutine les hématies pegylées alors que le sang de cordon ne le fait jamais. Le prétraitement de ces échantillons par le mercapto-éthanol abolit cette agglutination. L'existence spontanée d'anticorps anti-PEG a été décrite chez 3,3 % de patients allergiques et 0,2 % de sujets normaux. Après désensibilisation avec des allergènes modifiés par du mPEG, 50 % des patients font des anticorps anti-PEG à des titres entre 32 et 512 [25].

Les objectifs immuno-hématologiques

- **Les objectifs transfusionnels des hématies furtives :** ils peuvent s'énoncer en deux groupes.

– Le premier est la **prévention de l'allo-immunisation**. Celle-ci est particulièrement cruciale pour les sujets porteurs de phénotypes anormaux susceptibles de développer des anticorps anti-public les rendant intransfusables autrement que par des transfusions autologues. Elle est également capitale pour tous les patients soumis à un régime de transfusions itératives. Il n'y a actuellement aucune preuve que les hématies pegylées soient efficaces dans ces indications, même si leur immunogénicité atténuée les rend de bonnes candidates pour cet objectif.

– Le second est la **transfusion des patient immunisés**, qu'il s'agisse d'allo-anticorps naturels ou irréguliers ou d'auto-anticorps. Ce sont probablement les anémies hémolytiques auto-immunes nécessitant des transfusions qui seraient *a priori* les meilleurs candidates, mais l'incapacité des hématies pegylées à prévenir l'accès de la membrane érythrocytaire au complément doit cependant tempérer les espoirs que l'on pourrait fonder sur cette indication. Pour les sujets allo-immunisés, la question est plus complexe dans la mesure où l'accessibilité des structures antigéniques varie selon le système considéré. Par ailleurs, le risque d'hémolyse sévère immédiate inhérent à ce type d'anticorps ne permettra pas facilement d'éprouver l'efficacité de cette indication dans des essais cliniques.

• **Les problèmes soulevés en pratique transfusionnelle**

Les essais et expérimentations : les premiers travaux concernant l'antigénicité des globules rouges humains ont été rapportés en 1996. Ils montraient que des hématies traitées avec du C-mPEG de 5 kDa avait une réactivité affaiblie avec les anti-A, anti-B et anti-D en agglutination directe qui, pour cette expérience, fut la seule technique utilisée. En revanche, ces hématies conservaient une morphologie normale et fixaient l'oxygène normalement [26].

Ultérieurement, une autre équipe utilisant un PEG différent du fait de son poids moléculaire (3,4 kDa) et de l'agent couplant (propionyl-N-hydrosuccinimide, SPA-mPEG) a montré que l'on pouvait, avec des concentrations de PEG > 20 %, obtenir une réduction de titre des anti-A de 2048 à 2-32 et une négativation de la réaction avec l'anti-D à partir d'une concentration de PEG ≥ 10 mmol/l. Néanmoins, ce type de formulation était associé à une réduction de durée de vie très significative chez le rat [27]. Ultérieurement, la même équipe utilisant un PEG de seconde génération (X-PEG) de 3,4 kDa, lié à de l'albumine, permettait d'abolir totalement la réactivité des érythrocytes avec des anti-A, -B, -D, -C, -c, -E, -e, -Fya, -Fyb, -Jka, -Jkb, tout en conservant une faible réactivité avec l'anti-A et l'anti-B [27]. Ce procédé était associé à une meilleure survie chez la souris qui passait de douze heures à 5 jours pour le temps de demi-disparition, pour une normale, chez des témoins, de neuf jours.

Une troisième équipe présentait, à peu près simultanément, des résultat avec un CN-PEG de 5 kDa montrant, par une technique d'agrégométrie, l'absence de réactivité avec des anti-A ou des anti-B. Elle montrait que des hématies de mouton ainsi traitées avaient une phagocytose par les monocytes humains réduite. De même, ces hématies PEG-mouton injectées à des souris avaient une survie prolongée chez la souris dont les anticorps hétérophiles abrègent habituellement leur recirculation [28]. La meilleure survie observée par cette équipe était imputée à la concentration plus faible de PEG utilisé. Les hématies murines ont comme caractéristiques d'être relativement sensibles aux fortes concentrations de PEG [16] et leur survie est abrégée par les concentration de 1 à 5 mM qui sont nécessaires pour masquer les antigènes érythrocytaires humains. À partir de méthodes de laboratoires standards, cette équipe a montré, en effet, une diminution de l'agglutination de 2 ou 3 + avec du PEG 1,2 mM avec les anti-C, -c, -E, -e, -K, -S, -s, le titre des anti-A était aussi diminué. Enfin, la seule étude de réaction immune disponible concerne les travaux de ce groupe qui a montré que les hématies de mouton mPEG, lorsqu'elles étaient injectées à des souris, provoquaient une réponse émoussée, avec une diminution d'environ 90 % des anticorps produits par rapport aux témoins injectés avec des hématies non traitées [29].

Une quatrième équipe a étudié différents mPEG de poids moléculaires 5 kDa, 15 kDa, 18,5 kDa utilisés à une concentration de 1,3 mM. Le CN-PEG de 18,5 kDa inhibe, à cette concentration, complètement l'agglutination par différents anticorps anti-D, -c, -C, -e, -E, -Le^b, -Jka, -Jkb, -P1, -N et fait chuter le titre agglutinant des antiA-/B de 256 à 4 et celui des anti-I de 128 à 16. Le CN-PEG 5mM prévient beaucoup moins efficacement l'agglutination. Les trois dérivés, quel que soit leur poids moléculaire, demeurent néanmoins capables de fixer de l'anti-D détecté par une technique indirecte à l'antiglobuline et par cytométrie en flux, sur des hématies D+ alors que les hématies D- restent strictement négatives [30]. Le même groupe a montré ultérieurement que des résultats supérieurs dans le masquage des antigènes pouvaient être obtenus en utilisant des mélanges des PEG des trois poids moléculaires [20]. Ce même groupe, dans un ordre différent, avait suggéré que l'enrobement des hématies par le PEG réduisait considérablement leur viscosité aux faibles forces de cisaillement et qu'il pouvait y avoir là un bénéfice intéressant pour le traitement de maladies veino-occlusives ou d'infarctus du myocarde [31].

L'ensemble de ces travaux montraient néanmoins que, dans les conditions optimales utilisées, on parvenait au mieux à inhiber l'agglutination directe des hématies par les anticorps spécifiques des antigènes de groupe sanguin, mais que les test indirects utilisant une antiglobuline restaient pour la plupart positifs et cela notamment avec l'anti-D, l'anti-A et l'anti-B. L'étude de l'activation du complément par les hématies pegylées allait apporter des données supplémentaires susceptibles d'éclairer leur utilisation clinique. En effet, il était important de vérifier si la pegylation n'avait pas pour conséquence d'activer directement le complément, notamment par la voie alterne, et n'interférait pas avec les protéines régulatrices comme CD55 (*Decay accelerating factor*, DAF) et CD59 (*Membrane inhibitor of reactive lysis*, MIRL). Les travaux de l'équipe d'Albany montrèrent que des hématies couplées à du CmPEG de 5 kDa à des concentrations de 0, 1, 2, 4 et 5mM ne provoquaient aucune activation [32]. En effet, l'activité résiduelle du complément d'un sérum incubé avec des hématies pegylées ou témoins reste, après décantation, normale. Cette activité résiduelle est appréciée pour la voie classique par l'activation par des IgG agrégées et, pour la voie alterne, par de l'inuline. De surcroît, la génération de C3a dans ces sérums mis au contact des hématies CmPEG reste identique à celle de témoins incubés avec des hématies normales.

Ces expériences montrent clairement que, par elles-mêmes, les hématies pegylées n'induisent aucune activation du système complémentaire. En revanche, l'incubation d'hématies pegylées (≥1,2mM) avec du sérum incompatible dans le système ABO aboutit à une lyse augmentée par rapport à des hématies témoins non pegylées placées dans les mêmes conditions d'incompatibilité ABO en milieu sérique ou en PEG soluble. Cela démontre que c'est le PEG fixé lui-même qui contribue à augmenter cette hémolyse. Celle-ci est complément-dépendante et ne survient pas avec les sérums décomplémentés. C'est la voie classique qui est en cause puisque son blocage par l'EGTA en présence de Mg^{2+} abolit cette hémolyse, alors qu'il préserve l'activabilité de la voie alterne. L'analyse de la fixation membranaire des protéines du complément sur les hématies pegylées par rapport aux hématies contrôles montre une augmentation très significative de la fixation des différentes chaînes de C3 α et β quand les hématies pegylées sont placées en sérum ABO incompatible, alors qu'en sérum compatible ou autologue, il n'y a pas de fixation. L'activation du complément dans ces circonstances va jusqu'à l'activation de C9 qui, pour les hématies pegylées, est fixé en quantité supérieure à celle des témoins non pegylés. Cela prouve que l'activation de la voie classique, sur les hématies pegylées, va jusqu'à celle du complexe d'attaque des membranes et que la pegylation favorise cette activation. Cela pose la question du blocage des protéines régulatrices du complément par le procédé de pegylation.

Les travaux réalisés par cette même équipe ont montré que ni CD55 dont l'activité peut être testée par la sensibilité à la lyse en milieu acide, ni CD59 dont l'activation peut être testée par l'activation par le facteur de venin de cobra (CVF) alors que les C3 et C5 convertases sont bloquées (par EDTA), dans ces conditions la lyse des hématies pegylées n'est pas supérieure à celle des hématies témoins. La lyse des hématies pegylées est l'effet direct de la fixation des anticorps de classe IgM, ici très probablement les anti-A et les anti-B. Cela est montré par l'addition d'un anti-IgM bloquant le fragment Fc qui, dans cette expérience, conduit à une diminution puis une abolition dose-dépendante de l'hémolyse aussi bien des hématies témoins que des hématies pegylées.

Les conclusions de ce travail constituent une des bases actuelles de la réflexion sur l'utilisation des hématies pegylées. En effet, la pegylation crée un volume d'exclusion autour des hématies susceptibles de masquer les sites antigéniques proches de la membrane cellulaire comme les antigènes du système RH. En revanche, l'effet du PEG pour les antigènes plus éloignés est moins clair et en tout état de cause pour le système ABO, il n'empêche pas l'interaction des IgM « naturelles » avec leur cible moléculaire. Cette interaction est responsable d'une lyse qui implique l'activation de la voie classique du complément, et les conditions de la fixation du complément sont favorisées par la pegylation. Cette constatation implique que le rôle du PEG vis-à-vis de la surface de l'hématie soit interprété comme celui d'un tamis moléculaire qui est susceptible d'arrêter les grosses molécules protéiques, mais pas celles d'un poids moléculaire inférieur. Les IgM serait empêchées de pénétrer dans le volume d'exclusion à la surface des hématies pegylées. Le PEG peut, une fois le volume d'exclusion franchi, favoriser les interactions moléculaires [33], ce qui pourrait expliquer son effet potentialisant dans la lyse complément-dépendante liée aux anti-A ou aux anti-B.

Néanmoins, cette accessibilité des membranes des hématies pegylées aux protéines du complément pose des problèmes d'interprétation qui ne peuvent s'analyser en simple terme de poids moléculaire. En effet, le poids moléculaire du complexe C1 avoisine 800 kDa, ce qui n'est pas très éloigné des IgM, et le poids moléculaire de C4 (200 kDa) et C3 (180 kDa) n'est pas inférieur à celui des IgG. Aussi faut-il imaginer que la fixation d'une IgM perturbe suffisamment une couche de PEG pour permettre l'accès de la membrane aux différentes protéines de la voie classique du complément.

Les perspectives

La pegylation des hématies n'en est encore qu'à ses balbutiement et une synthèse des possibilités et des perspectives ne peut être qu'incomplète dans la mesure où l'ensemble des paramètres n'est pas encore maîtrisé. On peut, néanmoins, extraire des connaissances actuelles quelques données clefs qui devraient rendre l'avenir de cette méthodologie plus perceptible.

Il est clair que l'ensemble des données biochimiques à prendre en compte pour définir la diversité des pegylations possibles est immense. Poids moléculaire et concentration sont deux éléments de base, le premier doit de surcroît intégrer la forme moléculaire adoptée, linéaire ou branchée. La longueur de la chaîne est un élément important puisqu'elle conditionne le masquage des déterminants antigéniques les plus éloignés de la membrane. La concentration intervient directement sur la densité du PEG à la surface. Elle agit sur la compacité du volume d'exclusion, mais elle semble un élément crucial de fragilisation des hématies et de leur viabilité, comme cela est démontré pour les hématies murines.

En dehors des différents agents de couplage, les modalités de la liaison aux molécules réactives de la surface sont importantes. Les PEG bifonctionnels, pouvant se coupler par chacune de leurs extrémités, ont été associés à une augmentation de la sensibilité à l'agglutination. Les PEG associés à d'autres biomolécules comme les X-PEG de l'équipe de l'Université de l'Alabama à Birmingham associent un PEG bifonctionnel de 3,4 kDa à une molécule d'albumine et cela réduit la réactivité avec les alloanticorps antiérythrocytaires tout en en améliorant la viabilité de façon très significative chez la souris. Cet exemple illustre la très grande diversité des solutions biochimiques offertes pour résoudre les problèmes de bio-efficacité des hématies pegylées.

L'objectif de produire des hématies universelles parfois affiché pour promouvoir la méthode n'en paraît pas moins utopique. En effet, il semble qu'il faille très précisément fixer les objectifs accessibles par cette méthode et envisager les perspectives en fonction de ceux-ci. Il paraît aujourd'hui irréaliste d'imaginer, par la pegylation, résoudre les problèmes de compatibilité ABO et le risque des autres anticorps de classe IgM devra être précisément évalué quelle qu'en soit la cible. Il faut à cet égard rappeler le travail de l'équipe du Collège Médical d'Albany montrant que non seulement le PEG n'empêchait pas la fixation du complément activé par les IgM anti-A ou -B par la voie classique, mais encore qu'il l'augmentait, accroissant la lyse consécutive des hématies. Cette constatation remet en cause la pertinence de cette technologie pour régler le problème transfusionnel des patients ayant un anticorps dangereux hémolysant naturel ou acquis.

L'objectif de prévenir ou de diminuer la probabilité de la survenue d'une allo-immunisation contre les antigènes mineurs de groupe sanguin paraît plus réaliste et la pegylation pourrait trouver une application clinique intéressante dans la transfusion itérative de concentrés globulaires chez les sujets ayant une hémoglobinopathie, chez lesquels on sait que l'allo-immunisation est susceptible de survenir progressivement et de s'étendre chez près de 35 % d'entre eux. Cette perspective doit néanmoins voir deux conditions remplies : la non-toxicité du PEG fixé aux hématies doit être soigneusement prouvée, même si plusieurs travaux plaident en faveur de l'absence de toxicité de ce polymère. Le rôle et la place des anticorps anti-PEG doivent être élucidés. Mythe ou réalité, leur existence ne paraît pas douteuse, mais leur pouvoir pathogène n'est pas établi. En revanche, au laboratoire, ils seraient susceptibles de donner des réactions d'agglutination directes ou indirectes à l'antiglobuline positive.

Le traitement transfusionnel des anémies hémolytiques auto-immunes est un autre domaine où l'intérêt des hématies pegylées peut se discuter. Elles pourraient influencer favorablement l'issue et la survie des hématies transfusées à un malade ayant un pan anticorps anti-érythrocytaire et prévenir le développement d'une allo-immunisation dont on connaît la fréquence et le danger dans ces circonstances. Cependant, la fixation accrue du complément sur ce type d'hématies doit rendre particulièrement circonspect quant à cette indication. Faut-il imaginer que seuls les cas dans lesquels l'auto-anticorps ne fixe pas le complément seraient de bons candidats ?

Nous n'avons pas abordé ici les problèmes de pegylation des cellules sanguines autres que les hématies. Il est tentant de le faire mais les données expérimentales sont trop fragmentaires pour en tirer une quelconque conclusion. La réduction de la réactivité en culture mixte lymphocytaire est intéressante. Il a été dit que la celle-ci reproduisait *in vitro* les conditions immunologiques de la réaction du greffon contre l'hôte. Mais la greffe de progéniteurs pegylés donnera naissance à d'autres progéniteurs et à des cellules filles non pegylées et l'on voit mal la faible réactivité des cellules immunocompétentes pegylées se perpétuer de génération cellulaire en génération cellulaire. Quant à la prévention de la réaction du greffon contre l'hôte post-transfusionnelle, elle est hors du champ de cette technique.

Pour les domaines où la greffe de tissus ne s'accompagne pas de transfert de cellules immunologiquement compétentes, comme la greffe de cellules d'îlots de Langerhans, la pegylation, si son caractère « tolérisant » devait être confirmé, constituerait une perspective intéressante.

La place de la pegylation dans l'immuno-modification des produits transfusionnels est aussi à considérer d'un point de vue technologique, afin d'apprécier la possibilité d'intégrer cette technologie dans une chaîne sécurisée de production, intégrant de surcroît un contrôle de la qualité de la pegylation. Nous avons mentionné différentes méthodes utilisées par les équipes travaillant dans ce domaine, dont la séparation de phase et la migration électrophorétique de particules, sans redire la place de l'examen immuno-hématologique permettant d'évaluer correctement la dissimulation des motifs antigéniques par les anticorps et les méthodes les plus pertinentes pour l'apprécier. Ces hématies pegylées pourront-elles être un support pour l'appréciation de la réaction de compatibilité croisée ? Faudra-t-il neutraliser des éventuels anticorps anti-PEG ? Ces questions demeurent bien entendu en suspens. L'abolition ou au moins la réduction de l'agglutinabilité des hématies pegylées devrait de toutes façons être prise en compte dans la réalisation de l'épreuve de compatibilité ultime au lit du malade et cela d'autant plus qu'ici une négativité pourrait indûment faire croire à une compatibilité ABO qu'une réaction d'hémolyse viendrait démentir.

Ainsi comme cela est proposé par Lublin [34], la pegylation des hématies pourrait-elle, dans une vision futuriste de la préparation des concentrés globulaires, s'insérer dans une chaîne automatisée, après un réducteur de globules blancs, un inactivateur d'agents pathogènes, un convertisseur d'enzymes et pourquoi pas également un irradiateur ? Nous n'avons volontairement pas ici abordé les problèmes économiques posés par ces hématies industriellement sécurisées, mais on peut aussi imaginer qu'au fil de la chaîne de production et de la multiplication de ces contrôles on voit le nombre d'hématies se réduire et le prix de revient par hématie croître de façon exponentielle. Une autre façon d'envisager ce problème est de se demander si cette courbe croissante ne croisera pas à un moment ou un autre celle des hématies obtenues en cultures à partir de cellules souches dont le prix de revient pourrait, quant à lui, décroître avec la quantité de ces hématies industriellement préparées.

Références

1. Goldstein J, Siviglia G, Hurst R, Lenny L. Group B erythrocytes enzymatically converted to group O survive normally in A, B and O individuals. *Science* 1982 ; 215 : 168-70.
2. Lenny L, Goldstein J. Enzymatic removal of blood group B antigen from gibbon erythrocytes (abstract). *Transfusion* 1980 ; 20 : 618.
3. Goldstein J. Conversion of ABO blood groups. *Transfus Med Rev* 1989 ; 3 : 206-12.
4. Lenny LL, Hurst R, Goldstein J, Benjamin LJ, Jones RL. Single-unit transfusions of RBC enzymatically converted from group B to group O to A and O normal volunteers. *Blood* 1991 ; 77 : 1383-8.
5. Lenny LL, Hurst R, Goldstein J, Galbraith RA. Transfusions to group O subjects of 2 units of red cells enzymatically converted from group B to group O. *Transfusion* 1994 ; 34 : 209-14.
6. Lenny LL, Hurst R, Zhu A, Goldstein J, Galbraith RA. Multiple-unit and second transfusions of red cells enzymatically converted from group B to group O: report on the end of phase 1 trials. *Transfusion* 1995 ; 35 : 899-902.
7. Kruskall MS, AuBuchon JP, Anthony KY, Herschel L, Pickard C, Biehl R, *et al.* Transfusion to blood group A and O patients of group B RBCs that have been enzymatically converted to group O. *Transfusion* 2000 ; 40 : 1290-8.
8. Clausen H, Levery SB, Nudelman E, Tsuchiya S, Hakomori S. Repetitive A epitope (type 3 chain A) defined by blood group A1-specific monoclonal antibody TH-1: chemical basis of qualitative A1 and A2 distinction. *Proc Natl Acad Sci USA* 1985 ; 82 : 1199-203.
9. Clausen H, Holmes E, Hakomori S. Novel blood group H glycolipid antigens exclusively expressed in blood group A and AB erythrocytes (type 3 chain H). II. Differential conversion of different H substrates by A1 and A2 enzymes, and type 3 chain H expression in relation to secretor status. *J Biol Chem* 1986 ; 261 : 1388-92.
10. Olsson ML, Hill CA, de la Vega H, Liu QP, Stroud MR, Valdinocci J, *et al.* Universal red blood cells—enzymatic conversion of blood group A and B antigens. *Transfus Clin Biol* 2004 ; 11 : 33-9.

11. Olsson ML. New developments in immunohaematology. *Vox Sang* 2004 ; 87 Suppl. 2 : 66-71.

12. Aubuchowski A, van Es T, Palczuck NC, Davis FF. Alteration of immunological properties of bovine serum albumin by covalent attachement of polyethylene glycol. *J Biol Chem* 1977 ; 252 : 3578-81.

13. Aubuchowski A, McCoy JR, Palczuck NC, van Es T, Davis FF. Effect of covalent attachement of polyethylene glycol on immunogenicity and circulating life of bovine liver catalase. *J Biol Chem* 1977 ; 252 : 3582-6.

14. Bradley AJ, Murad KL, Regan KL, Scott MD. Biophysical consequences of linker chemistry and polymer size on stealth erythrocytes: size does matter. *Biochim Biophys Acta - Biomembranes* 2002 ; 1561 : 147-58.

15. Scott MD, Murad KL, Koumpouras F, Talbot M, Eaton JW. Chemical camouflage of antigenic determinants: stealth erythrocytes. *Proc Natl Acad Sci USA* 1997 ; 94 : 7566-71.

16. Murad KL, Mahany KL, Brugnara C, Kuypers FA, Eaton JW, Scott MD. Structural and functional consequences of antigenic modulation of red blood cells with methoxypoly(ethylene glycol). *Blood* 1999 ; 93 : 2121-7.

17. Murad KL, Gosselin EJ, Eaton JW, Scott MD. Stealth cells: prevention of major histocompatibility complex class II-mediated T-cell activation by cell surface modification. *Blood* 1999 ; 94 : 2135-41.

18. Chen AM, Scott MD. Immunocamouflage: prevention of transfusion-induced graft-versus-host disease via polymer grafting of donor cells. *J Biomed Mater Res* 2003 ; 67A : 626-36.

19. Chen AM, Scott MD. Current and future applications of immunological attenuation via pegylation of cells and tissue. *BioDrugs* 2001 ; 15 : 833-47.

20. Garratty G. Will stealth RBCs replace blood donors of rare types? *Vox Sang* 2002 ; 83 Suppl. 1 : 101-4.

21. Garratty G, Leger R, Arndt P, Armstrong JK, Meiselman HJ, Fisher TC. Polyethtylene treatment can mask blood group antigens, but also cause non-specific protein uptake. *Blood* 1997 ; 90 : 473a.

22. Garratty G. Evaluating the clinical significance of blood group alloantibodies that are causing problems in pretransfusion testing. *Vox Sang* 1998 ; 74 (S2) : 285-90.

23. Hortin GL, Lok HT, Huang ST. Progress toward preparation of universal donor red cells. *Artif Cells Blood Substit Immobil Biotechnol* 1997 ; 25 : 487-91.

24. Garratty G. Stealth erythrocytes: a possible transfusion product for the new century? *Vox Sang* 2000 ; 78 Suppl. 2 : 143-7.

25. Richter AW, Akerblom E. Polyethylene glycol reactive antibodies in man: titer distribution in allergic patients treated with monomethoxy propylene glycol modified allergens or placebo, and in healthy blood donors. *Int Archs Allergy Appl Immun* 1984 ; 74 : 36-9.

26. Jeong ST, Byun SM. Decreased agglutinability of methoxy-polyethylene glycol attached red blood cells: significance as a blood substitute. *Artif Cells Blood Substit Immobil Biotechnol* 1996 ; 24 : 503-11.

27. Huang ST, Hortin GL, Huang Z. Coating of red blood cells with crosslinked polyethylene glycol(XPEG) inhibits agglutination and shows favourable red cells survival. *Transfusion* 1998 ; 38 : 62S.

28. Murad K, Kompouras F, Talbot M, Eaton J, Scott MD. Molecular camouflage of antigenic determinants on intact mamalian cells: possible applications to transfusion medecine. *Blood* 1996 ; 88 : 444a.

29. Scott MD, Murad KL. Cellular camouflage: fooling the immune system with polymers. *Curr Pharm Des* 1998 ; 4 : 423-38.

30. Fischer TC, Armstrong JK, Meiselman HJ, Leger RM, Arndt PA, Garratty G. Polyethylene glycol coating of red blood cells strongly inhibits agglutination but does noy produce cells that are antigenically "silent". *Transfusion* 1997 ; 37 : 88S.
31. Armstrong JK, Meiselman HJ, Fisher TC. Covalent binding of poly(ethylene glycol) (PEG) to the surface of red blood cells inhibits aggregation and reduces low shear blood viscosity. *Am J Hematol* 1997 ; 56 : 26-8.
32. Bradley AJ, Test ST, Murad KL, Mitsuyoshi J, Scott MD. Interactions of IgM ABO antibodies and complement with methoxy-PEG-modified human RBCs. *Transfusion* 2001 ; 41 : 1225-33.
33. Tardi DH, Ingham KC. Mechanism of precipitaiton by polyethylene glycols. Analysis in terms of excluded volume. *J Biol Chem* 1981 ; 256 : 12108-17.
34. Lublin DM. Universal RBCs. *Transfusion* 2000 ; 40 : 1285-9.

Apport des nouvelles technologies dans le prélèvement et la préparation des cellules sanguines

Georges Andreu, Anne Chabanel, Bertrand Pelletier

La transfusion moderne est née au début des années 1940, lorsque les premières méthodes permettant de conserver le sang total dans des conditions satisfaisantes ont été développées [1]. Néanmoins, elle a réellement pris son essor à partir de la généralisation des prélèvements de sang total en poches plastiques et du développement des séparateurs de cellules. Ces deux innovations, survenant à la fin des années 1960, ont permis de préparer, et donc de transfuser aux patients, des produits sanguins labiles adaptés à leurs besoins, qu'il s'agisse de concentrés de globules rouges, de concentrés de plaquettes, ou de plasma thérapeutique. En effet, les supports plastiques ont permis le développement de techniques de séparation des éléments sanguins sophistiqués, permettant de préserver au mieux les qualités fonctionnelles des cellules sanguines. C'est dans le domaine des plaquettes que les progrès ont été les plus importants, notamment par le développement de méthodes de séparation à partir de la couche leuco-plaquettaire [2].

A partir des années 1980, les techniques de prélèvement par aphérèse, jusque-là très manuelles, ont évolué progressivement vers une plus grande automation, tout d'abord dans le domaine de la séparation proprement dite [3], puis dans la prédiction de la quantité de plaquettes prélevées, permettant ainsi une meilleure reproductibilité des résultats et une ébauche de standardisation de la préparation des produits sanguins labiles. Parallèlement, les techniques de réduction des leucocytes, par filtration [4], ou par d'autres méthodes physiques telles que l'élutriation [5], ont atteint des performances permettant de fixer des normes de qualité de plus en plus rigoureuses pour les concentrés de globules rouges, les concentrés de plaquettes et le plasma [6-8].

Ce sont les développements plus récents dans le domaine du prélèvement et de la préparation des produits sanguins labiles, apparus au cours des dix dernières années, et pour certains non encore introduits dans nos pratiques quotidiennes, qui font l'objet de ce chapitre général. Pour chacun d'entre eux, nous nous attacherons à définir son impact, qu'il concerne l'amélioration de la qualité et/ou de la sécurité des produits sanguins labiles, la sécurité des donneurs et du personnel des établissements de transfusion sanguine, ou l'organisation des dons.

Les nouvelles technologies de prélèvement

Prélèvement de sang total

Dérivation des premiers millilitres de sang prélevé

Ce procédé est généralisé en France depuis l'année 2000 pour les dispositifs de prélèvement de sang total. Sa mise en place sur l'ensemble des dispositifs de prélèvement d'aphérèse a été effective en 2004. Son introduction a été justifiée par la démonstration rigoureuse que l'élimination des trente-cinq premiers millilitres de sang prélevé réduit de façon significative d'un facteur trois la fréquence de contamination bactérienne du sang total par les germes de la flore cutanée [9]. Dans la pratique définie actuellement, ces trente-cinq millilitres ne sont bien sûr pas éliminés, mais ils sont utilisés pour les échantillons nécessaires à la qualification biologique des dons. Ce développement est mentionné dans ce chapitre uniquement parce que, malgré sa simplicité de mise en œuvre, son efficacité reconnue par la communauté scientifique et son faible coût, très peu de pays l'ont effectivement adopté à ce jour.

Protecteurs d'aiguille et guide-tubes

Des systèmes de sécurisation des dispositifs de prélèvement ont été introduits dès 1998, mais généralisés en France depuis 2001 pour les dispositifs de prélèvement de sang total, et fin 2004 pour les dispositifs d'aphérèse. Ils consistent en un protecteur d'aiguille inviolable, aisément manipulable dès le retrait de l'aiguille du bras du donneur, et un guide-tube pour la prise d'échantillon, branché directement sur la poche d'échantillonnage pré-don. Ces dispositifs, qui n'ont pas de rôle sur la qualité ou la sécurité des produits sanguins labiles pour les patients, jouent un rôle essentiel pour améliorer la prévention des accidents d'exposition au sang du personnel affecté à l'activité de collecte.

Contrôle du ratio anticoagulant/sang total prélevé

A l'heure actuelle, le sang total est directement prélevé dans une poche contenant un volume fixe d'anticoagulant. Cela ne permet pas d'assurer un ratio anticoagulant/sang total prélevé (AC/ST) parfaitement contrôlé. En pratique, dans les limites actuellement admises pour le don de sang total (prélèvement compris entre 400 et 500 mL), et avec un volume fixe de 63 mL d'anticoagulant, le ratio AC/ST réel varie donc entre 0,13 et 0,16, pour une moyenne de 0,14. Un procédé est en cours de développement permettant d'assurer un ratio AC/ST constant de 0,14. Ce procédé permet un mélange plus reproductible de l'anticoagulant et du sang total, réduisant ainsi les risques d'initiation de coagulation en cours de prélèvement ; il peut donc conduire à une meilleure qualité des concentrés de globules rouges, des concentrés de plaquettes et du plasma, et à la réduction du rejet d'un petit pourcentage de ces produits sanguins labiles en cours de production. Enfin, si l'on prend en compte la variabilité de l'hématocrite chez les donneurs de sang, le ratio anticoagulant/plasma (AC/PL) après séparation du concentré de globules rouges varie de 0,2 à 0,35. Le contrôle d'un ratio AC/ST constant pour le prélèvement de sang total réduit de moitié la variabilité du ratio AC/PL, ce qui représente indéniablement une amélioration de la standardisation du plasma, qu'il soit destiné au fractionnement ou à l'usage thérapeutique direct.

Ce procédé n'en est qu'au début de son évaluation. Sa mise en œuvre ne pourra donc être envisagée que si les améliorations attendues, notamment la diminution des caillots dans le sang total prélevé, sont bien vérifiées et quantifiées de façon rigoureuse.

Prélèvement de sang total sur poche simple

L'immense progrès du support plastique a été essentiellement lié à la capacité de réaliser des dispositifs comprenant plusieurs poches de transfert, voire des filtres intégrés, permettant de séparer les éléments du sang en circuit clos. Cependant, la complexité des dispositifs utilisés aujourd'hui introduit de nouveaux obstacles à l'efficacité de la préparation des produits sanguins labiles, en imposant la manipulation de dispositifs encombrants, peu adaptés à l'environnement de la collecte, notamment en équipe mobile, peu adaptés également à certaines étapes de la préparation des produits sanguins labiles comme la centrifugation, et enfin très coûteux au cas où toutes les fonctionnalités qu'ils permettent ne sont pas utilisées.

Pour pallier cette difficulté, le recours à des prélèvements de sang total sur une poche simple, et, à l'arrivée au laboratoire de préparation des produits sanguins labiles, à la connexion stérile de cette poche au dispositif complémentaire adapté est une évolution possible. La fiabilité et l'efficacité des nouveaux appareils de connexion stérile [10] permettent d'envisager ce changement de stratégie, qui favorisera également le développement de systèmes clos plus complexes permettant une meilleure automation des techniques de préparation des produits sanguins labiles.

Prélèvement d'aphérèse

Prélèvement de concentrés de globules rouges par aphérèse

Les premiers essais de séparation de concentrés de globules rouges directement dans les dispositifs d'aphérèse ont été menés il y a plus de dix ans [11]. Cependant, c'est au cours des dernières années que ces prélèvements ont commencé à être développés, et leurs conséquences mieux cernées.

• **Prélèvement de deux concentrés de globules rouges.** De nombreux séparateurs de cellules permettent aujourd'hui le prélèvement de deux concentrés de globules rouges chez un seul donneur, avec une déleucocytation par filtration intégrée. Certains sont des séparateurs déjà utilisés pour d'autres prélèvements d'aphérèse (modèles Compas de Fresenius, Trima de Gambro, MCS+ de Haemonetics) et d'autres sont à ce jour uniquement dédiés au prélèvement de deux concentrés de globules rouges (modèles Alyx de Baxter, Cymbal de Haemonetics) [12].

Les avantages de prélever directement deux concentrés de globules rouges au cours du don de sang sont les suivants :

– pour les patients, si les deux concentrés de globules rouges sont délivrés de façon solidarisée, cette méthode permet une réduction du nombre de donneurs pour une même prise en charge thérapeutique ; cela a un intérêt certain en cas de patient immunisé, avec un nombre restreint de donneurs compatibles, en cas de transfusion de concentrés de globules rouges de groupe sanguin rare, en cas de prise en charge de patients recevant des transfusions itératives à vie tels que les porteurs de thalassémie majeure et les drépanocytaires, ou enfin dans certains protocoles en pédiatrie ; de surcroît, ces prélèvements conduisent à une meilleure standardisation des concentrés de globules rouges en terme de contenu en hémoglobine, celle-ci pouvant être aisément programmée ;

– pour les établissements de transfusion sanguine, cette méthode permet de préparer deux concentrés de globules rouges avec une seule qualification biologique, et de réduire considérablement les étapes de préparation des concentrés de globules rouges, qui sont directement prêts à être étiquetés dès le retour de collecte ; cela peut donc constituer une alternative utile, notamment en cas de pénurie.

Les inconvénients et contraintes de ce type de prélèvement existent également :

– pour les donneurs de sang bénévoles, le don de sang a une durée de l'ordre de trente minutes, intermédiaire entre un don de sang total et un don d'aphérèse classique de plasma ; il est indispensable de respecter des critères d'éligibilité beaucoup plus rigoureux que pour le don de sang total ; en Europe, ces critères sont essentiellement un volume sanguin estimé à plus de cinq litres, condition généralement remplie par une personne non obèse de poids >70 kg, une concentration d'hémoglobine pré-don supérieure à 140 g/L, et des conditions de prélèvement permettant de garantir une concentration d'hémoglobine supérieure ou égale à 110 g/L en fin de don [8] ; ces conditions réduisent considérablement en pratique le nombre de donneurs éligibles ;

– pour les établissements de transfusion sanguine, outre le prix élevé des dispositifs de prélèvement et l'exigence de disponibilité des séparateurs, l'augmentation de la durée du don et les critères complexes d'éligibilité sont autant d'obstacles au développement de cette technique ; enfin, ces techniques, malgré les revendications de certains fabricants, ne sont pas vraiment adaptées aujourd'hui au prélèvement en équipe mobile, qui représente près de 85% des prélèvements de sang total en France.

En conclusion, ce type de prélèvement ne semble pas pouvoir concerner en France plus de 3% à 5% des dons conduisant à la production de concentrés de globules rouges.

En France, la place de ce type de prélèvement de deux concentrés de globules rouges par aphérèse simple reste à définir, les autorisations étant encore récentes. Aux États-Unis, un petit nombre d'établissements de transfusion sanguine se sont effectivement engagés dans cette voie de façon importante, cette politique étant peut-être favorisée par des caractéristiques différentes de la population européenne en terme de taille et de poids, et dans des organisations de dons plus orientées sur les sites fixes de prélèvement. Néanmoins, ce type de don exige un contrôle très strict de la réserve en fer chez les donneurs de sang bénévoles, et la supplémentation en fer s'avère en fait indispensable pour la préserver [13].

• **Prélèvement d'un concentré de globules rouges en association avec un autre composant sanguin.** La plupart des séparateurs de cellules utilisés pour les prélèvements de plaquettes (Amicus de Baxter, Compas de Fresenius, Trima de Gambro, MCS+ de Haemonetics) sont adaptables au prélèvement d'un concentré de globules rouges simultanément à un concentré de plaquettes d'aphérèse ou un plasma [14].

Contrairement au prélèvement de deux concentrés de globules rouges, ce type de prélèvement ne requiert pas de critère de sélection particulier en matière de concentration d'hémoglobine (valeur normale supérieure ou égale à 125 g/L pour les femmes et 135 g/L pour les hommes), de volume sanguin (avec toutefois un poids supérieur ou égal à 50 Kg) et une concentration de plaquettes sanguines supérieure à 150 g/L, à condition de respecter strictement les préconisations en matière de volume total prélevé chez un donneur, qui ne doit pas excéder 600 millilitres, sans tenir compte de l'anticoagulant.

Les avantages de cette association pour les receveurs et les établissements de transfusion sanguine sont les mêmes que pour le prélèvement de deux concentrés de globules rouges, auxquels il convient d'ajouter la possibilité de considérer ce type de prélèvement comme pouvant contribuer à la régulation des approvisionnements en concentrés de globules rouges. Par ailleurs, de façon fréquente, les services de prélèvement hésitent aujourd'hui à solliciter pour le don d'aphérèse de plaquettes des donneurs de sang de groupe sanguin O RH-1 ; la possibilité de dons combinés de plaquettes et de globules rouges doit donc permettre d'augmenter la proportion de donneurs d'aphérèse de groupe O RH-1.

Les inconvénients et contraintes ne sont, en revanche, pas aussi importants :

– pour les patients, ce mode de prélèvement peut limiter la quantité de plaquettes présentes dans les concentrés de plaquettes d'aphérèse, tout au moins en l'absence de méthodes de prélèvement intégrant des solutions de conservation des plaquettes ; cet inconvénient sera contrôlé lorsque les séparateurs de cellules seront adaptés à des prélèvement de plaquettes très concentrées, de l'ordre de 3.10^6 /µL.

– pour les donneurs de sang bénévoles, la durée de prélèvement n'est quasiment pas modifiée, et reste en tout état de cause dans la limite de deux heures au maximum telle que définie dans les pratiques habituelles en France.

En France, la place de ce type de prélèvement d'aphérèse combinée reste à définir, les autorisations étant encore récentes ; leur contribution à l'approvisionnement en concentrés de globules rouges restera en tout état de cause dans la limite des prélèvements de plaquettes par aphérèse, soit inférieure à 7% de l'approvisionnement en concentrés de globules rouges.

Innovations dans le domaine de la préparation des produits sanguins labiles

Développements propres aux concentrés de globules rouges

Filtration intégrée

L'intégration de filtre à déleucocyter dans les dispositifs de prélèvement de sang total date de la fin des années 1990. Dans son principe, elle permet de garantir le caractère clos de l'ensemble du processus de préparation. Ce n'est cependant pas sans difficultés que ce développement a pu être fait, notamment pour les dispositifs destinés à être centrifugés avant d'être déleucocytés, où le filtre, exposé au traumatisme de la centrifugation, doit répondre à des critères de qualité très stricts.

C'est l'une des raisons (l'autre étant la moindre perte en hémoglobine) qui a conduit à développer des systèmes de prélèvement où le sang total est déleucocyté par filtration avant centrifugation. Bien que la performance de la déleucocytation soit légèrement inférieure à celle de la filtration des concentrés de globules rouges, elle répond aux exigences françaises et européennes (moins de 10^6 leucocytes résiduels par concentrés de globules rouges), comme le montre le *Tableau I* extrait de la base de données nationales de contrôle qualité des produits sanguins labiles de l'établissements de transfusion sanguine.

Il est à noter que cette technique, généralisée à ce jour en France, n'a été adoptée que par une minorité de pays, y compris ceux qui réalisent une déleucocytation systématique.

Tableau I. Contenu en leucocytes résiduels (x 10^6 leucocytes résiduels par concentrés de globules rouges) selon la technique de préparation des concentrés de globules rouges (année 2003).

	Nombre de contrôles	Quartile inférieur	Médiane	Quartile supérieur
Filtration du ST	14 816	0,032	0,073	0,153
Filtration du CGR avec filtre intégré	5 550	0,012	0,014	0,048
Filtration du CGR avec filtre connectable	484	0,012	0,013	0,044

Développements propres aux concentrés de plaquettes

Automatisation de la préparation de mélanges de concentrés de plaquettes à partir de couches leuco-plaquettaires

La préparation de mélanges de concentrés de plaquettes à partir de couches leuco-plaquettaires telle que développée initialement [2] est une succession complexe d'opérations variées, comprenant des étapes de centrifugation, d'extraction, de mélange, et de filtration. Les qualités fonctionnelles de ces concentrés de plaquettes sont très satisfaisantes [15,16].

Le procédé Orbisac développé par Gambro a apporté dans ce domaine un niveau d'automatisation permettant d'améliorer la reproductibilité des résultats. Une étude [17] compare cette technique automatisée de préparation de concentrés de plaquettes à partir de mélange de quatre couches leuco-plaquettaires issues de sang total avec une méthode manuelle de référence. Elle montre une amélioration statistiquement significative du rendement de récupération de plaquettes (74 +/- 4% *vs* 56 +/- 14%), et une meilleure reproductibilité du contenu en plaquettes du concentré de plaquettes obtenu (CV 14% *vs* 19%) avec la méthode automatisée.

Solutions de conservation des plaquettes

Les premières solutions de conservation des plaquettes ont été développées dès la fin des années 1980. Les solutions disponibles sont répertoriées dans le *Tableau II*. Des développements récents permettent de penser que leur usage pourra se généraliser dans les prochaines années [18].

Tableau II. Composition (mmol/L) des principales solutions de conservation des plaquettes.

	Plasmalyte A	PAS-II	PAS-III	PAS-IIIM	Composol
NaCl	90	115,5	77	69	90
KCl	5			5	5
MgCl2	3			1,5	1,5
Citrate Na3		10	10	10	10
NaH2PO4			26	26	
Acetate Na	27	30	33	30	27
Gluconate Na	23				23

Les avantages des solutions de conservation peuvent être résumés de la façon suivante :

– réduction des incidents transfusionnels de type allergique et frisson-hyperthermie [19, 20] ; dans une population de trente-six patients (109 épisodes transfusionnels), la fréquence des réactions transfusionnelles aux plaquettes est réduite d'un facteur 3 chez les receveurs de concentrés de plaquettes déleucocytés et en suspension dans la solution de conservation PAS-1 comparés aux receveurs de concentrés de plaquettes non déleucocytés, les réactions allergiques étant divisées par un facteur 2 et les réactions fébriles par un facteur 5 [19] ; dans une étude de méthodologie plus rigoureuse, prospective avec tirage au sort des patients, et comparant des concentrés de plaquettes déleucocytés préparés à partir de couche leuco-plaquettaire en suspension dans du plasma ou dans la solution de conservation PAS-2, actuellement commercialisée sous le nom de T-Sol, la fréquence globale des réactions passe de 12% à 5,3%, les réactions allergiques de 5,2% à 0%, mais les réactions fébriles sont inchangées, 4,6% et 4,2% [20] ;

– bien qu'il n'en existe pas de démonstration dans la littérature scientifique à ce jour, la réduction des incidents à type de TRALI (*Transfusion-Related Acute Lung Injury*) est également attendue ; à titre indicatif, en 2003, le réseau d'hémovigilance français a relevé, parmi les quinze cas de TRALI signalés d'imputabilité forte, que neuf d'entre eux étaient dus à des concentrés de plaquettes, dont trois décès [21] ;

– ces solutions sont une étape préliminaire nécessaire à au moins une technique d'inactivation virale [22];

– enfin, l'utilisation de ces solutions donne la possibilité de prélever plus de plasma pour le fractionnement et donc pour la préparation de médicaments dérivés du sang.

Les inconvénients des solutions de conservation des plaquettes peuvent se résumer ainsi :

– tous les séparateurs de cellules ne permettent pas le prélèvement de plaquettes suffisamment concentrées en un seul temps, ce qui nécessite aujourd'hui des manipulations supplémentaires pour certains concentrés de plaquettes d'aphérèse ; néanmoins, tous les séparateurs de cellules seront adaptés à moyen terme à la réalisation de prélèvement de plaquettes très concentrées (concentration supérieures à $3.\ 10^6$ / µL) ;

– les lésions de conservation des concentrés de plaquettes sont plus importantes que dans la conservation en plasma, conduisant à une re-circulation significativement moins efficace des plaquettes transfusées [18, 20, 23] ; là encore, cependant, ces lésions sont en voie de meilleure maîtrise, avec l'introduction de solutions contenant du magnésium et des phosphates, dont les performances *in vitro* sont plus satisfaisantes [24], mais pour lesquelles nous ne disposons pas encore de données cliniques.

Conservation des concentrés de plaquettes à 4 °C

La conservation des plaquettes à 22 °C est indispensable pour limiter leur activation *in vitro* et donc préserver leur capacité d'agrégation *in vivo*. Dans les conditions habituelles de préparation, lorsque les concentrés de plaquettes sont conservés à 4 °C, on observe une quasi-absence de re-circulation *in vivo* après transfusion, dont le mécanisme n'est d'ailleurs pas complètement élucidé. Les raisons invoquées incluent une activation de la P-sélectine (CD62p, ou GMP-140) [25], mais aussi la réorganisation à la surface de la plaquette des récepteurs du facteur Willebrand, qui formeraient des clusters à 4 °C [26].

Une première publication, présentant les moyens d'inhiber cette réorganisation de surface des récepteurs du facteur Willebrand [27] par galactosylation enzymatique en présence d'UDP-galactose, a permis une re-circulation efficace des plaquettes chez la souris. Dans une autre approche [28], le blocage métabolique induit par l'ajout d'antimycine A dans un milieu de conservation sans glucose a permis une conservation prolongée des plaquettes humaines pendant 72 heures à 4 °C, sans altération majeure des fonctions *in vitro* après remise en suspension dans un milieu de conservation avec glucose à température ambiante.

Ces données n'autorisent pas d'envisager en l'état la conservation des plaquettes à 4 °C dans notre pratique quotidienne, mais elles montrent que de nouvelles approches sont possibles, qui permettraient assurément de réduire le risque bactérien des concentrés de plaquettes conservés à 22 °C, actuellement très supérieur à celui des concentrés de globules rouges qui sont conservés à 4 °C [29].

Développements touchant l'ensemble de l'activité de préparation

Automatisation de la séparation des composants à partir de sang total

La séparation des composants sanguins à partir du sang total passe par plusieurs étapes : filtration, centrifugation, et séparation par extraction. A titre d'exemples non limitatifs, la filtration peut précéder la centrifugation (filtration du sang total) ou, au contraire, lui succéder (filtration du concentré de globules rouges) ; la vitesse de centrifugation peut être faible ou élevée ; l'extraction peut être par le haut (plasma) ou le haut et le bas (plasma et globules rouges respectivement), la poche primaire conservant en fin de séparation la couche leuco-plaquettaire. Actuellement, aucune de ces étapes n'est complètement automatisée, et une intervention manuelle est toujours nécessaire entre chacune d'entre elles.

Des moyens nouveaux sont en cours de développement pour regrouper, automatiser et standardiser les étapes de centrifugation et d'extraction. En revanche, l'étape de filtration reste séparée, soit avant les deux autres (filtration du sang total), soit après (filtration du concentré de globules rouges). Ces techniques reposent sur deux stratégies de préparation très différentes, l'une tournées vers la séparation des composants sanguins dès le prélèvement, illustrée principalement par le dispositif Alyx de Baxter [12], l'autre vers le développement de systèmes intégrés dans les plateaux techniques de préparation, illustrée principalement par le dispositif Atreus de Gambro, dérivé lui-même du système Orbisac déjà mentionné [17]. La lourdeur de la première approche sur le terrain du prélèvement, notamment en équipe mobile (rappelons ici qu'en France, 85 % du sang total est prélevé en équipe mobile, alors que ce concept est pratiquement ignoré en Suède, où la quasi-totalité des prélèvements de sang total est réalisée dans des sites fixes), fait largement préférer la deuxième approche dans notre pays.

Atténuation virale

Les techniques d'atténuation virale ont été initialement développées pour les médicaments dérivés du plasma, puis pour le plasma. A ce jour, deux principales techniques sont disponibles pour le plasma : la technique Solvant-Détergent, qui nécessite le mélange de plasmas (plusieurs milliers dans la technique originale [30], et cent dans la méthode adoptée en France) et agit sur les virus enveloppées, et le bleu de méthylène [31], utilisable sur des plasmas individuels, issus de sang total ou d'aphérèse, également actif sur les virus enveloppés et certains virus nus.

C'est dans le domaine des plaquettes que des développements importants sont en cours. Une première méthode, basée sur l'effet d'un psoralène activé par les UV-A sur les acides nucléiques, est particulièrement avancée, avec marquage CE, et en voie d'autorisation en France [22, 32, 33]. Une autre méthode, basée également sur la formation de liaisons covalentes entre la riboflavine et les acides nucléiques après activation par la lumière visible et UV, est en développement, au stade de début des études cliniques de phase β III [34].

En revanche, il n'y a pas à ce jour de perspective à court ou moyen terme de disposer de technique d'atténuation des pathogènes adaptée aux concentrés de globules rouges.

Toutes ces techniques sont traitées de façon détaillée dans un autre chapitre de cet ouvrage, mais elles méritent d'être citées ici, eu égard à la place qu'elles ont de grandes chances de prendre à l'avenir pour l'amélioration de la sécurité microbiologique des transfusions, au moins de plaquettes et de plasma.

Production de cellules sanguines *in vitro*

La connaissance croissante dans le domaine des cellules souches hématopoïétiques, ainsi que la capacité de maîtriser leur expansion et d'orienter leur différenciation vers l'une des lignées de cellules sanguines ont été mises à profit pour préparer, à partir de cellules souches hématopoïétiques de diverses origines (sang placentaire et moelle osseuse) des globules rouges en quantité utilisable cliniquement [35]. Les obstacles initiaux étaient nombreux et notamment l'absence de maîtrise de la phase finale de maturation du globule rouge, l'énucléation. Une équipe française [35] a pu, en reproduisant *in vitro* le microenvironnement médullaire par l'utilisation de cytokines et de cellules stromales, obtenir une amplification des cellules souches hématopoïétiques CD34+ d'un facteur de l'ordre de 2 millions, avec une différenciation entièrement dirigée vers la production de globules rouges matures et fonctionnels *in vivo*. La durée de vie de ces globules rouges, après transfusion chez des souris tolérantes, est analogue à celle de globules rouges humains obtenus par simple prélèvement sanguin.

Les données actuelles de ce travail indiquent que, partant d'un prélèvement de sang placentaire, il est possible de préparer une quantité de globules rouges équivalente à celle d'un concentré de globules rouges classique, soit un contenu de l'ordre de 50 grammes d'hémoglobine. Bien entendu, les méthodes actuelles de culture doivent impérativement être adaptées pour assurer la sécurité d'une telle production et en améliorer le rendement, mais le fait est que cette approche peut s'inscrire dans la réalité. Les applications cliniques resteront sans doute modestes dans un premier temps, et pourront intéresser les quelques patients en véritable impasse thérapeutique du fait d'un groupe sanguin exceptionnel. Dès à présent, cependant, cet outil de culture peut permettre de mieux comprendre la physiologie du globule rouge, et notamment le mécanisme de l'énucléation, et peut également servir de modèle d'étude des interactions entre globules rouges et parasites, ou entre globules rouges et médicaments.

Conclusion

Nous avons vu que de nombreuses avancées étaient apparues au cours de la dernière décennie dans le domaine du prélèvement des donneurs de sang bénévoles et de la préparation des produits sanguins labiles.

Ces avancées conduisent indéniablement à des améliorations dans le domaine de la sécurité et de la qualité des produits sanguins labiles, mais nous avons également vu que ces deux domaines d'amélioration étaient loin d'être simultanés. Une amélioration de la sécurité (solution de conservation de plaquettes, technique d'atténuation virale par exemple) conduit fréquemment à une altération des qualités fonctionnelles des cellules sanguines et/ou des protéines plasmatiques. Les choix raisonnés conduisant à l'adoption d'une nouvelle technique doivent donc impérativement prendre en compte tous ces facteurs.

C'est dans le domaine de la standardisation de la préparation des produits sanguins labiles que nous pouvons attendre des avancées importantes. Pour ne prendre que l'exemple des concentrés de globules rouges, la répartition du contenu en hémoglobine est encore très étendue : les données de la base nationale de contrôle qualité de l'établissement du sang (*Tableau III*) indiquent un contenu moyen en hémoglobine variant entre 50 et 56 grammes selon la technique de préparation utilisée, avec des écarts-types de l'ordre de 6, et des valeurs extrêmes comprises entre 36 et 74 grammes.

Tableau III. Contenu en hémoglobine des concentrés de globules rouges préparés en France en 2001, 2002 et 2003 selon le procédé de préparation.

	Filtration ST			Filtration CGR décantation haute et basse			Filtration CGR décantation haute		
Année	*2001*	*2002*	*2003*	*2001*	*2002*	*2003*	*2001*	*2002*	*2003*
Effectif	12 883	11 904	14 816	2 980	4 522	3 906	3 218	4 672	2 125
Moyenne (g/CGRD)	55,5	55,6	56,3	50,5	50,3	50,8	53,1	51,8	52,6
Ecart-type	7,1	6,9	6,9	5,9	5,8	5,7	7,6	6,8	6,2

Il est indéniable que les prélèvements d'aphérèse de globules rouges, qui permettent une véritable programmation de la quantité prélevée, réduisent cette variabilité. Encore faut-il que les valeurs moyennes ne soient pas pour autant réduites par rapport à la situation actuelle, ce qui est aujourd'hui le cas avec la majorité des techniques d'aphérèse pour la préparation de deux concentrés de globules rouges à partir d'un seul don de sang.

Cette meilleure standardisation permettra de faciliter la recherche de l'adéquation entre la quantité de « principe actif » cellulaire (globules rouges ou plaquettes) que l'on considère comme nécessaire au traitement du patient et la quantité présente effectivement dans les produits délivrés. Il est utile de rappeler que l'adaptation de la posologie est source de meilleure maîtrise de l'utilisation des produits sanguins labiles [36, 37]. Aujourd'hui en France, cette adéquation est possible pour les concentrés de plaquettes d'aphérèse dont le contenu en plaquettes est systématiquement recherché et noté sur chaque produit ; elle n'est en pratique pas aussi aisément réalisable pour les concentrés de globules rouges, dont il est seulement garanti qu'ils contiennent au moins 40 grammes d'hémoglobine.

Enfin, il faut souligner les très grandes difficultés rencontrées en pratique pour juger de l'origine des améliorations que nous observons dans le cadre de la sécurité transfusionnelle. En effet, les évolutions de nos activités sur une période donnée sont, d'une part, faites de changements successifs dans divers domaines pouvant influer chacun directement ou indirectement sur la qualité et la sécurité des produits sanguins labiles, et d'autre part, chaque mesure nouvelle est en règle générale instaurée de façon exhaustive très progressivement. A titre d'illustration, si nous avons pu observer au travers des données de l'hémovigilance une réduction d'un facteur 2 des incidents par contamination bactérienne de grade 1 et 3 entre la période 1998-2000 (trente-neuf incidents par million de concentrés de plaquettes) et la période 2002-2004 (vingt incidents par million de concentrés de plaquettes), de nombreux changements survenus dans la période ont pu y contribuer, tels que la mise en place progressive sur les dispositifs de prélèvement d'aphérèse de la dérivation des trente premiers millilitres, la généralisation de la déleucocytation (quelques concentrés de plaquettes n'étaient pas déleucocytés en 1998), et le déploiement de procédures plus strictes de décontamination du site de phlébotomie, sans qu'il soit possible de faire la part de chaque initiative prise dans ce progrès. Il est donc essentiel d'évaluer toute nouvelle technique de prélèvement et de préparation des produits sanguins labiles de façon très rigoureuse, dans le cadre d'études prospectives totalement dédiées, avant de la mettre en œuvre.

Références

1. Mollison PL, Young IM. In vivo survival in the human subject of transfused erythrocytes in various preservative solutions. *Quart J Exp Physiol* 1942 31 : 359.
2. Piertersz RN, de Korte D, Reesink HW, *et al.* Preparation of leukocyte-poor platelet concentrates from buffy-coats. III. Effect of leukocyte contamination on storage conditions. *Vox Sanguinis* 1988; 55 : 14-20.
3. Price TH, Northway MM, Moore RC. Further results with the COBE Spectra system. Platelet collection using the COBE Spectra. *Infusionstherapie* 1989 ; Suppl. 2 : 44.
4. Andreu G, Masse M, Royer SD, Tardivel R. Leukodepleted blood components: definition of a standard. *Transfus Sci* 1999, 19 : 381-3.
5. Schoendorfer DW, Hansen LE, Kenney DM. The surge technique: a method to increase purity of platelet concentrates obtained by centrifugal apheresis. *Transfusion* 1983; 23 : 182-9.
6. Chabanel A, Andreu G, Carrat F, Hervé P. Quality control of leucoreduced cellular blood components in France. *Vox Sanguinis* 2002 ; 82 : 67-71.
7. Chabanel A, Sensebe L, Masse M, Maurel JP, Plante J, Hivet D, Kannengiesser, Naegelen C, Joussemet M, Marchesseau, Rasongles P, Proust F, David C, Montembalut AM, Bergeat P., Quality assessment of seven types of fresh-frozen plasma leucoreduced by specific plasma filtration. *Vox Sanguinis* 2003 ; 84 : 308-17.
8. *Guide pour la préparation, l'utilisation et l'assurance qualité des composants sanguins.* Editions du Conseil de l'Europe, 2005.
9. Bruneau C, Perez P, Chassaigne M, Allouch P, Audurier A, Gulian C, Janus G, Boulard G, De Micco P, Salmi LR, Noel L. Efficacy of a new collection procedure for preventing bacterial contamination of whole-blood donations. *Transfusion* 2001 ; 41 : 74-81.
10. Pietersz RN, Reesink HW, de Korte D, Dekker WJ, van den Ende A, Loos JA. Storage of leukocyte-poor red cell concentrates: filtration in a closed system using a sterile connection device. *Vox Sanguinis*. 1989 ; 57 : 29-36.
11. Valbonesi M, Frisoni R, Florio G, Ruzzenenti MR, Capra C, Merlo M, Parenti. Single-donor platelet concentrates produced along with packed red blood cells with the Haemonetics MCS 3p: preliminary results. *J Clin Apheresis* 1994 ; 9 : 195-9.
12. Snyder EL, Elfath MD, Taylor H, Rugg N, Greenwalt TJ, Baril L, Whitley P, Brantigan B, Story K. Collection of two units of leukoreduced RBCs from a single donation with a portable multiple-component collection. *Transfusion* 2003 ; 43 : 1695-705.
13. Radtke H, Mayer B, Röcker L, Salama A, Kiesewetter H. Iron supplementation and 2-unit red blood cell apheresis : a randomised, double-blind, placebo-controlled study. *Transfusion* 2004; 44 : 1463-7.
14. Moog R, Bartsch R, Muller N. Concurrent collection of in-line filtered platelets and red blood cells by apheresis. *Ann Hematol* 2002 ; 81 : 322-5.
15. Bertolini F, Rebulla T, Poretti L, Murphy S. Platelet quality after 15-day storage of platelet concentrate prepared from buffy coats and stored in a glucose-free crystalloid medium. *Transfusion* 1992 ; 32 : 9-16.
16. Fijnheer R, Veldman HA, van den Eertwegh AJ, Gouwerok CWN, Homburg CHE, Boogaard MD, de Korte D, Roos D. In vitro evaluation of buffy-coat-derived platelet concentrates stored in a synthetic medium. *Vox Sanguinis* 1991; 60 : 16-22.
17. Janetzko K, Klüter H, van Waeg G, Eichler H. Fully automated processing of buffy-coat-derived pooled platelet concentrated. *Transfusion* 2004; vol. 44 : 1052-8.
18. de Wildt-Eggen, Gullikson H. In vivo and in vitro comparison of platelets stored in either synthetic media or plasma. *Vox Sanguinis* 2003; 84 : 256-64.

19. Oksanen K, Ebeling F, Kekomâti R, Elonen E, Sahlstedt L, Volin L, Myllylä G. Adverse reactions to platelet transfusions are reduced by use of platelet concentrates derived from buffy coat. *Vox Sanguinis* 1994 ; 96 : 356-61.

20. de Wildt-Eggen, Nauta S, Schrijver JG, van Marwikk Kooy M, Bins M, van Prooijen HC. Reactions and platelets increments after transfusion of platelets concentrates in plasma or an additive solution : a prospective, randomized stud. *Transfusion* 2000; 40 : 398-403.

21. Rebibo D, Hauser L, Slimani A, Hervé P, Andreu G. The French Haemovigilance System: organization and results for 2003. *Transf Apheresis Sci* 2004 ; 1 : 145-53.

22. Lin L, Cook DN, Wiesenhahn GP, *et al.* Photochemical inactivation of viruses and bacteria in platelet concentrates by use of a novel psoralen and long-wavelength ultraviolet light. *Transfusion* 1997; 37 : 423-35.

23. van Rhenen DJ, Gulliksson H, Cazenave JP, Pamphilon D, Davis K, Flament J, Corash L. Therapeutic efficacy of pooled buffy-coat platelet components prepared and stored with a platelet additive solution. *Transfus Med* 2004 ; 44 : 289.

24. Gulliksson H, AuBuchon JP, Cardigan R, van der Meer PF, Murphy S, Prowse C, Richter E, Ringwald J, Smacchia C, Slichter S, de Wildt-Eggen J (for the ISBT). Storage of platelets in additive solutions : a multicentre study of the in vitro effects of potassium and magnesium. *Vox Sanguinis* 2003; 85 : 199-205.

25. Berger G, Hartwell DW, Wagner DD. P-selectin and platelet clearance. *Blood* 1998 ; 92 : 4446-52.

26. Hoffmeister KM, Felbinger TW, Falet H. The clearance mechanism of chilled blood platelets. *Cell* 2003; 112 : 87-97.

27. Hoffmeister K, Josefsson E, Isaac N, Clausen H, Hartwig J, Stossel T. Glycosylation restores survival of chilled blood platelets. *Science* 2003; 301 : 1531-4.

28. Badlou BA, Ijseldijk MJW, Smid WM, Akkerman JWN. Prolonged platelet preservation by transient metabolic suppression. *Transfusion* 2005; 45 : 214-22.

29. Andreu G, Morel P, Forestier F, Debeir J, Rebibo D, Janvier G, Hervé P. Haemovigilance network in France : organization and analysis of immediate transfusion incident reports from 1994 to 1998. *Transfusion* 2002 ; 42 : 1356-64.

30. Horowitz B, Lazo A, Grossberg H, Page G, Lippin A, Swan G. Virus inactivation by solvent/detergent treatment and the manufacture of SD-plasma. *Vox Sanguinis* 1998; 74 : 203-6.

31. Williamson L, Cardigan R, Prowse C. Methylene blue-treated fresh plasma : what is its contribution to blood safety ? *Transfusion* 2003; 43 : 1322-9.

32. McCullough J, Vesole D, Benjamin RJ, *et al.* Pathogen inactivated platelets using Helinx™ technology are hemostatically effective in thrombocytopenic patients : the SPRINT trial. *Blood* 2001; 98 : 405a.

33. van Rhenen D, Gulliksson H, Cazenave JP, *et al.* Transfusion of pooled buffy coat platelet components prepared with photochemical pathogen inactivation treatment. The Euro-SPRITE trial. *Blood* 2003 ; 101 : 2426-33.

34. Rhuane PH, Edrich R, Gampp D, Keil SD, Leonard RL, Goodrich RP. Photochemical inactivation of selected viruses and bacteria in platelet concentrated using riboflavin and light. *Transfusion* 2004 ; 44 : 855-77.

35. Giarratana MC, Kobari L, Lapillonne H, Chalmers, Kiger L, Cynober, Marden M, Wajcman H, Douay L. Ex-vivo generation of fully mature human red blood cells from hematopoietic stem cells. *Nature Biotechnology* 2004, on line : 1-5.

36. Arslan O, Toprak S, Arat M, Kayalak Y. Hb content-based transfusion policy successfully reduces the number of RBC units transfused. *Transfusion* 2004 ; 44 : 445-8.

37. Davenport R. Blood components should be labelled for content. *Transfusion* 2005; 45 : 3.

Les substituts des cellules sanguines : challenge ou marginalité ?*

Patrick Menu, Marie Toussaint-Hacquard, Jean-François Stoltz

Les recherches sur la mise au point de différents substituts artificiels ou biologiques des fonctions sanguines ont fait l'objet de nombreux travaux au cours du XXe siècle. Si les substituts plasmatiques sont utilisés depuis longtemps en clinique (dextran, amidon, ...), il n'en est pas de même des transporteurs d'oxygène ou des substituts de fonctions plaquettaires.

Concernant le « transport d'oxygène et de CO_2 », les premières expérimentations sont anciennes. Ainsi, dès 1925 Backer et Dodds [1] pratiquaient des injections intraveineuses d'hémoglobine chez des lapins et constataient l'apparition de troubles rénaux qu'ils attribuaient à la précipitation de la molécule dans les tubules à la suite d'une acidose et d'une augmentation de concentration saline. En 1940, de Nevasquez [2] montrait que ces deux faits n'étaient pas responsables des troubles observés. D'autres auteurs, de Gowin [3, 4] et Bing [5], travaillèrent cette question sans pouvoir proposer une réponse satisfaisante, et en 1948, Hamilton *et al.* [6], étudiant plus spécifiquement les effets de solutions d'hémoglobine sur le rein, en déconseillèrent l'emploi. Plus tard, Rabiner *et al.* [7] reprenaient l'étude des solutions d'hémoglobine et préparaient des solutions sans stroma qu'ils injectaient à des singes et obtenaient des résultats encourageants : la solution n'était pratiquement plus toxique et transportait l'oxygène. De plus, selon Peskin *et al.*, ses propriétés osmotiques étaient proches de celles du dextran [8].

Malgré cet avantage unique de transporter l'oxygène [7] comparé aux autres substituts, l'usage des solutions d'hémoglobine est resté longtemps expérimental étant donné les difficultés de préparation, de conservation et les effets secondaires mal maîtrisés.

Parallèlement, l'engouement pour des transporteurs artificiels d'oxygène est né avec les travaux de Clark et Gollan [9] qui ont montré qu'une souris immergée dans une émulsion de fluocarbure pouvait survivre quelques heures, bien qu'ayant les poumons envahis de liquide. Dès lors, de nombreuses recherches ont été conduites, particulièrement aux États-Unis [10] et au Japon avec quelques essais cliniques [11, 12]. Il a fallu attendre les émulsions de deuxième génération pour redonner un nouveau souffle à ces composés [13, 14] dont les plus avancés sembleraient pouvoir être prochainement utilisés chez l'homme.

---

*Travail réalisé dans le cadre du Comité européen "Euro Blood substitutes", et avec une aide de la Région Lorraine.

Les recherches sur la stabilisation ou la substitution de fonctions plaquettaires (plaquettosomes) sont beaucoup plus récentes et ont fait l'objet d'études moins nombreuses bien qu'intéressantes.

L'objectif de ce chapitre est de faire l'état des recherches et des études cliniques sur les solutions d'hémoglobine et produits de synthèse transporteurs d'oxygène et des travaux sur la substitution de fonctions plaquettaires. Nous avons, par ailleurs, exclu de notre propos les travaux récents consacrés aux leucocytes et aux exosomes en immunothérapie antitumorale [15].

Les transporteurs d'oxygène : mythe ou réalité ?

Si les techniques d'économie de sang, associées à une réduction des indications transfusionnelles, ont permis de limiter le nombre de transfusions homologues lors des interventions chirurgicales, la difficulté d'approvisionnement en produits sanguins en urgence constitue toujours une limitation à l'emploi de ceux-ci. L'élaboration d'un substitut de globules rouges capable de restaurer la volémie, d'assurer le transport des gaz respiratoires, et universellement compatible, reste d'intérêt clinique, même s'il ne pourra jamais posséder toutes les propriétés du sang.

Les transporteurs d'oxygène en cours de développement, appelés encore « *oxygen therapeutics* », doivent répondre à un cahier des charges qui ne cesse de s'affiner en fonction de l'évolution des solutions élaborées. Ils doivent avant tout être capables d'expansion volémique (au même titre que les substituts plasmatiques classiques) et capables de transporter et diffuser les gaz aux tissus. Ils doivent aussi présenter une absence d'effets secondaires majeurs, d'agents infectieux et de toxicité résiduelle, une rémanence vasculaire suffisante et un coût acceptable. Les indications potentielles de tels substituts sont nombreuses : choc hémorragique, ischémie, infarctus du myocarde, angioplastie, préservation d'organe et de tissus, hémodilution préopératoire, circulation extracorporelle et également pour des patients qui refusent la transfusion sanguine. Le potentiel clinique et économique de ces recherches est donc considérable. C'est ainsi que depuis plus de quarante ans, de nombreuses équipes, en association à des groupes industriels, ont tenté de développer des transporteurs d'oxygène qui présentent des caractéristiques spécifiques susceptibles de reculer, voire même d'annihiler, leurs limites d'utilisation.

Actuellement, trois grands axes de recherche sont envisagés. Le premier est basé sur des modifications chimiques de l'hémoglobine humaine ou animale, le deuxième, plus transfusionnel, est consacré à la modification de l'environnement de l'hémoglobine des hématies recelées ou dans des liposomes, et le troisième envisage l'utilisation d'émulsions de fluorocarbures. Parallèlement, la *Food and Drug Administration* vient de publier une directive qui résume les principaux critères qu'il faut évaluer pour apprécier l'efficacité des « *oxygen therapeutics* » en vue d'essais cliniques [16].

Nous résumons ci-dessous les différents états d'avancement et potentialités des divers substituts en cours de développement.

Les HBOCs (*Hemoglobin Based Oxygen Carriers*)

L'hémoglobine ne présente pas les propriétés antigéniques des hématies, mais elle conserve la capacité oxyphorique de celles-ci [17].

Comme cela a été rappelé ci-dessus, les premiers transporteurs d'oxygène testés furent de simples solutions d'hémoglobine [18, 19]. Mais celles-ci se sont vite révélées inefficaces et toxiques. Ces effets délétères ont été attribués à la présence de lipides et de protéines provenant de débris des membranes érythrocytaires [20]. Bien que les solutions d'hémoglobine préparées postérieurement soient purifiées par chromatographie (on parle alors de *stroma-free hemoglobin*, SFH) [21], une néphrotoxicité demeure, essentiellement due à son excrétion rénale. De plus, la clairance est rapide et donc la demi-vie plasmatique courte (2 à 5 heures) résultant de la dissociation de l'hémoglobine tétramère $\alpha_2\beta_2$ en dimères $\alpha\beta$ [17, 20, 21]. Ainsi, lors d'une perfusion de *stroma free hemoglobin*, les quantités d'hémoglobine libre dans la circulation deviendraient importantes, débordant les systèmes régulateurs physiologiques, et engendrant une défaillance rénale et une cytotoxicité inhérente à l'oxydation de l'hémoglobine libre en méthémoglobine, avec libération de radicaux libres [22].

De plus, du fait de la gestion optimisée actuelle des stocks de concentrés globulaires, le potentiel d'hématies non utilisées est limité [20, 23], ce qui a conduit à s'intéresser à d'autres sources d'hémoprotéines d'accessibilité plus aisée.

Les sources d'hémoglobine

• **L'hémoglobine humaine** n'est disponible qu'en quantité limitée ; elle est extraite par lyse des hématies, et peut être préparée à partir d'unités érythrocytaires périmées. Elle est ensuite purifiée par ultrafiltration et par chromatographie, puis elle subit une inactivation virale par chauffage, filtration et/ou solvant/détergent [24]. De ce fait, les agents viraux éventuellement présents dans les globules rouges sont inactivés. L'efficacité de ces processus a été validée pour de nombreux virus dont celui de l'immunodéficience humaine, le cytomégalovirus et l'hépatite B. Par ailleurs, d'autres opérations mises en place au cours des étapes de fabrication, comme l'ultrafiltration ou la chromatographie, sont de nature à éliminer partiellement les virus potentiellement présents, donc à accroître la sécurité de ces solutions [25]. Cependant, les risques ne peuvent être formellement exclus.

L'hémoglobine libre ainsi préparée présente cependant une trop forte affinité pour l'oxygène par perte de son effecteur allostérique, le 2,3-diphosphoglycérate, responsable d'un relargage adéquate de l'oxygène aux tissus [13, 17]. De plus, sa possible internalisation dans les cellules endothéliales [26], son extravasation et/ou excrétion demandent une stabilisation du tétramère et l'ajout d'un effecteur allostérique.

• **L'hémoglobine bovine**, à la différence de l'hémoglobine humaine, ne possède pas d'effecteur allostérique ; son affinité intrinsèque pour l'oxygène est basse [17]. Ainsi, l'hémoglobine bovine est apparue comme une intéressante alternative à l'hémoglobine humaine, d'autant qu'elle est disponible en abondance et à coût avantageux [13]. Cependant, des risques potentiels limitent son utilisation (transmission de l'encéphalite spongiforme bovine) ou une possible réponse immunitaire avec production d'anticorps après injection de protéines bovines.

• **Des hémoglobines recombinantes** ont pu être obtenues, grâce au génie génétique, dans des bactéries, des levures ou des cellules végétales [27, 28]. L'hémoglobine humaine recombinante la plus commune est produite par la bactérie *Escherichia coli*, dont les gènes codant pour les molécules de globines sont intégrés dans le génome. L'hémoglobine ainsi obtenue présente une amélioration de la libération tissulaire de l'oxygène et de la persistance vasculaire par intégration d'un pont entre les deux chaînes α, au niveau d'une glycine [29]. Le facteur limitant actuel de cette hémoglobine est son obtention à coût élevé [23]. Ainsi la société Somatogen (groupe Baxter) a réussi à produire une hémoglobine α_1-α_2 pontée (Optro^{TM}, US) qui a été polymérisée (rHb 2.0, US), mais dont le développement semble actuellement arrêté [29, 30]. Une nouvelle forme d'hémoglobine recombinante appelée « *Euroblood Substitute* » est en cours d'étude, par un partenariat entre plusieurs équipes dont la nôtre, dans le cadre du 6e PCRD (2004-2007) [31].

Les solutions d'hémoglobine modifiée et leurs limites

Solutions d'hémoglobine modifiée

Pour réduire les limites de l'hémoglobine native, des modifications chimiques ont été envisagées pour stabiliser l'hémoprotéine. Ainsi, pour diminuer l'affinité pour l'oxygène, il a été fixé des facteurs allostériques (comme le phosphate de pyridoxal), et pour augmenter la demi-vie, les sous-unités sont stabilisées entre elles. Pour réduire la pression oncotique, la masse moléculaire est augmentée par fixation de macromolécules (polyéthylène, dextran,...), par polymérisation (glutaraldéhyde) ou en encapsulant l'hémoglobine dans de micro-vésicules synthétiques (liposomes, niosomes). Les caractéristiques physicochimiques majeures des produits développés sont données dans le *Tableau I*.

Tableau I. Caractères physicochimiques des principales formes d'hémoglobine chimiquement modifiée.

Nom	Origine	M.molec (kDa)	[Hb] (g/dL)	Viscosité (cPoise)	P.oncotique (mmHg)	P50 (mmHg)	Stades cliniques
rHb 2.0	Hu	NC	10	2,3	62	34	En dvlpmt et arrêt ?
DCLHb	Hu	64	10	10	42	32	Arrêt
Polyheme	Hu	64 à 400	15	~ 2,1	~ 23	~ 20	III
o-raffinose-polyHb	Hu	64 à 600	10	1,15	~ 24	34	Arrêt ?
Hemopure	Bov	64 à 500	13	1,3	25	~ 37	En attente
PHP	Hu	187	8	2,9	57	24	III
MP4	Hu	95	4,2	2,5	55	6	I
OxyVita	Hu, bov	20 Mda	6	~ 2,5	10	4	Préclin
HbV/HSA	Hu	281 nm de diamètre	8,6	3	40	33	Préclin

• **La réticulation intramoléculaire** entre les sous-unités α et β ou β et β stabilise les chaînes et réduit l'élimination rénale. Ce concept a été développé par l'armée américaine et Baxter HealthCare sous le nom de *Diaspirin cross-linked* Hb (DCLHb) puis « *HemAssist* », de modification chimique α_1-Lys_{99}, α_2-Lys_{99} (bis 3,5-dibromosalicyl fumarate) *cross-linked* Hb. Après des essais en chirurgie, en traumatologie et en situation ischémique, le développement de ce produit a également été arrêté [17, 20]. Remarquons que le pontage intramoléculaire peut également être obtenu par génie génétique (production par des cellules hôtes de l'hémoglobine stabilisée par réticulation) [20].

• **La polymérisation de l'hémoglobine** augmente la rémanence vasculaire tout en ralentissant l'oxydation. Le principe consiste à relier plusieurs molécules d'hémoglobine entre elles grâce à des agents comme le glutaraldéhyde [13, 20]. La polymérisation augmente la viscosité de la solution, ce qui semble être un avantage. Diverses hémoglobines polymérisées ont été synthétisées à partir d'hémoglobine humaine, en particulier :

– PolyHeme^{TM} (Northfield Laboratories, US), [β_1- β_2 (pyridoxal 5'phophate) liées et polymérisées par du glutaraldéhyde] actuellement en phase clinique III (traumatologie) [32] ;

– Hemolink (Hemosol Inc, CN), [β_1- β_2 (liées par des chaînes de o-raffinose) et polymérisée] ; essais cliniques de phase II [33] ;

– Hemopure^{TM} à partir d'hémoglobine bovine (HBOC-201, Biopure Corporation, US), [Hb polymérisée au glutaraldéhyde], actuellement en complément d'étude avant autorisation de la *Food and Drug Administration* pour la chirurgie orthopédique, et approuvé en Afrique du Sud pour palier les problèmes de transfusion) [34].

• **L'hémoglobine conjuguée** est obtenue par greffage sur l'hémoprotéine d'une macromolécule biocompatible telle que le dextran 40 (Hb-Dex-BTC, Fr) [35, 36] ou le polyéthylène glycol (PEG-Hb ; Enzon, US). Leurs développements semblent également arrêtés.

En revanche, d'autres macromolécules sont en cours d'évaluation comme :

– la PHP (PLP- Hb-PEG) produite par Cyracyte Inc (ex Apex Bioscience, USA), [β_1- β_2 liées par du phosphate de pyridoxal et conjuguées par du polyéthylène glycol], en phase clinique III [37],

– MP4 (Mal-PEG 4 maleimide-PEG – Hb) produite par Hemospan, Sangart Inc, USA) [38, 39],

– OxyVita (ZL-Hb, fusion $\alpha_1\beta_1$ -$\alpha_2\beta_2$ Zero-length et polymérisation de l'Hb) produite par IPBL Pharmaceutical (Université du Maryland, USA) [40], en phase d'évaluations précliniques.

• **L'encapsulation de l'hémoglobine** est une méthode alternative aux modifications chimiques. Ce procédé augmente la durée de vie intravasculaire et peut permettre de co-encapsuler certaines molécules, en particulier du 2,3DPG et de l'hémoglobine, ce qui conduit à une cinétique de fixation et de libération de l'oxygène plus rapide pour l'hémoglobine encapsulée que pour les érythrocytes [20]. L'encapsulation d'hémoglobine peut être réalisée grâce à des vecteurs de type liposomes [41], parfois enrobés de polyéthylène glycol pour les rendre plus furtifs (HbV-PEG) [42] ou de l'Hb PLP en suspension en présence de sérum albumine humaine (HbV/HSA) développé au Japon [43]. D'autres approches, basées sur l'utilisation de nanocapsules de polymères biodégradables (polyéthylène-glycol-polylactide) incorporant une faible quantité d'Hb mais de plus petite taille, sont au stade de développement [44]. Enfin, en France, une étude récente propose des billes (100 à 300 nanomètres) de monomères de cyanoacrylate d'alkyle et de sucres recouvertes d'hémoglobine [45].

Limites des solutions d'hémoglobine modifiée

Alayash se demande si l'on peut réellement « dompter » les limites des hémoglobines modifiées [46] car elles entraînent presque toujours une modification du tonus vasculaire, attribuée plutôt à l'interaction entre l'hémoglobine et le monoxyde d'azote. Ces variations vasomotrices ont été mises en évidence aussi bien *in vitro* sur des modèles d'artères isolées que *in vivo*, par des mesures de pression artérielle et de débits sanguins locaux. Le monoxyde d'azote est un puissant agent vasodilatateur, formé et libéré par l'endothélium vasculaire et agissant en relâchant le tonus vasculaire. L'une des causes probables de la vasoconstriction observée lors de l'injection de solutions d'hémoglobine serait due au piégeage du monoxyde d'azote [24], se traduisant par la réduction de sa biodisponibilité et, *in fine*, par une élévation de la pression artérielle. Cette capture par l'hémoglobine en solution aurait lieu dans le système vasculaire et lors de son extravasation [46]. Ainsi, Sakai *et al.* ont montré que l'intensité de la vasoconstriction est corrélée à la taille des hémoprotéines [47]. Les plus petites molécules (hémoglobine $\alpha\alpha$-pontée par exemple) passent facilement la barrière endothéliale, alors que les grosses molécules (HbV-PEG) sont beaucoup moins concernées par ce phénomène. Cependant, l'interaction Hb-NO n'est peut-être que la partie émergée de l'iceberg censé représenter les nombreuses interactions vasculaires possibles de l'Hb.

Il est aussi évident que la vasoconstriction ainsi observée est multifactorielle ; d'autres mécanismes pourraient être en cause :

– stimulation de la production d'endothéline (puissant vasoconstricteur) [48] ;

– potentialisation de la réponse aux catécholamines des récepteurs adrénergiques α_1 et α_2 [47] ;

– production, au cours de l'auto-oxydation de l'hémoglobine, de radicaux libres superoxydes qui, en réagissant avec le monoxyde d'azote, se comportent comme de puissants vasoconstricteurs ;

– vasoconstriction réflexe faisant suite à l'oxygénation excessive des tissus périphériques ou encore à une viscosité trop faible des solutés, réduisant les contraintes de cisaillement appliquées sur la paroi interne des vaisseaux [49].

Si, chez un patient en état de choc, l'augmentation limitée des résistances vasculaires systémiques peut se révéler bénéfique en améliorant la perfusion des organes vitaux (état de choc volémique par exemple), l'élévation des résistances vasculaires pulmonaires et coronaires peut conduire à des effets indésirables majeurs. C'est pourquoi, de nombreux travaux essaient de comprendre et mieux maîtriser ces phénomènes vasomoteurs.

Les hémoglobines modifiées de demain

De nouvelles générations d'hémoglobines modifiées devraient être dépourvues d'effets vasopresseurs et/ou « équipées » d'enzymes afin d'en limiter les inconvénients majeurs (vasoconstriction et oxydation en méthémoglobine), en particulier par réduction de l'affinité pour le monoxyde d'azote ou par greffage d'enzymes antioxydantes. Ainsi l'équipe de Chang a élaboré un substitut doté de propriétés antioxydantes (polyhemoglobin-superoxide dismutase-catalase ou polyHb-SOD-CAT) [50]. Tsai *et al.* produisent par *Escherichia coli* une hémoglobine recombinante de faible affinité pour l'oxygène, rHb (beta N108Q), relativement stable à l'oxydation [51]. Tsuchida *et al.* ont élaboré un substitut original dénué d'effet hypertensif : un hème synthétique est « greffé » sur de l'albumine humaine recombinante [52]. Winslow *et al.* préconisent un haut poids moléculaire, une affinité élevée pour l'oxygène et une viscosité intrinsèque importante favorable à une meilleure vaso-relaxation [53], susceptibles de réduire les effets délétères hémodynamiques lors de l'administration [38]. A l'instar de cette conception, d'autres auteurs développent des hémoglobines présentant des modifications chimiques originales susceptibles de favoriser la rémanence vasculaire, et on peut mentionner deux substituts français en cours d'élaboration, une hémoglobine octomérique produite dans *E.coli* à partir d'un gène d'hémoglobine anormale (rHb betaG83C, INSERM, U473) [54], et une hémoglobine (Roscoff et CNRS et Université P.&M. Curie) issue d'un ver marin (hémoglobine extracellulaire *d'Arenicola marina* naturellement polymérisée) [55].

Encapsulation, dans les hématies, d'effecteurs allostériques de l'hémoglobine ou d'agents thérapeutiques

Il s'agit d'une technique développée dans les années 1980 en France par Ropars *et al.* [56], qui permet d'internaliser des agents thérapeutiques dans les hématies par un procédé de lyse/recèlement sans modifier la viabilité des cellules. Le procédé est simple : les hématies, en réponse à un choc osmotique contrôlé, vont gonfler et donc engendrer la formation de pores dans la membrane, ce qui va permettre la rentrée dans la cellule de molécules ou de médicaments. Après remise des hématies en milieu isotonique, il y a recèlement de la membrane. Plusieurs études préliminaires ont permis de valider le principe d'internalisation d'agents thérapeutiques (thrombotiques, chélateurs de fer, agents allostériques de l'hémoglobine, immunosuppresseurs, ...) [57, 58]. Dans le cadre transfusionnel, le déplacement de la courbe de dissociation oxygène-Hb par augmentation du 2-3 DPG est important. La technique proposée par Ropars *et al.* d'introduire un effecteur allostérique de l'hémoglobine (inositol-hexaphosphate) par hémolyse réversible est séduisante pour modifier la P_{50}. Des essais chez l'animal ont montré la faisabilité de la méthode, mais malheureusement aucune étude clinique dans des pathologies ischémiques n'a été effectuée à ce jour [59]. Par ailleurs, il faut noter que la méthode pourrait être intéressante pour la vectorisation de médicaments par autotransfusion contrôlée comme voie alternative au nanoparticules ou aux liposomes [58].

Les émulsions de fluorocarbures ou perfluorocarbones

Les perfluorocarbures, hydrocarbures synthétiques inertes, de forme linéaire ou cyclique, dans lesquels la totalité ou une partie des atomes d'hydrogène a été remplacée par des atomes de fluor ou de brome, peuvent être utilisés comme substitut sanguin. Cette idée remonte aux travaux de Clark et Gollan en 1966, qui montrent qu'un rat plongé dans une émulsion de perfluorocarbures oxygénée pouvait survivre [9].

La capacité des fluorocarbures à transporter et à libérer l'oxygène et l'anhydride carbonique est due à la solubilité physique des gaz, directement proportionnelle à la pression partielle appliquée [17, 20]. Il est donc indispensable, pour augmenter la quantité d'oxygène délivrée aux tissus, d'augmenter la teneur en oxygène de l'air inspiré par le patient ($FiO_2 = 1$) et non d'augmenter la dose de fluorocarbure. Dans ces conditions, la teneur de gaz véhiculé est semblable à celle du sang. Cependant, les fluorocarbures doivent être administrés sous forme d'une dispersion de fines particules stabilisées par des agents tensioactifs. Les émulsifiants actuellement utilisés (lécithine de jaune d'œuf) sont assez bien tolérés par l'organisme et fournissent des émulsions stables à température ambiante [17, 20]. Ainsi, la disponibilité de l'oxygène transporté par les perfluorocarbures est deux fois plus grande que celle du sang (par absence de fixation) et l'extraction de l'oxygène est accrue du fait de leur forte surface exhibée par la petite taille des gouttelettes d'émulsion (2 à la 8 µm) [60], ce qui en fait un substitut intéressant pour réduire une ischémie tissulaire. Enfin, les émulsions de perfluorocarbures doivent être diluées dans un substitut plasmatique (colloïde ou HEA) et posséder alors une pression oncotique et une viscosité suffisantes.

Les différentes générations de fluorocarbures

De la première génération d'émulsions, la plus évoluée est le Fluosol-DA® (Green Cross Corporation, Osaka, Japon). Il s'agit d'un mélange de 70% de perfluorodécaline et de 30% de perfluorotripropylamine, émulsionné par le Pluronic F-68. Cette émulsion ne possède qu'une efficacité réduite, liée à sa faible teneur en fluorocarbures, une faible persistance intravasculaire et une stabilité très insuffisante. Pour être administrable, il faut décongeler le Fluosol-DA® (l'émulsion n'étant pas stable à température ambiante), l'homogénéiser et l'oxygéner, ce qui requiert environ deux heures, un délai incompatible avec l'urgence. Le Fluosol-DA® a néanmoins été autorisé par le *Food and Drug Administration* pour utilisation au cours d'angioplasties coronariennes transluminales percutanées [61]. Cependant, en raison d'un faible succès commercial, la Green Cross Corporation en a arrêté la fabrication en 1994 [62].

Les émulsions de fluorocarbures de deuxième génération, représentées par Oxygent® (émulsion de bromure de perfluorooctyle ou perflubron ; Alliance Pharmaceutical Co, US) [63], Oxyfluor® (émulsion de perfluorodichloroctane ; HemaGen, US) et Perftoran (émulsion contenant 3 vol. % of perfluoromethylcyclohexylpiperidin et 7 vol. % of perfluorodecalin, Russie) [64, 65] présentent trois avantages majeurs : une efficacité accrue, liée à une concentration en fluorocarbures quatre à cinq fois supérieure aux émulsions de première génération, un tensioactif (lécithine de jaune d'œuf) mieux toléré par l'organisme, et une stabilité plus grande (les émulsions résistent à la chaleur lors de la stérilisation, peuvent être conservées pendant un an à 5-8 °C et sont prêtes à l'emploi). Cependant, lors de leur utilisation en clinique humaine, elles peuvent entraîner un syndrome pseudo-grippal dose-dépendant, qui apparaît quatre à six heures après l'injection, associant fièvre, hypotension artérielle, tachycardie, hyperleucocytose et thrombopénie, et disparaît en vingt-quatre heures. A ce jour, il semble qu'Alliance, après plus de 1 400 cas traités, ait suspendu momentanément ses essais cliniques [14].

Les applications cliniques potentielles des fluorocarbures

Les fluorocarbures pourraient être utilisés pour retarder et réduire le volume de la transfusion de sang. Ainsi, associée à l'hémodilution normovolémique immédiate, leur utilisation permet d'augmenter le transport en oxygène malgré un hématocrite inférieur au seuil toléré habituellement, sans compromettre l'oxygénation tissulaire et en retardant l'administration de sang autologue. Une hémodilution plus sévère pourrait être tolérée par le patient, dans le cas d'une intervention programmée avant laquelle des prélèvements préalables du sang du patient sont réalisés et compensés par des fluorocarbures, pour être reperfusés au cours et après l'acte chirurgical. Le recours à la transfusion homologue serait moindre. Des essais cliniques de phases II et III avec le Perflubron et le Perftoran sont en cours dans cette indication [66-68].

La petite taille des particules associée à leur capacité de transport de l'oxygène laisse également penser que ces émulsions sont indiquées dans les atteintes microcirculatoires hypoxiques (accident vasculaire célébral, angioplastie coronaire, infarctus du myocarde,...) [17].

En cancérologie, les fluorocarbures augmenteraient la sensibilité des cellules cancéreuses à la radiothérapie et à la chimiothérapie [69]. Ils peuvent aussi être utilisés pour la conservation des organes en attente de transplantation. Enfin, ils sont utilisés purs pour la ventilation semi-liquide au cours de pathologies telles que le syndrome de détresse respiratoire aiguë de l'adulte ou la maladie des membranes hyalines du nouveau-né [17, 70]. Dans ces contextes, ils favorisent les échanges gazeux et le recrutement alvéolaire.

L'avantage principal des perfluorocarbures est d'être exclusivement synthétiques. Ils trouvent leur utilité en médecine et en biotechnologie, avec un intérêt tout particulier en chirurgie, comme fluide temporaire capable d'oxygéner des tissus, ce qui en fait l'une des voies de développement intéressante.

Peut-on développer des substituts plaquettaires ?

Le développement de substituts plaquettaires est essentiellement lié aux problèmes récurrents d'approvisionnement (nombre de donneurs faible par rapport aux besoins) et aux conditions de conservation (durée de cinq jours maximale, à 22 °C avec risque de multiplication bactérienne). Cela a conduit à envisager des produits de substitution. Un cahier des charges du substitut plaquettaire type a été proposé par Lee et Blajchman [71]. Ainsi, idéalement, le produit doit présenter une efficacité hémostatique sans être thrombogène avec une durée d'action suffisamment longue, être dépourvu d'immunogénicité, ne pas induire d'immunosuppression, être stérile, pouvoir être conservé longtemps dans des conditions simples et enfin être facile à administrer.

Parmi les substituts plaquettaires qui ont été proposés, on peut distinguer deux catégories de préparation : des produits dérivés des plaquettes, et des substituts au sens propre non dérivés de cellules.

Produits dérivés des plaquettes

L'un des problèmes actuels majeurs de la transfusion est la conservation des plaquettes à température ambiante. De nombreuses équipes ont travaillé sur la conservation des plaquettes à froid. Ces travaux ont mis en évidence une altération des fonctions hémostatiques ainsi qu'une diminution de la survie *in vivo* [72, 73]. En effet, l'exposition au froid de ces plaquettes provoque une modulation de l'expression des glycoprotéines membranaires, qui favoriserait leur élimination par les macrophages hépatiques. Différentes stratégies ont été testées afin de préserver la morphologie et la fonctionnalité des plaquettes pendant la période de conservation à +4 °C, par l'intermédiaire d'inhibiteurs de l'assemblage du cytosquelette (cytochalasine B associée à un chélateur de calcium) de molécules telles que le tréhalose ou des glycoprotéines de poisson « anti-congélation » (AFGPS) ou enfin d'agent permettant la galactosylation enzymatique des plaquettes permettant de limiter leur reconnaissance et donc leur élimination par les macrophages hépatiques [74]. D'autres équipes ont tenté de congeler les plaquettes en présence d'un cryoprotecteur tel que le diméthylsulfoxyde à 6% [75], méthode actuellement reconnue, permettant une conservation des plaquettes jusqu'à dix ans à -80 °C. Ces plaquettes présentent des modifications morphologiques et fonctionnelles détectables mais conservent tout de même des propriétés hémostatiques *in vivo*. Cette dernière méthode est cependant onéreuse et de préparation délicate. C'est pourquoi, cette technique est essentiellement utilisée pour la conservation des plaquettes autologues pour transfusion chez les patients allo-immunisés, dans le contexte de leucémie aiguë par exemple [76]. Des études récentes ont cependant permis d'améliorer ce procédé en additionnant au milieu une solution de conservation à base d'amiloride, d'adénosine et de nitroprusside de sodium (ThromboSol^{TM}, LifeCell, USA) permettant d'inhiber l'activation des cellules et de réduire la concentration de diméthylsulfoxyde à 2% [77], ce qui facilite l'utilisation ultérieure de ces plaquettes, en dispensant de l'étape de lavage.

Une autre voie de recherche est la préparation de plaquettes lyophilisées. L'idée n'est pas nouvelle puisque les premiers essais datent des années 1950 [78, 79] mais ce n'est que récemment qu'une équipe a réussi à mettre au point une méthode de préparation de plaquettes humaines fixées au paraformaldéhyde, congelées dans de l'albumine à 5% puis lyophilisées [80]. L'évaluation de cette préparation *in vitro* a mis en évidence une préservation de la morphologie plaquettaire et une expression diminuée mais résiduelle de la majorité des glycoprotéines plaquettaires sur la membrane des plaquettes réhydratées. Malgré l'absence d'agrégation après stimulation par l'ADP et le collagène, ces plaquettes semblent pouvoir participer à l'agrégation en présence de plaquettes « fraîches » et présentent une activité procoagulante. *In vivo*, des propriétés hémostatiques de ces plaquettes réhydratées ont été mises en évidence dans des études avec des animaux thrombopéniques (lapin et chien notamment), avec toutefois une durée d'activité courte de quatre à six heures [81].

Un autre concept est l'utilisation de microvésicules plaquettaires qui possèdent des propriétés procoagulantes et facilitent l'adhésion des cellules. Ce concept a été retenu par une société américaine (Cypress Bioscience) qui a développé une préparation de microvésicules plaquettaires humaines (Infusible Platelet Membranes, Cyplex®) obtenues par congélation–décongélation successive à partir de concentrés plaquettaires périmés [82]. Des étapes d'inactivation virale par la chaleur, de formulation dans un mélange de saccharose et d'albumine puis de lyophilisation, rendent cette préparation stable deux ans à 4 °C. L'efficacité hémostatique de ce produit a été mise en évidence *in vivo* sur un modèle de lapin thrombopénique, où l'on a observé un raccourcissement du temps de saignement pendant une durée de six heures [82]. Aucune toxicité n'a été détectée. Des études de phase I et II ont été réalisées chez l'homme. Un essai de phase II chez des patients thrombopéniques avec hémorragie réfractaire a montré une certaine efficacité hémostatique de ce produit permettant l'arrêt de l'hémorragie chez certains de ces patients [76]. Le développement de ce produit semble cependant arrêté à ce jour.

Substituts non dérivés des plaquettes

Afin de s'affranchir des problèmes liés à la conservation mais aussi à l'approvisionnement insuffisant, certaines équipes de recherche travaillent à l'élaboration de produits de substitution au sens propre. Dans cette catégorie, toutes les préparations sont encore au stade préclinique d'évaluation.

Une première voie concerne la préparation d'hématies de billes ou de nanoparticules sur lesquelles sont greffés du fibrinogène ou la séquence peptidique RGD permettant la fixation du fibrinogène à GPIIbIIIa. Cependant, malgré leur propriété pro-agrégante plaquettaire démontrée *in vitro*, aucune efficacité hémostatique de ce type de substituts n'a pu être mise en évidence *in vivo* [76].

Une autre alternative consiste en l'utilisation de microcapsules ou de microsphères recouvertes de fibrinogène. Deux préparations de ce type ont été étudiées principalement, mais elles ne semblent plus faire l'objet d'études :

– des microcapsules d'albumine humaine de 3,5 à 4,5 µm de diamètre, obtenues par atomisation, et sur lesquelles sont immobilisées des molécules de fibrinogène humain par interaction ionique (Synthocytes^{TM}, Andaris, UK). Des essais précliniques réalisés chez des modèles animaux thrombopéniques ont mis en évidence que ce substitut était capable d'induire un raccourcissement du temps de saignement pendant trois heures [83] ;

– des microsphères d'albumine recouvertes avec du fibrinogène selon un processus différent (particules de 1 à 2 µm de diamètre, Thrombospheres^{TM}, Hemosphere, USA) présentent également des propriétés hémostatiques *in vivo* chez le lapin thrombopénique mais de façon surprenante, avec une durée d'action très longue (jusqu'à soixante-douze heures après un seul bolus, et alors que les microsphères ne sont plus détectables dans la circulation) [84].

Enfin, d'autres équipes ont formulé des agents liposomaux, selon différentes approches : des liposomes porteurs de glycoprotéines plaquettaires membranaires : « *plateletsome* » [85], des liposomes porteurs du site de fixation du facteur von Willebrand de la GPIb [86], ou des liposomes procoagulants administrés avec du facteur X activé [76]. Chacun de ces composés semble avoir une efficacité hémostatique *in vivo* sur des modèles animaux thrombopéniques. Signalons, cependant, que des liposomes associés au facteur Xa ont présenté une toxicité importante chez le chien [76].

Les substituts des plaquettes : quel avenir ?

Comme tout produit de substitution, les substituts plaquettaires ne permettent pas de remplacer toutes les fonctions cellulaires. Cela restreint donc le domaine d'application de chacun et implique la possible existence de plusieurs types de substituts. Les différentes voies de recherche développées jusqu'ici semblent prometteuses, mais la majorité des produits n'en est encore qu'à un stade préclinique. En outre, l'évaluation *in vivo* de l'efficacité de tels produits est très difficile, dans un contexte de thrombopénie en particulier où la survenue d'hémorragie grave reste peu fréquente. Parallèlement, d'autres approches permettent aujourd'hui de limiter la transfusion de concentrés plaquettaires et de diminuer, voire d'arrêter, le saignement en particulier dans les thrombopénies. Ainsi, certains agents permettent d'augmenter l'activité des plaquettes (acétate de desmopressine), ou d'augmenter la numération plaquettaire (érythropoïétine, thrombopoïétine et interleukine 11 recombinantes). Et d'autres composés (antifibrinolytiques, facteur VIIa recombinant, colles biologiques chirurgicales) permettent de réduire les hémorragies en chirurgie et limitent ainsi les besoins transfusionnels [73].

Conclusion

Les voies de développement concernant la substitution des fonctions sanguines sont multiples et, malgré plus d'un demi-siècle de recherche, aucune application ne s'est réellement imposée. Le transport d'oxygène reste d'actualité mais dans le contexte de sécurité transfusionnelle, il est difficile de préciser quelle voie suivre. Si les solutions d'hémoglobine encapsulée ou non, sont intéressantes, les sources, les préparations et les propriétés liées à la sécurité microbiologique sont encore à préciser. Les hématies modifiées et encapsulant des effecteurs allostériques ou même des médicaments sont séduisantes, mais après vingt ans, elles ne sont pas validées sur des modèles cliniques simples. Enfin, les perfluorocarbures, qui ont fait l'objet des premières études cliniques il y a plus de quarante ans, ne sont toujours pas utilisés en clinique humaine. La substitution de fonctions plaquettaires est également au stade de l'évaluation et les nombreux travaux tentent surtout d'améliorer les conditions de conservation. Dans ces deux domaines, on peut cependant penser que, dans l'avenir, des substituts fiables, non toxiques et d'applications ciblées verront le jour pour des applications ciblées.

Références

1. Backer S L, Dodds EC. Obstruction of the renal tubules during the excretion of haemoglobin. *Br J Exp Physiol* 1925 ; 6 : 247-60.
2. de Nevasquez S. The excretion of haemoglobin with special references to the transfusion kidney. *J Path Bact* 1940 ; 51 : 413-25.
3. de Gowin EL, Osterhagen MF, Andersch M. Renal insufficiency from blood transfusion. I. Relation to urinary acidity. *Arch Intern Med* 1937 ; 59 : 432-44.
4. de Gowin EL,Wagner ED, Randall WL. Renal insufficiency from blood transfusion. II. Anatomic changes in man compared with those in dogs with experimental hemoglobinuria. *Arch Intern Med* 1938 ; 71 : 609-30.
5. Bing RJ. The effect of haemoglobin and related pigments on renal functions of the normal and acidotic dogs. *Johns Hopk Bull* 1944 ; 74 : 161-76.
6. Hamilton PB, Hiller A, Van Slyke DD. Renal effects of haemoglobin infusions in dogs in hemorrhagic shock. *J Exp Med* 1948 ; 87 : 477-87.
7. Rabiner SF, Helbert JR, Lopas H, Friedman LH. Evaluation of a stroma-free hemoglobin solution for use as a plasma expander. *J Exp Med* 1967 ; 126 : 1127-42.
8. Peskin GW, O'Brien K, Rabiner SF. Stroma-free hemoglobin solution: the "ideal" blood substitute? *Surgery* 1969 ; 66 : 185-93.
9. Clark LC Jr, Gollan F. Survival of mammals breathing organic liquids equilibrated with oxygen at atmospheric pressure. *Science* 1966 ; 152 : 5-56.
10. Geyer RP. A fluorocarbon –polyol mixture for essentially total replacement of blood in vivo. Proc. 12 Congr int Soc Blood Transfusion Moscou, 1969. In : *Bibl Haematol. Basel : Karger*, 1971 ; 38 : 802-12
11. Fujita T, Sumaya T, Yokohama K. Fuorocarbon emulsions as a candidate for artificial blood. *Eur Surg* Res 1971 ; 31 : 436-53.
12. Sehgal LR, Sehgal HL, Rosen SA, Gould SA, De Woskin R, Moss GS. Characteristics of polymerized pyridoxylated hemoglobin. *Biomat Artif Cells Artif Organs* 1988 ; 16 : 173-83.
13. Riess JG. Perspectives d'utilisation de transporteurs d'oxygène comme substituts des érythrocytes en chirurgie. *Ann Fr Anesth* 1995 ; 14 : 107-17.

14. Krafft MP, Chittofrati A, Riess JG. Emulsions and microemulsions with a fluorocarbon phase. *Curr Opin Colloid In* 2003 ; 8 : 251-8.

15. Chaput N, André F, Schartz J, Flament C, Angevin F, Escudier B, Zitvogel L. Exosomes et immunothérapie antitumorale. *Bull Cancer* 2003 ; 90 : 695-8.

16. Guidance for industry; criteria for safety and efficacy. Evaluation of oxygen therapeutics as red blood cell substitutes. Draft Guidance. US Department of Health and Human Services, Food and Drug Administration Center for Biologics Evaluation and Research. Octobre 2004, 17 p.

17. Remy B, Deby-Dupont G, D'Ans V, Ernest P, Lamy M. Substituts des globules rouges : émulsions de fluorocarbures et solutions d'hémoglobine. *Ann Fr Anesth* 1999 ; 18 : 211-24.

18. Labrude P, Gaillard S, Vigneron C, Stoltz JF, Benichoux R, Streiff F. Les solutions d'hémoglobine. Etude bibliographique et intérêt. *Bull Assoc Dipl Microbiol Nancy* 1971 ; 124 : 43-9.

19. Standl T, Freitag M, Burmeister MA, *et al.* Hemoglobin based oxygen carrier HBOC-201 provides higher and faster increase in oxygen tension in skeletal muscle of anemic dogs than do stored red blood cells. *J Vasc Surg* 2003 ; 37 : 859-65.

20. Riess JG. Oxygen carriers "blood substitutes" - Raison d'être, chemistry and some physiology. *Chem Rev* 2001 ; 101 : 2797-919.

21. Goodnough L, Scott M, Monk T. Oxygen carriers as blood substitutes : past, present and future. *Clin Orthops Relat R* 1998 ; 357 : 89-100.

22. Ketcham E, Cairns C. Hemoglobin-based oxygen carriers: development and clinical potential. *Ann Emerg Med* 1999; 33 : 326-37.

23. Cohn S. Blood substitutes in surgery. *Surgery* 2000; 127 : 599-602.

24. Buehler P W, Alayash A I. Toxicities of hemoglobin solutions: in search of in-vitro and in-vivo model systems. *Transfusion* 2004 ; 44 : 1516-30.

25. Sharma AC, Gulati A. Yohimbine modulates diaspirin crosslinked hemoglobin-induced systemic hemodynamics and regional circulatory effects. *Crit Care Med* 1995 ; 23 : 874-84.

26. Faivre-Fiorina B, Caron A, Fassot C, Fries I, Menu P, Labrude P, Vigneron C. Presence of hemoglobin inside aortic endothelial cells after cell-free hemoglobin administration in guinea pigs. *Am J Physiol* 1999 ; 176 : H 766-70.

27. Dieryck W, Gruber V, Baudino S, Lenee P, Pagnier J, Merot B, Poyart C. Expression d'hémoglobine humaine recombinante dans les plantes. *Transfus Clin Biol* 1995 ; 6 : 441-7.

28. Hervé P, Lapierre V, Morel P, Tiberghien P. Quelles sont aujourd'hui les nouvelles stratégies susceptibles de faire progresser la sécurité transfusionnelle en France? *Ann Med Interne* 1999 ; 150 : 623-30.

29. Brucker EA. Genetically crosslinked hemoglobin: a structural study. *Acta Crystallogr D* 2000 ; 56 : 812-6.

30. Burhop KE, Doyle MP. The development and preclinical testing of a second-generation recombinant hemoglobin solution, rHb2.0 for injection. In : Messmer K, Burhop KE, Hutter J, eds. *Microcirculatory effects of hemoglobin solutions.* Prog Appl Microcirc. Basel : Karger, 2004, vol. 25 : 48-64.

31. www.eurobloodsubstitutes.com

32. Greenburg AG, Kim HW. Hemoglobin-based oxygen carriers. *Crit Care* 2004 ; 8 : S 61-4.

33. Hsia JC, Song DL, Er SS, *et al.* Pharmacokinetic studies in the rat on a o-raffinose polymerized human hemoglobin. *Biomat Art Cells Immob Biotech* 1992 ; 20 : 587-95.

34 Levy JH, Goodnough LT, Greilich PE, Parr GV, Stewart RW, Gratz I, Wahr J, Williams J, Comunale ME, Doblar D, Silvay G, Cohen M, Jahr JS, Vlahakes GJ. Polymerized bovine hemoglobin solution as a replacement for allogeneic red blood cell transfusion after cardiac surgery: results of a randomized, double-blind trial. *J Thorac Cardiovasc Surg* 2002 ; 12 : 35-42.

35. Quellec P, Leonard M, Grandgeorge M, Dellacherie E. Human hemoglobin conjugated to carboxylate dextran as a potential red blood cell substitute. I. Further physico-chemical characterization. *Artif Cells Blood Substit Immobil Biotechnol* 1994 ; 22 : 669-76.

36. Jia Y, Wood F, Menu P, Faivre B, Caron A, Alayash AI. Oxygen binding and oxidation reactions of human haemoglobin conjugated to carboxylate dextran. *Biochem Biophys Acta* 2004 ; 1672 : 164-73.

37. Talarico TL, Guise KJ, Stacey CJ. Chemical characterization of pyridoxylated hemoglobin polyoxyethylene conjugate. *Biochem Biophys Acta* 2000 ; 476 : 53-65.

38. Vandegriff KD, Malavalli A, Wooldridge J, Lohman J, Winslow RM. MP4, a new nonvasoactive PEG-Hb conjugate. *Transfusion* 2003 ; 43 : 509-16.

39. Winslow RM. MP4, a new nonvasoactive polyethylene glycol-hemoglobin conjugate. *Artif Organs* 2004 ; 28 : 800-6.

40. Matheson B, Kwansa HE, Bucci E, Rebel A, Koehler RC. Vascular response to infusions of a nonextravasating hemoglobin polymer. *J Appl Physiol* 2002 ; 93 : 1479-86.

41. Cedrati N, Bonneaux F, Labrude P, Maincent P. Structure and stability of human hemoglobin microparticles prepared with a double emulsion technique. *Artif Cells Blood Substit Immobil Biotechnol* 1997 ; 25 : 457-62.

42. Sakai H, Takeoka S, Park S, Kose T, Nishide H, Izumi Y, Yoshizu A, Kobayashi K, Tsuchida E. Surface modification of hemoglobin vesicles with poly(ethyleneglycol) and effects on aggregation, viscosity, and blood flow during 90% exchange transfusion in anesthetized rats. *Bioconjugate Chem* 1997 ; 8 : 23-30.

43. Sakai H, Takeoka S, Wettstein R, Tsai AG, Intaglietta M, Tsuchida E. Systemic and microvascular response to hemorrhagic shock and resuscitation with Hb vesicles. *Am J Physiol* 2002 ; 283 : H1191-9.

44. Chang TM, Powanda D, Yu WP. Analysis of polyethylene-glycol-polylactide nano-dimension artificial red blood cells in maintaining systemic hemoglobin levels and prevention of methemoglobin formation. *Artif Cells Blood Substit Immobil Biotechnol* 2003 ; 31 : 231-47.

45. Chauvierre C, Marden MC, Vauthier C, Labarre D, Couvreur P, Leclerc L. Heparin coated poly(alkylcyanoacrylate) nanoparticles coupled to hemoglobin: a new oxygen carrier. *Biomaterials* 2004 ; 25 : 3081-6.

46. Alayash AI. Oxygen therapeutics: can we tame haemoglobin? *Nature Rev Drug Discovery* 2004 ; 3 : 152-9.

47. Sakai H, Hara H, Yuasa M, Tsai A, Takeoka S, Tsuchida E, Intaglietta M. Molecular dimensions of Hb-based O2 carriers determine constriction of resistance arteries and hypertension. *Am J Physiol* 2000 ; 279 : H908-15.

48. Gulati A, Sen AP, Sharma AC, Singh G. Role of ET and NO in resuscitative effect of diaspirin cross-linked hemoglobin after hemorrhage in rat. *Am J Physiol* 1997 ; 273 : H827-36.

49. Menu P, Bleeker W, Longrois D, Caron A, Faivre-Fiorina B, Labrude P, Stoltz JF. In vivo effects of hemoglobin solutions on blood viscosity and rheological behaviour of red blood cells. Comparison with clinically-used volume expanders. *Transfusion* 2000 ; 40 : 1095-103.

50. d'Agnillo F, Chang TM. Polyhemoglobin-superoxide dismutase-catalase as a blood substitute with antioydant properties. *Nature Biotechnol* 1998 ; 16 : 667-71.

51. Tsai CH, Fang TY, Ho NT, Ho C. Novel recombinant hemoglobin, rHb (betaN108Q), with low oxygen affinity, high cooperativity, and stability against autoxidation. *Biochemistry* 2000 ; 39 : 13719-29

52. Tsuchida E, Komatsu T, Matsukawa Y, Nakagawa A, Sakai H, Kobayashi K, Suematsu M. Human serum albumin incorporating synthetic heme : red blood cell substitutes without hypertension by nitric oxide scavenging. *J Biomed Mater Res* 2003 ; 64 : 257-61.

53. Winslow RM. Current status of blood substitute research: towards a new paradigm. *J Intern Med* 2003 ; 253 : 508-17.

54. Fablet C, Marden MC, Green BN, Ho C, Pagnier J, Baudin-Creuza V. Stable octameric structure of recombinant haemoglobin alpha(2)beta(2)83 Gly-->Cys. *Protein Sci* 2003 ; 12 : 690-5

55. Zal F, Green BN, Martineu P, Lallier FH, Toulmond A, Vinogradov SN, Childress JJ. Polypeptide chain composition diversity of hexagonal-bilayer haemoglobins within a single family of annelids, the alvinellidae. *Eur J Biochem* 2000 ; 267 : 5227-36.

56. Ropars C, Tesseire B, Nicolau C, Chassaigne M, Vallez MO. Encapsulation dans les érythrocytes d'un effecteur allostérique de l'hémoglobine. *Médecine Armée* 1984 ; 12 : 77-80.

57. Bailleul C, Borrelly-Villereal M C, Chassaigne M, Ropars C. Modification of partial pressure of oxygen (P50) in mammalian red blood cells by incorporation of an allosteric effector of hemoglobin. *Biotechnol Appl Biochem* 1989 ; 11 : 31-40.

58. Ropars C, Teisseire B, Avenard G, Chassaigne M, Hurel C, Girot R, Nicolau C. Improved oxygen delivery to tissues and iron chelator transport through the use of lysed and resealed red blood cells: a new perspective on Cooley's anemia therapy. *Ann N Y Acad Sci* 1985 ; 445 : 304-15.

59. Boucher L, Chassaigne M, Ropars C. Internalisation and distribution of inositol hexaphosphate in red blood cells. *Biotechnol Appl Biochem* 1996 ; 24 : 73-8.

60. Lowe K. Engineering blood: synthetic substitutes from fluorinated compounds. *Tissue Eng* 2003 ; 9 : 389-99.

61. Kerins DM. Role of the perfluorocarbon fluosol-DA in coronary angioplasty. *Am J Med Sci* 1994 ; 307 : 218-21.

62. Noyé S. Des dérivés d'hydrocarbones bientôt dans nos veines ? *Rev Prat Med Gen* 2001 ; 15 : 1378-81.

63. www.allp.com/Oxygent/OX.HTM

64. Sofronov GA, Selivanov EA Vestn R. New blood substitutes of polyfunctional action. *Akad Med Nauk* 2003 ; 10 : 48-51.

65. www.perftoran.ru/Eng/modules.php?name=News&file=article&sid=20

66. Spahn DR, Van Brempt R, Theilmeier G, Reibold JP, Welte M, Heinzerling H, Birck KM, Keipert PE, Messmer K. Perflubron emulsion delays blood transfusions in orthopedic surgery. European Perflubron Emulsion Study Group. *Anesthesiology* 1999 ; 91 : 1195-208.

67. Hill S, Leone B, Faithfull S, Flaim K, Keipert P, Newman M. Perflubron emulsion (AF0144) augments harvesting of autologous blood : a phase II study in cardiac surgery. *J Cardiothoracic Vasc Anesth* 2002 ; 16 : 555-60.

68. Spahn DR, Waschke KF, Standl T, Motsch J, Van Huynegem L, Welte M, Gombotz H, Coriat P, Verkh L, Faithfull S, Keipert P, The European Perflubron Emulsion in Non-Cardiac Surgery Study Group. Use of perflubron emulsion to decrease allogeneic blood transfusion in high-blood-loss non-cardiac surgery : results of a European phase 3 study. *Anesthesiology* 2002 ; 97 : 1333-4.

69. Sirieix D, Nicolas-Robin A, Baron JF Transporteurs de l'oxygène : solutions d'hémoglobine et fluorocarbones. *Med Thér* 1997 ; 3 : 851-7.

70. Dickson E, Heard S, Tarara T, Weers J, Brueggemann A, Doern G. Liquid ventilation with perflubron in the treatment of rats with pneumococcal pneumonia. *Crit Care Med* 2002 ; 30 : 393-5.

71. Lee D, Blajchman M. Novel treatment modalities : new platelet preparations and substitutes. *Br J Haematol* 2001 ; 114 : 496-505.

72. Vostal J, Reid T, Mondoro T. Liquid cold storage of platelets : a revitalized possible alternative for limiting bacterial contamination of platelet products. *Transf Med Rev* 1997 ; 11 : 286-95.

73. Reid T, Rentas F, Ketchum L. Platelet substitutes in the management of thrombocytopenia. *Curr Hematol Rep* 2003 ; 2 :165-70.

74. Hoffmeister K, Josefsson E, Isaac N, Clausen H, Hartwig J, Stossel T. Glycosylation restores survival of chilled blood platelets. *Science* 2003 ; 301 : 1531-4.

75. Melaragno A, Carciero R, Feingold H, Talarico L, Weitraub L, Valeri C. Cryopreservation of human platelets using 6% dimethyl sulfoxide and storage at –80°C. *Vox Sang* 1985 ; 49 : 245-58.

76. Blachjman M. Substitutes and alternatives to platelet transfusions in thrombocytopenic patients. *J Thromb Haemost* 2003 ; 1 : 1637-41.

77. Currie L, Lichtiger B, Livesey S, Tansey W, Yang D, Connor J. Enhanced circulatory parameters of human platelets cryopreserved with second-messenger effectors : an in vivo study of 16 volunteer platelet donors. *Br J Haematol* 1999 ; 105 : 826-31

78. Klein E, Farber S, Djerassi I, Toch R, Freeman G, Arnold P. The preparation and clinical administration of lyophilized platelet material to children with acute leukemia and aplastic anemia. *J Pediatr* 1956 ; 49 : 517-22.

79. Maupin B. Blood platelets in 1974. Collection, preservation, transfusion. *Rev Fr Transfus Immunohematol* 1975 ; 18 : 155-75.

80. Read M, Reddick R, Bode A, Bellinger D, Nichols T, Taylor K, Smith S, McMahon D, Griggs T, Bringhous K. Preservation of hemostatic and structural properties of rehydrated lyophilised platelets : potential for long term storage of dried platelets for transfusion. *Proc Natl Acad Sci* USA 1995 ; 92 : 397-401.

81. Bode A, Read M. Lyophilized platelets: continued development. *Transfus Sci* 2000 ; 22 : 99-105.

82. Chao F, Kim B, Houranieh A, Liang F, Konrad M, Swisher S, Tullis J. Infusible platelet membrane microvesicles: a potential transfusion substitute for platelets. *Transfusion* 1996 ; 36 : 536-42.

83. Levi M, Friederich PW, Middleton S, de Groot PG, Wu YP, Harris R, Biemond BJ, Heijnen HF, Levin J, Ten Cate JW. Fibrinogen-coated albumin microcapsules reduce bleeding in severely thrombocytopenic rabbits. *Nat Med* 1999 ; 5 : 107-11.

84. Yen R, Ho T, Blachjman M. A new haemostatic agent : thrombospheres shorten the bleeding time in thrombocytopenic rabbits. *Thromb Haemost* 1995 ; 73 : 986.

85. Rybak M, Renzulli L. A liposome based platelet substitute, the plateletsome with haemostatic efficacy. *Art Cells Immob Biotech* 1993 ; 21 : 101-18.

86. Kitaguchi T, Murata M, Iijima K, Kamide K, Imagawa T, Ikeda Y. Characterization of liposomes carrying von Willebrand factor-binding domain of platelet glycoprotein Ibalpha: a potential substitute for platelet transfusion. *Biochem Biophys Res Commun* 1999 ; 261 : 784-9.

La cellule : un être juridiquement identifié

Jean-René Binet

Dans un article publié en 1989 et resté depuis lors célèbre, M. Bernard Edelman présentait aux lecteurs du *Recueil Dalloz* un nouvel objet de réflexion pour la doctrine juridique impliquée dans les questions biomédicales : la cellule humaine [1]. L'affaire à propos de laquelle M. Edelman écrivait cette importante contribution à l'étude du droit du vivant se plaidait devant la Cour d'appel de Californie. Elle est demeurée présente dans la mémoire de bien des juristes comme le paroxysme de la déconstruction de la personne humaine. Qu'on en juge ! Le plaignant, John Moore, était atteint d'une leucémie et, en raison de cette terrible maladie, admis en traitement en 1974 au centre médical de l'Université de Californie. Des examens révélèrent que son sang recélait des substances uniques, merveilleuses, potentiellement porteuses d'espoir thérapeutique pour certaines formes de cancer et même, peut-être, pour le sida. Les médecins qui avaient fait cette découverte décidèrent alors de coucher en joue ces précieuses cellules et, pendant une dizaine d'années, le malheureux John Moore subit – dans le but lui disait-on, de le soigner – des ponctions et prélèvements de sang, de peau, de sérum ou encore de moelle épinière. Cette mise en coupe réglée prit un tour encore plus sévère lorsque, en octobre 1976, les médecins décidèrent de procéder à une ablation de sa rate pour se la partager. Et là, comme des voleurs qui se soupçonnent les uns les autres d'une volonté d'accaparement individuel du butin, les médecins firent le guet, à la porte de la salle d'opération, en attendant la fin de l'ablation, pour se ruer sur l'organe qu'ils se partagèrent sur le champ une fois le forfait définitivement consommé. Grâce à ce morceau de chair, une lignée cellulaire fut établie et brevetée le 20 mars 1984. M. Moore, qui vint à connaître la vérité, intenta alors une action en justice. Là où le lecteur s'attend peut-être à une saisine du juge pénal, il sera certainement déçu d'apprendre que le terrain choisi pour le contentieux fut celui du droit de la propriété industrielle : M. Moore réclamait sa part du marché juteux auquel il avait participé à son corps défendant, si l'on ose dire, et revendiquait un droit de propriété sur ses cellules. On laissera au lecteur le plaisir d'aller lire la suite de l'affaire magistralement analysée par M. Edelman pour n'en tirer que quelques enseignements destinés à alimenter notre propos dans le cadre de la présente étude.

L'affaire Moore, d'abord, est à l'évidence exceptionnelle, mais elle permet toutefois de saisir la nécessité d'un encadrement juridique des pratiques portant sur la personne humaine. En effet, la personne humaine est, de quelque manière qu'on l'envisage, la raison ultime d'existence du droit qui se doit, dès lors, de la protéger contre les atteintes tant à son intégrité qu'à sa dignité. La science médicale, qui poursuit l'amélioration de la condition humaine, ne peut dès lors se développer que dans le cadre étroit que lui assigne le droit. Il y a, peut-être, une évidence dans ces propos, mais à lire parfois sous la plume de médecins et de scientifiques des discours de disqualification du droit à intervenir en leurs pratiques professionnelles, on finit par vouloir rappeler pourquoi le droit a son mot à dire en la cause [2].

Surtout, l'affaire Moore révèle les intérêts qui peuvent s'attacher à une réflexion juridique sur la cellule humaine. Dès lors que la cellule peut avoir une utilisation thérapeutique, soit au profit de celui dont elle provient, soit au profit d'autrui, cette utilisation, qui ne relève que de la science médicale, doit être rendue possible, encadrée, sécurisée. C'est à cette fin aussi que le droit est alors amené à intervenir.

Quelque vingt années plus tard, l'intérêt des disciplines biomédicales pour la cellule ne s'est pas démenti, loin s'en faut. En la matière, comme en beaucoup d'autres, cet objet médical a été saisi par le droit. La cellule humaine est, en effet, devenu un « être juridiquement identifié », pour reprendre l'énoncé du sujet que les promoteurs du présent ouvrage ont assigné à l'auteur de ces lignes. L'analyse de l'encadrement qui en résulte révèle aujourd'hui une pluralité de statuts juridiques pour les cellules humaines. En effet, si l'on parcourt le Code de la santé publique, dans sa rédaction postérieure à la promulgation, le 6 août 2004, de la loi relative à la bioéthique [3] et, le 9 août 2004, de la loi relative à la politique de santé publique [4], on peut constater un nombre important de dispositions traitant de cellules[1]. Leur analyse laisse apparaître que, si la plupart relèvent de l'encadrement du don et de l'utilisation des produits et éléments du corps humain, certaines s'inscrivent dans le champ de l'embryologie et de la procréation.

Les cellules relevant du statut des produits et éléments du corps humain

Les dispositions législatives et réglementaires relatives aux cellules humaines identifiées comme relevant du statut des produits et éléments du corps humain constituent assurément la catégorie la plus nombreuse. Le législateur a entendu, en effet, définir précisément le régime juridique des activités qui les ont pour objet. En marge de ces dispositions, le juge administratif a tenté de rattacher à cette catégorie les cellules souches embryonnaires.

Le régime juridique des activités portant sur les cellules relevant du statut des éléments et produits du corps humain

L'objectif affirmé par les promoteurs du projet de loi relatif à la bioéthique, et consacré par des parlementaires y voyant « un vaste chantier » [5], était d'instaurer, pour les cellules, un régime unique en lieu et place de la multiplicité de statuts antérieurement élaborés [6]. La complexité résultait notamment du fait que, selon que des cellules étaient ou non destinées à des thérapies géniques ou cellulaires, les règles relatives à leur prélèvement, leur conservation, leur distribution, etc. étaient différentes. Désormais, c'est un régime unique qui est institué, sans tenir compte de la finalité des prélèvements[2]. Toutefois, les dispositions relatives aux

[1] 110 articles contiennent le nom « cellule » au sens de cellule humaine, et 49 l'adjectif « cellulaire ». On trouve aussi de nombreuses dispositions du Code pénal qui leur sont consacrées. En revanche, le terme n'est pas employé dans les articles 16 et suivants du Code civil qui ne visent que les catégories plus larges dans lesquelles les cellules s'inscrivent.

[2] Désormais, le titre VI du livre II de la première partie du Code de la santé publique est intitulé « Dispositions relatives aux produits thérapeutiques annexes ». Ses deux premiers chapitres sont supprimés : L. 2004-800, art. 14, 1°. Des dispositions particulières valident au regard des nouvelles règles les autorisations antérieurement données : L. n° 2004-800, art. 35, I et II.

cellules souches hématopoïétiques issues de la moelle osseuse, auparavant envisagées au titre des greffes d'organes, ayant été désormais incluses dans le champ des tissus et cellules, deux régimes subsistent : celui qui est propre à ces dernières et un régime général[3]. Cette distinction se retrouve seulement dans les modalités du prélèvement des « tissus, cellules produits du corps humain et leurs dérivés »[4]. On les envisagera avant de voir les règles relatives à l'autorisation des établissements effectuant des prélèvements et celles qui concernent la préparation, la conservation et l'utilisation des tissus, des cellules et de leurs dérivés.

Le prélèvement de tissus et cellules

Le prélèvement de tissus et cellules en vue de don est une activité médicale [7] dont les règles varient selon qu'elle porte ou non sur des cellules hématopoïétiques. On présentera rapidement les dispositions relevant du régime général, avant de voir les dispositions propres à ces dernières.

Régime général

Avant la loi du 6 août 2004, le prélèvement de tissus et de cellules pouvait être pratiqué dans un but thérapeutique ou scientifique. Ce but a été maintenu par la loi nouvelle qui a cependant ajouté une finalité à ces prélèvements. Désormais, en effet, pareil prélèvement peut être effectué dans un but de réalisation ou de contrôle de dispositifs médicaux, de diagnostic ou de contrôle de qualité [8], à l'identique de l'extension des utilisations du sang ou de ses composants [9]. Ensuite, le texte prévoit désormais qu'à l'exception des tissus prélevés dans le cadre d'une recherche biomédicale, seuls peuvent être prélevés en vue de don à des fins thérapeutiques les tissus figurant sur une liste prévue à cet effet par décret en Conseil d'État [10].

Ainsi déterminé, ce prélèvement ne peut avoir lieu que si le donneur y consent par écrit après avoir été informé de son objet, de ses conséquences et de ses risques. Son consentement est révocable sans forme et à tout moment[5]. En outre, les conditions d'expression du consentement prévues pour les prélèvements d'organes sur personne vivante sont applicables lorsque la nature du prélèvement et ses conséquences pour le donneur le justifient [11]. Par ailleurs, l'interdiction des prélèvements sur personne vivante mineure ou majeure protégée prévue à l'article L. 1241-2 est maintenue [12].

Toutefois, le législateur a institué une nouvelle catégorie de donneur : le donneur vivant présumé. Désormais, en effet, les tissus, les cellules et les produits du corps humain, prélevés à l'occasion d'une intervention chirurgicale pratiquée dans l'intérêt de la personne opérée, ainsi que le placenta peuvent être utilisés à des fins thérapeutiques ou scientifiques, sauf opposition exprimée par elle après qu'elle a été informée des finalités de cette utilisation [13]. Le texte précise que lorsque cette personne est un mineur ou un majeur sous tutelle, l'utilisation ultérieure des éléments ou des produits ainsi prélevés est subordonnée à l'absence d'opposition qui peut être exprimée par tous moyens par les titulaires de l'autorité

---

[3] Les prélèvements de tissus et cellules et la collecte de produit du corps humain *post mortem* sont, comme auparavant, régis par les articles L. 1232-1 et suivants du Code de la santé publique : C. sant. publ., art. L. 1241-6, L. 2004-800, art. 12, II, 4°. Un décret en Conseil d'État doit préciser quelles hypothèses permettent ce recours : Code de la santé publique, art. L. 1241-7, 3°, L. 2004-800, art. 12, II, 4°.

[4] C'est le nouvel intitulé du titre IV du livre II de la première partie du Code de la santé publique, L. 2004-800, art. 12, I.

[5] Ces conditions sont pénalement sanctionnées : Code pénal, art. 511-5, al. 1er, L. n° 2004-800, art. 15, 2°.

parentale ou du tuteur, dûment informés des finalités de cette utilisation. Le refus du mineur ou du majeur sous tutelle fait obstacle à cette utilisation. Des dispositions similaires existent en matière de prélèvement d'organes [14] et un nouvel alinéa 2 de l'article L. 1211-2, inclus aux « Principes généraux », énonce un principe en harmonie avec ces règles.

Dispositions propres aux cellules hématopoïétiques issues de la moelle osseuse

Auparavant envisagées au titre des prélèvements d'organes, les cellules hématopoïétiques issues de la moelle osseuse ne pouvaient être prélevées qu'en respectant les conditions d'expression du consentement prévues pour les prélèvements d'organes sur personnes vivantes. On l'a dit, le législateur a transféré ces dispositions au titre des tissus, cellules et produits du corps humain. Il a toutefois entendu maintenir le niveau de protection qui existait antérieurement pour ces prélèvements particulièrement lourds pour celui qui s'y prête. Ce régime n'est alors prévu que pour les seules cellules hématopoïétiques issues de la moelle et n'a donc pas vocation à s'appliquer aux prélèvements de telles cellules issues du sang périphérique.

Par conséquent, en matière de prélèvement de cellules hématopoïétiques issues de la moelle osseuse, l'alinéa 3 de l'article L. 1241-1 du Code de la santé publique prévoit des modalités d'expression du consentement nécessitant l'intervention du président du Tribunal de Grande Instance ou du procureur de la République en cas d'urgence vitale [15]. De plus, l'interdiction de principe du prélèvement sur incapables de l'article L. 1241-2 est aussi applicable aux cellules hématopoïétiques issues de la moelle osseuse. Toutefois, des dérogations sont prévues en cas d'absence de solution thérapeutique. À cette condition, en effet, il est possible de procéder au prélèvement sur un mineur lorsqu'il est pratiqué au bénéfice de son frère ou de sa sœur [16], voire, s'il n'y a pas d'autre solution, d'un cousin germain, d'une cousine germaine, d'un oncle, d'une tante, d'un neveu ou d'une nièce. Ce prélèvement nécessite le consentement, révocable à tout moment, des titulaires de l'autorité parentale dûment informés, exprimé dans les mêmes conditions de forme que pour le prélèvement sur personne capable [17]. Le refus du mineur apte à exprimer sa volonté y fait obstacle [18]. Enfin, un comité d'experts, institué par la loi en remplacement des anciens comités d'experts chargés d'autoriser les prélèvements de moelle osseuse, est compétent pour autoriser ces prélèvements [19]. Un décret du 10 mai 2005 est venu préciser les conditions de ces prélèvements [20]. Elles figurent désormais aux articles R. 1241-3 et suivants du Code de la santé publique. Toutes ces conditions sont pénalement sanctionnées [21].

Le régime d'autorisation des établissements effectuant des prélèvements

Les prélèvements de tissus et cellules du corps humain ne peuvent être pratiqués que dans des établissements de santé autorisés par l'autorité administrative [22] qui devra désormais prendre l'avis de l'Agence de la biomédecine[6]. Toutefois, le prélèvement à fins d'administration autologue de certaines cellules[7] sera possible dans tous les établissements de santé ainsi que par les médecins et chirurgiens-dentistes exerçant hors de ces établissements [23].

[6] Instituée par la présente loi, V. les articles L. 1418-1 à L. 1418-7 du Code de la santé publique. Sur le statut, les compétences et l'organisation de l'Agence de la biomédecine, v. Binet J-R, *Le nouveau droit de la bioéthique*, *op. cit.*, spéc. n° 17 à 30.

[7] Dont la liste devra être arrêtée par le ministre de la Santé.

La préparation, la conservation et l'utilisation des tissus, des cellules et de leurs dérivés

Le législateur a consenti un louable effort de clarification terminologique et procédurale concernant le cadre juridique de la préparation, la conservation et l'utilisation des tissus, cellules et leurs dérivés.

Définitions

C'est d'abord l'intitulé du chapitre III du titre IV du livre II de la première partie du Code de la santé publique qui est modifié pour traiter désormais de « Préparation, conservation et utilisation des tissus, des cellules et de leurs dérivés » [24]. Ensuite, l'article L. 1243-1, première disposition de ce chapitre, définit les produits cellulaires à finalité thérapeutique comme étant, à l'exception des produits sanguins labiles, « les cellules humaines utilisées à des fins thérapeutiques autologues ou allogéniques, quel que soit leur niveau de transformation, y compris leurs dérivés » [25].

Deux régimes peuvent alors leur être appliqués.

• **Le premier régime** est celui des médicaments à usage humain [26]. Principalement, le législateur a souhaité en faire des médicaments soumis à un régime dérogatoire au monopole des pharmaciens[8].

C'est ainsi que le titre II du livre I de la cinquième partie, consacré aux médicaments à usage humain, comporte désormais, à l'article L. 5121-1, deux nouvelles définitions : préparation de thérapie génique et préparation de thérapie cellulaire xénogénique. Ces préparations sont alors expressément exclues de l'obligation selon laquelle la fabrication, l'importation, l'exportation et la distribution en gros des médicaments à usage humain ne peuvent être effectuées que dans des établissements pharmaceutiques [27]. Ces activités devront cependant être autorisées par l'AFSSAPS [28]. Dans le même esprit, le livre II de la quatrième partie, consacré aux professions de la pharmacie, s'enrichit de nouvelles dérogations au monopole des pharmaciens [29] qui concernent la préparation, la conservation, la distribution, la cession, l'importation et l'exportation des préparations de thérapie génique et de thérapie cellulaire xénogénique. Ces activités peuvent être exercées par les établissements et organismes autorisés par l'AFSSAPS après avis de l'Agence de la biomédecine.

Enfin, un nouveau chapitre spécifiquement consacré aux préparations de thérapie génique et préparations de thérapie cellulaire xénogénique vient compléter les dispositions pénales contenues au livre IV de la cinquième partie du Code de la santé publique [30].

• **Le second régime** prévu par le législateur est celui des préparations de thérapie cellulaire. Seules les dispositions de ce chapitre leur sont alors applicables.

Enfin, autre définition apportée par le législateur, les termes « collections d'échantillons biologiques humains » désignent la réunion, à des fins scientifiques, de prélèvements biologiques effectués sur un groupe de personnes identifiées et sélectionnées en fonction des caractéristiques cliniques ou biologiques d'un ou plusieurs membres du groupe, ainsi que des dérivés de ces prélèvements [31]. Il s'agit de ce que la pratique connaît sous l'appellation de biothèque, ou de biobanque[9].

---

[8] Dispositions introduites par voie d'amendement en 1ère lecture au Sénat, *JO Sénat CR*, 29 janv. 2003.

[9] On se souvient certainement de la constitution d'une telle collection rassemblant les données génétiques de la population islandaise depuis 1998 et qui commence à donner des résultats spectaculaires, *Le Figaro*, 2 nov. 2004.

Procédures d'autorisation et de déclaration

La loi du 6 août 2004 a institué des procédures d'autorisation ou de déclaration pour les pratiques liées à la préparation, à la conservation et à l'utilisation des tissus et produits de thérapie cellulaire.

L'autorisation relative à la préparation, la conservation, la distribution et la cession à des fins thérapeutiques autologues ou allogéniques, des tissus et de leurs dérivés et des préparations de thérapie cellulaire est délivrée aux établissements et organismes qui en font la demande par l'AFSSAPS, après avis de l'Agence de la biomédecine. Elle est accordée pour cinq ans, et renouvelable. En cas de modification des éléments figurant dans l'autorisation initiale, une nouvelle autorisation doit être sollicitée [32]. C'est également l'AFSSAPS qui est chargée d'autoriser l'utilisation de ces tissus, dérivés et produits de thérapie cellulaire [33].

La constitution de collections d'échantillons biologiques humains est quant à elle soumise à une déclaration préalable de la part de l'organisme qui y procède pour les besoins de ses propres programmes de recherche. Cette déclaration est faite au ministre chargé de la Recherche ainsi qu'au directeur de l'Agence régionale de l'hospitalisation (ARH) territorialement compétent si l'organisme est un établissement de santé. Un avis du Comité de protection des personnes[10] est en outre requis. Le ministre et, le cas échéant, le directeur de l'ARH, peuvent s'opposer à l'exercice de ces activités, ou les interdire lorsqu'elles ne répondent plus aux exigences requises, soit en terme de sécurité, soit en terme d'information et de consentement des personnes, soit enfin en terme de pertinence éthique et scientifique du projet [34].

Lorsque la conservation et la préparation de tissus et de cellules du corps humain sont pratiquées en vue de leur cession pour un usage scientifique, soit dans le cadre d'une activité commerciale, soit à titre gratuit, l'organisme qui s'y livre doit être titulaire d'une autorisation délivrée par le ministre chargé de la Recherche. Une autorisation conjointe du directeur de l'ARH territorialement compétent est nécessaire s'il s'agit d'un établissement de santé [35].

Par ailleurs, les greffes de tissus et l'administration de produits de thérapie cellulaire ne peuvent en principe être pratiquées que dans des établissements de santé qui, en outre, doivent être spécialement autorisés lorsque ces activités sont d'un coût élevé ou nécessitent des dispositions particulières[11]. Par exception, les tissus et produits de thérapie cellulaire figurant sur une liste arrêtée par le ministre chargé de la Santé peuvent être utilisés par les médecins et chirurgiens-dentistes en dehors des établissements de santé [36].

Enfin, les allogreffes de cellules hématopoïétiques peuvent être pratiquées par les établissements de santé assurant des activités d'enseignement et de recherche et les établissements qui leur sont liés, sur autorisation administrative délivrée après avis de l'AFSSAPS.

L'impossible soumission des cellules embryonnaires au statut des éléments et produits du corps humain

Le juge administratif a tenté de faire relever les cellules embryonnaires du statut des éléments et produits du corps humain. Il a, depuis, été désavoué par le législateur qui a consacré l'évidente inclusion de ces cellules au titre des dispositions relatives à la procréation et à l'embryologie[12]. Cette affaire mérite cependant d'être rappelée pour que les obstacles qui s'opposaient à cette qualification soient compris.

[10] Le Comité de protection des personnes est l'organisme qui, depuis la promulgation de la loi du 9 août 2004, a succédé au Comité de protection des personnes dans la recherche biomédicale (CCPPRB) issu de la loi Huriet du 20 décembre 1988. V. Code de la santé publique, art. L. 1123-1 et suivants.

[11] Un décret en Conseil d'État doit déterminer ces activités : Code de la santé publique, art. L. 1243-9, 1°, L. 2004-800, art. 12, IV.

[12] V. infra.

L'affaire soumise au juge administratif

Le 20 juin 2001, était enregistré à la Présidence de l'Assemblée nationale le projet de loi « relatif à la bioéthique », que Mme Elisabeth Guigou, ministre de l'Emploi et de la Solidarité, présentait au nom de M. Lionel Jospin, Premier Ministre [37]. Ce projet prévoyait l'insertion au Code de la santé publique d'un titre intitulé « Recherche sur l'embryon et les cellules embryonnaires » comprenant des dispositions rendant possibles les recherches sur l'embryon et ses cellules. Le projet, adopté en première lecture par l'Assemblée nationale le 22 janvier 2002 [38], créait ainsi un article L. 2151-3 qui disposait : « Est autorisée la recherche menée sur l'embryon humain et les cellules embryonnaires qui s'inscrit dans une finalité médicale, à la condition qu'elle ne puisse être poursuivie par une méthode alternative d'efficacité comparable, en l'état des connaissances scientifiques. » En outre, un article L. 2151-3-1 nouveau du Code de la santé publique prévoyait que « l'importation de tissus ou de cellules embryonnaires ou fœtales est soumise à l'autorisation préalable du ministre chargé de la Recherche. »

Fort de cette adoption en première lecture, et anticipant quelque peu sur la suite des travaux législatifs, M. Roger-Gérard Schwartzenberg, ministre de la Recherche en exercice, prit, le 30 avril 2002, deux arrêtés[13]. En vertu du premier, il autorisait un laboratoire du Centre national de la recherche scientifique à importer deux lignées de cellules souches embryonnaires humaines provenant d'Australie. En vertu du second, il donnait son accord à ce que des recherches soient menées sur lesdites cellules. Saisi en référé par une association invoquant l'illégalité de ces deux arrêtés, le tribunal administratif de Paris refusa d'ordonner la suspension de leur exécution [39]. L'association requérante forma pourvoi devant le Conseil d'État.

Par un arrêt du 13 novembre 2002, les juges du Palais-Royal, statuant en référé, annulèrent la décision du tribunal administratif en se fondant sur les dispositions de l'article L. 2141-8 du Code de la santé publique dans sa rédaction alors en vigueur [40]. Le Conseil d'État déclara précisément que « le ministre de la Recherche, qui ne pouvait légalement se fonder sur les dispositions du projet de loi sur la bioéthique en cours d'examen au Parlement à la date à laquelle il a pris sa décision, a méconnu les dispositions législatives précitées, qui étaient les seules en vigueur à la date de l'autorisation délivrée ». Il en résultait dès lors un doute sérieux sur la légalité de la décision attaquée justifiant la suspension de l'arrêté ministériel attaqué jusqu'à l'expiration d'un délai de quatre mois à compter de la décision. Ce délai devait permettre au tribunal administratif de Paris, saisi d'une demande d'annulation de la décision contestée, d'instruire et de juger cette demande.

C'est ainsi que le tribunal administratif eût de nouveau à se prononcer, mais cette fois sur le fond, sur la légalité des arrêtés du 30 avril 2002 [41]. Par son jugement, il rejeta le recours au prix d'une interprétation fort restrictive du principe d'interdiction prévu par l'article L. 2141-

[13] Il avait déclaré devant l'Assemblée nationale sa volonté de prendre de tels arrêtés en cas d'adoption de l'article autorisant la recherche sur l'embryon : « Au cas où votre assemblée adopterait ce texte, qui autorise la recherche sur les cellules d'embryons surnuméraires, le temps serait peut-être venu de donner une suite favorable à l'appel lancé par quatre Prix Nobel français qui souhaitent l'importation de lignées de cellules souches embryonnaires existantes, à condition qu'elles ne résultent pas du transfert nucléaire. Les signataires de cet appel, des scientifiques de grande valeur, comme nul n'en doute, font valoir que la longueur de la procédure parlementaire empêchera que le texte s'applique avant 2003, ce qui retardera d'autant la recherche française alors que des chercheurs sont déjà à l'œuvre, dans ce domaine, aux États-Unis, en Grande-Bretagne, en Australie et ailleurs. C'est dire que je me sentirai plus autorisé à permettre l'importation de ces cellules que jusqu'à maintenant. » *JOAN CR*, 3ème séance du 17 janvier 2002.

8 du Code de la santé publique et d'une qualification contestable des cellules embryonnaires comme relevant des dispositions relatives aux tissus, cellules et produits du corps humain.

En effet, pour sauver la légalité de l'arrêté ministériel autorisant l'importation des cellules embryonnaires, le tribunal administratif de Paris a retenu l'application des dispositions de l'article L. 1245-4 du Code de la santé publique dans sa rédaction alors en vigueur. Ce texte prévoyait que ne pouvaient procéder à l'importation dans le territoire douanier de tissus et cellules issus du corps humain que les organismes autorisés par l'AFSSAPS, cette autorisation devant se doubler d'une autorisation du ministre chargé de la Recherche lorsque l'importation était effectuée à des fins scientifiques. Dans son jugement, le tribunal administratif affirme donc que « les cellules souches d'origine embryonnaire constituent des cellules issues du corps humain », dont il résulte que « leur importation est soumise à l'autorisation préalable du ministre de la Recherche ». En l'espèce, on l'a vu, cette autorisation d'importation ne faisait pas défaut.

Les obstacles à la qualification retenue par le juge administratif

De prime abord, la qualification retenue par le juge administratif peut séduire. Un examen minutieux de la catégorie de rattachement incite toutefois en à contester la pertinence.

La première partie du Code de la santé publique, consacrée à la « Protection générale de la santé », comprend un livre II intitulé « Don et utilisation des éléments et produits du corps humain ». Ce livre s'ouvre par un titre I qui en révèle les « Principes généraux ». On y découvre d'abord que la cession et l'utilisation des éléments et produits du corps humain sont régies par les dispositions des articles 16 à 16-9 du Code civil, en plus des dispositions de ce livre du Code de la santé publique[14].

La lecture de ces dispositions permet de voir que la catégorie comprend quatre sous-ensembles : le sang humain [42], les organes [43], les tissus, cellules et produits [44] et, enfin, les produits de thérapies génique et cellulaire et produits thérapeutiques annexes [45]. C'est au troisième sous-ensemble que, dans son jugement du 21 janvier 2003, le tribunal administratif de Paris rattache les cellules embryonnaires.

À ce sous-ensemble s'appliquent donc les « Principes généraux » du titre I du livre II [46], le titre IV de ce livre [47], outre les dispositions pénales prévues en son titre septième [48].

Que révèle l'examen de ces dispositions ? L'article L. 1241-1, d'abord, fixe le cadre général de légalité du prélèvement des tissus ou de cellules qui ne peut être effectué « sur une personne vivante », selon ce texte « que dans un but thérapeutique ou scientifique ». L'article suivant précise que le prélèvement « ne peut avoir lieu sur une personne vivante mineure ou sur une personne vivante majeure faisant l'objet d'une mesure de protection légale ». Pour le prélèvement « sur une personne décédée », l'article L. 1241-3 prévoit que les conditions des articles L. 1232-1 et suivants devront être respectées, c'est-à-dire les dispositions initialement issues de la loi Caillavet. Chaque fois, donc, le prélèvement a lieu sur une personne, vivante ou décédée. Cette analyse est confirmée par la lecture des « Principes généraux », dont il ressort que « le prélèvement d'éléments du corps humain et la collecte de ses produits ne peuvent être pratiqués sans le consentement préalable du donneur » (art. L. 1211-2), qu' « aucun paiement [...] ne peut être alloué à celui qui se prête au prélèvement d'éléments de son corps » (art. L. 1211-4) ou encore que « le donneur ne peut

---

[14] Depuis ce jugement, les dispositions du Code de la santé publique ici rappelées ont fait l'objet de modifications dues à la promulgation de la loi n° 2004-800 du 6 août 2004 relative à la bioéthique déjà présentée. Sauf indications contraires, c'est la rédaction contemporaine à la décision du tribunal administratif qui est ici retenue, car c'est uniquement sur cette rédaction qu'est fondé son raisonnement.

connaître l'identité du receveur ». Même avec le secours d'une imagination féconde, on peine à voir comment ces dispositions pourraient s'appliquer à des cellules embryonnaires, sauf à considérer l'embryon comme une personne. Mais alors, même dans cette hypothèse le prélèvement en serait exclu. En effet, si l'embryon était considéré comme une personne vivante, il faudrait admettre qu'il est une personne mineure. Or, le prélèvement sur une personne vivante mineure est interdit, on l'a vu. S'il était considéré comme une personne décédée, les choses ne seraient pas plus simples, car l'on voit mal comment il serait possible aux médecins d'établir le constat de la mort conformément aux articles R. 1232-1 et suivants du Code de la santé publique.

Pourrait-on soutenir que les principes généraux des articles L. 1211-1 à L. 1211-9 ne s'appliquent pas aux cellules embryonnaires en vertu de l'article L. 1211-8 du Code de la santé publique qui prévoit que « ne sont pas soumis aux dispositions du présent titre les produits du corps humain pour lesquels il est d'usage de ne pas appliquer l'ensemble des principes qu'énoncent les articles L. 1211-2 à L. 1211-6 » ? La réponse négative est très claire, car lorsque l'on se reporte à la liste de ces produits [49], on se rend compte que ceux-ci n'ont rien à voir avec des cellules embryonnaires, puisqu'il s'agit des cheveux, des ongles, des poils et des dents.

En réalité, si l'on ne voit pas comment la cellule embryonnaire peut se voir appliquer le régime prévu pour les prélèvements de tissus, cellules et produits du corps humain, c'est parce que ces dispositions n'ont jamais concerné les cellules embryonnaires. Un doute est certes permis concernant les cellules et tissus provenant d'embryons ou de fœtus morts à la suite d'une interruption de grossesse, volontaire ou non. Ceux-ci, dont le sort n'a pas été expressément réglé par la loi du 29 juillet 1994, sont en effet parfois considérés comme entrant dans la catégorie des « tissus, cellules et produits humains prélevés à l'occasion d'une intervention médicale » [50]. Cependant, outre le fait que l'application de ce texte aux cellules embryonnaires et fœtales – dès lors reléguées au rang de déchets opératoires – n'est pas sans poser quelques problèmes[15], conduisant certains à rejeter cette possible qualification[16], il va sans dire que l'hypothèse ne peut, en aucune façon, être étendue à l'embryon humain *in vitro* et ses cellules[17]. Pour lui, comme pour elles – si l'on veut les distinguer –, c'est une autre qualification qui s'impose, en vertu de la loi : celle que le tribunal administratif de Paris a refusée en raison d'une interprétation restrictive de l'article L. 2141-8 du Code de la santé publique qui, dans sa rédaction d'alors, prévoyait le principe de l'interdiction des recherches sur l'embryon humain *in vitro*. Désormais, l'affaire est entendue, car le législateur envisage expressément les cellules souches embryonnaires au titre des dispositions relatives à l'embryologie et à la procréation.

---

[15] C'est d'ailleurs pourquoi le projet de loi relatif à la bioéthique comprenait, dès sa première mouture, des dispositions visant, selon Mme Guigou, « à combler le vide juridique existant en ce qui concerne le prélèvement, la conservation et l'utilisation de ces cellules » : *AN* (2001-2002), n° 3166, exposé des motifs, p. 57.

[16] V. *Dict. perm. bioéth. biotech.* : « Tissus, cellules et produits d'origine humaine », spéc. n° 26 : « Il paraît donc hasardeux, au regard de la réalité biologique, du respect dû à l'embryon ou au fœtus humain [...] d'interpréter, dans le silence de la loi, un texte qui règle le sort des déchets opératoires comme réglant aussi, en un trait de plume, la question très délicate et controversée de l'utilisation des embryons et fœtus humains morts des suites d'une intervention médicale. »

[17] Depuis la promulgation de la loi n° 2004-800 du 6 août 2004, le législateur a fixé un cadre juridique précis pour le prélèvement et l'utilisation des tissus ou cellules embryonnaires ou fœtaux dans le cadre d'une interruption volontaire de grossesse : Code de la santé publique, art. L. 1241-5, v. *infra*.

Les cellules relevant des dispositions relatives à l'embryologie et à la procréation

Les dispositions relatives à l'embryologie et à la procréation identifient juridiquement deux types de cellules : les cellules fœtales et les cellules embryonnaires.

Concernant les premières, la loi du 6 août 2004 définit le régime juridique de l'utilisation diagnostique, thérapeutique[18] ou scientifique des tissus ou cellules embryonnaires ou fœtaux prélevés à l'issue d'une interruption de grossesse [51]. Ces utilisations ne sont possibles que du consentement de la femme, donné par écrit après que sa décision d'interrompre sa grossesse a été prise et après une information appropriée. Un contrôle de l'Agence de la biomédecine est en outre prévu pour les utilisations scientifiques.

Mais, de façon plus importante encore, la loi relative à la bioéthique encadre les recherches portant sur l'embryon humain *in vitro* et ses cellules [52] en réaffirmant le principe d'interdiction mais en prévoyant des possibilités dérogatoires de conduire ces recherches ainsi qu'un régime transitoire.

La réaffirmation du principe d'interdiction des recherches sur les cellules embryonnaires

L'étude des travaux parlementaires conduits de juin 2001 à août 2004 permet de constater le maintien de l'importance attachée en 1994 [53] à la question de la recherche sur l'embryon[19].

Comme en 1994, le législateur a exclu la question du statut juridique de l'embryon pour ne retenir que la réalité scientifique : l'embryon est un début de vie humaine [54]. Dès lors, une fois encore, les parlementaires étaient amenés à se prononcer sur les conséquences de

---

[18] L'utilisation de cellules fœtales a récemment permis à une femme atteinte de rétinite pigmentaire de retrouver la vue. V. *Le Figaro*, 30 oct. 2004.

[19] Cette question a été présentée comme « le point le plus important de ce projet » par Mme Guigou lors du dépôt du projet de loi : *JOAN CR*, Séance du 15 janv. 2002. *Adde*, Claeys A : « L'ouverture de la recherche sur l'embryon constitue l'innovation majeure par rapport aux choix faits en 1994 », *ibid.* Sur la question, en général, on pourra lire notamment : Feuillet-Le-Mintier B (dir.), *L'embryon humain : approche multidisciplinaire*, colloque Rennes 9-10 nov. 1995, Économica, 1996 ; Labrusse-Riou C, Mathieu B, Mazen N-J (dir.), *La recherche sur l'embryon : qualifications et enjeux*, *RGDM* n° spéc., 2000 ; *Éthique. La vie en question*, « L'embryon », n° 3 et 4, Société française de réflexion bioéthique, 1992 ; Binet J-R. La recherche sur l'embryon humain *in vitro*. Variations sur le thème de l'interdit, *RGDM* 2004, n° 14 : 225-45 ; Byk C. La recherche sur l'embryon humain, *JCP* G 1996, I, 3949 ; L'embryon jurisprudentiel, *Gaz. Pal.* 1997, 2, doctr : 1391 ; Herzog-Evans M. Homme, homme juridique et humanité de l'embryon. *RTD civ.* 2000 : 165 ; Le Douarin N, Puigelier C. L'expérimentation à partir de cellules souches embryonnaires humaines. *JCP* G 2002, I, 127 ; Martin R. Les premiers jours de l'embryon. À propos du projet de loi relatif à la bioéthique. *JCP* G 2002, I, 115 ; Mathieu B. *Génome humain et droits fondamentaux*. Economica/PUAM, 2000, spéc. p. 48 et s. ; La recherche sur l'embryon au regard des droits fondamentaux constitutionnels. *D.* 1999, chron. p. 451 ; De la difficulté d'appréhender l'emploi des embryons humains en termes de droit fondamentaux, *RTDH*, n° spéc. 54/2003 *Progrès scientifiques ou techniques et droits de l'homme*, avril 2003 : 387-401 ; Mémeteau G. L'embryon législatif, *D* 1994, chron : 355 ; Neirinck C. L'embryon humain ou la question en apparence sans réponse de la bioéthique. *Petites affiches*, 9 mars 1998 ; L'embryon humain : une catégorie juridique à dimension variable, *D.* 2003, chron : 841 ; Pédrot P. La recherche sur l'embryon : un consensus impossible ? in Feuillet-Le Mintier B. (dir.). *Les lois « bioéthique » à l'épreuve des faits. Réalités et perspectives*, Paris : PUF, 1999 : 243-60 ; Seuvic J-F. Variations sur l'être humain comme valeur pénalement protégée. In : *Mélanges Christian Bolze*, Économica, 1999 : 339.

cette réalité pour décider du maintien ou de la remise en cause du principe d'interdiction des recherches sur l'embryon. Sur une question de cette importance, les travaux révèlent, de nouveau, l'existence de deux partis aux positions apparemment inconciliables.

Certains, tout d'abord, étaient résolument favorables au renversement du principe, c'est-à-dire à la consécration d'un principe d'autorisation des recherches sur l'embryon. C'est d'ailleurs le sens dans lequel le projet souhaitait modifier la loi pour « mener des recherches sur les embryons *in vitro* ne faisant plus l'objet d'un projet parental [...] », l'ouverture proposée étant « motivée par le souci de ne pas se priver des progrès pour le traitement des maladies incurables qui pourraient résulter de recherches menées à partir de cellules souches embryonnaires » [55]. C'est dans ce sens que le texte avait été adopté en première lecture par l'Assemblée nationale.

À l'opposé, certains parlementaires souhaitaient ne pas revenir sur l'interdiction des recherches pour deux raisons majeures, une raison ontologique et une raison pragmatique, se complétant l'une l'autre. Ainsi, M. Mattei, alors député, expliquait que le besoin exprimé par les scientifiques de travailler sur les cellules embryonnaires n'était que ponctuel et qu'il ne justifiait pas la méconnaissance d'un principe aussi ancien et fondamental que la protection de la vie à ses débuts. Il pensait en outre qu'« il serait à l'honneur de la France de mettre en œuvre tous les moyens de recherche sur les cellules souches d'origine adulte afin d'être dans le wagon de tête sur ce sujet plutôt que de se glisser dans le fourgon de queue dans la recherche sur les cellules embryonnaires » [56].

C'est finalement une voie intermédiaire qui s'est imposée assez rapidement au cours des débats. En effet, le rapport présenté par le sénateur Giraud au nom de la Commission des affaires sociales proposa de réaffirmer le principe de l'interdiction des recherches sur l'embryon [57]. Cependant, pour ne pas courir le risque de handicaper la recherche française, la Commission estima qu'il fallait pouvoir évaluer les potentialités des cellules embryonnaires et les comparer aux cellules souches adultes. Pour permettre cette évaluation comparée, un régime dérogatoire et temporaire fut soumis à l'assentiment du Palais du Luxembourg. Ce régime n'autorisait la recherche sur l'embryon et les cellules embryonnaires qu'à cette fin et dans des conditions strictement déterminées. La Commission proposait donc une nouvelle rédaction prévoyant un principe : l'interdiction des recherches sur l'embryon ; le maintien de l'exception relative aux études ne portant pas atteinte à son intégrité ; une dérogation : la possibilité temporaire de mener des recherches pour évaluer les potentialités thérapeutiques des cellules embryonnaires. C'est cette proposition qui est à l'origine de l'article L. 2151-5 du Code de la santé publique.

L'institution d'un régime dérogatoire et temporaire pour certaines recherches portant sur les embryons et cellules embryonnaires

Ainsi que l'a expliqué M. Mattei, le nouveau cadre légal de la recherche sur l'embryon et ses cellules est un régime à trois niveaux : « l'interdit fondateur, les études et, par dérogation, les recherches sur les cellules souches embryonnaires » [58]. Par conséquent, le régime institué n'a vocation à s'appliquer que dans le strict respect des conditions[20] envisagées par un législateur soucieux de communiquer ses intentions aux destinataires de la loi. En effet, lors des débats, de fréquents amendements ont été déposés pour demander au Gouvernement ou à la Commission des lois de préciser leur volonté quant au cadre de la dérogation prévue pour les recherches sur l'embryon. C'est ainsi que M. Vasselle, lors de la discussion en première lecture au Sénat, déclarait « nécessaire que le *Journal officiel* reflète

[20] En droit, en effet, les exceptions sont d'interprétation stricte.

l'état d'esprit dans lequel nous votons ces dispositions : ainsi, le moment venu, lorsque seront examinés des protocoles de recherche, les parlementaires "veilleront au grain" et rappelleront aux scientifiques, en tant que de besoin, les raisons ayant conduit à leur adoption, afin d'éviter toute transgression au-delà de la dérogation prévue par le texte après l'affirmation de l'interdiction de la recherche sur l'embryon [59]. »

Ainsi présenté, le régime dérogeant à l'interdiction de principe des recherches sur l'embryon révèle plusieurs conditions qui ont trait aux embryons concernés, au but des recherches envisagées et à la procédure d'autorisation.

Les embryons concernés par la procédure dérogatoire

Le texte ne permet les recherches que sur les embryons ne faisant plus l'objet d'un projet parental, c'est-à-dire les embryons surnuméraires conçus dans le cadre d'une technique d'assistance médicale à la procréation et initialement conservés par cryogénisation aux fins d'implantation utérine ultérieure ou leurs cellules [60]. Par conséquent, d'une part, les embryons naturellement conçus et développés *in utero* ne sont pas concernés, quand bien même ils viendraient à être expulsés de l'utérus maternel en cours de développement[21]. D'autre part, et le législateur a pris soin de l'affirmer sans équivoque, la conception *in vitro* d'embryon ou la constitution par clonage d'embryon humain à des fins de recherche [61], aussi bien qu'à des fins industrielles ou commerciales [62] ou encore thérapeutique [63], est interdite et pénalement sanctionnée[22]. Par conséquent, s'il était passé outre à cette interdiction, la seule existence d'embryons ainsi conçus ne permettrait pas de justifier leur utilisation à fins d'expérimentation. Précisons que les embryons utilisés à fins de recherche, dans le respect des conditions prévues par le texte, ne pourront pas faire l'objet d'une implantation ultérieure [64]. Enfin, outre les embryons *in vitro* disponibles sur le territoire national, il sera possible d'effectuer des recherches sur les tissus ou cellules embryonnaires importés à cette fin sur autorisation de l'Agence de la biomédecine [65] et à la condition qu'ils aient été obtenus dans le respect des principes fondamentaux prévus par les articles 16 à 16-8 du Code civil [66].

Le but des recherches envisagées

Le législateur a entendu ouvrir la possibilité de mener des recherches sur les embryons humains *in vitro*, afin de vérifier les possibilités d'applications thérapeutiques liées aux cellules embryonnaires humaines. Précisément, alors que les recherches sur les cellules souches adultes ont déjà fait la preuve de leur efficacité[23] et que cette voie est privilégiée par le Gouvernement[24], il semblait qu'il ne fallait pas exclure l'éventualité que les cellules embryonnaires donnent de meilleurs résultats, et pouvoir comparer les résultats des unes et

---

[21] Pour ceux-ci, ce sont les dispositions du nouvel article L. 1241-5 du Code de la santé publique qui s'appliquent, v. *supra*.

[22] 7 ans d'emprisonnement et 100 000 € d'amende, C. pén., art., 511-17, 511-18, 511-18-1 et C. sant. pub., art. L. 2163-3, L. 2163-4 et L. 2163-5.

[23] V. les résultats publiés par le *Washington Times* du 30 déc. 2003 dans les domaines de la maladie de Parkinson, du diabète, des maladies cardiaques ou encore de l'ophtalmologie.

[24] J.-F. Mattei, *JO Sénat CR*, séance du 30 janv. 2003 : « Nous allons développer les recherches sur les cellules souches adultes pour lesquelles le ministère de la Recherche et l'INSERM, l'Institut national de la santé et de la recherche médicale, sont en train de préparer un appel d'offres spécifique. Telle est en effet la voie que nous entendons privilégier. »

des autres[25]. Par conséquent, à compter de la publication du décret en Conseil d'État devant préciser les conditions d'application de l'article L. 2151-5 du Code de la santé publique, une période de cinq ans va commencer à courir pendant laquelle ces recherches seront possibles à deux conditions : l'absence de méthode alternative d'efficacité comparable et la susceptibilité de permettre des progrès thérapeutiques majeurs [67]. Sur ces conditions, les parlementaires ont été parfaitement clairs : « Non seulement, a-t-il été précisé, il convient d'avoir réalisé des recherches sur les animaux, notamment sur les grands primates, mais il faut encore que ces recherches aient donné de véritables résultats et que l'on puisse estimer de manière certaine que le passage à la recherche sur l'homme en vaut la peine. » [68]. Par conséquent, avant de pouvoir commencer les recherches sur les cellules embryonnaires humaines, il va falloir que les recherches sur l'animal aient livré des résultats concluants. En outre, et le rapporteur pour l'Assemblée nationale l'a également précisé, « ces recherches ne sont concevables que s'il s'avère que les progrès attendus ne peuvent être obtenus qu'en travaillant sur l'embryon humain et lui seul » [69]. C'est-à-dire que si les progrès thérapeutiques majeurs peuvent être concurremment atteints grâce aux cellules embryonnaires et aux cellules souches adultes, seule cette dernière voie, qui ne pose pas de problème éthique, devra être suivie.

Cette volonté de comparer trouve une effectivité accrue dans la mise au point d'un dispositif d'évaluation. L'article 26 de la loi relative à la bioéthique prévoit que six mois avant le terme de cette période de cinq ans, l'Agence de la biomédecine et l'Office parlementaire des choix scientifiques et technologiques devront établir chacun un rapport évaluant les résultats respectifs des recherches sur les cellules embryonnaires et sur les cellules souches adultes afin de permettre un nouvel examen de ces dispositions par le Parlement. Le législateur a donc envisagé *ab initio* la fin de ce dispositif temporaire en cas d'absence de preuve de l'utilité des recherches sur l'embryon *in vitro*, estimant que « dans cinq ans, les cellules souches embryonnaires ne seront peut-être plus nécessaires » [70].

Toutefois, l'article L. 2151-5 prévoit que les recherches qui n'auront pas pu être menées à leur terme dans le cadre de leur protocole d'autorisation au bout des cinq années prévues pourront être poursuivies dans le respect des conditions prévues par la loi.

Les conditions procédurales

Les recherches sur les embryons humains *in vitro* ne faisant plus l'objet d'un projet parental ne peuvent être entreprises qu'à la condition, d'une part, que le consentement de ses géniteurs ait été préalablement donné et, d'autre part, que l'Agence de la biomédecine les ait autorisées.

D'abord, une recherche ne peut être effectuée qu'avec le consentement écrit préalable du couple dont ils sont issus [71]. Pour le cas où la fin du projet parental serait consécutive à la mort de l'un des membres du couple, l'autorisation donnée par le survivant suffira. Dans tous les cas, les personnes appelées à donner leur consentement doivent avoir été informées des possibilités d'accueil des embryons par un autre couple ou d'arrêt de leur conservation. Ce consentement qui doit en principe être confirmé à l'expiration d'un délai de réflexion de trois mois est révocable à tout moment et sans motif.

Ensuite, cette recherche ne peut être entreprise que si son protocole a fait l'objet d'une autorisation par l'Agence de la biomédecine. L'article L. 2151-5 alinéa 5 du Code de la

---

[25] J.-F. Mattei, *ibid.* : « Il faut accepter, parce que c'est un passage obligé, que, par dérogation, des recherches puissent être effectuées pendant cinq ans sur les cellules souches embryonnaires. Nous pourrons ainsi les comparer aux cellules souches adultes et guider l'orientation future de la médecine sans avoir pris de décision définitive et irréversible. »

santé publique précise que cette décision est prise en fonction de la pertinence scientifique du projet de recherche, de ses conditions de mise en œuvre au regard des principes éthiques et de son intérêt pour la santé publique. Elle est transmise aux ministres chargés de la Santé et de la Recherche qui peuvent, lorsqu'il s'agit d'une autorisation, en interdire ou en suspendre la réalisation s'ils estiment que sa pertinence scientifique n'est pas établie ou que le respect des principes éthiques n'est pas assuré. Quand, à l'opposé, la décision de l'Agence refuse le protocole, les ministres peuvent lui demander, dans l'intérêt de la santé publique ou de la recherche scientifique, de procéder à un nouvel examen du dossier dans un délai de trente jours [72].

Enfin, en plus de ces conditions, la procédure devrait s'étoffer en raison de la prévision d'un décret en Conseil d'Etat devant préciser les conditions d'autorisation et de mise en œuvre de ces recherches [73].

L'aménagement d'un régime transitoire d'autorisation des recherches sur les cellules embryonnaires

Pour permettre aux chercheurs de présenter rapidement des demandes d'autorisation pour mener leurs recherches portant sur les cellules souches embryonnaires, le législateur a aménagé un régime transitoire [74] dont il était précisé qu'il ferait l'objet d'un décret en Conseil d'État, qui a été publié au *Journal officiel* du 30 septembre 2004 [75].

Ce régime n'a vocation à exister que jusqu'à la publication de deux décrets : le décret en Conseil d'État prévu à l'article L. 2151-8 du Code de la santé publique, qui doit venir préciser les conditions d'application des règles relatives à la recherche sur l'embryon, et le décret portant nomination du Directeur général de l'Agence de la biomédecine. Le décret du 9 mai 2005 portant nomination de la Directrice générale de l'Agence de la biomédecine [76] ayant été publié, il ne reste donc plus à attendre que le premier des deux décrets prévus pour que le régime transitoire prenne fin. Quoi qu'il en soit, s'agissant d'un cadre juridique voué à une rapide extinction, on se contentera d'en dire l'essentiel.

Le régime prévu par le décret du 28 septembre 2004 subordonne l'autorisation des recherches au respect des mêmes conditions que celles de l'article L. 2151-5, alinéa 3. Elles ne peuvent cependant porter que sur des cellules souches embryonnaires importées en vertu d'une autorisation délivrée par les ministres de la Recherche et de la Santé [77] selon une procédure également instituée par le décret du 28 septembre 2004. Le texte impose à cet égard le respect des principes fondamentaux prévus aux articles 16 à 16-8 du Code civil. Il précise en outre que ces cellules doivent être issues d'embryons conçus *in vitro* dans le cadre d'une assistance médicale à la procréation et ne faisant plus l'objet d'un projet parental. Enfin, le couple dont ces embryons sont issus doit avoir consenti préalablement à ce que ces embryons fassent l'objet de recherches [78].

En vertu de ce régime transitoire, les ministres de la Santé et de la Recherche [79] ont pris trois séries d'arrêtés conjoints autorisant l'importation et la conservation de cellules souches embryonnaires, ainsi que des protocoles de recherches les ayant pour supports [80]. Conformément à l'article 10 du décret du 28 septembre 2004, les autorisations de conservation et de recherche ainsi délivrées prendront fin après l'expiration d'un délai de cinq années [81] à compter de la date de l'arrêté qui les a prévues.

Références

1. Edelman B. *L'homme aux cellules d'or*, 1989 : 225. V. aussi : Edelman B. *La Personne en danger*. Paris : PUF, 1999 : 289-304.
2. Langaney A. *La Philosophie... biologique*. Paris : Belin, 1999 : 117-8. (L'auteur y dénie toute compétence aux « foules de juristes... » qui ont « envahi[...] » « les récents colloques sur l'éthique biologique et médicale », se présentant « comme experts de questions auxquelles ils n'avaient rien compris ».)
3. Loi n° 2004-800, 6 août 2004, relative à la bioéthique : *JO*, 7 août, p. 14040. V. Binet JR. *Le Nouveau Droit de la bioéthique*, Litec, 2005.
4. L. n° 2004-806, 9 août 2004, relative à la politique de santé publique. *JO*, 11 août 2004, p. 14277.
5. Claeys A. *JOAN CR*, 2ème séance, 17 janv. 2002.
6. *Doc. AN (2000-2001), n° 3166*, pp. 25-35.
7. Code de la santé publique, art. L. 1245-3, L. 2004-800, art. 12, VI.
8. Code de la santé publique, art. L. 1241-1, al. 1er, L. 2004-800, art. 12, II, 1°.
9. Code de la santé publique, art. L. 1221-8, al. 1, L. 2004-800, art. 8, 3°.
10. Code de la santé publique, art. L. 1241-7, 1°, L. 2004-800, art. 12, II, 4°.
11. Code de la santé publique, art. L. 1241-1, al. 2, L. 2004-800, art. 12, II, 1°. (Un décret en Conseil d'État devra déterminer les conditions d'application de ces dispositions : Code de la santé publique, art. L. 1241-7, 2°, L. 2004-800, art. 12, II, 4°.)
12. Sous la sanction de l'article 511-3 al. 2 du Code pénal, L. n° 2004-800, art. 15, 1°.
13. Code de la santé publique, art. L. 1245-2, L. 2004-800, art. 12, VI.
14. Code de la santé publique, art. L. 1235-2, L. n° 2004-800, art. 9, VI, 2°.
15. Code de la santé publique, art. L. 1241-1, al. 3, L. 2004-800, art. 12, II, 1°. Comp. Code de la santé publique, art. L. 1231-1, al. 3, L. n° 2004-800, art. 9, II, 1°, v. *supra*.
16. Code de la santé publique, art. L. 1241-3, al. 1er, L. 2004-800, art. 12, II, 3°. (Des dispositions similaires sont prévues pour les majeurs protégés, avec une différence de protection selon que la personne est, d'une part, sous tutelle ou, d'autre part, sous curatelle ou sauvegarde de justice : Code de la santé publique, art. L. 1241-4, L. 2004-800, art. 12, II, 3°.)
17. Code de la santé publique, art. L. 1241-3, al. 3, L. 2004-800, art. 12, II, 3°.
18. Code de la santé publique, art. L. 1241-3, al. 3 *in fine*, L. 2004-800, art. 12, II, 3°.
19. Code de la santé publique, art. L. 1241-3, al. 4, L. 2004-800, art. 12, II, 3°. (Jusqu'à l'installation de ces comités, les mandats des membres des comités d'experts chargés d'autoriser les prélèvements de moelle osseuse sur une personne mineure en application des dispositions législatives et réglementaires applicables avant la date d'entrée en vigueur de la loi du 6 août 2004 sont prorogés : L. n° 2004-800, art. 33. Le nouveau comité est également compétent pour autoriser le prélèvement de cellules hématopoïétiques issues de la moelle osseuse sur majeur protégé (art. L 1241-4). Il doit, en outre, autoriser le prélèvement d'organes sur toutes les personnes visées par l'article L. 1231-1, alinéa 2.)
20. D. n° 2005-443 du 10 mai 2005 relatif aux prélèvements d'organes et de cellules hématopoïétiques issues de la moelle osseuse et modifiant le Code de la santé publique (partie réglementaire). *JO* 11 mai 2005 : 8155.
21. Code pénal, art. 511-5, al. 2, L. n° 2004-800, art. 15, 2°.
22. Code de la santé publique, art. L. 1242-1, al. 1er, L. 2004-800, art. 12, III, 1°. (Les autorisations antérieurement accordées pour les prélèvements de moelle osseuse sont prorogées pendant un an à compter de la date de publication de la loi (7 août 2004) : L. n° 2004-800, art. 34, I. En cas d'insuffisance régionale, les directeurs des ARH peuvent autoriser les établissements à prélever des cellules hématopoïétiques issues de la moelle osseuse : L. n° 2004-800, art. 34, II.)

23. Code de la santé publique, art. L. 1242-1, al. 3, L. 2004-800, art. 12, III, 1°.
24. L. 2004-800, art. 12, IV.
25. Code de la santé publique, art. L. 1243-1, al. 1er, L. 2004-800, art. 12, IV.
26. Code de la santé publique, art. L. 5121-1 et s.
27. Code de la santé publique, art. L. 5124-1, L. n° 2004-800, art. 19, III, B, 1°.
28. Code de la santé publique, art. L. 5124-13, L. n° 2004-800, art. 19, III, B, 2°.
29. Code de la santé publique, art. L. 4211-8 et s., L. n° 2004-800, art. 19, I et II.
30. Code de la santé publique, art. L. 5426-1, L. n° 2004-800, art. 20, I.
31. Code de la santé publique, art. L. 1243-3, al. 2, L. 2004-800, art. 12, IV.
32. Code de la santé publique, art. L. 1243-2, L. 2004-800, art. 12, IV.
33. Code de la santé publique, art. L. 1243-5, L. 2004-800, art. 12, IV.
34. Code de la santé publique, art. L. 1243-3, L. 2004-800, art. 12, IV. (La procédure concerne, plus largement, la conservation et la préparation à des fins scientifiques de tissus et de cellules issus du corps humain ainsi que la préparation et la conservation des organes, du sang, de ses composants et de ses produits dérivés. Pour les activités exercées avant l'entrée en vigueur de la loi du 6 août 2004, une obligation de déclaration dans un délai de deux ans est instituée : L. n° 2004-800, art. 36, I.)
35. Code de la santé publique, art. L. 1243-4, L. 2004-800, art. 12, IV. Pour les activités exercées avant l'entrée en vigueur de la loi du 6 août 2004, la demande d'autorisation doit être présentée dans un délai de deux ans est instituée : L. n° 2004-800, art. 36, II.
36. Code de la santé publique, art. L. 1243-6, L. 2004-800, art. 12, IV.
37. *AN* (2001-2002), n° 3166, Projet de loi relatif à la bioéthique.
38. *AN* (2001-2002), n° 763.
39. Ordonnance du 18 juin 2002.
40. CE, 13 novembre 2002, *Petites affiches*, 3 avril 2003 (n° 67), pp. 8-13, note B. Pauvert.
41. Trib. adm. Paris, 21 janvier 2003, *Petites affiches*, 1er octobre 2003, n° 196, pp. 7-10 note B. Pauvert.
42. Code de la santé publique, art. L. 1221-1 à L. 1224-4.
43. Code de la santé publique, art. L. 1231-1 à L. 1235-4.
44. Code de la santé publique, art. L. 1241-1 à L. 1245-6.
45. Code de la santé publique, art. L. 1261-1 à L. 1263-4.
46. Code de la santé publique, art. L. 1211-1 à L. 1211-9 et, par renvoi, C. civ., art. 16 à 16-9.
47. Code de la santé publique, art. L. 1241-1 à L. 1245-6.
48. Code de la santé publique, art. L. 1272-1 à L. 1272-8 ; Code pénal, art. 511-2 à 511-8-2.
49. Code de la santé publique, art. R. 1211-49 auquel renvoie l'article L. 1211-9, 4°.
50. Code de la santé publique, art. L. 1245-2.
51. Code de la santé publique, art. L. 1241-5, L. n° 2004-800, art. 27. Les art. 28, 8° et 32 B de la loi prévoient des dispositions pénales sanctionnant le respect de ces conditions.
52. Code de la santé publique, art L. 1241-5, L. n° 2004-800, art. 27. Les art. 28, 8° et 32 B de la loi prévoient des dispositions pénales sanctionnant le respect de ces conditions.
53. V. Binet JR. *Droit et progrès scientifique. Science du droit, valeurs et biomédecine*. Paris : PUF, 2002, préf. Labrusse-Riou C, postface Beignier B. spéc. chapitre « L'abandon sollicité : l'embryon humain » : 59-92.
54. Chérioux M, *JO Sénat CR*, séance du 30 janv. 2003 : « Dans son ensemble, le monde scientifique [...] admet que l'embryon humain ne peut être considéré comme une chose, que, à l'évidence, un embryon est le début d'une vie d'homme et que, à ce titre, il mérite le respect. Pour ces raisons, il n'est pas utile de définir un statut juridique de l'embryon. Il suffit simplement de reconnaître la réalité. »

55. *AN (2001-2002), n° 3166*, exposé des motifs, p. 55. *Adde*, Mme Guigou, *JOAN CR*, Séance du 15 janv. 2002 : « Les perspectives de traitement des maladies dégénératives incurables de nos jours, comme la maladie d'Alzheimer, la maladie de Parkinson ou l'insuffisance hépatique, nous commandent de nous pencher sur cette question, tout comme l'espoir d'une meilleure connaissance des bases de la différenciation cellulaire, qui pourrait apporter des informations essentielles à la compréhension de la formation des cancers, ou encore celui d'une amélioration des techniques d'assistance médicale à la procréation. »
56. *JOAN CR*, 3ème séance du 15 janv. 2002.
57. Sénat (2002-2003), n° 128 : 47.
58. Mattei JF, *JO Sénat CR*, séance du 30 janv. 2003.
59. Vasselle A, *ibid* Ayant suscité un « D'accord » de M. Giraud, rapporteur à l'origine du régime en question, *ibid*.
60. Code de la santé publique, art. L. 2151-5, al. 4
61. Code de la santé publique, art. L. 2151-2.
62. Code de la santé publique, art. L. 2151-3
63. Code de la santé publique, art. L. 2151-4
64. Code de la santé publique, art. L. 2151-5, al. 7.
65. Créée par cette loi : Code de la santé publique, art. L. 1418-1
66. Code de la santé publique, art. L. 2151-6, al. 1er.
67. Code de la santé publique, art. L. 2151-5, al. 3
68. F. Giraud, *JO Sénat CR*, séance du 30 janv. 2003
69. *AN (2002-2003), n° 761*, p. 161.
70. Mattei JF, *JO Sénat CR*, séance du 30 janv. 2003.
71. Code de la santé publique, art. L. 2151-5, al. 4
72. Code de la santé publique, art. L. 2151-5, al. 6
73. Code de la santé publique, art. L. 2151-8
74. L. n° 2004-800, art. 37-II.
75. D. n° 2004-1024, *JO* 30 sept., p. 16802. V. Binet JR. Le régime transitoire d'autorisation des recherches sur les cellules souches embryonnaires. *JCP* 2004, act. 540.
76. *JO* 10 mai 2005 : 8106.
77. L. n° 2004-800, art. 37, II, al. 1er, 1°.
78. L. n° 2004-800, art. 37, II, al. 1, 2°.
79. D. n° 2004-1024, art. 8.
80. Arr. 16 fév. 2005, *JO* 3 mars ; arr. 21 mars 2005, *JO* 1er avril ; arr. 22 mars 2005, *JO* 8 avril.
81. D. n° 2004-1024, art. 10.

Ingénierie cellulaire et transfusion : un continuum ?

Pierre Tiberghien

La thérapie cellulaire ou tissulaire peut se définir comme l'utilisation à des fins thérapeutiques de cellules isolées ou assemblées (tissus) d'origine autologue, allogénique ou xénogénique [1, 2]. L'ingénierie cellulaire et tissulaire correspond à l'ensemble des étapes nécessaires à la préparation de ces produits de thérapie cellulaire ou tissulaire. Elle va comprendre des étapes aussi variées que le prélèvement, la préparation, la qualification, le stockage, la distribution ou la délivrance et tous les aspects attenants, l'assurance qualité, la traçabilité et la biovigilance.

Le périmètre de la thérapie cellulaire et tissulaire

Celui-ci s'est récemment étendu de façon considérable. Après l'utilisation du sang dit « total » et l'avènement de concentrés érythrocytaires ou plaquettaires, le développement des techniques d'aphérèse cellulaire a permis l'obtention de populations cellulaires purifiées telles que des unités plaquettaires provenant d'un seul donneur, des concentrés granulocytaires et des cellules mononuclées pouvant contenir des cellules souches hématopoïétiques et/ou des cellules immunocompétentes (lymphocytes T, cellules *natural killers*, monocytes).

Les sources possibles de cellules souches hématopoïétiques se sont, dans le même temps, singulièrement diversifiées avec la démonstration que celles-ci pouvaient être recueillies dans le sang périphérique après mobilisation par des facteurs de croissance hématopoïétiques [3] ou recueillies sous la forme d'un sang placentaire [4]. Les techniques d'ingénierie cellulaire *ex vivo* se sont progressivement développées avec la mise à disposition de méthodologies semi-automatisées et en système clos permettant le prélèvement et la cryoconservation de produits de thérapie cellulaire ou tissulaire, la sélection *ex vivo* de population cellulaire ou l'expansion de progéniteurs hématopoïétiques [5]. Dans le même temps, ces méthodologies développées dans le cadre de la médecine transfusionnelle ont été appliquées avec succès à des cellules ou des tissus non hématopoïétiques tels que la cornée, les vaisseaux, l'os et la peau, ainsi que, de façon plus expérimentale, les îlots de Langerhans, les hépatocytes ou les neuroblastes d'origine fœtale [6-8]. Enfin, les démonstrations récentes que l'on pouvait isoler des cellules souches « adultes » ou prendre appui sur un certain degré de plasticité cellulaire par « trans » différenciation ou fusion cellulaire [9, 10] ont largement contribué à augmenter le champ potentiel de la thérapie cellulaire, champ dont l'extension demain sera peut-être assurée par l'utilisation de cellules souches embryonnaires [11].

Le produit de thérapie cellulaire ou tissulaire : un médicament ?

Le statut de ces produits de thérapie cellulaire et tissulaire considérés comme « médicaments » ou pas fait l'objet d'un large débat. Celui-ci a d'ores et déjà permis de faire émerger un certain nombre de spécificités des produits de thérapie cellulaire ou tissulaire qui les distinguent nettement d'un médicament au sens classique du terme. Un produit de thérapie cellulaire ou tissulaire est très fréquemment « patient-spécifique » ou « donneur et receveur-spécifique ». Cette spécificité conduit à une nécessaire adaptation des critères de contrôle qualité et de libération de lot qui doivent prendre en compte des paramètres tels que la disponibilité d'un donneur, les possibilités de prélèvement et de préparation du produit de thérapie cellulaire et bien entendu l'indication et l'état clinique du patient. Ainsi, un greffon de cellules souches hématopoïétiques provenant d'un donneur unique pour un enfant porteur d'une hémopathie maligne ne sera pas forcément récusé s'il contient un germe dont l'antibiogramme permet d'attester de la sensibilité aux antibiotiques disponibles. Ces spécificités conduisent également à la nécessaire proximité entre les équipes d'ingénierie cellulaire et tissulaire et les équipes cliniques, proximité qui permet ainsi de façon quotidienne d'adapter la « production » aux besoins des patients.

L'utilisation de matériel biologique comme « matière première » rend indispensables des efforts considérables dans le domaine de la veille sanitaire et des vigilances [12]. Le drame du sang contaminé par le virus de l'immunodéficience humaine (VIH), et plus récemment les alertes sanitaires liées au syndrome respiratoire aigu sévère (SRAS) [13], à la grippe aviaire [14], au Creutzfeldt-Jakob variant [15] ou encore au virus du Nil occidental [16] obligent à une réactivité optimale sous forme d'une biovigilance et d'une traçabilité parfaite. Ainsi, le développement des innovations thérapeutiques utilisant des produits de thérapie cellulaire ne suit pas le chemin d'un développement classique dans lequel l'industrie pharmaceutique est susceptible de jouer un grand rôle et de mettre en œuvre toutes ses compétences. Cette relative absence de partenaires industriels importants entraîne d'ailleurs des difficultés en matière de financement, de mise en œuvre et de promotion d'essais cliniques dans les domaines de la thérapie tissulaire et cellulaire.

Les exigences réglementaires pour les biothérapies cellulaires

Afin d'assurer la sécurité des patients, l'AFSSAPS a mis en place un cadre réglementaire prévoyant des dispositions spécifiques relatives :

– aux établissements et/ou organismes qui préparent ces produits ;

– aux produits et aux procédés de thérapie cellulaire et tissulaire ;

– à la mise en œuvre d'essais cliniques de thérapie cellulaire ou tissulaire ;

– à l'éthique et à la sécurité sanitaire applicables aux dons et à l'utilisation des éléments de corps humains ;

– à l'importation et à l'exportation des cellules et des produits de thérapie cellulaire et tissulaire [17].

Cet ensemble réglementaire répond à la nécessité de garantir pour le patient des conditions optimales de prélèvement, de transformation et d'administration de produits d'origine humaine. La contamination de greffons hématopoïétiques cryoconservés dans la phase liquide d'azote par le virus de l'hépatite B [18], la survenue d'infections graves à *Clostridium* associées à une greffe ostéo-tendineuse [19], ou encore le développement d'encéphalites suite à une contamination par le virus du Nil occidental chez quatre receveurs d'organes provenant d'un même donneur, lui-même contaminé suite à une transfusion de globules rouges d'un donneur infecté [20], soulignent l'importance de la mise en place et de l'entretien actif de bonnes pratiques en ingénierie cellulaire et tissulaire, en transfusion mais également dans le domaine de la transplantation.

Toutes les biothérapies cellulaires

Une telle pratique de l'assurance de qualité est également essentielle dans un domaine très voisin, mais néanmoins aujourd'hui sans connexions véritables avec les autres acteurs de l'ingénierie cellulaire et tissulaire : l'aide médicale à la procréation (AMP). En effet, par beaucoup d'aspects, des activités telles que le prélèvement de sperme ou d'ovocytes, la cryoconservation de gamètes, la fécondation *in vitro*, l'injection de spermatozoïdes dans le cytoplasme de l'ovocyte, la cryoconservation de gamètes et d'embryons, sont confrontées à des problématiques très similaires à celles rencontrées dans le domaine de la transfusion et de l'ingénierie cellulaire et tissulaire : veille sanitaire, qualification biologique, salles blanches, traçabilité [21, 22]. Il apparaît donc nécessaire de favoriser des interactions fortes entre producteurs de cellules somatiques et producteurs de cellules germinales et embryons afin de mettre en commun les moyens d'assurer une sécurité sanitaire optimale. La mise en œuvre en France de l'Agence de la biomédecine et le probable développement demain de l'utilisation de cellules embryonnaires ayant fait l'objet d'une différenciation *ex vivo* [23] devraient favoriser ce rapprochement.

Les acquis de la transfusion

L'essor de la thérapie cellulaire ou tissulaire a été rendu possible pour une très large part par les acquis de la transfusion. Les techniques de prélèvement et de séparation cellulaire avec l'avènement de l'aphérèse, l'automatisation et le développement de système clos ont ainsi été directement appliquées au prélèvement de cellules souches hématopoïétiques. Il en est de même en matière de cryobiologie avec la mise au point de procédés de cryoconservation rapidement mise en œuvre pour les greffons hématopoïétiques et les greffons tissulaires tels que les vaisseaux. Les efforts en matière de réduction de risque de transmission d'agents infectieux associés à l'administration d'un produit sanguin labile sont de la même façon directement utilisables pour la préparation de produit d'ingénierie cellulaire ou tissulaire. Dans ce domaine, on peut citer la mise en œuvre de plateaux de qualification performants qui pratiquent aujourd'hui le diagnostic sérologique et génomique [24] et demain peut-être de nouvelles méthodologies dérivées de la protéomique [25]. Des réflexions aujourd'hui extrêmement actives sur la prévention du risque bactérien dans les produits sanguins labiles, première cause de mortalité en transfusion [26], pourront également être mises à profit dans les domaines de la thérapie cellulaire et tissulaire [27, 28]. L'adaptation permanente des règles de prélèvement en fonction de l'appréciation des risques sanitaires (contre-indications transitoires, mise en œuvre en urgence de nouvelles techniques de dépistage telles que récemment pratiquées dans la région de Camargue pour le virus du Nil occidental [29], ...) est devenue la règle en médecine transfusionnelle et rien ne permet de penser que la thérapie cellulaire ou tissulaire ne pourrait pas bénéficier d'un tel savoir-faire pour accroître son degré de sécurité sanitaire. Poussée par le « drame du sang contaminé », la persistance d'un risque infectieux certes minime mais néanmoins bien présent et la notion de risques possibles « émergents », la transfusion a organisé une traçabilité et une vigilance chez les receveurs (et les donneurs) qui se veulent optimales et immédiatement utilisables dans le cadre des autres biothérapies cellulaires ou tissulaires. Plus prosaïquement, les établissements de transfusion ont su établir des liens forts et bénéfiques pour tous avec les donneurs de sang et leurs associations. Les compétences médicales et scientifiques réunies dans le cadre de la médecine du don peuvent également être utiles en matière de thérapie cellulaire. L'évocation de ces donneurs permet de rappeler que l'utilisation de cellules ou tissus allogéniques est également associée à des risques immunologiques tels que l'hémolyse allo-immune [30], le rejet de greffe ou la maladie du greffon contre l'hôte [31]. Plusieurs de ces risques allo-immuns sont bien connus et maîtrisés dans le cadre de la médecine transfusionnelle. Ce savoir-faire peut être également extrêmement bénéfique lors de l'administration d'autres produits de thérapie cellulaire ou tissulaire.

Enfin, l'expérience la plus importante de la transfusion dont peut bénéficier la thérapie cellulaire et tissulaire est celle des grands nombres. Dans de nombreux domaines, la thérapie cellulaire reste confinée aujourd'hui à des essais de phase 1-2 incluant un petit nombre de patients. Dans ces circonstances, les impératifs organisationnels, la sécurisation des circuits, les risques de « trans »-contamination ou d'erreurs d'étiquetages,... ne sont pas au premier plan. Il peut en être tout autre lorsque l'effectif augmente. À titre d'exemple, la greffe hématopoïétique à l'Établissement français du sang Bourgogne/Franche-Comté a concerné en 2004 273 greffons collectés et 140 receveurs ; la banque de sang placentaire : 1 100 greffons collectés, 208 cryoconservés et 30 receveurs ; la banque de cornée : 1 608 cornées reçus, 803 receveurs ; les produits sanguines labiles : 81 000 donneurs, 26 400 produits, 19 000 receveurs. Les exigences d'assurance de qualité et les problématiques associées à la gestion d'un tel nombre de donneurs, de produits de thérapie et de receveurs sont à la fois considérables et très spécifiques. Ce savoir-faire et cette expérience acquis par la transfusion sont, déjà aujourd'hui, mis à profit pour accompagner le développement de la thérapie cellulaire et tissulaire

Transfusion et biothérapie cellulaire : légitimité et plus-value

L'Établissement français du sang a développé une activité d'ingénierie cellulaire et tissulaire depuis plus de vingt ans, avec la mise en œuvre d'un réseau de plates-formes d'ingénierie cellulaire et tissulaire réparties sur le territoire national. En 2003, 40 % à 50 % des greffons de cellules souches hématopoïétiques sanguines ou médullaires ont été préparés dans une des unités de thérapie cellulaire de l'Établissement français du sang et ce pour environ 2 000 patients. L'Établissement français du sang a beaucoup contribué à la mise en place du réseau français de sang placentaire. Ce réseau comporte depuis 2003 trois banques (Besançon, Bordeaux et Annemasse), à l'Établissement français du sang, et permet la production d'environ 500 greffons de sang placentaire par an qui sont ensuite cryoconservés et mis à la disposition des équipes de greffe. Cette contribution importante de l'Établissement français du sang est également retrouvée en ingénierie tissulaire, notamment en matière de préparation de tissus cornéens avec plus de 60 % des plateaux de préparation organisés dans un établissement de transfusion sanguine. En 2003, 59 % des greffons cornéens rendus disponibles pour des patients en France ont été préparés dans une des unités d'ingénierie cellulaire et tissulaire de l'Établissement français du sang à partir de 4 400 cornées réceptionnées. Un tiers des greffons osseux distribués en France est issu d'unités de l'Établissement français du sang (10 880 au total). L'Établissement français du sang est également très actif dans le domaine des vaisseaux, des valves, de la peau et des membranes amniotiques ainsi que dans le domaine de l'innovation.

Enfin, l'Établissement français du sang a également démontré sa capacité à développer et maîtriser des processus de production de produits de thérapie cellulaire innovants tels que des progéniteurs hématopoïétiques faisant l'objet d'une expansion *ex vivo* [32], des lymphocytes T génétiquement modifiés [33, 34], ou plus récemment, des lymphocytes cytotoxiques dirigés contre des virus tels que le virus d'Epstein-Barr ou des cellules dendritiques à des fins d'immunomodulation.

Ainsi la transfusion peut et doit se positionner comme un acteur essentiel dans le domaine de l'ingénierie cellulaire et tissulaire. La légitimité de l'Établissement français du sang repose sur l'ensemble des compétences des métiers de la transfusion, la maîtrise de la plupart des étapes de la chaîne de production, un management par qualité directement transposable, un maillage national avec une entité unique, une veille sanitaire optimisée avec une activité recherche et développement dans les domaines importants que sont la qualification biologique du don et les processus de production. Cette légitimité peut également reposer sur la proximité de la clinique, notamment à travers l'activité de conseil en médecine transfusionnelle et de délivrance de produits sanguins labiles.

La valeur ajoutée d'un tel positionnement stratégique pour un acteur de la transfusion tel que l'Établissement français du sang repose sur la possibilité qui est la sienne de développer, pérenniser et valoriser son savoir-faire et les métiers de la transfusion tout en prenant appui sur des structures de prélèvement, d'ingénierie, de qualification et de distribution déjà existants. Un tel développement peut permettre également d'attirer et de « fixer » les compétences médicales et scientifiques de haut niveau tout en assurant un partage des connaissances et de l'expérience entre une thérapie cellulaire ou tissulaire dont l'intérêt thérapeutique est démontré (par exemple : la transfusion, la greffe hématopoïétique, la greffe de cornée) et des approches de biothérapies cellulaires plus innovantes et expérimentales.

Une prise en charge du développement de l'ingénierie cellulaire tissulaire par la transfusion peut également, et surtout, représenter une plus-value significative pour la société. Les coûts de développement de ces approches de biothérapies peuvent être considérables. L'intégration de ces développements dans des plateaux techniques de prélèvements, ingénierie, contrôle qualité déjà existants et utilisés « à haut débit » par la transfusion peut représenter une économie significative. Le « principe de précaution » a conduit la transfusion à réaliser des investissements colossaux pour un bénéfice sur un plan sanitaire qui peut parfois être jugé comme minime [35]. Il serait tout à fait regrettable que la thérapie cellulaire et tissulaire, si elle ne parvenait pas à intégrer ces plateaux, fût obligé « d'acquérir *de novo*» les équipements et le savoir-faire. De la même façon, une mise en commun des structures de veille et de vigilance en matière de transfusion et de biothérapie cellulaire et tissulaire devrait permettre de garantir une qualité accrue et une meilleure réactivité face à des risques connus, mal maîtrisés ou émergents.

Réussir le continuum

Afin de réussir l'intégration de l'ingénierie cellulaire et tissulaire à finalité thérapeutique au sein des activités de la médecine transfusionnelle, plusieurs éléments méritent des réflexions complémentaires et la mise en œuvre de plan d'actions spécifiques :

- affirmer l'ambition d'« être capable de produire n'importe quel produit de thérapie cellulaire ou tissulaire pour n'importe quel patient en France ou en Europe » et concevoir une stratégie de développement permettant la mise en œuvre d'une telle ambition ;
- assurer un développement harmonieux, homogène et complémentaire des plateaux techniques sur l'ensemble du territoire afin de permettre la mise en place d'un réseau fonctionnel efficient ;
- développer une offre de service « ingénierie cellulaire et tissulaire » auprès de partenaires publics ou privés : cette offre peut aller de la recherche d'amont à la distribution et vigilances ou ne comporter qu'un nombre variable des « modules » : « conception – développement – prélèvement – production / qualification – stockage – distribution – traçabilité » ;
- mettre en œuvre une capacité de recherche et de développement en lien avec les établissements publics scientifiques et techniques tels que l'Inserm ou le CNRS, l'Université et l'Industrie ; cela afin de favoriser bien entendu des synergies optimales mais également de permettre aux acteurs de la transfusion d'anticiper et d'accompagner de façon efficace le progrès scientifique. La production *in vitro* de globules rouges à usage thérapeutique [36] ou l'apport des micro-nanotechnologies ou de la protéomique [25] pour la qualification biologique des produits de biothérapie sont des exemples de développement potentiellement importants dans lesquels la transfusion peut s'investir. L'exemple de l'utilisation, au début des années 1980, du ratio CD4/CD8 à Stanford (États-Unis) pour dépister des donneurs de sang contaminés par un virus (le VIH) pour lequel il n'existait pas encore de test de dépistage est particulièrement éclairant [37] ;
- investir ou établir des partenariats solides dans les domaines identifiés comme « sensibles » ou « critiques » pour le développement des activités d'ingénierie cellulaire ou tissulaire. Les difficultés d'approvisionnement en cytokines de grade clinique sont aujourd'hui un frein important, en particulier dans le domaine de l'expansion de progéniteurs hématopoïétiques. Par ailleurs, les méthodologies de séparations cellulaires *ex vivo* requièrent pour la plupart des anticorps monoclonaux qui doivent bien entendu être de grade thérapeutique. De plus, plusieurs approches de biothérapies associant un produit de thérapie cellulaire à l'administration *in vivo* d'anticorps monoclonaux sont au cours de développement. Enfin, la possibilité de produire des cellules exprimant de façon stable un transgène d'intérêt thérapeutique nécessite la disponibilité de cellules transcomplémentaires de grade thérapeutique pour la production de vecteurs viraux ;
- contribuer au développement de pôles d'excellence en matière d'investigations cliniques et de monitoring biologique dans le domaine des biothérapies ;
- œuvrer pour une harmonisation et une unification des procédures d'autorisation et de suivi des activités d'ingénierie cellulaire et tissulaire par les différentes instances administratives au sein de l'Union européenne ;
- enfin, favoriser les rapprochements et recherches de synergies avec les autres secteurs des biothérapies cellulaires et tissulaires : la greffe d'organe et l'assistance médicale à la procréation. À cet égard, une réflexion menée conjointement avec l'Agence de la biomédecine pourrait permettre d'accentuer les complémentarités et synergies possibles entre les deux établissements et peut-être favoriser une mise en commun des moyens.

Conclusion

L'ingénierie tissulaire et cellulaire représente un enjeu considérable pour la médecine transfusionnelle dans l'offre de soins. Les acteurs de la transfusion maîtrisent l'ensemble des activités et disposent des compétences nécessaires pour la production de produits de thérapie cellulaire et tissulaire. Les difficultés de développement ne résident pas dans les techniques spécifiquement mises en œuvre pour un produit de thérapie cellulaire ou tissulaire, mais dans la capacité à prélever, préparer, qualifier, transformer, stocker et distribuer un produit dans un contexte de bonne pratique de fabrication et de veille sanitaire et de réactivité optimale, vis-à-vis du donneur, du receveur, de l'indication thérapeutique et des risques biologiques encourus. Ainsi, l'objectif pour la transfusion n'est pas de se spécialiser dans un ou plusieurs segments donnés de l'ingénierie cellulaire et tissulaire, mais d'affirmer son ambition de pouvoir préparer n'importe quel produit de thérapie cellulaire et tissulaire pour n'importe quel patient. En prenant ainsi appui sur les compétences et le réseau de la médecine transfusionnelle, il est possible de garantir un développement efficient, à la fois sur un plan scientifique et sur un plan économique, de ces nouvelles approches thérapeutiques dont le potentiel pour les patients paraît considérable. Dans le même temps, la mise en œuvre de telles synergies garantit pour la transfusion la pérennité de ses activités et de ses compétences et son développement comme acteur incontournable du progrès médical.

Références

1. Gage FH. Cell therapy. *Nature* 1998 ; 392(Suppl.) : 18-24.
2. Maeno A, Naor J, Hung Ming L, Hunter W, Rootman D. Three decades of corneal transplantation : indications and patient characteristics. *Cornea* 2000 ; 19 : 7-11.
3. Kessinger A, Armitage JO, Landmark JD, Smith DM, Weisenburger DD. Autologous peripheral hematopoietic stem cell transplantation restores hematopoietic function following marrow ablative therapy. *Blood* 1988 ; 71 : 723-7.
4. Rocha V, Labopin M, Sanz G, Arcese W, Schwerdtfeger R, Bosi A, Jacobsen N,Ruutu T, de Lima M, Finke J, Frassoni F, Gluckman E; Acute Leukemia Working Party of European Blood and Marrow Transplant Group; Eurocord-Netcord Registry. Transplants of umbilical-cord blood or bone marrow from unrelated donors in adults with acute leukemia. *N Engl J Med* 2004 ; 351 : 2276-85.
5. Reiffers J, Cailliot C, Dazey B, Attal M, Caraux J, Boiron JM. Abrogation of post-myeloablative chemotherapy neutropenia by ex-vivo expanded autologous CD34-positive cells. *Lancet* 1999 ; 354 : 1092-3.
6. Robertson RP. Islet transplantation as a treatment for diabetes - a work in progress. *N Engl J Med* 2004 ; 350 : 694-705.
7. Borderie VM, Touzeau O, Allouch C, Scheer S, Carvajal-Gonzalez S, Laroche L. The results of successful penetrating keratoplasty using donor organ-cultured corneal tissue. *Transplantation* 1999 ; 67 : 1433-8.
8. Bachoud-Levi AC, Remy P, Nguyen JP, Brugieres P, Lefaucheur JP, Bourdet C, Baudic S, Gaura V, Maison P, Haddad B, Boisse MF, Grandmougin T, Jeny R, Bartolomeo P, Dalla Barba G, Degos JD, Lisovoski F, Ergis AM, Pailhous E, Cesaro P, Hantraye P, Peschanski M. Motor and cognitive improvements in patients with Huntington's disease after neural transplantation. *Lancet* 2000 ; 356 : 1975-9.
9. Rafii S, Lyden D. Therapeutic stem and progenitor cell transplantation for organ vascularization and regeneration. *Nat Med* 2003 ; 9 : 702-12.
10. Coulombel L. Cellules souches adultes: seing is not being. *Médecine /Science* 2003 ; 19 : 683-94.

11. Rosenthal N. Prometheus's vulture and the stem-cell promise. *N Engl J Med* 2003 ; 349 : 267-74.
12. Zou S, Dodd RY, Stramer SL, Strong DM; Tissue Safety Study Group. Probability of viremia with HBV, HCV, HIV, and HTLV among tissue donors in the United States. *N Engl J Med* 2004 ; 351 : 751-9.
13. Weinstein RA. Planning for epidemics-the lessons of SARS. *N Engl J Med* 2004 ; 350 : 2332-4.
14. Hien TT, de Jong M, Farrar J. Avian influenza-a challenge to global health care structures. *N Engl J Med* 2004 ; 351 : 2363-5.
15. Wilson K, Ricketts MN. Transfusion transmission of vCJD: a crisis avoided ? *Lancet* 2004 ; 364 : 477-9.
16. Pealer LN, Marfin AA, Petersen LR, Lanciotti RS, Page PL, Stramer SL, Stobierski MG, Signs K, Newman B, Kapoor H, Goodman JL, Chamberland ME; West Nile Virus Transmission Investigation Team. Transmission of West Nile virus through blood transfusion in the United States in 2002. *N Engl J Med* 2003 ; 349 : 1236-45.
17. Moussaoui S, Lucas S, Zorzi P, Le Saulnier C, Trouvin JH. Le cadre réglementaire des produits de thérapie cellulaire. *Bull Cancer* 2003 ; 8-9 : 779-88.
18. Tedder RS, Zuckerman MA, Goldstone AH, Hawkins AE, Fielding A, Briggs EM, Irwin D, Blair S, Gorman AM, Patterson KG, *et al.* Hepatitis B transmission from contaminated cryopreservation tank. *Lancet* 995 ; 346 : 137-40.
19. Kainer MA, Linden JV, Whaley DN, Holmes HT, Jarvis WR, Jernigan DB, Archibald LK. *Clostridium* infections associated with musculoskeletal-tissue allografts. *N Engl J Med* 2004 ; 350 : 2564-71. Erratum in: *N Engl J Med* 2004 ; 351 : 397-8.
20. Dwamoto M, Jernigan DB, Guasch A, Trepka MJ, Blackmore CG, Hellinger WC, Pham SM, Zaki S, Lanciotti RS, Lance-Parker SE, DiazGranados CA, Winquist AG, Perlino CA, Wiersma S, Hillyer KL, Goodman JL, Marfin AA, Chamberland ME, Petersen LR; West Nile Virus in Transplant Recipients Investigation Team. Transmission of West Nile virus from an organ donor to four transplant recipients. *N Engl J Med* 2003 ; 348 : 2196-203.
21. Maertens A, Bourlet T, Plotton N, Pozzetto B, Levy R. Validation of safety procedures for the cryopreservation of semen contaminated with hepatitis C virus in assisted reproductive technology. *Hum Reprod* 2004 ; 19 : 1554-7.
22. Practice Committee of the American Society for Reproductive Medicine. American Society for Reproductive Medicine/Society for Assisted Reproductive Technology position statement on West Nile Virus. *Fertil Steril* 2005 ; 83 : 527-8.
23. Hochedlinger K, Jaenisch R.Nuclear transplantation, embryonic stem cells, and the potential for cell therapy. *N Engl J Med 2003* ; 349 : 275-86.
24. Stramer SL, Glynn SA, Kleinman SH, Strong DM, Sally C, Wright DJ, Dodd RY, Busch MP; National Heart, Lung, and Blood Institute Nucleic Acid Test Study Group. Detection of HIV-1 and HCV infections among antibody-negative blood donors by nucleic acid-amplification testing. *N Engl J Med* 2004 ; 351 : 760-8.
25. Papadopoulos MC, Abel PM, Agranoff D, Stich A, Tarelli E, Bell BA, Planche T, Loosemore A, Saadoun S, Wilkins P, Krishna S. A novel and accurate diagnostic test for human African trypanosomiasis. *Lancet* 2004 ; 363 : 1358-63.
26. Morel P, Deschaseaux M, Bertrand X, Naegelen C, Talon D. Transfusion-transmitted bacterial infection: residual risk and perspectives of prevention. *Transfus Clin Biol* 2003 ; 10 : 192-200.
27. Larsen CP, Ezligini F, Hermansen NO, Kjeldseri-Kragh J. Six years' experience of using the BacT/ALERT system to screen all platelet concentrates, and additional testing of outdated platelet concentrates to estimate the frequency of false-negative results. *Vox Sang* 2005 ; 88 : 93-7.
28. Morel P, Roubi N, Bertrand X, Lapierre V, Tiberghien P, Talon D, Herve P, Delbosc B. Bacterial contamination of a cornea tissue bank: implications for the safety of graft engineering. *Cornea* 2003 ; 22 : 221-5.

29. Gallian P, De Lamballerie X, De Micco P, Andreu G. Virus West Nile : généralités et implications en transfusion sanguine. *Transfus Clin Biol* 2005 ; 12 : 11-7.

30. Lapierre V, Kuentz M, Tiberghien P. Allogeneic peripheral blood hematopoietic stem cell transplantation: guidelines for red blood cell immuno-hematological assessment and transfusion practice. Société Francaise de Greffe de Moelle. *Bone Marrow Transplant* 2000 ; 25 : 507-12.

31. Devetten MP, Vose JM. Graft-versus host disease: how to translate new insights into new therapeutic strategies. *Blood Marrow Transplant* 2004 ; 10 : 815-25.

32. Reiffers J, Cailliot C, Dazey B, Attal M, Caraux J, Boiron JM. Abrogation of post-myeloablative chemotherapy neutropenia by ex-vivo expanded autologous CD34-positive cells. *Lancet* 1999 ; 354 : 1092-3.

33. Robinet E, Certoux JM, Ferrand C, Maples P, Hardwick A, Cahn JY, Reynolds CW, Jacob W, Hervé P, Tiberghien P. A closed culture system for the ex vivo transduction and expansion of human T lymphocytes. *J Hematother* 1998 ; 7 : 205-15.

34. Tiberghien P, Ferrand C, Lioure B, Milpied N, Angonin R, Deconinck E, Certoux JM, Robinet E, Saas P, Petracca B, Juttner C, Reynolds CW, Longo DL, Hervé P, Cahn JY. Administration of Herpes simplex-thymidine kinase-expressing donor T cells with a T-cell-depleted allogeneic marrow graft. *Blood* 2001 ; 97 : 63-72.

35. McClelland B, Contreras M. Appropriateness and safety of blood transfusion. *Br Med J* 2005 ; 330 : 104-5.

36. Giarratana MC, Kobari L, Lapillonne H, Chalmers D, Kiger L, Cynober T, Marden MC, Wajcman H, Douay L. Ex vivo generation of fully mature human red blood cells from hematopoietic stem cells. *Nat Biotechnol* 2005 ; 23 : 69-74.

37. Galel SA, Lifson JD, Engleman EG. Prevention of AIDS transmission through screening of the blood supply. *Annu Rev Immunol* 1995 ; 13 : 201-27.

Les cellules et leur capacité thérapeutique pour une médecine réparatrice future

Ali Turhan, Anne-Lise Bennaceur Griscelli

Au cours des dernières années, peu de domaines ont évolué autant que celui des cellules souches et de la thérapie cellulaire, tant au niveau des concepts qu'au niveau pratique, permettant d'envisager des applications thérapeutiques qui étaient difficilement imaginables au début des années 1990. Après la révolution « génomique », les cellules souches semblent aujourd'hui promettre une nouvelle révolution qui pourrait changer la médecine du XXIe siècle.

Sur le plan des concepts, en peu de temps, certains dogmes ont été bouleversés : par exemple, la présence de cellules souches adultes spécifiques de tissu était une notion acceptée seulement pour certains organes comme la moelle osseuse [1], d'ailleurs démontrée par la capacité des cellules médullaires à reconstituer l'hématopoïèse à long terme après traitements myéloablatifs. Pour d'autres organes comme le cerveau et le foie, la persistance de cellules souches à l'âge adulte a été une découverte plus récente [2, 3]. De même, il a été récemment suggéré que le cœur adulte possédait des cellules c-kit+ capables de régénérer des cellules cardiaques après une ischémie provoquée [4]. Le grand bouleversement a été, d'une part, la découverte de cellules souches adultes capables de donner naissance à des cellules d'un autre feuillet embryologique, phénomène désigné par le terme de « plasticité » [5] et, d'autre part, celle de cellules souches adultes multipotentes ayant des propriétés proches de celles des cellules souches embryonnaires [6]. La recherche s'est également développée en parallèle au niveau des cellules souches embryonnaires, qui ont montré dans plusieurs systèmes leur capacité à réparer certains tissus adultes, le défi pour leur utilisation dans la médecine régénérative du futur étant essentiellement la compréhension des mécanismes de leur orientation vers une différenciation spécialisée. Sur le plan pratique et sans que l'on puisse dire qu'il s'agit d'un transfert linéaire des connaissances, certaines observations ont déjà été appliquées au traitement des maladies humaines et d'autres seront probablement envisageables au cours des prochaines décades. Comme dans tous les domaines de la science, les avancées vont être lentes, la compréhension des mécanismes peu complète, mais la médecine « régénérative » cellulaire pourrait progressivement devenir une réalité clinique.

Cellules « thérapeutiques »

La thérapie cellulaire : avant et après le bouleversement des dogmes

L'utilisation thérapeutique de cellules souches, connue actuellement sous le terme de thérapie cellulaire au sens large, est en fait appliquée en médecine depuis que l'on sait réaliser des greffes autologues ou allogéniques : en hémato-oncologie, il s'agit de thérapeutiques standards, essentiellement de plusieurs types de leucémies et de lymphomes ainsi que de certains cancers dans lesquels l'intensification des chimiothérapies permet d'obtenir un effet thérapeutique sur la tumeur. Les cellules « thérapeutiques » sont donc, dans ces cas, essentiellement des cellules hématopoïétiques, qu'elles soient autologues ou allogéniques, tout en sachant que, dans ce dernier cas, une véritable thérapie cellulaire immunologique est réalisée grâce à l'effet antileucémique de la réaction du greffon contre l'hôte (*« graft-versus-host-disease »*) [7]. Dans les situations de greffe autologue, les manipulations *ex vivo* des progéniteurs par des facteurs de croissance ont permis de développer des techniques d'expansion pour raccourcir des périodes d'aplasies post-greffe [8]. En dehors de l'hémato-oncologie, les stratégies de thérapie cellulaire par remplacement cellulaire fonctionnel sont également utilisées dans le traitement du diabète insulinodépendant, par la greffe des îlots de Langerhans qui a déjà fait la preuve de son efficacité, au moins à moyen terme [9]. Cependant, l'utilisation de cellules autologues provenant d'autres tissus, pour remplacer une fonction déficiente, n'avait jamais pu être envisagée jusqu'à la caractérisation et la mise en place de techniques de culture de cellules mésenchymateuses [10]. En effet, les cellules souches mésenchymateuses ont pu être utilisées, par exemple, pour générer des cellules osseuses utilisées dans le cadre des traumatismes ou de maladies congénitales de l'os [11]. Dans le domaine de la thérapie cellulaire cardiaque, l'utilisation de cellules musculaires striées autologues amplifiées *ex vivo* et greffées dans le parenchyme cardiaque pour réparer des foyer d'ischémie myocardique a représenté une innovation importante dans le domaine thérapeutique, montrant une amélioration des performances myocardiques lors d'un essai pilote [12]. La démonstration de la véritable efficacité en terme de thérapie cellulaire de l'insuffisance cardiaque devra attendre les résultats d'un essai clinique randomisé qui est actuellement en cours et dans lequel les patients recevront un placebo ou des myoblastes autologues cultivés *ex vivo*.

Dans l'ensemble de ces approches de thérapie cellulaire, le tissu utilisé était embryologiquement lié à celui que l'on souhaitait réparer car le dogme admis était la stricte relation entre l'origine embryologique d'un tissu donné et son potentiel dans la vie adulte : les cellules hématopoïétiques, par exemple, ne pouvaient être utilisées que pour générer des cellules hématopoïétiques et, en accord avec un autre dogme, les cellules « souches » à l'âge adulte ne persistaient que dans certains organes à renouvellement constant comme la moelle osseuse et l'épiderme, permettant donc le maintien d'une homéostasie par le renouvellement des cellules à demi-vie courte.

À la fin des années 1990, une série de travaux a permis de montrer qu'il était possible de détecter, chez la souris recevant une greffe de moelle, des cellules musculaires originaires du donneur [13, 14]. Cette contribution pouvait être obtenue par la greffe de moelle osseuse totale ou de cellules souches enrichies en une sous-population isolée par sa capacité d'exclusion du Hoechst (population définie par le terme de « *side population* », ou SP) et permettait de générer dans un modèle de dystrophie musculaire chez la souris la génération de fibres musculaires capables de synthétiser la dystrophine [14]. De manière surprenante, il était également possible de reconstituer l'hématopoïèse des souris létalement irradiées après transplantation de cellules SP d'origine musculaire [15]. De même, il a été montré que la greffe de cellules souches neurales pouvait générer des cellules hématopoïétiques lympho-myéloïdes [16] et les cellules neurales d'origine du donneur pouvaient être détectées après greffe de moelle [17, 18]. La génération d'une fonction par les cellules greffées a été démontrée dans le système myocardique, hépatique et neural : en effet, les expériences de transplantation médullaire dans un modèle de déficit en fumarylacétoacétate hydrolase (FAH) responsable d'une tyrosinémie héréditaire murine a permis de montrer la possibilité de corriger le déficit en FAH de la souris FAH-/- par des greffes de cellules hématopoïétiques provenant d'une souris FAH+/+ [19]. De même, il a été montré que l'injection de cellules hématopoïétiques purifiées dans un site d'infarctus myocardique pouvait donner naissance à des cellules cardiaques GFP+ contractiles [20]. Les cellules de Purkinje fonctionnelles peuvent également être détectées dans le cervelet de souris après greffe de moelle [21].

Ces données expérimentales rapportées avec plusieurs types de cellules (*Tableau I*) ont stimulé une vague d'enthousiasme permettant d'envisager des applications de thérapie cellulaire, tout en sachant que la fréquence de ce changement de phénotype était extrêmement faible dans la quasi-totalité des expériences rapportées.

Tableau I. Populations cellulaires à potentialités multiples et leur tissu d'origine.

Moelle osseuse totale (MO)	Muscle, neurones, hépatocytes, cardiomyocytes, cellules-ß pancréatiques
Sca1+c-kit+Lin- (MO)	Hépatocytes, cardiomyocytes
Cellules SP* (MO)	Muscle
Muscle total	Hématopoïèse
Cellules SP (Muscle)	Hématopoïèse
Cellules SP/CD45 (Muscle)	Hématopoïèse

SP : *side population*

Quels mécanismes ?

Plusieurs types de mécanismes ont pu être envisagés pour expliquer le changement de phénotype cellulaire après greffe (*Figure 1*), l'explication la plus fréquemment évoquée étant initialement l'existence, dans le tissu donneur, d'une cellule souche très primitive, capable de changer de phénotype dans les suites d'un changement de micro-environnement en réponse à des conditions locales : cela suggérait donc un mécanisme « instructif » sans que l'on puisse déterminer le caractère primitif de la cellule. Dans la plupart des conditions expérimentales, la nécessité d'une lésion tissulaire préexistante (injection de toxine, ou irradiation) suggérait l'importance de l'environnement tissulaire pour induire la conversion phénotypique de la cellule « souche » ayant migré sur le site lésé. La multipotentialité de la cellule souche responsable de cet effet a été évaluée par des expériences de greffe de cellules souches hématopoïétiques uniques avec évidence de contribution de ces cellules uniques aux cellules épithéliales pulmonaires et aux hépatocytes [22]. Le rôle de l'environnement était clairement établi par des études de co-culture de cellules souches neurales qui étaient capables également de changer de phénotype au contact d'un tissu musculaire [23]. Globalement, la possibilité de conversion était observée essentiellement avec les cellules de phénotype hématopoïétique (*Tableau I*).

Cependant, une autre explication qui a pu être apportée et expérimentalement prouvée dans certains contextes est la fusion cellulaire (*Figure 1*). En effet, dans les expériences de greffe de moelle permettant la génération de cellules hépatiques, il a été montré que les cellules hépatiques originaires du donneur étaient polyploïdes, avec présence de marqueurs originaires du donneur et de receveur [24]. Cependant, une programmation à deux sens a pu être documentée dans ce contexte car les cellules hématopoïétiques provenant d'ani-

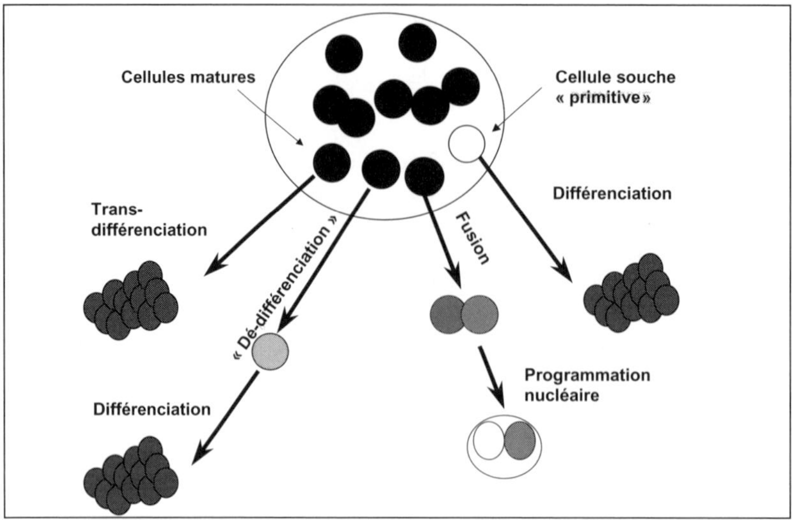

Figure 1. Représentation schématique des hypothèses évoquées pour expliquer le phénomène de plasticité. La première hypothèse est celle d'une « transdifférenciation » d'une cellule mature déjà engagée dans une voie de différenciation avec, éventuellement, une étape de « dédifférenciation » intermédiaire (les deux flèches de gauche). L'autre hypothèse est celle de la persistance, dans les tissus adultes, d'une cellule souche « somatique » primitive ayant la capacité de suivre dans certaines conditions (mais peut-être jamais *in vivo* à l'état basal) une voie de différenciation distincte de celles conduisant normalement au tissu auquel elle appartient. On a enfin démontré que la fusion cellulaire pourrait être à l'origine des phénomènes de conversion phénotypiques (voir texte).

maux FAH+/+ qui avaient fusionné avec les cellules hépatiques FAH-/- avaient, d'une part, cessé l'expression de marqueurs hématopoïétiques (CD45) et, d'autre part, activé une synthèse de FAH qui, à l'état physiologique, n'est pas exprimée dans les cellules hématopoïétiques. Cette réactivation d'expression de type épigénétique permettait donc d'évoquer la notion de « fusion curative », et serait éventuellement à l'origine d'un nouveau concept de thérapie cellulaire [24]. Il est actuellement probable que les cellules qui sont à l'origine de cette activité de fusion soient des cellules myélomonocytaires différenciées [24]. La fusion cellulaire est également probablement à l'origine d'autres observations de conversion phénotypique, notamment au niveau du muscle strié [25].

La controverse concernant le rôle de la fusion est loin d'être résolue car les observations récentes montrent que le changement phénotypique sans fusion cellulaire pourrait exister dans certains contextes, ce qui témoignerait d'une véritable transdifférenciation [26, 27]. En effet, les expériences récentes montrent qu'il est par exemple possible de générer, à partir de cellules hématopoïétiques purifiées, des cellules de phénotype hépatocytaire en l'espace d'une semaine lorsque ces cellules sont cultivées avec un tissu hépatique en régénération dans un système de culture en l'absence de tout contact [26]. De même, la culture des cellules souches neurales au contact de cellules endothéliales murines fixées par paraformaldéhyde entraîne un changement de phénotype de cellules neurales humaines en cellules endothéliales [27]. Cette dernière observation suggère que les molécules inertes sont capables d'induire ce changement de phénotype [27]. La programmation nucléaire par fusion et sans fusion est donc probablement une réalité, confirmant d'ailleurs les possibilités de programmation nucléaire qui ont été rapportées par d'autres expériences, notamment pour induire un phénotype de cellule T à partir des cellules monocytaires [28].

Une autre possibilité pour expliquer le mécanisme de plasticité expérimentale observée est l'existence de cellules souches spécifiques de tissus mais à des localisations différentes dans l'organisme adulte, en raison de la présence probable de « niches » permettant leur survie et peut-être l'autorenouvellement de ces cellules souches [29]. L'exemple le mieux exploré est, en effet, le muscle strié, qui contient, chez la souris, des cellules souches à potentiel hématopoïétique : les expériences récentes montrent que ces cellules « extramédullaires » ont un phénotype hématopoïétique et présentent un potentiel de reconstitution majeur sans que l'on sache actuellement la raison de leur présence dans le muscle strié [30]. Le mécanisme de conversion phénotypique n'est donc pas ici lié à une « plasticité » cellulaire mais la révélation de la présence de l'activité d'une cellule souche à localisation extra-médullaire [31].

Enfin, un autre mécanisme de « plasticité » qui se rapproche d'une programmation en deux étapes pourrait être la dé-différenciation suivie de l'engagement vers une autre voie de différenciation.

En effet, dans les conditions expérimentales, il est possible de changer le phénotype d'une cellule musculaire mature (myoblastes multinucléés) vers un phénotype plus primitif par surexpression de Msx1, inhibiteur de MyoD [32]. Les cellules surexprimant Msx1 peuvent ensuite être orientées en présence de facteurs de croissance spécifiques vers une voie de différenciation ostéoblastique ou chondrocytaire [32]. De même, dans le système neural, les oligodendrocytes peuvent être induits vers un phénotype plus souche puis réorientés vers une voie de différenciation plus spécifique [33]. Chez la drosophile, les cellules souches germinales peuvent être régénérées à partir de spermatogonies déjà engagées dans la différenciation, suggérant la dé-différenciation de ces cellules [34].

Les cellules « réparatrices »

Les cellules qui interviennent dans le phénomène de réparation sont, pour certaines, très bien caractérisées, notamment les cellules souches spécifiques de tissus comme les cellules souches hématopoïétiques, et les cellules souches mésenchymateuses. On pourrait schématiquement les opposer aux cellules souches multipotentes à potentiel de différenciation plus large qui sont décrites également au niveau de plusieurs tissus adultes. Dans tous les cas, il semble aujourd'hui clair que la moelle osseuse représente probablement un vrai « réservoir » de différents types de cellules souches.

Les cellules souches spécifiques de tissus

On peut distinguer en premier lieu les cellules souches hématopoïétiques, qui ont été utilisées, soit dans le cadre de greffe de moelle totale, soit après purification de sous-populations spécifiques comme les cellules Sca1+, c-kit+, ou celles ayant le phénotype « *side-population* » (SP) identifiées par leur capacité d'exclure le Hoeschst 33342 (*Tableau I*). Le phénotype « SP » permet aussi un enrichissement en cellules souches au niveau d'autres tissus comme le muscle qui contient également des cellules souches à potentiel hématopoïétique [15]. Quel que soit leur phénotype, les cellules souches hématopoïétiques pourraient vraisemblablement être dans le futur un outil majeur de thérapie cellulaire réparatrice car des techniques d'isolement, de purification, de manipulation *ex vivo* de ces cellules existent de longue date pour des applications hémato-oncologiques. D'autres phénotypes cellulaires possédant un potentiel de plasticité devront être évalués de manière à déterminer la possibilité de manipulation *ex vivo* de ce potentiel dans des systèmes de culture.

La moelle osseuse contient, par ailleurs, des cellules souches mésenchymateuses qui ont déjà montré leur capacité de génération de cellules osseuses représentant un des premiers exemples de médecine réparatrice [11, 35]. La plasticité est une propriété inhérente de ces cellules, tout au moins pour donner naissance à des cellules ostéoblastiques, adipocytaires et chondrocytaires [36, 37], mais les études récentes montrent qu'elles pourraient avoir une potentialité de réparation très large *in vivo*, avec notamment la possibilité de réparation de lésions cardiaques [38], rénales [39, 40] et respiratoires [41]. Dans ces modèles, les cellules mésenchymateuses semblent, certes, s'intégrer aux tissus lésés, mais il est actuellement difficile de déterminer si elles agissent par un mécanisme de fusion, de transdifférenciation ou par un effet trophique, notamment au niveau cardiaque, où elles induisent la sécrétion de VEGF et la néovascularisation. Enfin, les cellules souches mésenchymateuses sont remarquables par leur capacité à induire une tolérance immunologique dont le mécanisme est à ce jour inconnu. Cette propriété apparaît extrêmement prometteuse pour tester leur utilisation dans la prévention ou la modulation des réactions de greffon contre l'hôte [42]. En ce qui concerne d'autres types de cellules souches spécifiques de tissus, les cellules souches neurales sont probablement programmables, mais les applications cliniques par l'utilisation de ces cellules sont actuellement difficiles. Les cellules souches bulbaires du système pileux ont une potentialité épidermique et pileuse, suggérant leur utilisation possible dans les approches de thérapie cellulaire réparatrice cutanée. De même, les cellules souches isolées du derme pourraient avoir une potentialité large, de type essentiellement neural [43]. Un autre tissu d'accès facile, le système adipeux, contient des cellules souches qui pourraient avoir une potentialité endothéliale et musculaire [44].

Les cellules souches adultes multipotentes

En 2001, l'équipe de Verfaillie a démontré, à la fois chez la souris et chez l'homme, l'existence d'une cellule multipotente désignée sous le terme de « *multipotent adult stem cell* » (MAPC) [6]. Ces cellules ont été isolées à partir de la moelle osseuse chez l'homme et la souris mais également à partir d'autres tissus comme le muscle et le cerveau chez les rongeurs en partant d'une population CD45- et après une période de culture de plusieurs semaines en présence *d'epidemal growth factor* et de *platelet-derived growth factor* à condition de réaliser ces cultures à très faible densité. Elles ont un potentiel de duplication majeur jusqu'à plus de 120 doublements tout en maintenant un potentiel de différenciation mésodermique, endodermique et ectodermique [6]. Ces cellules pourraient donc représenter un outil majeur de thérapie cellulaire pour le futur, mais leur isolement s'avère extraordinairement difficile car elles deviennent détectables en culture seulement après plusieurs semaines, ce qui entraîne la question de leur existence *in vivo* ou de leur apparition en culture par un mécanisme qui pourrait se rapprocher d'une « dédifférenciation » d'une cellule souche déjà engagée.

Depuis la description des *multipotent adult stem cells*, d'autres types de cellules souches multipotentes ont récemment été décrits. Ainsi, une population de cellules souches très primitives obtenue à partir du sang de cordon et désignée sous le terme de USSC (*unrestricted somatic stem cell*) [45] peut être amplifiée en l'absence de toute cytokine et serait relativement plus facile à isoler et cultiver. Ces cellules auraient un potentiel de prolifération identique ou supérieur à celui des *multipotent adult stem cells*, avec également la possibilité d'une différenciation en cellules des trois feuillets embryologiques, tout au moins *in vivo* dans le modèle d'hématopoïèse chez le mouton [45].

Enfin, d'autres types de cellules multipotentes ont été décrits dans les tissus adultes comme les cellules désignées sous le terme de *Miami cell* (*marrow-inducible activated multipotent cells*) [46] ou les cellules souches isolées à partir du tissu adipeux décrites sous le terme de hMAD [47].

Actuellement, les questions essentielles concernent la présence de ces cellules dans certains organes privilégiés, leur existence *in vivo* et les techniques qui permettraient éventuellement de les isoler en une seule étape. En effet, telles qu'elles ont été décrites, les cellules de type

MAPC seront difficilement applicables en clinique, en raison de la difficulté que présentent leur culture et leur maintien. Si l'existence de cellules souches multipotentes adultes est une réalité, ces cellules pourraient avoir dans le futur un potentiel thérapeutique majeur à condition que leur capacité de différenciation multiple puisse être manipulée *ex vivo*.

Plasticité de l'état différencié ?

La « plasticité » des cellules souches, qu'elles soient adultes ou embryonnaires, est inhérente à leur fonction car ces cellules ont une programmation génétique suffisamment primitive pour qu'une orientation soit possible en fonction de stimuli externes ou en fonction de l'activation de certains programmes génétiques spécifiques. À l'inverse, les expériences de clonage ont montré clairement qu'une cellule adulte différenciée pourrait être programmée, confirmant la plasticité du génome. La plasticité de « l'état différencié », décrite dans les conditions expérimentales par étude des hétérocaryons [48], est un concept qui fait appel à la possibilité pour une cellule différenciée d'être « reprogrammée » pour acquérir des destinées différentes de son origine embryologique. Des exemples expérimentaux par utilisation de lignées de myoblastes ou d'oligodendrocytes précédemment signalés [32, 33] permettent de penser que les conditions *in vitro* adéquates pour une programmation semblent exister mais l'implication *in vivo* de ce phénomène pour expliquer le phénomène de plasticité en général est vraisemblablement minime. Enfin, il faut souligner que l'induction d'une caractéristique phénotypique donnée ne permet pas de conclure à la génération d'une fonction. Et si la plasticité de l'état différencié est une réalité expérimentale, son utilisation en clinique nécessitera, au cours des décennies futures, le développement de techniques de programmation probablement par utilisation de stimuli externes pharmacologiques ou de molécules exogènes.

Médecine réparatrice : applications thérapeutiques

Aujourd'hui

Depuis quelques années, certaines données générées par la recherche ont pu être appliquées à la clinique, notamment dans le domaine de la cardiologie. En effet, depuis la description initiale de la génération de cellules myocardiques contractiles GFP+ après greffe de cellules souches c-Kit+ chez le rat, plusieurs essais cliniques ont pu être mis en place, avec une stratégie de réparation cardiaque dans les suites des ischémies myocardiques avec le but de prévenir les insuffisances myocardiques post-infarctus. Ces essais ont consisté en l'injection intramyocardique de cellules hématopoïétiques autologues, suivie d'une exploration de la fonction myocardique. Les cellules injectées sont de nature différente (moelle osseuse totale, cellules CD34+, cellules AC133+, cellules de sang mobilisé), avec, dans la grande majorité des cas, une amélioration des tests de performance myocardiques dans les mois qui suivent l'injection locale. Dans un autre essai randomisé incluant soixante patients, l'injection intracoronaire de cellules de moelle osseuse autologue a permis d'obtenir, chez trente d'entre eux, une amélioration très significative de la fonction ventriculaire gauche post-infarctus par rapport au groupe témoin qui n'a pas reçu de cellules médullaires [49]. De même, la mobilisation de cellules souches par G-CSF semble améliorer dans certains cas la fonction myocardique post-infarctus. Il faut cependant noter que, dans le cadre d'un essai clinique randomisé, l'injection intracoronarienne de cellules souches périphériques mobilisées par G-CSF a pu entraîner une récidive des sténoses conduisant à l'arrêt de l'essai clinique [50]. Le mécanisme de cette amélioration reste dans l'immédiat indéterminé, pouvant faire intervenir une néovascularisation locale ou un effet trophique plutôt qu'une transdifférenciation.

Une autre approche de médecine régénérative par utilisation de cellules souches intéresse le domaine de l'angiologie, avec la possibilité de réparation des ischémies des membres, par injection de cellules hématopoïétiques. Certains résultats cliniques ont déjà été obtenus [51]. Il a, en effet, été montré que l'administration de cellules de moelle osseuse par injection locale au niveau des sites ischémiques pourrait favoriser une revascularisation des tissus ischémiques. Des protocoles actuels sont en cours de réalisation pour améliorer ces stratégies en modifiant les voies d'administration ou en utilisant des cellules purifiées, provenant de moelle osseuse ou de sang périphérique mobilisé. Globalement, les mécanismes d'action de cette thérapie cellulaire proangiogénique ne sont pas connus : il pourrait s'agir d'un effet trophique lié aux cellules hématopoïétiques et/ou stromales greffées sur le site ischémié ou d'un véritable effet angiogénique à partir d'un précurseur localement implanté et originaire de la moelle osseuse. Enfin, il faut souligner que les résultats à long terme de ces stratégies de réparation ne sont pas connus et seuls les essais cliniques randomisés pourront éventuellement déterminer leur utilité.

Sur le plan neurologique, les cellules souches obtenues des embryons ont déjà été utilisées dans le traitement de certaines maladies dégénératives. Et il est possible d'envisager des stratégies de médecine régénérative pour des affections neurologiques basées sur les résultats obtenus dans les conditions expérimentales. Mais l'utilisation de cellules adultes de type hématopoïétique reste actuellement dans le domaine expérimental, même si des arguments existent suggérant la possibilité de générer des neurones après greffe de moelle [52]. De même, les cellules souches hématopoïétiques pourraient être utilisées dans le traitement des rétinopathies dégénératives car, dans un modèle murin de dégénérescence rétinienne, l'injection locale de cellules souches lin- de la moelle osseuse a permis d'améliorer la rétinopathie [53]. Des résultats contradictoires ont été obtenus avec l'utilisation de cellules souches de moelle osseuse quant à la possibilité de générer des cellules β pancréatiques [54]. En effet, tandis que certaines expériences ont démontré la possibilité de générer des cellules pancréatiques [55] en dehors de toute fusion [56] par les cellules de moelle osseuse, dans d'autres modèles, notamment dans un modèle de transplantation de moelle de cellules GFP+ sur des souris chez lesquelles une lésion pancréatique a préalablement été réalisée, aucune cellule originaire des souris donneuses n'a pu être identifiée [57]. Les discordances obtenues dans les différentes études pourraient être liées à des différences dans les conditions expérimentales et seules des études ultérieures pourront permettre l'obtention de résultats concluants.

Enfin, la capacité des cellules de moelle osseuse (qu'elles soient des cellules souches ou des cellules différenciées) à réaliser des fusions pourrait être exploitée dans le traitement des myopathies et des insuffisances hépatocellulaires. La survenue de ce type de fusion a été démontrée après greffe allogénique chez l'homme mais une application thérapeutique nécessitera l'augmentation de la fréquence de ce phénomène de fusion dans une situation où le foie doit être en régénération. Les applications cliniques de la stratégie de fusion nécessiteraient enfin un choix judicieux des modèles thérapeutiques de manière à démontrer l'utilité clinique de la fusion thérapeutique. Cependant, les conséquences fonctionnelles de la polyploïdie induite par ce processus devront être évaluées dans des conditions expérimentales en fonction de tissus cibles.

Demain

Programmation de cellules adultes

Au cours des dernières années, malgré de nombreuses controverses, il est apparu que le génome des cellules adultes reste, sur le plan de son potentiel, absolument identique à celui des cellules embryonnaires : en effet, les expériences de clonage montrent la « plasticité » du génome et la capacité de ses gènes à se réactiver en fonction de stimuli externes ou internes et qui seront à déterminer. Les résultats les plus récents montrent qu'il y aurait *a priori* deux mécanismes de programmation qui pourraient éventuellement être mis à profit pour des futures applications thérapeutiques :

1. fusion cellulaire, donc programmation du noyau de la cellule donneuse dans le cytoplasme de la cellule receveuse ;

2. programmation par des stimuli externes, qui pourraient dans certains cas diffuser à l'intérieur de la cellule receveuse à programmer ;

3. programmation également possible d'une cellule adulte par l'intermédiaire d'un passage à l'état de cellules « souches » par un mécanisme de dédifférenciation comme cela a été démontré dans les conditions expérimentales [33, 34] (*Figure 1*).

Dans ce contexte, il existe, en effet, des résultats qui permettent de penser que le microenvironnement pourrait jouer un rôle majeur dans la programmation, notamment au contact de cellules qui ont été fixées, et fournissant aux cellules viables mises en co-culture un support inerte. Dans ce contexte, il a été montré qu'il était possible d'induire un phénotype endothélial à partir de cellules souches neurales humaines lorsque ces dernières étaient co-cultivées en présence de cellules endothéliales murines fixées et donc mortes [27].

Ces observations permettent de penser que des molécules diffusibles de « programmation » pourraient être développées dans le futur, pour induire certains phénotypes à partir de cellules différenciées. On sait, par exemple, qu'une molécule synthétique analogue de purine, désignée sous le terme de reversine, est capable de transformer les cellules musculaires en cellules plus immatures « souches » qui, par la suite, peuvent être orientées vers une différenciation ostéoblastique ou adipocytaire [58].

Utilisation thérapeutique de cellules souches adultes

En 2005, les résultats expérimentaux montrent que plusieurs types de questions d'ordre technique devront être résolus avant que l'on puisse envisager de manière réaliste l'utilisation des cellules souches multipotentes de type adulte dans le cadre d'une médecine régénérative. Les cellules multipotentes posent le problème de leur obtention de manière reproductible chez l'homme. Même si leur potentialité multiple ouvre des perspectives thérapeutiques majeures, en médecine régénérative ainsi qu'en hémato-oncologie, il est actuellement difficile d'envisager des stratégies thérapeutiques avec l'utilisation des *multipotent adult stem cells*. Il faudra également analyser, dans des conditions expérimentales, les relations hiérarchiques entre les *multipotent adult stem cells* et d'autres types de cellules multipotentes qui ont été décrits comme les *unrestricted somatic stem cells*, qui sont obtenues du sang de cordon et qui, par leur capacité de différenciation multilignage et de prolifération, semblent se rapprocher des *multipotent adult stem cells* avec cependant des conditions de culture plus faciles à mettre en œuvre [45]. Enfin, d'autres types de cellules souches adultes, isolées de la moelle osseuse ou du tissu adipeux [46, 47], pourraient passer plus rapidement à l'application clinique par rapport à des cellules multipotentes de type *multipotent adult stem cells* dans des modèles d'ischémie ou de myopathies.

Cellules souches embryonnaires humaines

Les cellules souches embryonnaires humaines, dont l'utilisation a posé des problèmes éthiques, représentent un outil thérapeutique majeur pour la médecine régénérative du futur et ont fait à cet égard le sujet de controverses et de débats multiples, notamment en raison de leurs conditions d'obtention, de propagation et de craintes de clonage reproductif [59]. Dans les conditions expérimentales, elles ont un potentiel de prolifération théoriquement illimité, ce qui permettrait l'obtention d'une grande quantité de cellules. De même, elles sont théoriquement totipotentes car elles contribuent à la génération de tous les tissus de l'organisme. Chez la souris, et dans une certaine mesure chez l'homme, des conditions de différenciation de ces cellules vers de nombreux lignages cellulaires ont été établies. Malgré ces avantages, plusieurs problèmes pratiques devront être résolus avant leur utilisation thérapeutique dans le cadre d'une médecine régénérative chez l'homme. En effet, il existe actuellement plusieurs lignées de cellules souches embryonnaires humaines dans le monde, mais leur utilisation en clinique humaine est difficilement acceptable pour des raisons de traçabilité des manipulations antérieures. La loi Bioéthique en France permet actuellement l'utilisation de cellules souches embryonnaires humaines en recherche, mais la génération de nouvelles lignées nécessitera la création de structures de thérapies cellulaires probablement en réseau, capables de générer ces cellules et de les caractériser dans des conditions de bonnes pratiques. Les expériences avec les cellules murines montrent que les cellules souches embryonnaires sont certes théoriquement immortelles mais qu'elles perdent leur potentialité de différenciation avec des passages successifs, ce qui nécessite des conditions de « *banking* » strictes et traçables.

Tableau II. Thérapie cellulaire régénérative en application clinique par utilisation de tissus « hétérologues ».

Cellules	Voie d'administration	Pathologie	Références
Moelle osseuse	Injection locale	Artériopathie des MI	[51]
Moelle osseuse, CD34+, CSP	Injection locale cardiaque	Cardiopathies ischémiques	[49, 50]
Myoblastes	Injection locale	Cardiopathies ischémiques	[12]
Cellules épithéliales buccales	Greffe locale	Réparation cornéenne	[61]
Cellules mésenchymateuses	Greffe IV	Osteogenesis imperfecta	[11, 35]

Sur le plan scientifique, l'un des problèmes majeurs est l'établissement de conditions de différenciation strictes, car les cellules souches embryonnaires humaines nécessitent pour leur croissance seulement des cellules stromales. Et le contrôle de leur différenciation *in vitro* est essentiel, notamment pour éviter la persistance de cellules embryonnaire à l'état totipotent qui pourraient être responsables de tumorigénicité. La stratégie d'injection *in vivo* de cellules souches embryonnaires, notamment dans les réparations neurales après compression médullaire ou dans le traitement de cardiomyopathies, pourrait être une stratégie de choix. On sait, par exemple, que les cellules souches embryonnaires humaines injectées dans le cœur des porcs se différencient en cellules cardiogéniques ayant une fonction de *pace-maker* permettant la disparition des blocs auriculo-ventriculaires expérimentaux [60]. Enfin, des conditions cliniquement acceptables de culture et de cryopréservation devront être développées comme pour des cellules adultes dans des centres de thérapie cellulaire dédiés à cette activité.

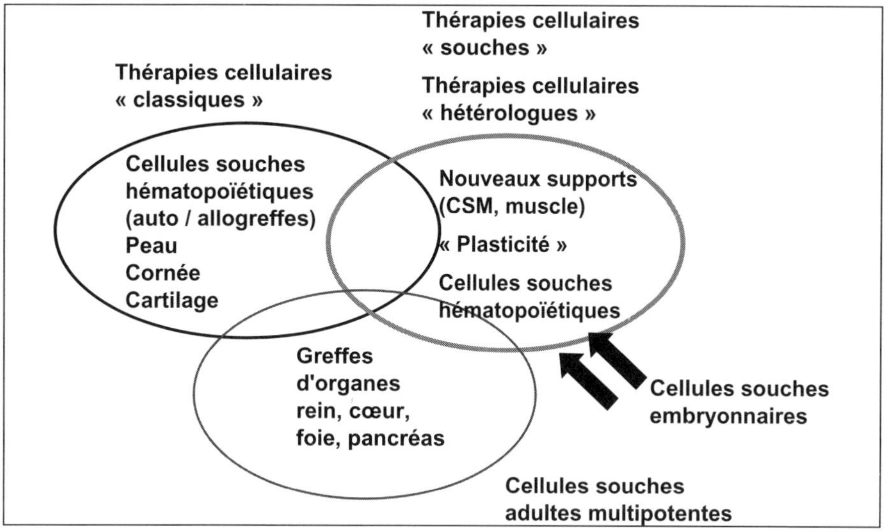

Figure 2. Evolution des concepts de thérapie cellulaire.

Perspectives et conclusions

Les avancées majeures réalisées récemment dans le domaine de la biologie des cellules souches permettent de penser que la thérapie cellulaire réparatrice entrera dans la pratique courante dans plusieurs disciplines de la médecine au cours du XXIe siècle. Cette thérapie cellulaire se développera grâce à l'expérience obtenue par les approches de thérapie cellulaire classique (greffes autologues et allogéniques, greffe de peau) et à celle obtenue grâce à des greffes d'organes (*Figure 2*). Enfin, avec l'entrée en clinique de nouveaux supports cellulaires, comme les cellules mésenchymateuses, et la découverte de nouveaux types de cellules « souches » adultes (MAPC, USSC..) ou embryonnaires, la médecine réparatrice pourrait devenir un jour une alternative à des transplantations dans plusieurs types de pathologie.

Références

1. Prchal JT, Throckmorton DW, Carroll AJ 3rd, Fuson EW, Gams RA, Prchal JF. A common progenitor for human myeloid and lymphoid cells. *Nature* 1978 ; 274 : 590-1.
2. Gage FH. Mammalian neural stem cells. *Science* 2000 ; 287 : 1433-8.
3. Strain AJ, Crosby HA. Hepatic stem cells. *Gut* 2000 ; 46 : 743-5.
4. Beltrami AP, Barlucchi L, Torella D, Baker M, Limana F, Chimenti S, Kasahara H, Rota M, Musso E, Urbanek K, Leri A, Kajstura J, Nadal-Ginard B, Anversa P. Adult cardiac stem cells are multipotent and support myocardial regeneration. *Cell* 2003 ; 114 : 763-76.
5. Blau HM, Brazelton TR, Weimann JM.The evolving concept of a stem cell: entity or function? *Cell* 2001 ; 105 : 829-41.
6. Jiang Y, Jahagirdar BN, Reinhardt RL, Schwartz RE, Keene CD, Ortiz-Gonzalez XR, Reyes M, Lenvik T, Lund T, Blackstad M, Du J, Aldrich S, Lisberg A, Low WC, Largaespada DA, Verfaillie CM. Pluripotency of mesenchymal stem cells derived from adult marrow. *Nature* 2002 ; 418 : 41-9.

7. Jiang YZ, Kanfer EJ, Macdonald D, Cullis JO, Goldman JM, Barrett AJ. Graft-versus-leukaemia following allogeneic bone marrow transplantation: emergence of cytotoxic T lymphocytes reacting to host leukaemia cells. *Bone Marrow Transplant* 1991 ; 8 : 253-8.
8. Reiffers J, Cailliot C, Dazey B, Attal M, Caraux J, Boiron JM. Abrogation of post-myeloablative chemotherapy neutropenia by ex-vivo expanded autologous CD34-positive cells. *Lancet* 1999 ; 354 : 1092-3.
9. Rother KI, Harlan DM. Challenges facing islet transplantation for the treatment of type 1 diabetes mellitus. *J Clin Invest* 2004 ; 114 : 877-83.
10. Deans RJ, Moseley AB. Mesenchymal stem cells: biology and potential clinical uses. *Exp Hematol* 2000 ; 28 : 875-84.
11. Horwitz EM, Prockop DJ, Fitzpatrick LA, Koo WW, Gordon PL, Neel M, Sussman M, Orchard P, Marx JC, Pyeritz RE, Brenner MK. Transplantability and therapeutic effects of bone marrow-derived mesenchymal cells in children with osteogenesis imperfecta. *Nat Med* 1999 ; 5 : 309-13.
12. Menasche P, Hagege AA, Scorsin M, Pouzet B, Desnos M, Duboc D, Schwartz K, Vilquin JT, Marolleau JP. Myoblast transplantation for heart failure. *Lancet* 2001 ; 357 : 279-80.
13. Ferrari G, Cusella-De Angelis G, Coletta M, *et al.* Muscle regeneration by bone marrow-derived myogenic progenitors. *Science* 1998 ; 279 : 1528-30.
14. Gussoni E, Soneoka Y, Strickland CD, *et al.* Dystrophin expression in the mdx mouse restored by stem cell transplantation. *Nature* 1999 ; 401 : 390- 4.
15. Jackson KA, Mi T, Goodell MA. Hematopoietic potential of stem cells isolated from murine skeletal muscle. *Proc Natl Acad Sci USA* 1999 ; 96 : 14482-6.
16. Bjornson CR, Rietze RL, Reynolds BA, Magli MC, Vescovi AL. Turning brain into blood: a hematopoietic fate adopted by adult neural stem cells in vivo. *Science* 1999 ; 283 : 534-7.
17. Brazelton TR, Rossi FM, Keshet GI, Blau HM. From marrow to brain: expression of neuronal phenotypes in adult mice. *Science* 2000 ; 290 : 1775-9.
18. Mezey E, Chandross KJ, Harta G, Maki RA, McKercher SR. Turning blood into brain: cells bearing neuronal antigens generated in vivo from bone marrow. *Science* 2000 ; 290 : 1779-82.
19. Lagasse E, Connors H, Al-Dhalimy M, Reitsma M, Dohse M, Osborne L, Wang X, Finegold M, Weissman IL, Grompe M. Purified hematopoietic stem cells can differentiate into hepatocytes in vivo. *Nat Med* 2000 ; 6 : 1229-34.
20. Orlic D, Kajstura J, Chimenti S, Jakoniuk I, Anderson SM, Li B, Pickel J, McKay R, Nadal-Ginard B, Bodine DM, Leri A, Anversa P. Bone marrow cells regenerate infarcted myocardium. *Nature* 2001 ; 410 : 701-5.
21. Priller J, Persons DA, Klett FF, Kempermann G, Kreutzberg GW, Dirnagl U. Neogenesis of cerebellar Purkinje neurons from gene-marked bone marrow cells in vivo. *J Cell Biol* 2001 ; 155 : 733-8.
22. Krause DS, Theise ND, Collector MI, Henegariu O, Hwang S, Gardner R, Neutzel S, Sharkis SJ. Multi-organ, multi-lineage engraftment by a single bone marrow-derived stem cell. *Cell* 2001 ; 105 : 369-77.
23. Galli R, Borello U, Gritti A, Minasi MG, Bjornson C, Coletta M, Mora M, De Angelis MG, Fiocco R, Cossu G, Vescovi AL. Skeletal myogenic potential of human and mouse neural stem cells. *Nat Neurosci* 2000 ; 3 : 986-91.
24. Wang X, Willenbring H, Akkari Y, Torimaru Y, Foster M, Al-Dhalimy M, Lagasse E, Finegold M, Olson S, Grompe M. Cell fusion is the principal source of bone-marrow-derived hepatocytes. *Nature* 2003 ; 422 : 897-901.
25. Doyonnas R, LaBarge MA, Sacco A, Charlton C, Blau HM. Hematopoietic contribution to skeletal muscle regeneration by myelomonocytic precursors. *Proc Natl Acad Sci USA* 2004 ; 101 : 13507-12.

26. Jang YY, Collector MI, Baylin SB, Diehl AM, Sharkis SJ. Hematopoietic stem cells convert into liver cells within days without fusion. *Nat Cell Biol* 2004 ; 6 : 532-9.

27. Wurmser AE, Nakashima K, Summers RG, Toni N, D'Amour KA, Lie DC, Gage FH. Cell fusion-independent differentiation of neural stem cells to the endothelial lineage. *Nature* 2004 ; 430 : 350-6.

28. Hakelien AM, Landsverk HB, Robl JM, Skalhegg BS, Collas P. Reprogramming fibroblasts to express T-cell functions using cell extracts. *Nat Biotechnol* 2002 ; 20 : 460-6.

29. Watt FM, Hogan BL. Out of Eden: stem cells and their niches. *Science* 2000 ; 287 : 1427-30.

30. Farace F, Prestoz L, Badaoui S, Guillier M, Haond C, Opolon P, Thomas JL, Zalc B, Vainchenker W, Turhan AG. Evaluation of hematopoietic potential generated by transplantation of muscle-derived stem cells in mice. *Stem Cells Dev* 2004 ; 13 : 83-92.

31. McKinney-Freeman SL, Jackson KA, Camargo FD, Ferrari G, Mavilio F, Goodell MA. Muscle-derived hematopoietic stem cells are hematopoietic in origin. *Proc Natl Acad Sci USA* 2002 ; 99 : 1341-6.

32. Odelberg SJ, Kollhoff A, Keating MT. Dedifferentiation of mammalian myotubes induced by msx1. *Cell* 2000 ; 103 : 1099-109.

33. Kondo T, Raff M. Oligodendrocyte precursor cells reprogrammed to become multipotential CNS stem cells. *Science* 2000 ; 289 : 1754-7.

34. Brawley C, Matunis E. Regeneration of male germline stem cells by spermatogonial dedifferentiation in vivo. *Science* 2004 ; 304 : 1331-4.

35. Horwitz EM, Gordon PL, Koo WK, Marx JC, Neel MD, McNall RY, Muul L, Hofmann T. Isolated allogeneic bone marrow-derived mesenchymal cells engraft and stimulate growth in children with osteogenesis imperfecta: implications for cell therapy of bone. *Proc Natl Acad Sci USA* 2002 ; 99 : 8932-7.

36. Prockop DJ, Gregory CA, Spees JL. One strategy for cell and gene therapy: harnessing the power of adult stem cells to repair tissues. *Proc Natl Acad Sci USA* 2003 ; 100 : 11917-23.

37. Liechty KW, MacKenzie TC, Shaaban AF, Radu A, Moseley AM, Deans R, Marshak DR, Flake AW. Human mesenchymal stem cells engraft and demonstrate site-specific differentiation after in utero transplantation in sheep. *Nat Med* 2000 ; 6 : 1282-6.

38. Mangi AA, Noiseux N, Kong D, He H, Rezvani M, Ingwall JS, Dzau VJ. Mesenchymal stem cells modified with Akt prevent remodeling and restore performance of infarcted hearts. *Nat Med* 2003 ; 9 : 1195-201.

39. Herrera MB, Bussolati B, Bruno S, Fonsato V, Romanazzi GM, Camussi G. Mesenchymal stem cells contribute to the renal repair of acute tubular epithelial injury. *Int J Mol Med* 2004 ; 14 : 1035-41.

40. Yokoo T, Ohashi T, Shen JS, Sakurai K, Miyazaki Y, Utsunomiya Y, Takahashi M, Terada Y, Eto Y, Kawamura T, Osumi N, Hosoya T. Human mesenchymal stem cells in rodent whole-embryo culture are reprogrammed to contribute to kidney tissues. *Proc Natl Acad Sci USA* 2005 ; 102 : 3296-300.

41. Wang G, Bunnell BA, Painter RG, Quiniones BC, Tom S, Lanson NA Jr, Spees JL, Bertucci D, Peister A, Weiss DJ, Valentine VG, Prockop DJ, Kolls JK. Adult stem cells from bone marrow stroma differentiate into airway epithelial cells: potential therapy for cystic fibrosis. *Proc Natl Acad Sci USA* 2005 ; 102 : 186-91.

42. Le Blanc K, Rasmusson I, Sundberg B, Gotherstrom C, Hassan M, Uzunel M, Ringden O. Treatment of severe acute graft-versus-host disease with third party haploidentical mesenchymal stem cells. *Lancet* 2004 ; 363 : 1439-41.

43. Fernandes KJ, McKenzie IA, Mill P, Smith KM, Akhavan M, Barnabe-Heider F, Biernaskie J, Junek A, Kobayashi NR, Toma JG, Kaplan DR, Labosky PA, Rafuse V, Hui CC, Miller FD. A dermal niche for multipotent adult skin-derived precursor cells. *Nat Cell Biol* 2004 ; 6 : 1082-93.

44. Planat-Benard V, Silvestre JS, Cousin B, Andre M, Nibbelink M, Tamarat R, Clergue M, Manneville C, Saillan-Barreau C, Duriez M, Tedgui A, Levy B, Penicaud L, Casteilla L. Plasticity of human adipose lineage cells toward endothelial cells: physiological and therapeutic perspectives. *Circulation* 2004 ; 109 : 656-63.

45. Kogler G, Sensken S, Airey JA, Trapp T, Muschen M, Feldhahn N, Liedtke S, Sorg RV, Fischer J, Rosenbaum C, Greschat S, Knipper A, Bender J, Degistirici O, Gao J, Caplan AI, Colletti EJ, Almeida-Porada G, Muller HW, Zanjani E, Wernet P. A new human somatic stem cell from placental cord blood with intrinsic pluripotent differentiation potential. *J Exp Med* 2004 ; 200 : 123-35.

46. D'Ippolito G, Diabira S, Howard GA, Menei P, Roos BA, Schiller PC. Marrow-isolated adult multilineage inducible (MIAMI) cells, a unique population of postnatal young and old human cells with extensive expansion and differentiation potential. *J Cell Sci* 2004 ; 117 : 2971-81.

47. Rodriguez AM, Elabd C, Delteil F, Astier J, Vernochet C, Saint-Marc P, Guesnet J, Guezennec A, Amri EZ, Dani C, Ailhaud G. Adipocyte differentiation of multipotent cells established from human adipose tissue. *Biochem Biophys Res Commun* 2004 ; 315 : 255-63.

48. Blau HM, Pavlath GK, Hardeman EC, Chiu CP, Silberstein L, Webster SG, Miller SC, Webster C. Plasticity of the differentiated state. *Science* 1985 ; 230 : 758-66.

49. Wollert KC, Meyer GP, Lotz J, Ringes-Lichtenberg S, Lippolt P, Breidenbach C, Fichtner S, Korte T, Hornig B, Messinger D, Arseniev L, Hertenstein B, Ganser A, Drexler H. Intracoronary autologous bone-marrow cell transfer after myocardial infarction: the BOOST randomised controlled clinical trial. *Lancet* 2004 ; 364 : 141-8.

50. Kang HJ, Kim HS, Zhang SY, Park KW, Cho HJ, Koo BK, Kim YJ, Soo Lee D, Sohn DW, Han KS, Oh BH, Lee MM, Park YB. Effects of intracoronary infusion of peripheral blood stem-cells mobilised with granulocyte-colony stimulating factor on left ventricular systolic function and restenosis after coronary stenting in myocardial infarction: the MAGIC cell randomised clinical trial. *Lancet* 2004 ; 363 : 751-6.

51. Shintani S, Murohara T, Ikeda H, Ueno T, Sasaki K, Duan J, Imaizumi T. Therapeutic angiogenesis for patients with limb ischaemia by autologous transplantation of bone-marrow cells: a pilot study and a randomised controlled trial. *Lancet* 2002 ; 360 : 427-35.

52. Cogle CR, Yachnis AT, Laywell ED, Zander DS, Wingard JR, Steindler DA, Scott EW. Bone marrow transdifferentiation in brain after transplantation: a retrospective study. *Lancet* 2004 ; 363 : 1432-7.

53. Otani A, Dorrell MI, Kinder K, Moreno SK, Nusinowitz S, Banin E, Heckenlively J, Friedlander M. Rescue of retinal degeneration by intravitreally injected adult bone marrow-derived lineage-negative hematopoietic stem cells. *J Clin Invest* 2004 ; 114 : 765-74.

54. Hussain MA, Theise ND. Stem-cell therapy for diabetes mellitus. *Lancet* 2004 ; 364 : 203-5.

55. Hess D, Li L, Martin M, Sakano S, Hill D, Strutt B, Thyssen S, Gray DA, Bhatia M. Bone marrow-derived stem cells initiate pancreatic regeneration. *Nat Biotechnol* 2003 ; 21 : 763-70.

56. Ianus A, Holz GG, Theise ND, Hussain MA. In vivo derivation of glucose-competent pancreatic endocrine cells from bone marrow without evidence of cell fusion. *J Clin Invest* 2003 ; 111 : 843-50.

57. Choi JB, Uchino H, Azuma K, Iwashita N, Tanaka Y, Mochizuki H, Migita M, Shimada T, Kawamori R, Watada H. Little evidence of transdifferentiation of bone marrow-derived cells into pancreatic beta cells. *Diabetologia* 2003 ; 46 : 1366-74.

58. Chen S, Zhang Q, Wu X, Schultz PG, Ding S. Dedifferentiation of lineage-committed cells by a small molecule. *J Am Chem Soc* 2004 ; 126 : 410-1.

59. Jaenisch R. Human cloning - the science and ethics of nuclear transplantation. *N Engl J Med* 2004 ; 351 : 2787-91.

60. Kehat I, Khimovich L, Caspi O, Gepstein A, Shofti R, Arbel G, Huber I, Satin J, Itskovitz-Eldor J, Gepstein L. Electromechanical integration of cardiomyocytes derived from human embryonic stem cells. *Nat Biotechnol* 2004 ; 22 : 1282-9.

61. Nishida K, Yamato M, Hayashida Y, Watanabe K, Yamamoto K, Adachi E, Nagai S, Kikuchi A, Maeda N, Watanabe H, Okano T, Tano Y. Corneal reconstruction with tissue-engineered cell sheets composed of autologous oral mucosal epithelium. *N Engl J Med* 2004 ; 351 : 1187-96.

Transfert de gènes : du laboratoire à la pratique clinique

Fabienne Rolling, Michel Weber, Gilles Folléa, Philippe Moullier

Ces quelques lignes relèvent le défi de démontrer qu'un lien, aujourd'hui virtuel mais demain fort et légitime, existera entre la transfusion de demain, la cellule et la production de vecteurs pour le transfert de gènes....

Alors que la connaissance du génome humain progresse et que les bases moléculaires en physiopathologie s'étoffent, des outils qui permettent d'empaqueter et véhiculer les gènes sont disponibles. Transférer un gène thérapeutique devient donc une réalité et, en effet, plusieurs centaines de protocoles cliniques aujourd'hui explorent une multitude d'applications, des maladies génétiques héréditaires, comme l'hémophilie, aux affections acquises, comme le cancer.

Les premières expériences de transfert de gènes ont été décrites, il y a plus de cinquante ans (1944), quand des chercheurs ont « transformé » des bactéries en y introduisant un gène hétérologue. Une vingtaine d'années plus tard, en 1968, des gènes appartenant à des virus ont été transférés dans des cellules de mammifères à l'aide d'un simple précipité de sels dérivés du phosphate de calcium complexant le gène et servant alors de vecteur rudimentaire, favorisant son absorption et son internalisation dans la cellule cible. C'est en 1971 que s'est tenu aux États-Unis le premier congrès sur la thérapie génique où des expériences *in vitro* de transfert de gènes associés à des maladies génétiques comme certaines hémoglobinopathies ont été rapportées. Depuis, le projet de cartographie du génome humain, avec les « succès » qu'on lui connaît, alimente aussi bien dans le domaine du cancer que des maladies génétiques, les opportunités « théoriques » de transférer des gènes à visée thérapeutique.

Mais transférer un gène dans un organisme vivant est une opération compliquée qui soulève une série de questions de plus en plus complexes au fur et à mesure que se développent les moyens d'y parvenir. Ainsi, si les chercheurs disposent enfin aujourd'hui, après plus de quinze années de recherche, de vecteurs efficaces capables de transporter et transférer un gène thérapeutique chez des mammifères, il n'en reste pas moins qu'un horizon de points d'interrogation surgit. Il s'agit bien souvent de questions extrêmement fondamentales qui, par essence, demanderont du temps pour y répondre... du moins pour celles qui se laisseront démasquer. Ainsi, par exemple, peut-on impunément introduire un gène dit « thérapeutique », bien souvent en surexprimant la protéine par réelle incapacité de contrôler son expression, seulement sur la base que les copies héritées de ses parents sont non fonctionnelles ? L'insertion définitive d'un gène provenant de la paillasse du chercheur dans le génome de l'individu est-elle réellement sans risque comme le soutenaient, encore il y a peu, certains d'entre nous ? Au-delà des calculs de probabilités sur le risque de mutagenèse insertionnelle, que peut-on imaginer pour sécuriser l'introduction d'un tel matériel dans notre « patrimoine génétique » ? Que sait-on des conséquences de l'introduction d'une ou plusieurs copies d'un gène « thérapeutique » sur l'expression des gènes endogènes ? Car, en effet, la science aujourd'hui est essentiellement incapable de substituer à la paire de bases près un gène défectueux par une copie normale du même gène. Cependant, des expériences assez récentes tendraient à montrer que des corrections « chirurgicales » au nucléotide près seraient tout de même possibles [1, 2]. Peut-on imaginer que ce type d'approche plus « physiologique » puisse se développer à grande échelle dans un grand nombre de cellules cibles ? En d'autres termes, assistons-nous aux prémices d'un passage d'une thérapie génique « grossière », aux effets secondaires potentiellement dévastateurs, à une thérapie génique « subtile » où l'intervention de l'homme se rapprocherait du « geste parfait » ? Quand bien même arriverions-nous à ce degré de finesse d'intervention, l'analyse du transcriptome (produits intermédiaires de l'expression des gènes) nous réservera peut-être des surprises. Par ailleurs, un organisme génétiquement modifié par le scientifique reconnaîtra-t-il comme Soi, le produit du transgène ?

La raison voudrait que le développement serein de la thérapie génique nécessitât une très longue et patiente recherche faite d'allers et retours incessants, peut-être difficilement compatible avec la façon dont la société apprivoise la science.

Comment transfère-t-on un gène dans un organisme vivant ?

Si l'acte de transférer un fragment d'ADN dans un organisme, pour compenser/corriger une fonction défaillante, est un concept simple à comprendre, sa mise en pratique se révèle extraordinairement complexe. En effet, la galénique de l'ADN présente des caractéristiques qui lui sont propres et, même si le concept énoncé en 1993 [3] et plus récemment en 2000 [4] par Axel Kahn d'un « ADN médicament » reste plus vrai que jamais, il faut néanmoins en souligner les singularités. Fort heureusement pour nous, il s'agit d'une molécule très stable et résistante à de multiples agents physiques et chimiques puisque, aujourd'hui, il reste tout à fait possible d'amplifier par PCR de l'ADN extrait de momies égyptiennes. C'est d'ailleurs grâce à la remarquable stabilité de cette molécule que la paléopathologie nous fait découvrir les infections virales ou zoonotiques qui sévissaient aux temps des pharaons. Cette propriété de résistance de l'ADN aux agressions du temps est tellement exceptionnelle et si facile à justifier au regard de son rôle dans le support de notre hérédité que le sociobiologiste anglais Richard Dawkins en a profité pour réinterpréter de façon excessive la compétition darwinienne non plus à l'échelon de l'espèce mais à celui du gène [5]. Quoi qu'il en soit, la stabilité de cette molécule est d'un point de vue galénique un avantage certain car, en effet, quoi de plus inquiétant pour un thérapeute que de manipuler une molécule dont la structure se modifie de façon imprédictible au cours du temps ? Cependant, cette propriété devient toute relative une fois l'ADN introduit « nu » dans un organisme vivant. La demi-vie d'un gène injecté dans la circulation est si courte, ce dernier subissant l'action de plusieurs classes d'enzymes présentes dans les liquides biologiques, que son intégrité y est rapidement perdue et son action thérapeutique devenue aléatoire. Ce funeste destin peut être en partie évité en complexant l'ADN nu à d'autres molécules chimiques, mais les effets restent globalement encore peu significatifs. Si certains de ces complexes macromoléculaires améliorent la stabilité de l'ADN thérapeutique, ils en augmentent en contrepartie la clairance par différents mécanismes phagocytaires naturels et souvent très primitifs et imparables (les cellules de Küpffer, les macrophages alvéolaires, le système réticulo-endothéliale en général, ...).

Quand bien même un gène arriverait intact au contact de la cellule cible, encore faut-il qu'il y pénètre. Différentes formes d'endocytose permettent la captation non spécifique et l'internalisation de ce matériel génétique et il a été clairement montré que de l'ADN exogène peut être détecté dans le cytoplasme... mais essentiellement dans les compartiments vésiculaires précoces, puis tardifs comprenant les lysosomes. Il n'existe, en effet, aucune raison physico-chimique pour qu'un fragment d'ADN nu ou même complexé à des molécules chimiques « protectrices » n'échappe à ce compartiment endosomal. L'équipe de Jean-Paul Behr à Illkirch a découvert en 1995 que du polyéthylenimine (PEI) complexé à l'ADN thérapeutique facilitait l'échappement de ce dernier en dehors des vésicules et si cette importante observation a permis de faire progresser le domaine [6], il n'en reste pas moins que son utilisation thérapeutique *in situ* et *in vivo* reste encore incertaine à ce jour.

Enfin, imaginons qu'une partie de cet ADN thérapeutique échappe – par hasard ou nécessité – à la dégradation lysosomale, encore faut-il qu'il puisse être adressé au noyau, qu'il y pénètre, migre dans un environnement nucléaire propice à sa transcription – sans même parler de la nécessité ou non de son intégration – et enfin, dans le cadre du traitement d'une maladie génétique, qu'il y persiste (et sa transcription également) à long terme... Que d'écueils qu'il faut multiplier par autant de cellules cibles à traiter et, dans certaines pathologies, autant d'organes concernés !

Voilà donc énumérées les quelques barrières les plus visibles qui sont autant d'obstacles à contourner pour espérer obtenir après transfert de gène un effet sur le phénotype. Mais en regardant au travers de la lorgnette du généticien, le fait qu'un ADN exogène ait si peu de probabilité d'accéder à la chromatine et s'y installer, même provisoirement, est une chance et une nécessité pour la survie de l'espèce... En effet, imaginez que chaque fois que nous mangeons du choux, l'ADN de ce dernier puisse accéder à notre chromatine sous une forme fonctionnelle, alors nous pourrions réellement craindre pour nos oreilles. Le transfert d'un gène fonctionnel n'est donc pas un événement naturel et toute tentative en ce sens se classe sous le terme générique de "génie génétique" avec comme résultat la création d'un organisme génétiquement modifié à façon.

La première difficulté à laquelle s'est donc trouvé confrontée la communauté scientifique et médicale était de trouver une méthode efficace et reproductible permettant de véhiculer l'ADN thérapeutique du tube à essai au cœur du noyau de la cellule cible. À l'instar du scénario de Richard Fleischer, le réalisateur du *Voyage Fanstastique* en 1966, où Raquel Welsh et Stephen Boyd se glissent dans le *Proteus*, sous-marin miniature qui permettra un voyage des héros (et du traître) à travers le corps d'un diplomate comateux, les biologistes moléculaires utilisent aujourd'hui les virus pour véhiculer les gènes thérapeutiques. Il est vrai que le virus ne peut se répliquer qu'en pénétrant dans la cellule en y injectant son propre matériel génétique dans le noyau. Ce parasitisme est optimal car il y a derrière cette relation des millions d'années d'évolution et presque autant de diversité. Cela se traduit aujourd'hui par une variété considérable de jeu d'enveloppes et de capsides virales qui permettent d'enrichir d'autant – du moins en théorie – la « pharmacopée » du géno-thérapeute. Les virus utilisent des motifs membranaires propres à la cellule comme récepteurs à plus ou moins haute affinité ; ils exploitent la machinerie cellulaire d'internalisation et, le cas échéant, échappent efficacement des compartiments vésiculaires. Ils ont également développé des mécanismes permettant la polymérisation des micro-filaments intermédiaires du cytosquelette pour activement et efficacement transporter leur matériel génétique – nu ou encore protégé par la capside – aux portes des pores nucléaires. À ce moment, ce matériel est souvent activement transféré dans le noyau où habituellement des facteurs protéiques d'origine virale et/ou des motifs nucléotidiques du génome viral favorisent la migration de ce génome dans des compartiments nucléaires favorables à sa transcription et sa réplication. Bref, d'un point de vue darwinien, la pression de sélection dans le monde viral a été et est telle que chaque étape empruntée est probablement optimale.

Certains virus, comme l'*adeno-associated virus*, se retrouvent dans le noyau à peine vingt minutes après son contact avec la membrane de la cellule [7]. Dès lors, transférer un gène thérapeutique en utilisant le virus comme vecteur revient à substituer le génome viral sauvage à celui que l'on souhaite faire exprimer chez le patient. Ce jeu de substitution repose sur la conservation d'éléments génétiques d'origine virale dont on ne peut se passer afin de garder certaines propriétés, mais en délétant tout le reste et en particulier les séquences impliquées dans la réplication, la synthèse de la capside et de l'enveloppe. En bref, l'idéal est de pouvoir déléter le plus possible du génome viral sauvage pour à la fois rendre autant de place disponible pour le clonage de l'ADN thérapeutique mais également « inactiver » le virus sauvage en lui retirant ses fonctions habituellement responsables de son pouvoir pathogène telles que sa réplication. Ce jeu de substitution conduit à la génération de vecteurs viraux recombinants ou encore appelés « défectifs pour la réplication » car incapables de se répliquer *in vivo*. En pratique, il faut d'autant plus « faire de la place » qu'un ADN thérapeutique peut être long (*i.e.* la dystrophine, le CFTR,....) et nécessite l'adjonction d'éléments indispensables à son expression (promoteur) et maturation du mRNA (signal de polyadénylation), l'ensemble étant regroupé sous le terme de « cassette d'expression ». Cette notion de capacité maximale disponible est vraiment à rapprocher de nouveau du sous-marin *Proteus* capable d'embarquer dans son *Voyage fantastique* un nombre limité de héros... un de trop et l'écoutille ne ferme pas... quelques centaines de nucléotides de trop et la capside du virus vecteur restera immature et donc impropre à supporter une infection optimale.

Finalement, le produit final consiste en un virus dont l'architecture est identique au sauvage, du moins observé de l'extérieur, alors que son matériel génétique est un produit recombinant incapable de soutenir une réplication du virus mais seulement capable de délivrer une cassette d'expression thérapeutique. Ce scénario permet le transfert de gène après infection de la cellule cible mais abortive car non suivie de la réplication de la particule virale. C'est la version moderne de la légende grecque de la prise de Troie, à la différence que, si le souhait du géno-thérapeute est bien de rentrer le gène thérapeutique en trompant la cellule, son souhait est de ne pas se faire remarquer une fois en place... Nous verrons plus loin qu'aujourd'hui ce point, qui paraissait éventuellement secondaire il y a quelques années, est devenu en soi un Graal.

Une fois compris ce jeu de substitution d'un génome sauvage pour un génome recombinant, il est possible de déduire que la production *in vitro* de ces vecteurs passe par la nécessaire expression en *trans* des fonctions sauvages initialement délétées. Ces fonctions, que l'on ne souhaite absolument pas voir transférées et s'exprimer dans l'organisme à traiter, sont néanmoins nécessaires au stade de la production afin de fournir les éléments de la capside, de l'enveloppe et d'autres facteurs viraux le cas échéant, impliqués dans l'assemblage du vecteur recombinant. Ainsi, à l'extrême, l'expression isolée de ces fonctions *trans* dans une cellule conduira-t-elle à la formation de particules virales ou vecteur « vides » ou encore appelée « VLP » pour *virus-like particles* (*i.e.* sans génome recombinant encapsidé). Si maintenant, dans ces mêmes cellules, on introduit alors le génome que l'on souhaite faire véhiculer par le vecteur viral, celui-ci sera sélectivement encapsidé dans les particules virales si l'on y adjoint la séquence nucléotidique dite « d'encapsidation » du virus parental. Cette séquence d'encapsidation est propre à chaque virus et habituellement de l'ordre d'une centaine de nucléotides avec, pour fonction naturelle, de promouvoir sélectivement l'encapsidation du génome viral sauvage… ou de toute autre séquence nucléotidique attenante (*i.e.* le gène thérapeutique) au moment de l'assemblage du virion. Mais là encore, et comme souvent en biologie, l'encapsidation n'est certainement pas un phénomène binaire. En d'autres termes, si la présence d'une séquence nucléotidique d'encapsidation est bien clonée au contact du génome thérapeutique, ce dernier sera certes préférentiellement encapsidé dans le vecteur mais qu'en est-il d'ADN ou ARN cellulaires ou plasmidiques dont des séquences peuvent ressembler à ces signaux d'encapsidation viraux ? Cette question est d'autant plus pertinente que les méthodes de production à grande échelle de ces vecteurs recombinants surexploitent la machinerie cellulaire au profit des rendements d'assemblage de ces vecteurs. Là encore, cette question n'est d'actualité que depuis peu…

Quelle démarche rationnelle adopter avant d'arriver au patient ?

Comme pour n'importe quel développement de nouveaux produits pharmaceutiques, l'évaluation chez l'animal est une étape nécessaire, même s'il est indispensable dans la démarche scientifique moderne de trouver autant que possible des méthodes substitutives *in vitro*. Cette démarche alternative est promue par la communauté européenne au travers de sa politique de subvention de la recherche. S'il est vrai qu'en matière d'expérimentation animale notre communauté a clairement une réflexion à mener bien au-delà du « politiquement correct », l'évaluation du transfert de gènes à l'aide d'un vecteur passe nécessairement par la correction phénotypique habituellement dans le modèle murin, puis par des études de biodistribution et de toxicité chez le gros animal, comme le chien et le primate. Cela prend deux lignes à énoncer, mais demande une logistique considérable et la réunion d'une myriade de compétences capables de travailler ensemble et de façon coordonnée.

En effet, comment concevoir l'injection d'un vecteur dans l'espace sous-rétinien ou le putamen d'un primate, sans que des scientifiques, ingénieurs et techniciens ne maîtrisent une production de qualité exceptionnelle du vecteur thérapeutique ? Comment réaliser ce geste chirurgical sans faire appel à des vétérinaires capables de contrôler l'anesthésie, le réveil post-opératoire et la douleur ? Comment administrer le vecteur chez un chien ou un primate de façon pertinente d'un point clinique si ce geste n'est pas réalisé par l'ophtalmologiste, le neurochirurgien, ou tout autre chirurgien de la spécialité concernée ? Comment faire un repérage anatomique valide si celui-ci n'est pas fait à l'aide des moyens modernes d'imagerie médicale que maîtrise le radiologue ? Comment également faire une analyse crédible des tissus exposés au vecteur, donc génétiquement modifiés, si celle-ci n'est pas réalisée par des anatomo-pathologistes capables d'interpréter un tissu murin, canin ou de primate et de surcroît possédant une culture du vecteur recombinant ? Enfin, la « consécration » est ce moment « magique » où tous ces acteurs se réunissent pour interpréter les résultats et où chacun apporte sa vision au travers de sa lorgnette. C'est là que l'on mesure, d'une part, l'importance de l'investigateur principal dont le rôle est de rassembler une image cohérente et, d'autre part, la difficulté d'avancer de façon méthodique vers l'application chez des patients. Concrètement, la difficulté vient du fait que les résultats sont à interpréter en fonction de la pureté du vecteur, sa concentration, l'excipient utilisé, la vitesse d'injection du vecteur, le volume choisi, la nature de l'aiguille, le mode local ou systémique d'administration, le tout couronné par la variabilité inter-individus, surtout au stade du gros animal comme le primate (ce qui en fait d'ailleurs en partie sa valeur). Enfin, il y a des paramètres propres à la cassette d'expression transférée ; la nature et le niveau d'expression du gène thérapeutique sont essentiellement fonction de la nature du promoteur choisi mais également de séquences « *enhancers* » ou facilitant la traduction comme la séquence WPRE [8]. Les niveaux d'expression des gènes que nous introduisons sont certainement aujourd'hui encore très surréalistes et certainement bien trop élevés dans la plupart des cas. Il est vrai que l'utilisation fréquente de promoteurs constitutifs d'origine virale aboutit à la surexpression (inutile bien souvent) du gène introduit.

À une époque encore pas si lointaine (<1996) où la spécialité ne disposait pas de vecteurs performants, il était alors intéressant d'utiliser de tels promoteurs puissants pour en quelque sorte « compenser » l'absence d'efficacité du vecteur.

Aujourd'hui, la disponibilité d'adeno-associated virus (AAV) ou de vecteurs dérivés des lentivirus permet une expression à long terme dans une variété de tissus et enfin d'obtenir des corrections phénotypiques satisfaisantes dans des maladies génétiques chez la souris et de plus en plus chez le gros animal. Il devient maintenant possible de prendre en compte l'importance du niveau d'expression du gène introduit, et l'emploi du promoteur naturel du gène thérapeutique est certainement un choix privilégié, lorsqu'il est possible, car il facilite l'obtention d'un niveau plus physiologique de la protéine et également sa restriction aux cellules qui l'expriment habituellement. Par exemple, faire exprimer dans l'épithélium rétinien pigmentaire le gène codant pour la protéine RPE65 dans l'amaurose congénitale de Leber (rétinopathie dégénérative sévère) est certainement plus satisfaisant lorsque le promoteur naturel RPE65 est choisi plutôt que tout autre promoteur, *a fortiori* si RPE65 est peu exprimé naturellement. Souvent, malheureusement, on peut être contraint d'opter pour des stratégies « artificielles » où les niveaux thérapeutiques de synthèse sont élevés car la technologie vectorielle est encore imparfaite. C'est le cas dans des essais cliniques pour l'hémophilie B ou le déficit en α-antitrypsine (AAT) qui reposent respectivement sur le transfert du gène du facteur IX et de l'AAT dans le muscle squelettique. Plutôt que de prendre des risques chirurgicaux en transférant le gène dans le foie (lieu naturel de synthèse de ces deux protéines) par un abord plus complexe, l'investigateur opte pour de simples injections intramusculaires et demande alors au muscle strié de soutenir la sécrétion de ces protéines thérapeutiques. Comme le nombre de cellules musculaires « transduites » (génétiquement modifiées) demeure relativement faible au regard de la masse hépatique qui naturellement assure cette synthèse, une compensation partielle peut être obtenue par l'emploi d'un promoteur puissant comme le RSV, le CMV ou encore des promoteurs appelés « chimères » combinant des éléments *enhancers*/promoteurs d'origines différentes et souvent très puissants. Cette approche permet d'obtenir des niveaux thérapeutiques de facteur IX et d'AAT chez la souris et de traiter le chien hémophile [9]. Des essais de phase I/II sont maintenant en cours de réalisation pour ces deux indications à l'Université de Pennsylvanie (facteur IX) et l'Université de Floride (déficit en AAT).

Ces deux exemples illustrent la stratégie assez répandue qui consiste à faire surexprimer un gène thérapeutique à partir d'un nombre limité de cellules génétiquement modifiées. L'emploi de la PCR quantitative permet depuis peu de confirmer que le transfert de gène *in vivo* se traduit souvent par la présence de plusieurs dizaines de copies de vecteur par cellule transduite. Si les vecteurs viraux sont aujourd'hui devenus enfin des outils performants capables de transférer des gènes dans une variété d'organe, nous découvrons maintenant que nous sommes en situation de rompre l'homéostasie du génome. Ainsi, un macaque peut-il impunément avoir 400 copies du transgène par myotube après une seule injection intramusculaire d'un AAV recombinant (Toromanoff *et al.* résultat non publié) et cela pendant des années ? Il est facile instinctivement d'admettre que ce déséquilibre n'est pas souhaitable, mais comment y répondre de façon pragmatique ? On comprend alors l'importance de l'anatomo-pathologiste pour interpréter les corrections phénotypiques et la toxicité propre à l'emploi du vecteur et de l'expression du transgène. Ses conclusions ont un impact sur l'ensemble des acteurs de ce réseau de compétences, aussi bien dans les choix méthodologiques concernant la production et la purification du vecteur recombinant, que dans la nature même du vecteur utilisé, la technique chirurgicale, le mode d'administration, le protocole pré-clinique lui-même. Simultanément, le scientifique, l'ingénieur ou le technicien proposera l'introduction d'une innovation dans la façon d'obtenir le vecteur, mais celle-ci peut s'avérer contre-indiquée aux yeux du praticien qui jugera, par exemple, que le changement de tampon de l'excipient n'est pas compatible avec le tissu cible. Le praticien, en revanche, peut souhaiter une préparation virale plus concentrée que le scientifique déclinera pour cause de précipitation spontanée dans la seringue, appuyé par l'anatomo-pathologiste qui craindra un effet toxique, et également par l'immunologiste qui redoutera la réponse immunitaire innée et son cortège de sécrétion de cytokines. Enfin, les résultats d'un essai clinique réalimentent systématiquement l'ensemble du réseau de la conception du vecteur et de la cassette d'expression à véhiculer jusqu'à sa production et éventuellement son mode d'administration et sa posologie. Ainsi, l'intégration du vecteur à proximité d'un oncogène et la persistance dans le vecteur d'un promoteur fonctionnel appartenant au virus parental sont une raison possible parmi d'autres pour expliquer l'apparition de trois leucémies sur une dizaine d'enfants atteints d'un déficit immunitaire sévère (bébés-bulle) traités à l'hôpital Necker-Enfants Malades de l'Assistance publique-hôpitaux de Paris. Des études en cours pour mieux comprendre les conditions d'apparition d'une telle complication impliquent l'ensemble du réseau de compétences rassemblées par les deux investigateurs principaux, les Prs Alain Fischer et Marina Cavazzano-Calvo. Les conclusions rapportées aux agences réglementaires permettront de reprendre ces essais avec un vecteur modifié et sans doute d'autres mesures concernant en particulier le protocole (critères d'inclusion, concentration de vecteur à utiliser au moment du transfert de gène dans les cellules souches hématopoïétiques...).

Ainsi, le développement du transfert de gène à visée thérapeutique est un perpétuel mouvement d'aller et retour entre tous ces acteurs aux formations si différentes mais complémentaires, avec comme objectif commun l'obtention d'un « patient génétiquement modifié » mais traité. La thérapie génique n'a pas le monopole de ce mode d'évolution car il s'applique également à la thérapie cellulaire et plus généralement au développement de n'importe quel médicament. Si l'arrivée en phase I d'un anti-inflammatoire ou d'un oncolytique peut prendre classiquement une dizaine d'années, les biothérapies suivent également un rythme de progression similaire même si – sous la pression du marché, des médias, de la mode – la tendance est à l'accélération au risque de prendre des raccourcis [10].

Où en est-on aujourd'hui ?

Alors, après vingt ans d'aller et retours, qu'en est-il de la thérapie génique en 2005 ? Une façon de répondre à cette question est de se plonger dans sa jeune histoire. Ceux d'entre nous qui à la fin des années 1980 tentions de transférer un gène dans une cellule, nous n'avions guère le choix du vecteur. Les molécules chimiques qui formaient des complexes avec l'ADN, afin de le protéger du milieu extracellulaire, étaient essentiellement peu efficaces *in vitro* et incapables d'assurer un transfert de gène *in vivo*. Ces vecteurs dits « inertes » ou « chimiques » restent aujourd'hui l'objet d'une recherche intense et même si des progrès ont été obtenus depuis lors, ils n'ont pas démontré leur capacité à promouvoir de façon systématique une expression à long terme d'un transgène dans des modèles de gros animaux. À l'époque, seuls les rétrovirus murins comme le *Murin leukemia virus* (MLV) et les adénovirus recombinants permettaient de transférer des gènes *in vitro* et *in vivo*. Cependant, l'utilisation du MLV nécessite que la cellule cible se divise pour que le transfert de gène ait lieu. Cette condition restreignait la transduction aux protocoles dits « *ex vivo* » impliquant l'isolement de l'organisme des cellules cibles dont la division est provoquée *in vitro* au moment de l'incubation avec le vecteur MLV. En pratique, ce type d'approche ne concerne essentiellement que les cellules souches hématopoïétiques et encore faut-il qu'il y ait un avantage sélectif pour espérer un effet thérapeutique [11].

Quant à l'adénovirus, il est efficace pour transférer des gènes *in vivo* après injection directe dans une grande variété d'organes, car, à l'inverse du MLV, il peut infecter et transporter le matériel génétique recombinant dans le noyau des cellules quiescentes (G_0) ; état dans lequel se trouve la vaste majorité des cellules de nos organes à l'exception de certains compartiments du système hématopoïétique et, dans une bien moindre mesure, une fraction des épithéliums digestif ou respiratoire. Mais si l'adénovirus permet un transfert *in situ*, il présente deux particularités qui seraient plutôt des avantages dans des applications en cancérologie et à l'inverse des désavantages dans le traitement des maladies génétiques. En effet, le cycle réplicatif de la plupart des sérotypes de l'adénovirus se passe d'intégration dans le génome de la cellule infectée, impliquant que le vecteur qui en dérive ne peut soutenir une expression à long terme du gène thérapeutique. L'autre particularité de ce vecteur est sa toxicité dont les origines sont multiples : elle est à la fois liée à la nature même de la capside ainsi qu'à l'expression persistante de certains cadres de lecture du virus parental [12]. Le résultat d'une administration d'un adénovirus recombinant dans un organe se traduit par l'activation du système immunitaire inné et adaptatif (humoral et cellulaire) avec son cortège inflammatoire, cytokinique et destructeur. En pratique, ces deux caractéristiques se traduisent *in vivo* par une expression maximale du gène thérapeutique introduit entre deux et trois semaines après l'administration du vecteur et sa disparition complète au-delà.

À quelle dynamique historique sommes-nous confrontés en thérapie génique ?

En résumé, après la découverte au début des années 1980 qu'on pouvait dériver un vecteur d'un virus [13] et qu'on pouvait en produire de façon contrôlée [14], jusqu'en 1995 la communauté utilisait principalement le vecteur MLV. Ce dernier n'était peu ou pas efficace pour avoir un véritable effet thérapeutique à moins d'exploiter des modèles particuliers où très peu d'expression du transgène pouvait avoir des conséquences positives visibles ; auquel cas, son expression pouvait être définitive. L'archétype est représenté par les maladies de surcharge lysosomale qui ont été parmi les premières à être traitées de façon assez spectaculaire chez la souris [15, 16]. L'autre vecteur à notre disposition dérivait de l'adénovirus recombinant. Efficace mais toxique, ce vecteur ne permet pas une expression à long terme. Son développement s'est dès lors essentiellement fait dans le domaine de la cancérologie et reste aujourd'hui un champ d'investigation extrêmement dynamique pour ce type d'applications cliniques. En 1995, la situation n'était donc guère brillante et un important rapport réalisé par un comité co-présidé par Stuart H. Orkin, M.D. (Harvard Medical School) et Arno G. Motulsky, M.D. (University of Washington à Seattle) concluait à la nécessité de freiner les essais cliniques pour se focaliser sur la performance des vecteurs... C'était promouvoir un retour en amont sur des aspects plus fondamentaux. En voici un extrait : « *While the expectations and the promise of gene therapy are great, clinical efficacy has not been definitively demonstrated at this time in any gene therapy protocol, despite anecdotal claims of successful therapy and the initiation of more than 100... approved protocols (...). Significant problems remain in all basic aspects of gene therapy. Major difficulties at the basic level include shortcomings in all current gene transfer vectors and an inadequate understanding of the biological interaction of these vectors with the host.* »

C'est en 1996 qu'on assiste à une seconde rupture technologique. Deux articles décrivent l'exploitation de deux classes de vecteurs dérivées, l'un, d'un parvovirus non autonome, l'*adeno-associated virus* (AAV), l'autre, d'un lentivirus, le VIH. Même si l'AAV recombinant était décrit dès la fin des années 1980 [17], c'est l'équipe de Richard Samulski de l'Université North Carolina qui démontre cette année-là qu'une seule injection d'un AAV recombinant dans le muscle strié d'une souris est non toxique et permet l'expression du transgène pendant toute la durée de vie de l'animal (presque deux ans) [18]. Simultanément, c'est l'équipe de Didier Trono au Salk Institute à San Diego qui fait d'un virus redoutable – le VIH – un vecteur incapable de se répliquer tout en gardant sa capacité de transduire efficacement des cellules quiescentes *in vivo* comme le système nerveux central et en particulier les neurones [19].

Dans les deux cas, ces vecteurs peuvent être injectés directement *in situ* dans l'organe et conduisent à une transduction efficace, non toxique et stable au cours du temps. Ces trois caractéristiques ont littéralement permis de répondre en grande partie au cahier des charges que la communauté du transfert de gènes à visée thérapeutique affichait depuis des années comme des objectifs clés.

Depuis 1996, la biologie de ces deux vecteurs s'est enrichie au point de connaître aujourd'hui leurs principales caractéristiques. Elles apparaissent complémentaires sur au moins deux d'entre elles puisque le vecteur AAV ne s'intègre pas (du moins cet événement n'est pas détectable s'il survient, sauf en dehors de circonstances expérimentales particulières [20] alors que le vecteur dérivé du VIH s'intègre de façon stable dans le génome de la cellule cible. Dans les deux cas, l'expression du transgène est permanente et, à ce titre, le meilleur exemple est celui récemment publié par l'équipe de Jim Wilson de l'Université de Pennsylvanie [21] qui montre qu'après une seul administration intramusculaire d'AAV codant pour l'expression du gène de l'érythropoïétine (Epo) chez des macaques, le vecteur exprime le transgène pendant toute la période de suivi, soit plus de six ans ! Pourquoi le vecteur AAV qui ne s'intègre pas permet-il une expression stable alors que l'adénovirus ne le permet pas. Cela reste aujourd'hui une question débattue. Des exemples d'expression à long terme avec les vecteurs VIH sont également rapportés dans différents organes, en particulier chez la souris, voire également dans des situations complexes comme des CD34+ humaine transduites et suivies pendant plusieurs mois après greffe dans des souris NOD/SCID [22].

Enfin, un dernier point à souligner a été l'extraordinaire foisonnement d'idées depuis 1996 pour obtenir des dérivés de ces deux vecteurs qui ont augmenté d'autant la pharmacopée du géno-thérapeute. Ainsi, aujourd'hui, il existe pratiquement une dizaine de vecteurs AAV au tropisme différent les uns des autres qui ont été dérivés des sérotypes naturels de l'AAV et la même chose a été obtenue avec les vecteurs VIH auxquels il est possible de greffer une variété d'enveloppes au tropisme différent. Là encore, une dizaine de ces « pseudotypes » ont été étudiés *in vivo* [23-25].

Ainsi, la disponibilité de ces deux classes de vecteurs a permis d'obtenir des effets thérapeutiques très significatifs. D'abord dans des modèles de souris, soit spontanément atteintes d'une maladie génétique, soit véritablement « créées » par l'homme par transgénèse (« souris transgénique »). Il aura donc fallu attendre moins de cinq ans pour arriver à traiter une souris atteinte d'hémophilie, de myopathie ou d'une maladie de surcharge lysosomale, d'une rétinopathie dégénérative, etc., simplement en injectant, une seule fois, quelques microlitres d'une suspension de vecteurs dans le foie, le muscle, la rétine ou le cerveau. Ces résultats sont tangibles, concernent plusieurs maladies génétiques (pas toutes, loin de là) et confirment que le principe même de transférer un gène peut avoir un effet thérapeutique à long terme dans un organisme aussi complexe qu'une souris.

Depuis le début des années 2000, on assiste de plus en plus à des efforts de transfert de ces résultats à des animaux de plus grande taille. Jamais, avant 1996, une telle démarche n'avait pu être systématiquement réalisée et encore moins avec succès [26]. Aujourd'hui, des maladies génétiques chez le chien sont traitées, certaines avec une correction phénotypique spectaculaire. C'est le cas de l'hémophilie B [9, 27, 28], de l'amaurose congénitale de Leber, une dystrophie rétinienne [29, 30], des affections touchant le système hématopoïétique [31-33], le déficit en glucose-6-phosphate [34]. Le primate est destiné aux études de bio-distribution et de toxicité des préparations virales [35-41], mais également à l'évaluation du transfert de gènes dans des modèles provoqués la plupart du temps pour des maladies du système nerveux central. Là encore, les vecteurs AAV et les lentivirus permettent d'obtenir des résultats significatifs dont la fréquence augmente régulièrement [42-45].

Ainsi, voit-on se déplacer le « centre de gravité » de la thérapie génique, de la conception des vecteurs (période ~1985-1996), au traitement de modèles génétiques chez la souris (période ~1996~2000), aux premiers résultats tangibles chez des grands animaux (~2000–). Cette maturité s'accompagne de quelques exemples très encourageants chez des patients comme ceux qui sont atteints du déficit immunitaire combiné sévère lié à l'X [46] ou de la granulomatose septique chronique également liée à l'X (Manuel Grez, Francfort, essai clinique en cours et non publié), même si des effets secondaires apparaissent, posant le problème de l'évaluation du rapport risque/bénéfice. À ce titre, on peut logiquement prévoir que la disponibilité relativement récente de vecteurs de transfert de gènes efficaces et compatibles avec une utilisation clinique devrait nous amener à être confrontés plus souvent à cette évaluation. Hormis la question récemment abordée, de façon pertinente [47], de l'intégration du vecteur, qu'il soit dérivé du MLV ou du VIH, au moins deux autres questions restent importantes maintenant que nous pouvons réellement transférer *in vivo* des gènes thérapeutiques efficacement :

– Quelles sont les conséquences sur la physiologie de l'organe de l'expression d'un « nouveau » gène ?

– Une protéine thérapeutique nouvellement exprimée chez un individu est-elle reconnue comme non-Soi ?

Le fait même de poser ces questions démontre la nécessité pour la spécialité de continuer à alimenter son développement et sa maturation par une recherche en amont pour comprendre les mécanismes physiologiques concernés, bien au-delà du simple transfert d'une cassette d'expression. Nous voilà donc de nouveau en pleine démonstration de ces mouvements d'aller et retour entre le scientifique concepteur du vecteur et du matériel « embarqué » et en bout de chaîne du praticien responsable de son essai clinique. Mais puisque la jeune histoire de la thérapie génique nous démontre qu'ostensiblement l'épicentre se déplace légitimement vers les essais cliniques, il paraît alors stratégique et judicieux d'anticiper des plates-formes technologiques capables de mettre à la disposition du milieu médical hospitalier des vecteurs à usage clinique. Cette anticipation nécessite du temps car la réglementation qui régit la production d'un vecteur viral recombinant à usage clinique est complexe, avec peu d'antécédent, et extrêmement exigeante dès qu'il s'agit d'un produit destiné à être administré à des patients. À ce titre, les agences réglementaires participent à ces mouvements d'aller et retour, non pas en partenaire mais en observateur indépendant et régulateur. La conclusion du communiqué de l'agence, le 24 janvier 2005, à la suite d'un troisième cas de prolifération de lymphocytes T dans l'essai des enfants DICS-X illustre son rôle : « Des études sont actuellement en cours pour typer cette lymphoprolifération. À la suite de cette information, la décision de suspendre l'essai une nouvelle fois a été prise par les investigateurs et le promoteur en accord avec les agences réglementaires, dans l'attente du résultat des données en cours d'investigation. »

Mais que vient donc faire la thérapie génique avec la transfusion de demain ? Quel est le dénominateur commun ?

La production de vecteurs viraux recombinants repose sur l'utilisation de la cellule. C'est, en effet, elle le point central, névralgique, car c'est elle qui réalise l'assemblage du vecteur. Selon le virus d'origine, l'encapsidation du gène thérapeutique et la maturation de la capside du vecteur se feront dans le noyau (AAV, adénovirus) ou le cytoplasme et parfois même au-delà, dans le surnageant (MLV, HIV). Les conditions de culture de ces cellules sont également critiques pour obtenir les meilleurs rendements mais aussi une production reproductible. La possibilité d'utiliser des bio-réacteurs est clairement un atout, de même que le contrôle de la qualité de l'expansion et des performances cellulaires sont des savoir-faire rares et pourtant indispensables à l'émergence de ces plates-formes technologiques. D'autres aspects également critiques sont la purification du vecteur et le contrôle qualité des lots cliniques selon des spécifications précises. Enfin, il faut avoir assimilé la notion de bio-production dans le cadre d'une démarche qualité ainsi que le travail en milieu contrôlé et confiné. Réunir l'ensemble de ces compétences en matière d'ingénierie cellulaire se retrouve naturellement au sein de la médecine transfusionnelle. Il semble donc légitime que le monde de la transfusion sanguine anticipe sa mutation, en particulier dans le domaine des biothérapies. Si le pragmatisme ou tout simplement le bon sens ne peut pas nous faire avancer avec l'étendard de la thérapie cellulaire et génique comme unique horizon, il n'empêche que l'ignorer serait certainement une erreur stratégique primaire. Il faut, certes, se garder de faire porter aux biothérapies l'espérance prochaine d'une médecine réparatrice, en particulier dans des affections pour lesquelles nous n'avons aujourd'hui aucune possibilité d'intervention crédible, mais un pari technologique engagé étape après étape en fonction de la maturation de la spécialité est bien évidemment judicieux. Que la médecine transfusionnelle en partenariat avec les Centres hospitalo-universitaires, l'Institut national de la recherche et les mouvements associatifs parvienne à faire ensemble des investissements partagés dans le domaine de la cellule productrice ou réparatrice est la voie à suivre, d'autant plus que d'autres champs de développement également coûteux comme celui des nanotechnologies viendront compléter l'arsenal thérapeutique et analytique de ce nouveau siècle.

La maîtrise de la cellule prélevée et contrôlée reste naturellement l'activité centrale de la médecine transfusionnelle. Mais les indicateurs scientifiques démontrent aujourd'hui que les biothérapies s'affirment progressivement comme des compléments thérapeutiques crédibles – les greffes de cellules souches hématopoïétiques n'ont-elles pas ouvert la voie depuis des décennies ? Il faudra encore du temps, peut-être même beaucoup de temps, pour que la thérapie génique s'affiche dans l'arsenal thérapeutique du médecin hospitalier. N'empêche qu'une anticipation stratégique de la part de la médecine transfusionnelle se doit d'être à la hauteur de la maturation de cette spécialité.

Références

1. Kren B T, *et al.* Correction of the UDP-glucuronosyltransferase gene defect in the gunn rat model of crigler-najjar syndrome type I with a chimeric oligonucleotide. *Proc Natl Acad Sci USA* 1999 ; 96 : 10349-54.
2. Liu C M, Liu D P, Liang C C. Oligonucleotide-mediated gene repair at DNA level: the potential applications for gene therapy. *J Mol Med* 2002 ; 80 : 620-8.

3. Kahn A, *Thérapie Génique : l'ADN médicament*. Paris : John Libbey Eurotext, 1996.
4. Kahn A. *Et l'homme dans tout cela. Plaidoyer pour un homme moderne*. Paris : Nil Editions, 2000.
5. Dawkins R. *The Selfish Gene, 2nd Ed*. Oxford University Press, 1989.
6. Boussif O, *et al.* A versatile vector for gene and oligonucleotide transfer into cells in culture and in vivo: polyethylenimine. *Proc Natl Acad Sci USA* 1995 ; 92 : 7297-301.
7. Seisenberger G, *et al.* Real-time single-molecule imaging of the infection pathway of an adeno-associated virus. *Science* 2001 ; 294 : 1929-32.
8. Zufferey R, Donello J, Trono D, Hope T. Woodchuck hepatitis virus posttranscriptional regulatory element enhances expression of transgenes delivered by retroviral vectors. *J Virol* 1999 ; 73 : 2886-92.
9. Arruda V R, *et al.* Safety and efficacy of factor IX gene transfer to skeletal muscle in murine and canine hemophilia B models by adeno-associated viral vector serotype 1. *Blood* 2004 ; 103 : 85-92.
10. Magnan M, Moullier P. *La Génétique, Science Humaine*. Paris : Éditions Belin, 2004.
11. Fischer A, *et al.* Severe combined immunodeficiency. A model disease for molecular immunology and therapy. *Immunol Rev* 2005 ; 203 : 98-109.
12. Chuah M K, Collen D, VandenDriessche T. Biosafety of adenoviral vectors. *Curr Gene Ther* 2003 ; 3 : 527-43.
13. Gilboa E, Kolbe M, Noonan K, Kucherlapati R. Construction of a mammalian transducing vector from the genome of Moloney murine leukemia virus. *J Virol* 1982 ; 44 : 845-51.
14. Danos O, Mulligan R C. Safe and efficient generation of recombinant retroviruses with amphotropic and ecotropic host ranges. *Proc Natl Acad Sci USA* 1988; 85: 6460-4.
15. Moullier P, Bohl D, Heard J M, Danos O. Correction of lysosomal storage in the liver and spleen of genetically-modified skin fibroblasts. *Nature Genet* 1993 ; 4 : 154-9.
16. Maréchal V, Naffakh N, Danos O, Heard J M. Disappearance of lysosomal storage in spleen and liver of mucopolysaccharidosis VII mice after transplantation of genetically-modified bone marrow cells. *Blood* 1993 ; 82 : 1358-65.
17. Samulski R J, Chang L S, Shenk T. Helper-free stocks of recombinant adeno-associated viruses: normal integration does not require viral gene expression. *J Virol* 1989 ; 63 : 3822-8.
18. Xiao X, Li J, Samulski R J. Efficient long-term gene transfer into muscle tissue of immunocompetent mice by adeno-associated virus vector. *J Virol* 1996 ; 70 : 8098-108.
19. Naldini L, *et al.* In vivo gene delivery and stable transduction of non-dividing cells by a lentiviral vector. *Science* 1996 ; 272 : 263-7.
20. Nakai H, *et al.* AAV serotype 2 vectors preferentially integrate into active genes in mice. *Nat Genet* 2003 ; 1 : 1-6.
21. Rivera A, Ferreira A, Bertoni D, Romero J R, Brugnara C. Abnormal regulation of Mg2+ transport via Na/Mg exchanger in sickle erythrocytes. *Blood* 2004 ; 105 : 382-6.
22. Miyoshi H, Smith K A, Mosier D E, Verma I M, Torbett B E. Transduction of human CD34+ cells that mediate long-term engraftment of NOD/SCID mice by HIV vectors. *Science* 1999 ; 283 : 682-6.
23. Duisit G, *et al.* Five recombinant simian immunodeficiency virus (SIV) pseudotypes lead to exclusive transduction of retinal pigmented epithelium in rat. *Mol Ther* 2002 ; 6 : 446-54.
24. Strang BL, Ikeda Y, Cosset FL, Collins MK, Takeuchi Y. Characterization of HIV-1 vectors with gammaretrovirus envelope glycoproteins produced from stable packaging cells. *Gene Ther* 2004 ; 11: 591-8.
25. Watson D J, Kobinger G P, Passini M A, Wilson J M, Wolfe J H. Targeted transduction patterns in the mouse brain by lentivirus vectors pseudotyped with VSV, Ebola, Mokola, LCMV, or MuLV envelope proteins. *Mol Ther* 2002 ; 5 : 528-37.
26. Cardoso J E, *et al.* In situ retrovirus-mediated gene transfer into dog liver. *Hum Gene Ther* 1993 ; 4 : 411-8.

27. Wang L, Nichols T C, Read M S, Bellinger D A, Verma I M. Sustained expression of therapeutic level of factor IX in hemophilia B dogs by AAV-mediated gene therapy in liver. *Mol Ther* 2000 ; 1 : 154-8.

28. Wang L, *et al.* Sustained correction of disease in naive and AAV2-pretreated hemophilia B dogs: AAV2/8 mediated, liver-directed gene therapy. *Blood* 2005 ; 6 : 6.

29. Acland G M, *et al.* Gene therapy restores vision in a canine model of childhood blindness. *Nat Genet* 2001 ; 28 : 92-5.

30. Narfstrom K, *et al.* Functional and structural recovery of the retina after gene therapy in the RPE65 null mutation dog. *Invest Ophthalmol Vis Sci* 2003 ; 44 : 1663-72.

31. Horn P A, Morris J C, Neff T Kiem H P. Stem cell gene transfer-efficacy and safety in large animal studies. *Mol Ther* 2004 ; 10 : 417-31.

32. Neff T, *et al.* Methylguanine methyltransferase-mediated in vivo selection and chemoprotection of allogeneic stem cells in a large-animal model. *J Clin Invest* 2003 ; 112 : 1581-8.

33. Yanay O, *et al.* Treatment of canine cyclic neutropenia by lentivirus-mediated G-CSF delivery. *Blood* 2003 ; 102 : 2046-52.

34. Beaty R M, *et al.* Delivery of glucose-6-phosphatase in a canine model for glycogen storage disease, type Ia, with adeno-associated virus (AAV) vectors. *Gene Ther* 2002 ; 9 : 1015-22.

35. Bennett J, *et al.* Stable transgene expression in rod photoreceptors after recombinant adeno-associated virus-mediated gene transfer to monkey retina. *Proc Natl Acad Sci USA* 1999 ; 96 : 9920-5.

36. Chirmule N, *et al.* Humoral immunity to adeno-associated virus type 2 vectors following administration to murine and nonhuman primate muscle [In Process Citation]. *J Virol* 2000 ; 74 : 2420-5.

37. Favre D, *et al.* Immediate and long-term safety of recombinant adeno-associated virus injection into the non-human primate muscle. *Mol Ther* 2001 ; 4 : 559-66.

38. Weber M, *et al.* Recombinant adeno-associated virus serotype 4 mediates unique and exclusive long-term transduction of retinal pigmented epithelium in rat, dog, and non-human primate after subretinal delivery. *Mol Ther* 2003 ; 7 : 774-81.

39. Provost NLM, Weber G, Mendes-Madeira M, Podevin A, Cherel G, Colle Y, Deschamps MA, Moullier JY, Rolling P. Biodistribution of rAAV vectors following intraocular administration: evidence for the presence and persistence of vector DNA in the optic nerve and in the brain *Mol Ther* 2005 ; 11 : 275-83.

40. Song S, *et al.* Intramuscular administration of recombinant adeno-associated virus 2 alpha-1 antitrypsin (rAAV-SERPINA1) vectors in a nonhuman primate model: safety and immunologic aspects. *Mol Ther* 2002 ; 6 : 329.

41. Nathwani A C, *et al.* Sustained high-level expression of human factor IX (hFIX) after liver-targeted delivery of recombinant adeno-associated virus encoding the hFIX gene in rhesus macaques. *Blood* 2002 ; 100 : 1662-9.

42. Palfi S, *et al.* Lentivirally delivered glial cell line-derived neurotrophic factor increases the number of striatal dopaminergic neurons in primate models of nigrostriatal degeneration. *J Neurosci* 2002 ; 22 : 4942-54.

43. Kordower J H, *et al.* Neurodegeneration prevented by lentiviral vector delivery of GDNF in primate models of Parkinson's disease. *Science* 2000 ; 290 : 767-73.

44. An D S, *et al.* Lentivirus vector-mediated hematopoietic stem cell gene transfer of common gamma-chain cytokine receptor in rhesus macaques. *J Virol* 2001 ; 75 : 3547-55.

45. Fischer A C, *et al.* Successful transgene expression with serial doses of aerosolized rAAV2 vectors in rhesus macaques. *Mol Ther* 2003 ; 8 : 918-26.

46. Cavazzana-Calvo M, Fischer A. Efficacy of gene therapy for SCID is being confirmed. *Lancet* 2004 ; 364 : 2155-6.

47. Fischer A, Cavazzana-Calvo M. Integration of retroviruses: a fine balance between efficiency and danger. *PLoS Med* 2005 ; 2 : 10.

L'éthique du don, un acquis immuable ou évolutif ?

Didier Sicard

L'expression « don éthique » sonne comme une évidence dans notre pays. Reposant sur la triple exigence d'un don « volontaire, anonyme et gratuit », elle diabolise toute importation de sang étranger qui ferait l'objet d'une marchandisation minimale ou du moindre échange monétarisé. Le don du sang, dans sa générosité anonyme, fonctionne comme un paradigme de l'éthique médicale.

Il a même été à l'origine du principe de la non-patrimonialité du corps humain et de ses produits et donc de la non-commercialisation du corps inscrite dans les lois dites bioéthiques de 1994, confirmées en 2004. Il a longtemps constitué, et constitue toujours, une des références majeures du fonctionnement d'une société idéale par les concepts qui lui étaient liés de générosité, de solidarité, de conscience de l'altérité, bref de participation à l'aventure humaine. Il n'est pas étonnant que ces objectifs aient émergé en France au lendemain de la Seconde Guerre mondiale, comme témoignages de la renaissance de notre pays, à travers des valeurs renouvelées : le don du sang rassembleur, fédérateur, cimentant l'unité d'un peuple, faisant partie des idées plutôt soutenues par la partie « progressiste » du pays.

La conception du bénévolat

Si l'anonymat n'a guère posé de problème, en dehors de quelques revendications individuelles du seul don pour un membre de sa fratrie, le bénévolat n'a cessé d'être une question plus censurée, plus objet d'un non-dit qu'on ne le croit. Dans les premières années, coexistent en effet deux systèmes, l'un rétribué par des « tickets alimentaires », voire de petits cadeaux, l'autre revendiquant l'idée d'un bénévolat pur et dur. Cette dernière attribution a été défendue par les premières associations de donneurs réguliers et bénévoles. Ces deux adjectifs « réguliers et bénévoles » traduisaient bien l'engagement et non le simple don opportuniste ou de hasard, dans une inévitable incompréhension du geste.

Cette conception du bénévolat l'emporta. Inscrite pour la première fois dans la loi du 21 juillet 1952, elle garantissait le « caractère médical et non lucratif » de la transfusion sanguine et implicitement le bénévolat. Elle fut au centre des campagnes de don du sang qui permirent l'essor de la chirurgie et de la médecine transfusionnelle, les premiers succès des exsanguino-transfusions. La chirurgie cardiaque, par exemple, très consommatrice et qui exigeait des quantités impressionnantes de sang, a pu ainsi passer de l'exploit chirurgical à une routine. Routine qui, dans d'autres domaines, est devenue irresponsable par sa banalisation (transfusion comme « fortifiant » !). Les besoins devenant croissants, la fidélisation des donneurs devenait une exigence pour les centres. Comment fidéliser les bénévoles ? Comment entretenir un flux régulier permettant aux prescripteurs, pas toujours conscients des contraintes d'approvisionnement, de ne pas être en situation de rupture dangereuse ? Une des réponses fut de leur conférer un statut particulier, de les « héroïser », d'insister sur leurs valeurs citoyennes. Les associations de donneurs vont profiter de cette image et prendre peu à peu un pouvoir considérable, en particulier vis-à-vis du politique. Comment résister aux mots d'ordre d'une association de citoyens vertueux donnés en modèle ? Il faut du sang, de plus en plus de sang. Seules les associations ont la capacité d'organiser efficacement les campagnes. Les centres de transfusion sont en situation de dette permanente, coincés entre les besoins croissants des cliniciens et l'autonomie des donneurs. Progressivement, quelques ambiguïtés vont apparaître dans certaines entreprises, récupérations de demi-journées, voire de journées de travail, visibilité excessive, médailles, grandes fêtes commémoratives, petits cadeaux, banquets, où chacun, quelle que soit son appartenance politique ou sociale, revoyant en l'autre un identique mû par un sentiment altruiste, a le sentiment de participer à une grande aventure ; le donneur de sang apparaît comme celui qui s'engage. Mille, dix mille donneurs de sang, ensemble, impressionnent et renforcent cette image. Les ministres, les politiques sont intimidés, les centres de transfusion dépendants.

Un don gratuit

Le don, par sa valorisation, l'emporte sur sa destinée. Il est devenu un symbole de fraternité, de citoyenneté, mais aussi de bonne santé. La déception, voire le dépit agressif, vis-à-vis du refus du don par un Centre de transfusion traduit cette humiliation publique d'être mis à l'écart.

Tout est là pour que le drame commence dans les années 1980. C'est, en effet, à cette période que l'épidémie de l'infection par le VIH commence à diffuser. La consommation de sang est à son maximum, la demande considérable. Les campagnes mobiles sillonnent villes et villages. L'image du don est si forte que certains donneurs, les « nouveaux donneurs » , pas ceux qui sont fidélisés, vont vouloir bénéficier de celle-ci et participer, ne fût-ce qu'une fois. A la limite, plus le sujet est marginalisé, plus la tentation de se rapprocher de cette référence valorisante est forte. La communauté homosexuelle, encore vulnérable à cette époque, devient très généreuse et proteste vivement de son éviction dès les premières inquiétudes du risque de transmission sanguine en faisant état d'une discrimination insupportable qui sera relayée par la presse nationale. Les sujets soumis à la toxicomanie vont faire de leurs dons un témoignage de la non-appartenance à ce groupe. La prison ouvre ses portes, les prélèvements y sont importants, faciles, renouvelés, encouragés, au nom d'une possible rédemption. Plus grave encore, certains sujets, inquiets d'une infection potentielle, vont demander à un centre de transfusion la détection de leur infection, impraticable ailleurs. Or cette période débutante d'explosion, de diffusion épidémique est celle où l'on ignore encore qu'un sujet qui vient d'être contaminé et qui est encore séronégatif pendant plusieurs semaines est plus contaminant que jamais. C'est, en effet, à ce moment, avant que les anticorps n'apparaissent, que la charge virale est à son acmé.

Une exigence de sécurité

Ainsi d'un côté, le don comme valeur citoyenne, de l'autre la récupération par certains sujets les plus jaloux de cette image, au détriment de la sécurité, et l'insouciance, l'indifférence vis-à-vis des receveurs.* La sécurité longtemps centrée sur la syphilis et l'hépatite B privilégie alors plus le donneur dans ses données médicales et biologiques que le risque de transmission aux receveurs des maladies virales. Le Code international d'éthique pour le don du sang en 1980 insiste à peu près exclusivement sur les droits et protection des donneurs et ne parle des receveurs qu'en termes de risque d'immunisation.

Malgré la circulaire de 1983, adressée par la Direction générale de la santé et recommandant une plus grande vigilance dans le choix des donneurs, les questionnaires proposés aux donneurs ne sont pas d'une rigueur exemplaire.

Les questions jugées choquantes sur leur intimité placent les donneurs réguliers et généreux, certes moins à risque que les nouveaux donneurs, en situation de gêne et de malaise et sont donc évitées au nom d'un certain respect de la dignité pour ne pas les décourager. La convivialité remplace l'expertise, le besoin l'évaluation critique de l'offre.

Ainsi, la générosité n'a jamais été un facteur de sécurité ; il faudra bien un jour s'interroger sur cette responsabilité d'un système fragile où tout reposait sur un bon vouloir devenu un bon pouvoir. Des valeurs « éthiques » de bénévolat et de générosité érigées en « pouvoir » non interrogé sont ainsi à la source d'une situation qui a été très préjudiciable pour les malades. L'éthique ne réside pas dans la reconnaissance de soi, elle surgit dans la responsabilité pour autrui. L'altruisme comme finalité d'un comportement humain ne réside pas simplement dans le don de son sang. Il mérite d'être sans cesse relativisé dans son essence même.

Ainsi, si la non-marchandisation du sang reste effectivement une valeur porteuse d'éthique, elle n'empêche pas le besoin de faire une réflexion qui aille au-delà. La générosité ne se monnaie pas d'une reconnaissance sociale excessive. Toute la difficulté est là. Solliciter l'altruisme par des journées dédiées au don sans en faire une visibilité excessivement gratifiante peut être une gageure. Accorder une part d'organisation efficace aux associations de donneurs, qui rassemblent par principe les personnes généreuses, ne doit pas leur conférer pour autant un pouvoir municipal ou régional dans les affaires de la cité.

Une question d'éthique

Cette question du « don gratuit » (expression étrangement tautologique) a longtemps gêné l'application de la Directive européenne du 14 juin 1989 qui a fait passer les produits stables issus du sang sous le régime des autorisations de mise sur le marché spécifiques aux médicaments. Qu'un produit du corps humain s'intègre dans une logique de marché concurrentiel heurte et continue de heurter la conscience. A la rigueur quand il s'agit d'un établissement public, un consentement à ce régime d'autorisation de mise sur le marché peut s'obtenir, mais lorsqu'il s'agit d'un marché libre, privatisé ou lié à un actionnariat, « l'éthique » des donneurs dresse une sorte « d'airbag » devant ce qu'ils jugent être un dévoiement.

* Ce n'est en aucune façon porter un jugement négatif bien injuste sur les associations de donneurs de sang bénévoles, dont il faut rappeler que sans elles les possibilités transfusionnelles auraient été compromises et qui méritent la plus grande reconnaissance ; c'est surtout rappeler la force de l'image qui pouvait attirer des donneurs moins scrupuleux ou simplement ignorants des conséquences de leur geste. Les scientifiques ont, dans ce domaine, joué un rôle amplificateur, plus préoccupés des questions immunologiques que de transmission de maladies infectieuses.

Or la matière première, le sang, reste dérisoire par rapport à l'ingénierie de plus en plus nécessaire à la sécurité des produits et qui, elle, est responsable du prix élevé lors de l'administration. C'est pourquoi le bénévolat du don n'a pas pour conséquence d'empêcher la commercialisation des produits qui en sont issus ; il peut même en constituer une exigence de sécurité. C'est ainsi que le laboratoire français du fractionnement exclut l'achat de produits sanguins qui font l'objet d'une rémunération. La question éthique devient ainsi une question de label commercial…

Cette question de la non-commercialisation s'étend bien au-delà des produits sanguins ; elle concerne les thérapies cellulaires, les cellules souches, les gamètes et, au-delà même, les dons d'organes. Il apparaît inacceptable pour une société de rémunérer les donneurs de tels produits, même si cette situation de rémunération est présente dans une grande partie du monde. Peut-être irons-nous un jour vers une indemnisation d'un préjudice temporaire ou définitif, dans la transparence, afin d'éviter un marché mafieux, particulièrement inégalitaire dans le sens Nord/Sud. L'éthique n'est pas dans le brandissement de principes bafoués. Elle est dans la reconnaissance d'une dette vis-à-vis des donneurs qui puisse faire l'objet éventuellement d'une indemnité qui tienne compte de l'éventuel préjudice et qui ne soit pas clandestine.

Des problèmes éthiques peuvent surgir dans l'interrogatoire des donneurs. A juste titre, la communauté homosexuelle (si tant est qu'il s'agisse d'une communauté ! ?) s'est émue de l'exclusion des donneurs homosexuels en tant que tels. L'homosexualité n'est pas, en effet, une situation qui implique immédiatement un rejet, ou alors il s'agit d'une discrimination *a priori* peu respectueuse des différences sexuelles. Pourtant, le donneur homosexuel n'a pas un droit absolu à être recruté comme donneur. Il revient à la responsabilité du préleveur de s'assurer que le donneur ne constitue pas, par son mode de vie, ou sa prise de risque, un danger. Un hétérosexuel peut être mille fois plus dangereux qu'un homosexuel. Simplement l'histoire de l'infection VIH, qui a particulièrement touché les homosexuels, a justifié une grande prudence et une grande vigilance lors de l'interrogatoire sexuel des donneurs de sang. Certains pays, les Etats-Unis en particulier, ont privilégié la responsabilité des donneurs non pas sur le plan pénal mais sur le plan éthique en demandant de confirmer par une signature la véracité de leurs réponses et leur bonne foi. Cela n'a jamais été accepté en France.

L'information aux receveurs

Qu'il est étrange d'être passé de la transfusion comme paradigme de l'éthique médicale à la transfusion comme paradigme du risque médical ! Autant, il est légitime qu'un malade puisse être informé à l'avance des risques qu'il subit lors d'une exploration ou d'un traitement, autant le stress administratif et médical subi depuis 1985 a-t-il encouragé une information exhaustive et bien souvent angoissante. Le sommet a été atteint probablement avec le risque évoqué de la maladie de Creutzfeldt-Jakob. Certes, il est possible que l'infection prionique soit transmissible par le sang. Après de nombreuses difficultés méthodologiques, le prion a été découvert contaminant par voie sanguine chez l'animal. Quelques observations anglaises ont fait état d'infection par le nouveau variant de la maladie de Creutzfeldt-Jakob chez des personnes ayant reçu du sang quelques années avant que le donneur ne présente les signes d'une telle maladie. L'éthique alors rentre en tension entre le devoir d'information, la transparence nécessaire, le droit des personnes à gérer leur avenir en conséquence, le droit de la médecine d'être informée du risque éventuel posé par cette personne en attente de manifestations spécifiques, et le respect de ces mêmes personnes qui ne pourront rien faire d'autre que d'attendre dans l'angoisse un jour un éventuel signe clinique. Une information doit avoir du sens, c'est-à-dire permettre d'être utile, d'être efficace, de déboucher sur une prévention ou une thérapeutique. Dans le domaine de la maladie de Creutzfeldt-Jakob, aucun de ces paramètres n'est actuellement présent, et l'on peut se demander si le devoir d'information recommandé par certains n'est pas plus destiné à protéger la médecine ou les institutions que les malades eux-mêmes ; s'il paraît évident qu'une traçabilité rigoureuse est nécessaire, il n'apparaît pas évident que des personnes puissent entendre qu'elles ont été transfusées à partir du sang d'un tel malade dans l'incertitude et l'ignorance totale actuellement d'un risque réel, probablement marginal.

Les mesures sécuritaires

Aucun produit n'est actuellement plus sûr que le sang et pourtant aucun produit ne fait aussi peur encore aux malades...Chaque année, pourtant, les techniques de sécurité augmentent : déleucocytation, nanofiltration, PCR virale, (VIH, hépatite C, hépatite B), exclusion des transfusés du don du sang, exclusion des personnes ayant séjourné en Angleterre avant 1997, etc. Cette sécurité reste pourtant limitée par le conflit immunologique donneur/receveur qui demeure une des rares failles humaines en cause dans les accidents. Cette sécurisation, qui n'a jamais de fin, rend les produits sanguins de plus en plus coûteux, et leur utilisation réduite à des situations de plus en plus graves. Dans le doute, l'attitude est plus à l'abstention transfusionnelle qu'au geste transfusionnel, avec les conséquences parfois délétères que l'on a pu récemment observer.

L'éthique recommande naturellement la sécurité, elle ne recommande pas l'acharnement sécuritaire.

Le refus de transfusion

Certaines communautés refusent par principe d'être transfusées, quelle qu'en soit la nécessité. Ce refus est lié à une lecture biblique littéraliste qui met en garde contre la consommation de sang... Ce refus, quand il est exprimé par un malade en grand danger, met en demeure la médecine d'avoir à répondre, soit par une contrainte excessive, soit par une attitude d'abandon un peu désinvolte. La loi récente de 2002 sur le droit des malades confère cependant à ce refus une grande légitimité et il apparaît difficile pour la médecine de se comporter de façon contraignante. Certes, l'état de mineur justifie le recours à la puissance publique pour contraindre, en cas de besoin urgent, la médecine à transfuser. Mais lorsqu'il s'agit d'adultes, le dogme spirituel peut l'emporter sur l'appel à l'aide et le besoin d'être sauvé. C'est pourquoi, toute tentative médicale doit être d'une grande prudence. Il est exclu de considérer qu'une personne dépende de sa communauté. Il est aussi exclu que l'on puisse faire comme si cette personne n'appartenait pas à cette communauté. Plutôt que de se comporter par rapport à une situation médico-légale ou de crainte de plainte en justice, mieux vaut tenter de tout faire avec subtilité et douceur, pour convaincre cette femme enceinte qui a une hémorragie de la délivrance ou cette personne atteinte d'une maladie hématologique, de la nécessité temporaire de cette transfusion. Le secret de celle-ci doit alors être totalement gardé pour ne pas mettre en péril cette personne vis-à-vis de sa communauté.

Dans l'ensemble, un refus de transfusion doit pouvoir être entendu, quelles que soient les conséquences. La grande difficulté demeure celle de l'appréciation de l'entendement de cette personne qui refuse. Là gît la question éthique fondamentale.

Conclusion

L'utilisation du principe de précaution dans le domaine de la transfusion ne pourra jamais nous rendre quitte de quelque responsabilité que ce soit. Il ne doit pas être un abri juridique, mais un aller et retour permanent entre la science, l'homme et la société où délibération collective et capacité de discernement sont des attitudes à prôner. C'est aux sciences humaines d'interroger la science biologique pour ne pas faire de celle-ci un totem qui emprisonne la réflexion.

Bibliographie

- Sicard D. Evolutions éthiques de la transfusion sanguine. *Hématologie* 2001 ; 7 : 272-5.
- Sicard D. Principe de précaution et transfusion sanguine. *Transf Clin Biol* 2000 ; 7 : 219.
- Keown J. The gift of blood in Europe : an ethical defence of EC directive 89/381. *J Med Ethics* 1997 ; 23 : 96-100.
- McLachlan HV. The unpaid donation of blood and altruism : a comment on Keown. *J Med Ethics* 1998 ; 24 : 252-4.
- Keown J. A reply to McLachlan. *J Med Ethics* 1998 ; 24 : 255-6.
- Avis n° 85 du CCNE. « L'information à propos du risque de transmission sanguine de la maladie de Creutzfeldt-Jakob ».

Les nouveaux métiers, les compétences à privilégier pour demain

Bernard Cuneo, Philippe de Micco

La transfusion sanguine est aujourd'hui à un carrefour. Depuis longtemps, elle a croisé les connaissances et les disciplines médicales et scientifiques, elle a mobilisé les technologies disponibles, en constituant un champ de pratiques diversifié et ouvert, au service des malades. Aujourd'hui, la qualité de ses savoir-faire, la maîtrise de ses processus de production, la densité des coopérations scientifiques auxquelles elle participe la poussent à s'engager plus encore dans des débats et des activités qui excèdent le cadre strict de la fourniture de produits sanguins labiles, qu'elle développe sa propre logique ou qu'elle réponde à une demande. Cette évolution s'observe dans le monde entier.

Cela est particulièrement vrai en France, où la transfusion sanguine « à la française » a construit une « médecine transfusionnelle », qui entend bien sûr répondre d'abord aux exigences d'autosuffisance, de qualité et de sécurité de la collecte, de la fabrication et de la distribution des produits sanguins labiles, liées au monopole qui lui est confié, mais qui développe aussi de nombreuses activités dans des domaines connexes et en matière de recherche, à partir des compétences et des savoirs qu'elle a accumulés dans l'étude et le traitement des cellules du sang et de la moelle osseuse.

L'observation d'un tel périmètre permet de voir à l'œuvre l'ensemble des dynamiques qui vont marquer le paysage de la transfusion sanguine dans les prochaines années. Ces dynamiques vont requérir de nouvelles compétences, de nouveaux dispositifs de production, et l'optimisation de l'intelligence collective, c'est-à-dire de la capacité des collectifs de travail à produire connaissances et actions avec plus de qualité et d'efficacité que ne sauraient le faire des apports individuels juxtaposés. Cela nous paraît être un des principaux enjeux de la situation actuelle. Toutes ces dynamiques, toutes ces innovations ne pourront se développer avec succès que si la gestion des ressources humaines de la transfusion sanguine le favorise. L'exemple français permet d'identifier des besoins, mais aussi déjà quelques pistes de travail en matière de formation, de connaissances, de profils professionnels et de coopération au sein du secteur transfusionnel comme avec son environnement.

Ressources humaines et avenir des activités transfusionnelles

Des évolutions professionnelles inéluctables

Les différentes activités transfusionnelles, ayant atteint un seuil de qualité, de maturité technique et organisationnelle, vont avoir besoin pour continuer à se développer de faire évoluer leurs processus de production et parfois l'organisation du travail, de transformer ou de renouveler les compétences des personnels.

- En ce qui concerne le **prélèvement**, la principale transformation concernera l'entretien médical pré-don, traditionnellement assuré en France par un médecin. Autant les différentes études de terrain menées ces dernières années confirment l'importance qu'a encore, pour le moment, pour les donneurs, la présence d'un médecin sur le site de collecte, autant les rôles respectifs des médecins et des infirmières ne peuvent qu'évoluer pour deux raisons. D'une part, les processus sont aujourd'hui suffisamment normés pour que la part d'interprétation et de diagnostic de la situation puisse être assurée par des infirmières diplômées d'État, le médecin évoluant vers une fonction de type « épidémiologiste de la transfusion sanguine » ou de gestionnaire du rapport entre bassins de collecte et besoins en produits sanguins. Il est possible que la conduite de l'entretien par un personnel para-médical soit un élément supplémentaire de standardisation (et donc de reproductibilité et de qualité), ces personnels ayant une plus grande compliance au suivi de procédures contraignantes. D'autre part, ces évolutions correspondent à un besoin d'évolution professionnelle positive pour ces deux catégories professionnelles qui apparaissent, au moins pour les meilleurs d'entre eux, dans une relative impasse. Reste à définir comment choisir et former les infirmières que l'on estimerait capables d'assurer cette fonction nouvelle pour elles, et à imaginer pour elles comme pour les médecins les évolutions correspondantes en terme de statut et de qualification.
- En ce qui concerne **la qualification biologique du don**, son évolution vers une activité de plus en plus liée à la mise en œuvre de technologies et d'outils va conduire à un fort besoin d'ingénieurs et/ou de techniciens s'occupant de la maintenance, voire du développement des matériels mais aussi de la métrologie correspondante. En transfusion sanguine, c'est bien le résultat anormal qui est l'exception. Là encore, l'interprétation va avoir de moins en moins de place. Sur une chaîne automatisée en fonctionnement normal, les biologistes n'ont à intervenir que de manière ponctuelle. Et les logiciels d'interprétation, fondés sur des algorithmes contraignants, font le reste dans la très grande majorité des cas. Les fabricants envoyant couramment leurs propres ingénieurs sur site, le besoin au niveau de la transfusion sanguine est plutôt celui d'une interface capable de dialoguer avec eux. Dans cette perspective, le médecin ou le pharmacien biologiste deviendra de fait le recours, un référent à la vision générale sur le fonctionnement et l'évolution du plateau technique.
- En ce qui concerne la **préparation**, la perspective est celle du développement d'un processus qui aura toutes les caractéristiques d'un processus industriel. Ce stade de la production est encore très artisanal. L'évolution sera majeure, notamment par la réduction de la part des manipulations et l'augmentation de celle des contrôles *(cf. le texte de Georges Andreu dans le présent ouvrage)*. Le recours aux nouvelles technologies (par exemple, le suivi à l'aide d'une puce électronique), ne réglera cependant pas tout d'un seul coup. Il impose en effet une familiarisation progressive des personnels avec de nouveaux outils, mais aussi avec un nouveau rôle, la représentation de leur participation à une nouvelle

logique de production. Il faut que se construise, et que les personnels s'approprient, le sens nouveau sans lequel aucune pratique de travail nouvelle ne peut se constituer.

- En ce qui concerne **l'immuno-hématologie et la distribution**, la question de leurs places relatives et de leur nécessaire proximité va connaître deux inflexions majeures. D'une part, la mise en place de systèmes d'intelligence artificielle permettra d'optimiser les décisions d'attribution, non en prenant une décision à la place du prescripteur ou en shuntant le conseil transfusionnel, mais en lui proposant des informations organisées en dispositif d'aide à la décision. Simultanément, la gestion à distance des dépôts attributeurs pourra se développer grâce à des automates éventuellement reliés à des moyens vidéos. D'autre part, dans le cadre d'un conseil transfusionnel « élargi », la coopération entre l'Établissement français du sang et les établissements de santé devra se développer dans l'intérêt du malade. Pour cela, elle devra s'inscrire dans la permanence et la régularité, et apporter un plus incontestable en terme de résultat. Cela suppose du côté de la transfusion sanguine de prévoir et d'organiser le temps consacré par les personnels de transfusion (médecins, biologistes, infirmières...) à cette relation, et d'injecter beaucoup de connaissances complémentaires dans leur formation pour que le niveau de connaissance et d'expertise atteint soit tel que l'intérêt d'une coopération accrue entre l'Établissement français du sang et établissements de santé soit incontestable. Faute de quoi, l'appel lancinant à cette coopération accrue restera angélique et donc lettre morte (on est dans le même cas que celui de la coopération entre deux services hospitaliers). Une piste pourrait être pour l'établissement français du sang de mettre en place, sous l'autorité de son conseil pédagogique, une sorte d'« école supérieure d'immuno-hématologie » dans le cadre de son dispositif de formation universitaire, médicale continue, et professionnelle continue, en cours d'élaboration.

Des points clés

Outre les éléments spécifiques aux différentes activités, il est possible d'identifier quelques points clés qui marquent la prospective d'ensemble des ressources humaines des activités transfusionnelles.

La transfusion sanguine a longtemps été une activité qui pouvait être considérée comme une industrie de main-d'œuvre, c'est-à-dire faisant appel à des personnels à l'origine souvent sous-qualifiés à l'embauche par rapport au poste qu'on allait leur confier, mais que l'on formait sur le tas, en leur faisant du coup accomplir des tâches progressivement plus complexes et pratiquement surqualifiées par rapport à la définition formelle du poste. Cette surqualification n'avait pourtant qu'un sens pragmatique, c'est-à-dire une reconnaissance qui n'excédait pas le cadre de l'organisation du travail dans lequel ils étaient inscrits, qui n'avait pas de validité au-delà des murs du service. Certains de ces autodidactes sont de fait aujourd'hui au taquet de leur évolution professionnelle personnelle, et vont avoir du mal à s'engager dans une remise en cause du contenu et du sens de leur travail, ne serait-ce que parce qu'ils n'en ont pas envie, ayant souvent intériorisé à tort ou à raison le fait qu'ils n'en étaient pas capables. Pour ceux-là, comme pour ceux qui ont le sentiment d'avoir laissé se dévaluer une formation initiale de qualité dans un exercice répétitif et simpliste (c'est le cas de certains médecins de prélèvement) et qui considèrent qu'il est trop tard, il convient sans doute de mettre en avant, pour justifier un changement de poste qui ne correspondra pas forcément à une augmentation de qualification, la perspective d'un avantage de carrière.

Pour les autres, qui sont prêts à évoluer, la principale difficulté va être de se situer, par rapport à la part croissante prise par les machines, les technologies de l'information, l'automatisation. Traditionnellement vécue au départ comme une dépossession, ce type d'évolution peut toutefois être conduit avec succès à condition d'expliquer sans relâche le sens et la nécessité des changements en cours, de ne pas imposer de fonction de pilotage ou de responsabilité avant que les personnels concernés se sentent capables de maîtriser techniquement les processus (les « machines »), et éventuellement les affecter plutôt à des tâches de contrôle de processus ou d'amélioration continue, de trouver un substitut à la virtualisation du travail qui accompagne l'automatisation ou l'informatisation, parce qu'il crée une distance entre le travailleur et le produit de sa propre action (abstraction), et enfin de permettre la réappropriation concrète, physique, du travail en cours [1].

Par ailleurs, les tâches d'interfaces, de médiation, de mise en relation entre les différents acteurs du système transfusionnel et avec son environnement vont se multiplier. Or, la transfusion sanguine ayant eu tendance jusqu'ici à vivre un peu sur elle-même, d'autant plus qu'elle a toujours été relativement marginalisée au sein du système de santé, les personnels, y compris certains cadres, vont avoir du mal, soit à occuper ces fonctions, soit à travailler spontanément avec ceux qui les occupent. Il va donc falloir former l'ensemble des personnels à ces nouvelles fonctions, à ces nouvelles postures professionnelles dans la transfusion sanguine, qui ne donneront pas toujours lieu à un poste strictement défini mais élargiront l'horizon de chacun. Et pour ceux qui occuperont ces fonctions explicites d'experts, sollicités en interne ou pour assurer le contact avec les experts extérieurs (comme les ingénieurs bio-médicaux dans les hôpitaux), il faudra laisser place dans les grilles de qualification-rémunération de l'Établissement français du sang à des niveaux élevés de reconnaissance qui ne correspondront pas forcément à des responsabilités de management ni d'encadrement hiérarchique (cf. le système du *dual ladder* des entreprises anglo-saxones).

Ressources humaines et développements nouveaux

Au-delà des activités transfusionnelles traditionnelles, la transfusion sanguine va également développer ses logiques de compétences en les mettant en jeu dans des champs plus larges, en fédérant autour d'elles des dynamiques pour partie autonomes, et en tirant les conséquences de son engagement dans ces développements nouveaux. Ces développements, qui seront nouveaux par leur ampleur et parce qu'ils feront partie de projets explicites pour l'avenir, sont déjà engagés. Leurs conséquences et leurs exigences en matière de ressources humaines en transfusion sanguine seront de trois ordres.

L'ingénierie cellulaire, une logique de partenariat

Il s'agit, d'une part, de la fabrication d'hématies *in vitro* par culture de cellules souches hématopoïétiques, et d'autre part, de la reproduction de tissus, processus qui exigent des compétences et des techniques que maîtrisent les spécialistes de transfusion sanguine, et notamment l'Établissement français du sang, depuis qu'ils savent manipuler des cellules sanguines et médullaires. Après avoir été capable de séparer les composants du sang, puis de séparer les globules rouges, puis de maîtriser la congélation, la transfusion sanguine est en effet parvenue dans les années 1980-1990 à cultiver les cellules souches. Les compétences acquises peu à peu lui permettent aujourd'hui de prétendre être acteur de la médecine réparatrice et reconstructrice, avec d'autres et en acquérant les savoirs qui lui manquent encore. Mais si ces compétences existent, ceux et celles qui les portent au sein des structures transfusionnelles ne sont pas toujours conscients de l'intérêt ou de la possibilité de les investir dans de nouveaux développements, voire même de leur légitimité à le faire. Un des enjeux est de les mobiliser à leur place de spécialistes mais sur une nouvelle position, souvent avec de nouveaux interlocuteurs et dans une nouvelle perspective.

Être acteurs avec d'autres, cela signifie réunir des médecins, des biologistes, des ingénieurs en biotechnologies, et des pharmaciens au fur et à mesure que l'on s'orientera vers la production de médicaments cellulaires. Un point décisif sera certainement la relation au sein du couple médecin-ingénieur, deux professions globalement en quête d'une identité nouvelle et stabilisée. Bien sûr, la coopération avec les structures hospitalières sera indispensable, notamment pour les phases cliniques. Les investissements nécessaires étant très lourds, et le temps et la qualité du retour sur investissement encore difficile à estimer aujourd'hui, il faudra aussi intégrer aux projets des économistes, des financiers et des spécialistes de marketing, capables de définir ensemble des *business plans* dans un domaine incertain où l'échec est une issue possible presque autant que la réussite que serait le traitement de malades en nombre. Comme le montre l'histoire de la gestion des liens entre recherche, développement et production dans des entreprises de haute technologie, le succès dépendra aussi largement de gestionnaires de projet performants (faisabilité, opportunité, management, budget...), capables d'animer des logiques de décision où chacun reste à sa place. Il est envisageable de faire appel à des compétences externes, par exemple pour tout ce qui concerne la valorisation des innovations ou des processus découverts par l'Établissement français du sang (brevets...), mais les structures transfusionnelles doivent pouvoir bénéficier en interne d'une masse critique des compétences exigées par ces nouveaux développements pour pouvoir comprendre et se faire entendre de ses partenaires. Dans cette évolution, la nécessaire collaboration avec les sociétés pharmaceutiques et de biotechnologies devra être dédramatisée. Actuellement critiquée par certaines associations de donneurs de sang bénévoles, par une partie du personnel de l'Établissement français du sang, et une partie du public (pas nécessairement la plus politisée), cette question devra évoluer et des partenariats de qualité devront se nouer dans une relation soucieuse des principes éthiques de la transfusion reconnue comme gagnant-gagnant par tous les acteurs. Dans le cas inverse, le système transfusionnel est condamné à une marginalisation tant au plan fondamental (par manque de moyens pour une recherche coûteuse) qu'au plan appliqué (par manque des moyens de production adaptés) [2].

La gestion de l'éthique et du contrôle, une logique de dialogue

La transfusion sanguine s'est beaucoup préoccupée d'éthique ces dernières années, d'autant plus qu'elle a dû affronter le drame du sang contaminé. De manière générale, la santé publique est en permanence exposée sur ce terrain, qui excède celui du droit et de la déontologie, et où se formulent les références qui doivent guider l'action lorsque l'application rigoureuse des règles ne suffit pas à déterminer la conduite à tenir. La transfusion sanguine ne peut faire autrement que de participer activement aux instances mises en place pour débattre et préparer des décisions sur l'éthique. C'est d'autant plus nécessaire depuis qu'elle met en œuvre ses nouveaux développements autour de l'ingénierie et de la thérapie cellulaires. Il est indispensable qu'elle diffuse son point de vue parce qu'elle a sur ces terrains sensibles un point de vue particulier et très riche qui vient de sa pratique d'intermédiaire de fait entre le grand public (les donneurs), les praticiens (les prescripteurs, les utilisateurs et les chercheurs) et les malades. C'est indispensable aussi parce que les personnels, dont certains ont énormément souffert de leur mise en cause publique au moment du sang contaminé, ont besoin de connaître le sens de leur métier et de leur action, et de savoir qu'ils sont en phase avec la société globale. Cette participation aux différentes instances existantes doit être coordonnée, pour que les représentants des acteurs de la transfusion sanguine, et notamment de l'Établissement français du sang, soient les mieux adaptés aux domaines traités (plus ou moins techniques, plus ou moins politiques), mais ce serait un contresens que de vouloir spécialiser en interne des « responsables éthiques », puisqu'une position éthique institutionnelle ne peut être qu'un compromis dès lors qu'elle est publique.

En revanche, que les contraintes techniques et réglementaires soient liées à des réflexions éthiques, des normes techniques ou de qualité, ou des règles de concurrence, les unes s'habillant parfois chez les autres, leur développement s'est considérablement accru, et avec elles les obligations de contrôle et de mise en conformité. Il y aura donc de plus en plus besoin en interne, au sein des structures de la transfusion sanguine, d'un nouveau métier, qui tiendrait à la fois du juriste et du qualiticien, capable de gérer les rapports avec tous les organismes de contrôle qui se multiplient, et notamment d'intervenir au moment des inspections où il faut faire valoir ses propres contraintes techniques et économiques, pour éviter que le contrôleur ne vous en impose d'excessives dans sa propre logique procédurière. Il faut rappeler que l'affrontement organisme contre organisme n'est en rien une garantie de sécurité, mais que c'est au contraire par l'écoute et la compréhension réciproques que l'on trouve les bonnes solutions. Le juriste-qualiticien devra donc être aussi un homme de dialogue.

La participation au système de veille médicale, une logique professionnelle

Jusqu'à aujourd'hui, la transfusion sanguine a été largement exclue, essentiellement pour des raisons corporatistes, des instances et des dispositifs de la surveillance et de la veille médicales en France. Dans les pays qui ont cantonné la transfusion sanguine à la dimension banque de sang, il en va souvent de même. En France, la création par la loi de sécurité sanitaire de 1998 d'un organisme chargé de coordonner la veille sanitaire (InVS) a, paradoxalement, accentué ce processus. Il appartient au dispositif transfusionnel français de démontrer, par des réalisations incontestables dans ses domaines de compétence, qu'il est un des acteurs incontournables de la veille sanitaire en France. Outre les dérives corporatistes, il faut donc voir également dans cette exclusion l'effet d'un développement insuffisant sur une trop longue période, des mesures, statistiques, capacités d'analyse, au sein des structures de transfusion sanguine. Aujourd'hui, les exigences des objectifs que se fixe la transfusion (sécurité, qualité, autosuffisance...) sont telles qu'il est obligatoire d'encadrer l'ensemble de l'activité par un suivi épidémiologique complet qui puisse servir à la décision en interne, et alimenter la réflexion et l'analyse en externe. Cette « ardente obligation interne » constitue donc aussi une condition de légitimité et de crédibilité pour pouvoir participer aux dispositifs de la santé publique qui ont besoin d'intégrer les données et analyses du secteur transfusionnel.

Cette correspondance entre une nécessité interne, produit de l'évolution d'un secteur professionnel, et un besoin externe conduit à prévoir l'intégration au sein des structures transfusionnelles d'épidémiologistes et de biostatisticiens familiers des sciences sociales, tant il est vrai que tout le monde s'accorde aujourd'hui pour constater qu'aucun phénomène de santé publique ne peut plus s'expliquer sans la combinaison des approches épidémiologiques et de sciences sociales.

La participation à la formation et à la recherche, une logique de compétence

Au cours du temps, la pratique de l'immuno-hématologie s'est, tout naturellement, développée dans les « centres de transfusion », ainsi que les savoirs correspondants. Les centres hospitalo-universitaires, malgré quelques exceptions brillantes, ont peu investi ce domaine dont leurs praticiens n'avaient qu'une pratique limitée. La création de l'Établissement français du sang a rassemblé en une structure unifiée la grande majorité des experts en ce domaine et une grande part des personnels en charge de ces disciplines.

Il appartient ainsi tout naturellement aux acteurs du dispositif transfusionnel de faire évoluer et de transmettre les connaissances du domaine. Sans développer un corps d'enseignants au sens propre, l'Établissement français du sang devra faire émerger un ensemble de formateurs experts dans leurs domaines et formés à la pédagogie. Cette activité devra être évaluée et des besoins en pédagogues maîtrisant les technologies nouvelles du transfert de connaissances et en docimologistes apparaîtront progressivement.

Dans le même ordre d'idée, il sera, selon toute vraisemblance, nécessaire de faire émerger, d'identifier et de permettre l'évolution d'un corps de chercheurs, directement issus du système ou recrutés à l'extérieur du système, pour constituer le noyau de base permanent d'unités de recherche, sous forme propre ou mixte, labellisées par des instances extérieures (Inserm, universités). L'originalité viendra du statut et du profil de carrière proposés, la formation et les critères de sélection et d'évolution étant nécessairement très proches de ceux adoptés par les établissements publics scientifiques et techniques.

Ressources humaines et conditions de coopération

Pour que ces évolutions puissent être conduites avec succès et que ces besoins en matière de ressources humaines « individuelles » soient satisfaits, il faut qu'existent plusieurs conditions tenant aux structures collectives qui les regroupent et à leur mode de fonctionnement.

Mettre en place les structures *ad hoc*

Nous avons évoqué l'importance croissante des coopérations dans la période qui s'ouvre entre les structures transfusionnelles, et singulièrement l'Établissement français du sang en France, et les structures et métiers qui sont ses interlocuteurs sur le chemin de ses développements. Or, pour bien coopérer, il faut que chacun des partenaires ait une forte identité, affirmée et reconnue [3]. On ne peut pas fonder une coopération entre partenaires dont les spécificités sont floues, pour partie communes, et finalement interchangeables. En France, la création de l'Établissement français du sang en 2000 a mis en place une structure de masse critique suffisante et en même temps gérable, qui a son périmètre donné par la loi et ses tutelles, mais qui entend aussi négocier les développements qui lui paraissent indispensables pour le maintien de ses compétences et l'avenir du secteur lui-même. Pour y parvenir, il faut que sa présence, et donc son identité, institutionnelles soient fortes, au niveau général de son périmètre le plus large comme de sa composition interne.

Cet établissement national a pour vocation d'évoluer et, pour cela, ce qu'il est et les logiques de son évolution doivent être repérables et lisibles en externe comme en interne. Et il convient qu'à chaque moment, le contenu des activités et les structures qui les portent se correspondent au mieux. Ainsi, on pourrait faire l'hypothèse que l'Établissement français du sang pourrait évoluer globalement vers un établissement de la cellule et des nouvelles technologies, en même temps que sa structure régionale verrait se mettre en place des sites spécialisés par domaine.

Pour asseoir ses coopérations avec ses partenaires, il va falloir imaginer des structures ou des regroupements souples mais dotés aussi de leur propre identité qui ne devra pas être seulement un collage de minima communs. On peut en voir un exemple avec les groupements de coopération sanitaire qui, en matière d'ingénierie cellulaire, vont associer les compétences et rapprocher les positions institutionnelles pour permettre de relier les étapes de la recherche fondamentale (principalement à l'Inserm), de la recherche-développement (université, CHU, Centres anti-cancer, Établissement français du sang...), de la production (principalement Établissement français du sang dans quelques sites *ad hoc*), et de la clinique (hôpitaux).

Pour que la transfusion sanguine s'inscrive dans des coopérations, il faut que sa participation soit légitime pour ses partenaires, mais aussi pour les tutelles qui cadrent logiquement les conditions de son développement. La recherche en est un bon exemple. Elle ne peut être, en transfusion sanguine moins encore qu'ailleurs, en apesanteur, sans lien avec un projet dans lequel sa place est nécessaire. Les structures qui se montent actuellement permettent de garantir cette exigence. Les chercheurs, qu'ils soient formés à la recherche dans les structures de la transfusion sanguine ou que, formés ailleurs, ils les rejoignent à l'occasion d'un programme particulier, y trouveront un cadre et des orientations professionnelles. Ils trouveront simultanément dans les regroupements ou dispositifs *ad hoc* un accès à une évaluation scientifique sans laquelle la carrière de chercheur n'existe pas. Les personnels auront ainsi besoin des deux registres de structure : la participation à des dispositifs adaptés aux différentes activités (type groupement de coopération sanitaire) et une structure nationale (type Établissement français du sang) qui intègre et donne un sens global à leur appartenance.

Catalyser les échanges

Pour que les ressources humaines se développent au rythme et dans le sens du développement des activités transfusionnelles, il ne faut pas seulement mettre en place les structures que nous venons d'évoquer (certaines globales, d'autres spécifiques, certaines intégratrices, d'autres partenariales), qui fondent une appartenance, condition de la pratique, il faut également qu'y soient conduites des politiques de ressources humaines qui permettent aux salariés de vivre bien cette appartenance et d'entrer franchement dans le jeu des échanges et du partenariat. Il faut catalyser les échanges qui vont se nouer.

Sur ce point, trois domaines d'action sont déjà déterminants et le seront plus encore dans un proche avenir.

- **Le management et la communication interne** doivent permettre dans une entreprise construite d'abord autour d'impératifs sécuritaires de préserver un part d'initiative, de proposition, d'innovation. Ce n'est pas facile à organiser ni à reconnaître. Cela touche aux processus de décision, au mode d'instruction des dossiers, à la place donnée aux moments de débats, à ce que l'on attend d'un salarié. Cela correspond à une forte attente, notamment chez les cadres, qui regrettent parfois le temps de l'artisanat et du touche à tout, synonymes d'intérêt, dans une entreprise qui tend logiquement à s'industrialiser, à devenir plus segmentée, procédurière et normative. C'est encore plus vrai dans les domaines de nouveaux développements, où la proximité de la recherche et développement rend sensible le plaisir de sortir des sentiers battus.
- **La gestion des carrières** doit construire des grilles simultanées, diversifiées, correspondant aux itinéraires possibles au sein d'une entreprise où la progression linéaire et prévisible de carrières homogènes ne pourra correspondre à la diversité des profils, des positions, des parcours, et des formes de participation à l'activité mais aussi au fonctionnement de l'entreprise. Il faudra mettre en place plusieurs grilles mais aussi des passerelles entre elles pour éviter une atomisation des ressources humaines et de leur gestion.
- **La formation** doit garantir l'accès à des connaissances qui s'élargissent très rapidement, pour constituer un socle commun suffisamment fort pour qu'une compréhension et une culture communes s'installent. C'est dire qu'il s'agit autant de diffuser une conception du secteur de la transfusion et de son évolution, d'un rapport à l'entreprise, d'une manière de faire son métier, etc., que d'enseigner des connaissances pointues dans tel ou tel domaine. À la vérité, il faudra faire les deux. On est loin d'une logique de catalogue où picoreraient les salariés. C'est d'une politique volontariste qu'il s'agit pour que les salariés se familiarisent avec ce qui n'est pas eux, avec les positions des autres.

Conclusion

Certains métiers et compétences vont devoir évoluer, d'autres vont rejoindre le terrain de la transfusion sanguine qui, elle-même, va s'investir dans des champs co-pilotés avec d'autres. C'est cela le grand défi de la transfusion demain : sortir d'elle-même et mettre en jeu ses compétences au-delà de son noyau dur, là où l'on a besoin d'elle, tout en assurant ses missions de base qui elles-mêmes évoluent. Des métiers nouveaux vont apparaître, c'est sûr, mais ce qui sera surtout nouveau, c'est que tous les acteurs de la transfusion vont devoir intégrer dans leur point de vue celui de ceux avec lesquels ils entrent en relation pour former des collectifs hybrides, des travailleurs collectifs d'un nouveau type [4], seuls capables d'apercevoir les horizons nouveaux, les nouvelles frontières de la science du sang et des cellules.

Références

1. Fusfeld H I. *The technical enterprise*. Cambridge : Ballinger Publishing Company, 1988-320.
2. Freeman C. *The economics of industrial innovation*. MIT Press, 1997, 470.
3. Bourdieu P. *Les usages sociaux de la science*. Paris : Inra 1997, 79.
4. Cunéo B. Les chercheurs industriels : itinéraires et positions. *Culture technique* 1988 ; 18 : 259-72.

Assurance de qualité et médecine transfusionnelle : quelles méthodes, quels enjeux ?

Gilles Folléa, Caroline Lefort

L'assurance de qualité a été définie dans les Bonnes Pratiques de fabrication des médicaments à usage humain éditées par l'Union européenne [1] comme « un large concept qui couvre tout ce qui peut, individuellement ou collectivement, influencer la qualité d'un produit. Elle représente l'ensemble des mesures prises pour s'assurer que les médicaments fabriqués sont de la qualité requise pour l'usage auquel ils sont destinés ». Cette définition s'applique naturellement aux produits sanguins labiles, depuis leur conception et leur développement jusqu'au suivi de leur administration. La nécessité d'un système de management de la qualité a été intégrée dans la plupart des Bonnes Pratiques de fabrication transfusionnelles nationales dont doivent se doter les établissements de transfusion sanguine à titre réglementaire dans les pays qui ont entrepris une démarche d'organisation et/ou de contrôle des activités concernant la transfusion à l'échelle nationale [2-7, liste non exhaustive]. Des Bonnes Pratiques pour les produits sanguins ont même été rédigées par l'Organisation mondiale de la santé et sont d'un accès très aisé [8]. Au niveau européen, la Directive 2002/98/CE [9], en vigueur dans les vingt-cinq Etats membres depuis le 8 février 2005, stipule que « les Etats membres prennent toutes les mesures nécessaires pour que chaque établissement de transfusion sanguine mette en place et tienne à jour un système de qualité fondé sur les principes de Bonnes Pratiques ». Ces dispositions s'appliquent aux dépôts de sang hospitaliers. Elles doivent être précisées dans une Directive « fille » qui devrait être publiée courant 2005. Ainsi, la mise en oeuvre d'un système de management de la qualité destiné à assurer la qualité, la sécurité et l'efficacité des produits sanguins labiles est aujourd'hui une règle universelle.

Le Guide pour la préparation, l'utilisation et l'assurance de qualité des composants sanguins du Conseil de l'Europe a décrit précisément les bases d'un système de qualité pour les établissements de transfusion sanguine [10]. Ce Guide, comme les Bonnes Pratiques transfusionnelles en vigueur en France [2], s'inspire explicitement de la norme ISO (*International Organization for Standardization*) 9001 : 2000, au sens où les systèmes de management de la qualité décrits sont fondés sur une approche par processus et sur une amélioration systématique ou continue. Cette approche a été appliquée depuis cinq ans à toutes les activités et à tous les sites de l'établissement de transfusion sanguine de rattachement des auteurs. L'objet du présent chapitre est, à partir d'un bref rappel des grands principes de la norme ISO 9001 : 2000, de décrire les grandes lignes de son application aux activités d'un établissement de transfusion sanguine au travers de la présentation des principaux outils d'un système de management de la qualité basé sur cette norme.

Norme ISO 9001 : 2000 et produits sanguins labiles

La norme ISO 9001 : 2000 [11], norme internationale, encourage une approche par processus. Les exemples d'application de cette norme dans un établissement de transfusion sanguine sont encore rares dans la littérature scientifique [12]. Dans un établissement de transfusion sanguine, un processus correspond à un domaine d'activité et ces domaines sont bien identifiés dans le Guide du Conseil de l'Europe [10] et dans les Bonnes Pratiques transfusionnelles en vigueur en France [2]. Cette conception conduit à distinguer des processus de réalisation (prélèvements, préparation, qualification biologique des dons, conservation et distribution des produits sanguins labiles), des processus supports (personnel, locaux et matériels) et des processus de management (documentation, politique qualité, planification, communication interne, maîtrise des dispositifs de surveillance et de mesure, maîtrise du produit non conforme, analyse des données et améliorations). Pour chaque processus, et pour les interactions entre les processus, cette approche vise à comprendre et satisfaire les exigences des « clients », à considérer les processus en termes de valeur ajoutée, à mesurer la performance et l'efficacité des processus et à les améliorer en permanence sur la base de mesures objectives. Le terme « clients », issu de la norme, ne doit pas choquer. En dehors de tout contexte commercial dans les établissements de transfusion sanguine à but non lucratif (largement majoritaires en Europe), il désigne les patients recevant des produits sanguins labiles, les prescripteurs de produits sanguins labiles et les personnes des établissements de santé concernées par la transfusion, ainsi que les autorités sanitaires, correspondant à l'autorité compétente définie dans la Directive 2002/98/CE [9] pour autoriser les établissements de transfusion sanguine, les inspecter et recueillir les notifications des incidents et réactions indésirables graves.

Dans cette conception dynamique du système de management de la qualité, les principes de la « roue de Deming » (*Plan*, *Do*, *Check*, *Act* ou planifier, faire, vérifier, agir), illustrés dans la *Figure 1*, s'appliquent à tous les processus. Les principes de l'application de cette conception aux établissements de transfusion sanguine ont été bien décrits dans le Guide du Conseil de l'Europe [10] et les Bonnes Pratiques transfusionnelles en vigueur en France [2]. Ces principes peuvent naturellement être appliqués aux dépôts de sang hospitaliers, et également aux segments cliniques de la chaîne transfusionnelle dans les établissements de santé. L'expérience fait ressortir l'importance structurante de cinq outils issus de la norme : l'analyse des processus, la fixation d'objectifs suivis par des indicateurs, la gestion des anomalies, la pratique d'audits internes et l'évaluation de la satisfaction des « clients ».

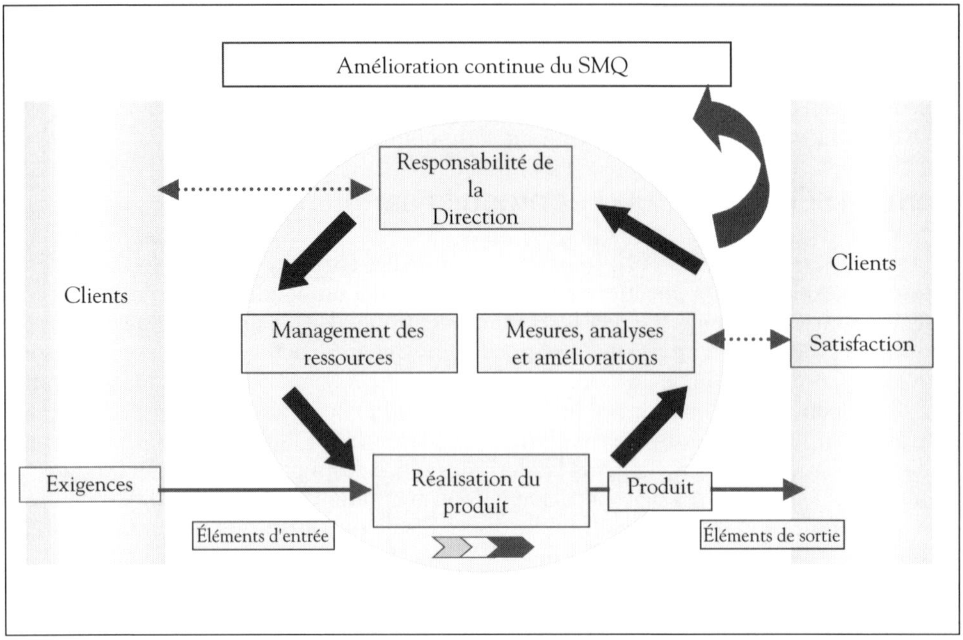

Figure 1. Principes de l'amélioration continue du Système de Management de la Qualité (SMQ) définis dans la norme ISO 9001 : 2000 pour chaque processus et ses interactions.

Analyse des processus

L'analyse des processus consiste, pour chaque domaine d'activité et pour les interactions entre ces différents domaines, à conduire une réflexion conceptuelle, dans le but de les définir et de les organiser. Cette réflexion, appuyée sur la réglementation applicable à chaque processus et/ou sur les recommandations en vigueur, doit être documentée, généralement sous la forme de procédures. Les processus qui doivent être ainsi définis dans un établissement de santé sont présentés, à titre d'illustration, sous la forme d'une cartographie dans la *Figure 2*.

La documentation des processus de réalisation dans un établissement de santé doit intégrer en priorité les exigences relatives aux produits sanguins labiles. En dehors des règlementations nationales, la plupart de ces exigences sont décrites dans la Directive 2004/33/CE [13], le Guide du Conseil de l'Europe [10] et les résumés des caractéristiques des produits publiés récemment par le Conseil de l'Europe [14]. Ces exigences permettent de définir les critères d'acceptation et de refus pour la libération des produits sanguins labiles ainsi que les critères d'analyse des résultats du contrôle de qualité statistique des produits sanguins labiles. Ces exigences étant intégrées, l'analyse de la planification de la réalisation des produits doit conduire à déterminer l'organisation reliant prélèvements, préparation et qualification biologique à la distribution des produits sanguins labiles et permettant une adaptation ajustée des prélèvements aux besoins des malades en produits sanguins labiles pour éviter toute pénurie et limiter la péremption. L'analyse de la communication avec les « clients » doit aboutir à l'organisation dans ses grandes lignes des modalités de la communication avec les prescripteurs et les établissements de santé, avec les donneurs et leurs associations là où elles sont présentes, et avec la (les) autorité(s) compétente(s). La norme implique la définition d'un autre processus en amont de la « production » de produits sanguins labiles, la recherche

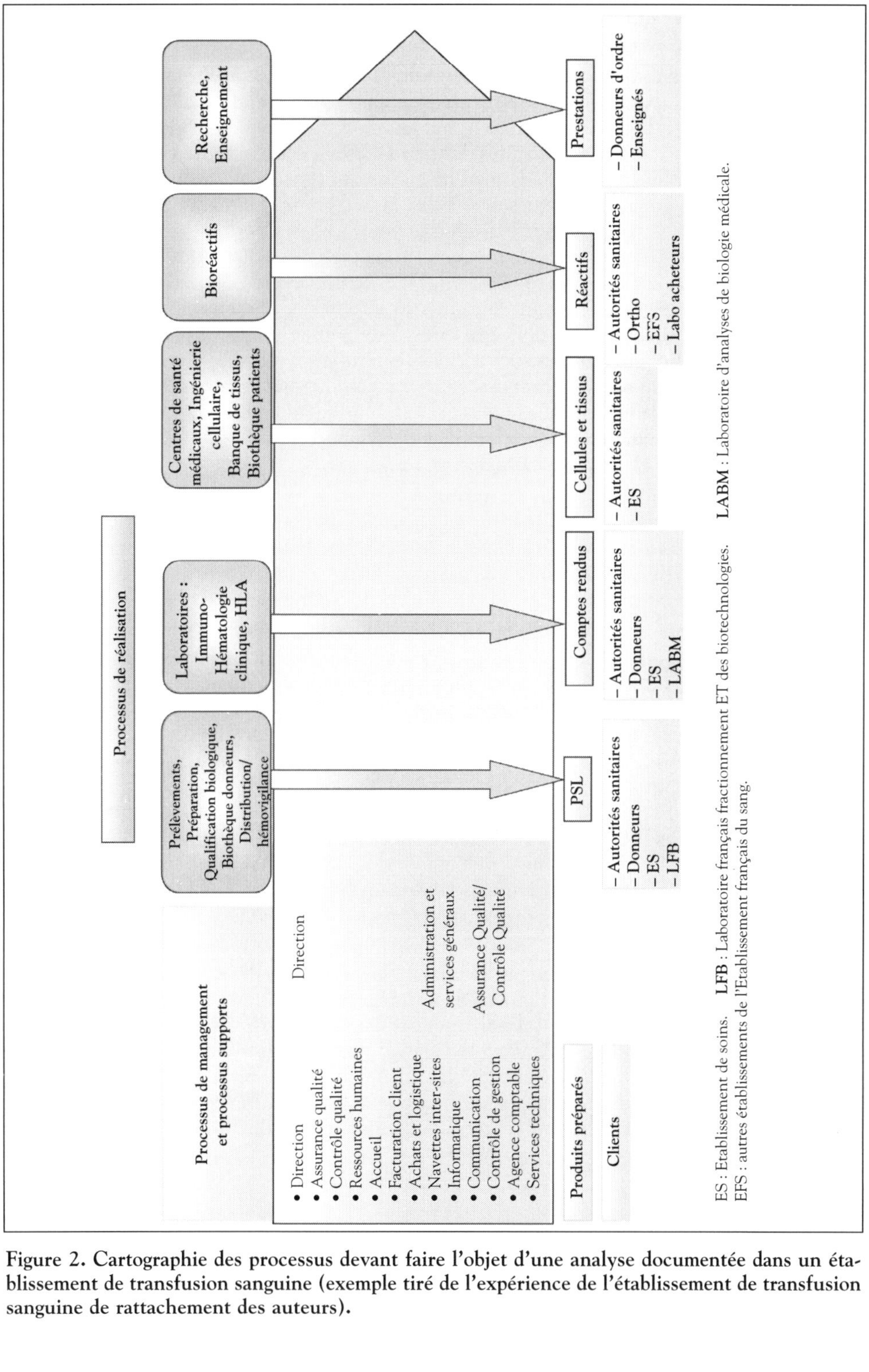

Figure 2. Cartographie des processus devant faire l'objet d'une analyse documentée dans un établissement de transfusion sanguine (exemple tiré de l'expérience de l'établissement de transfusion sanguine de rattachement des auteurs).

et le développement, qui doivent bénéficier des mêmes exigences de qualité appliquées à la conception et au développement des produits sanguins labiles.

L'analyse des processus de réalisation dans un établissement de transfusion sanguine s'attachera à définir les étapes des processus de prélèvements, de préparation, de qualification biologique, de transport des produits sanguins labiles, de distribution, de conseil transfusionnel et d'hémovigilance (et de biothèque des donneurs lorsque cette activité existe), en veillant à les organiser selon le principe de la marche en avant et en séparant produits homologues et autologues, pour limiter les risques de confusion et d'erreur. La maîtrise des dispositifs de surveillance et de mesure implique de disposer d'un processus d'étalonnage organisé, destiné à fournir des résultats de contrôle des instruments de mesure (température, volume, ...) et à réaliser les étalonnages nécessaires pour corriger les écarts observés, afin d'assurer justesse et précision des mesures effectuées dans le cadre des activités de l'établissement de transfusion sanguine. Enfin, l'enseignement doit être considéré comme un processus de réalisation et organisé comme tel pour ce qui est des actions de formation assurées par l'établissement de transfusion sanguine au sein de l'Etablissement français du sang (formation initiale et continue), des prestations de formation assurées par l'établissement de transfusion sanguine à l'extérieur, et pour les évaluations respectives de ces actions de formation.

Pour les processus supports, l'analyse devra aboutir à déterminer l'organisation et les modalités de la formation initiale, de l'habilitation du personnel pour chaque poste de travail, de la formation continue et de l'évaluation régulière des compétences. Concernant les infrastructures et l'environnement de travail, l'analyse devra aboutir à la définition de l'organisation et des modalités des achats de consommables et de réactifs, des achats, de la qualification, de la maintenance et de la gestion des équipements, de la maîtrise des processus informatisés, et de la gestion des déchets biologiques et toxiques.

Pour les processus de management, l'analyse devra d'abord aboutir à la définition des modalités de gestion de la documentation entrant dans le système de management de la qualité (Manuel Qualité, procédures, modes opératoires, enregistrements relatifs à la qualité, textes réglementaires, veille scientifique ...). Il s'agira également de définir les objectifs, les actions et les moyens à mettre en œuvre pour la communication interne, sans omettre les règles de confidentialité. La gestion des produits non conformes devra également être déterminée, en incluant l'organisation des blocages et des rappels de produits sanguins labiles en cas de nécessité, dans le cadre des vigilances concernées (hémovigilance, matériovigilance, réactovigilance et, pour les produits et éléments du corps humain utilisés à des fins thérapeutiques en dehors des produits sanguins labiles et des gamètes, biovigilance).

Au total, cette revue permet de définir rationnellement l'organisation des activités de chaque établissement de transfusion sanguine ou dépôt de sang hospitalier et les principes de management des équipes qui en ont la charge. La procédure décrivant les grandes étapes de réalisation et de contrôle des processus de médecine transfusionnelle dans l'établissement de transfusion sanguine de rattachement des auteurs, issue de cette revue de processus est présentée à titre d'exemple dans la *Figure 3*. Pour que le système documentaire soit utile et bien accepté, il est important que les documents du système de management de la qualité soient aussi concis et pédagogiques que possible. Une revue régulière du système documentaire ne doit pas hésiter à écarter les documents inutiles.

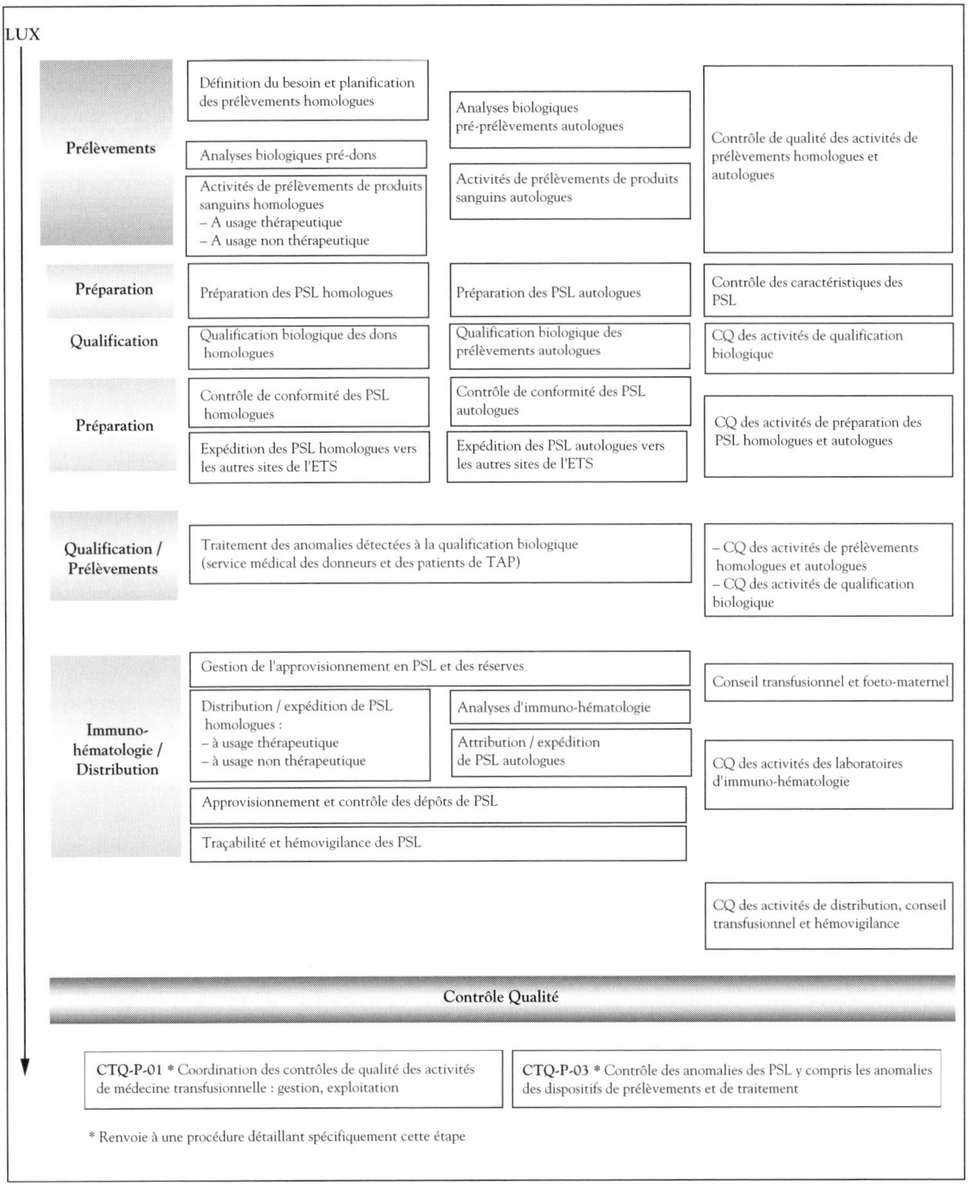

Figure 3. Procédure décrivant les grandes étapes de réalisation et de contrôle des processus de médecine transfusionnelle, issue de la revue de processus dans l'établissement de transfusion sanguine de rattachement des auteurs.

Des objectifs suivis à l'aide d'indicateurs

Pour faire vivre les processus ainsi définis et organisés, la norme ISO 9001 : 2000 prévoit le suivi des activités et des objectifs à l'aide d'indicateurs et la fixation d'objectifs d'amélioration pour chaque processus. Pour y parvenir, l'expérience montre la valeur de deux outils. Le premier consiste à doter chaque processus d'un contrôle de qualité spécifique basé sur des indicateurs d'évaluation de l'efficacité et de la conformité. Des objectifs sont fixés pour chaque indicateur. Chaque responsable d'activité planifie et met en œuvre les actions nécessaires pour la réalisation de ses objectifs. Dans notre expérience, une réunion trimestrielle de contrôle qualité présente et analyse les résultats de chaque processus avec une revue d'indicateurs pertinents, en présence des responsables de chaque processus et de la direction, dans un objectif de pilotage. L'analyse de l'expérience acquise après quatre ans d'application montre que les objectifs ainsi mesurés permettent :
– d'obtenir et d'objectiver l'amélioration continue des processus (réalisation, support, management) de l'établissement de transfusion sanguine ;
– de bénéficier d'un partage d'expériences entre les différents responsables de processus sur les voies d'amélioration concernant chaque processus et leurs interactions ;
– de suivre l'efficacité des mesures correctives décidées et mises en œuvre à la suite des réunions précédentes ;
– d'informer régulièrement l'ensemble du personnel de l'établissement de transfusion sanguine de la réalisation des objectifs au service de ses missions.

Le deuxième outil est une procédure de gestion des projets pour chaque processus. La synthèse pour chaque projet de l'objectif poursuivi, de son rapport avec les axes de la politique qualité de l'établissement (à titre d'exemple dans l'établissement de transfusion sanguine de rattachement des auteurs : qualité et sécurité transfusionnelles, valorisation des compétences, efficience, satisfaction des « clients » de l'établissement de transfusion sanguine), du ou des responsables en charge de sa conduite, du délai fixé pour y parvenir, et sa revue régulière s'avèrent d'une grande utilité pour assurer le pilotage des grands projets de l'établissement. Une analyse de l'efficacité et de la qualité de chaque processus et le bilan de la réalisation des projets seront effectués au moins une fois par an dans le cadre de la revue de direction prévue par la norme. Cette revue de direction permettra aussi de mettre à jour les indicateurs de qualité de ces processus et de développer de nouveaux projets.

A titre d'illustration, le processus d'approvisionnement en produits sanguins labiles est celui qui consiste à équilibrer au mieux les prélèvements homologues aux besoins des malades en produits sanguins labiles, en évitant tout manque et en limitant au minimum la péremption. Le *Tableau I* montre les résultats observés dans notre établissement entre 2000 et 2004 pour l'autosuffisance en produits sanguins labiles (limitation des achats à l'extérieur) et les taux de péremption (excédent non géré). Les résultats sont globalement satisfaisants, mais ils font apparaître la possibilité de voies d'amélioration pour l'autosuffisance en plasma frais congelé (la préparation exclusive de PFC sécurisé par quarantaine rend difficile une adaptation rapide en cas d'échanges plasmatiques nécessitant de grands volumes de plasma) et pour réduire la péremption des concentrés de globules rouges, qui a augmenté en 2004 suite à la suppression (réglementaire) du dosage des transaminases dans la qualification biologique. Des mesures (affinement de la régulation des prélèvements, information des ADSB sur l'état de l'approvisionnement par courrier électronique) ont été prises pour améliorer ces résultats en 2005. Ce type d'objectif suivi à l'aide d'indicateurs peut être appliqué à tous les processus de réalisation, de supports et de management. Le travail le plus long est la définition d'indicateurs pertinents et adaptés pour chaque processus.

Tableau I. Un exemple d'objectifs suivis à l'aide d'indicateurs : application au processus d'approvisionnement en produits sanguins labiles (Etablissement français du sang PL 2000-2004).

	Objectif	2000	2001	2002	2003	2004
CGR libérés	–	105 886	101 714	106 023	108 166	111 003
CGR achetés à l'extérieur (insuffisance)	0	138 (0,1 %)	10 * (0,01 %)	60* (0,06 %)	90 * (0,08)	71 * (0,06 %)
CGR périmés (excédent non géré)	< 1 %	1 440 **(1,4 %)**	974 (1,0 %)	935 (0,9 %)	810 (0,7 %)	1 386 **(1,25 %)**
CPA libérés	–	10 864	10 623	10 464	9 812	10 393
CPA achetés à l'extérieur (insuffisance)	0	43 **(0,4 %)**	2 **(0,02 %)**	3 (0,03 %)	10 **(0,10)**	10 **(0,10 %)**
CPA périmés (excédent non géré)	< 1,5 %	327 **(3,0 %)**	131 (1,2 %)	93 (0,9 %)	117 (1,2 %)	123 (1,2 %)
PFC libérés	–	7 997	17 880	20 010	22 981	24 577
PFC achetés à l'extérieur (insuffisance)	0	1 645 **(20,5 %)**	500 **(2,8 %)**	1 416 (7,1 %)	0	1 275 **(5,2 %)**

* Objectif considéré comme atteint dans la mesure où la majorité des CGR achetés à l'extérieur provient de la banque nationale de sang de phénotype rare pour des patients ayant un groupe sanguin rare.

Gestion des anomalies

La déclaration et la gestion des anomalies, des erreurs et des effets indésirables sont aujourd'hui largement utilisées en clinique humaine [15] et particulièrement en médecine transfusionnelle [16, 17]. Il s'agit en pratique des systèmes d'hémovigilance, qui, selon un système, peuvent être à déclaration volontaire [18] ou obligatoire [19]. Au niveau d'un établissement de transfusion sanguine ou d'un dépôt de sang hospitalier, comme dans toute activité humaine, des anomalies peuvent survenir dans chaque processus. Pour en rendre la gestion efficace, nous avons choisi une déclaration sur le mode volontaire avec un classement des anomalies en trois catégories selon leur criticité pour le produit ou le service en défaut. Une anomalie critique met en jeu la sécurité d'une personne (patient, donneur, employé). Une anomalie majeure met en cause la sécurité d'un produit ou d'un service (résultat d'analyse biologique ...). Une anomalie mineure ne met en cause ni la sécurité d'une personne, ni celle d'un produit, ni d'un service.

Les principes suivants se révèlent applicables et fructueux pour la gestion des anomalies. Tout employé doit pouvoir déclarer, sur une base volontaire, une anomalie. Seules les anomalies critiques et majeures font l'objet d'une gestion impliquant directement le responsable assurance qualité de l'établissement. La déclaration d'anomalie déclenche les étapes suivantes : déclaration écrite, mise en œuvre des mesures curatives appropriées dans un délai répondant au degré d'urgence, analyse des causes de l'anomalie, élaboration et mise en œuvre des mesures correctives appropriées pour éviter la répétition de l'anomalie, suivi de l'efficacité des mesures, enregistrement dans le système documentaire de ces différentes étapes et diffusion aux acteurs concernés. Les anomalies mineures sont traitées au seul niveau des responsables de processus, sauf en cas de répétition, une répétition itérative d'anomalies mineures pouvant constituer une anomalie majeure.

Les réclamations des « clients » (prescripteurs, établissements de santé ....) sont traitées selon les mêmes modalités. Un degré de plus dans le système de management de la qualité permet de déclarer et traiter des anomalies non encore survenues mais risquant de se produire, avec l'adoption de mesures préventives. Le traitement de ces « presque anomalies » a déjà été décrit et appliqué aux segments cliniques de la médecine transfusionnelle [17]. La mise en œuvre de ce niveau de prévention exige une très bonne maîtrise du système de management de la qualité de l'établissement.

En pratique, dans l'établissement de transfusion sanguine de rattachement des auteurs, 120 à 140 anomalies critiques ou majeures sont déclarées par an, avec une répartition d'environ 15 % d'anomalies critiques et 85 % d'anomalies majeures. Ces anomalies concernent à 80 % les processus de réalisation, et particulièrement ceux de distribution et de préparation des produits sanguins labiles. La revue de direction permet de faire un bilan annuel des anomalies observées, des mesures curatives et correctives mises en œuvre et de leur efficacité, et également des fiches non soldées pour lesquelles les actions prévues n'ont pas été mises en œuvre ou n'ont pas abouti.

Audits internes et externes

Un audit interne, ou une auto-inspection selon la terminologie utilisée dans l'industrie pharmaceutique [1], est une évaluation assurée par des employés de l'établissement, volontaires et ayant reçu une formation spécifique. Chaque audit interne doit être préparé à l'aide d'un questionnaire élaboré à partir de la réglementation en vigueur, et également de la norme pour les établissements de transfusion sanguine souhaitant se soumettre à cette norme de qualité. Chaque audit doit être annoncé à l'avance et conduit à l'aide du questionnaire préparé et soumis préalablement aux audités. A l'issue de l'audit, un rapport est rédigé ainsi que des fiches d'actions correctives destinées à ouvrir des voies d'amélioration consécutives aux constatations établies par l'audit.

Dans l'établissement de transfusion sanguine de rattachement des auteurs, quarante audits internes sont réalisés chaque année. Ils produisent en moyenne trois fiches d'actions correctives et demi à quatre chacun. Les écarts observés par les audits internes concernent dans plus de 75 % des cas les processus de support ou de management. Dans ce sens, cet outil apparaît très complémentaire de celui de gestion des anomalies déclarées hors audits internes. Un bilan des anomalies et de leurs corrections est réalisé dans le cadre de la revue de direction au moins une fois par an.

Les audits externes comprennent les audits de certification et tout audit assuré par une institution extérieure à l'établissement. Ils aboutissent à des actions correctives élaborées, mises en oeuvre et évaluées selon les mêmes principes que ceux décrits précédemment. Les inspections effectuées par les autorités réglementaires apportent aussi des voies d'amélioration avec la mise en oeuvre des mesures issues de chaque inspection et leur suivi par l'autorité nationale. Les rapports issus de ces audits et inspections apportent des indications précises sur des écarts et des dysfonctionnements. Les réponses échangées suite à chaque audit et à chaque inspection décrivent les mesures correctives envisagées et leur acceptation ou leur refus par l'institution ayant procédé à l'audit ou par l'autorité nationale ayant procédé à l'inspection. Le bilan des audits et des mesures d'amélioration qui en sont issues doit être aussi présenté et analysé lors de la revue de direction. On ne peut que recommander que, comme dans l'établissement de rattachement des auteurs, les écarts relevés lors des inspections et les mesures correctives qui en sont issues soient analysés également en revue de direction comme des axes d'amélioration.

Enquêtes de satisfaction

Dans le cadre de la Certification ISO 9001 : 2000, il s'agit de surveiller les informations relatives à la perception des « clients » sur le niveau de leurs exigences. A titre d'illustration, dans l'établissement de transfusion sanguine de rattachement des auteurs, une enquête est faite annuellement chez les donneurs de sang à l'aide d'un questionnaire. Une de ces enquêtes a révélé en 2003 un défaut de visibilité de la signalétique mise en place par les associations de donneurs de sang bénévoles pour localiser les lieux des collectes mobiles. Une action construite au niveau de chaque site de l'établissement de transfusion sanguine en partenariat avec les associations de donneurs de sang bénévoles a permis de mettre en œuvre une signalétique pour localiser facilement chaque lieu de collecte par les candidats au don.

Une autre enquête à l'aide d'un questionnaire a été conduite auprès des acteurs impliqués dans la transfusion dans un Centre hospitalier approvisionné en produits sanguins labiles par l'Etablissement français du sang Pays de Loire. Cette expérience a été décrite en détail ailleurs [20]. Elle a permis notamment de mettre en évidence des difficultés pour les acteurs hospitaliers dans les situations de demandes de produits sanguins labiles en urgence. L'élaboration d'un mode opératoire commun entre l'établissement de santé et l'Établissement français du sang Pays de Loire pour décrire précisément les modalités à suivre en cas de demande urgente de produits sanguins labiles, mode opératoire qui n'existait pas jusque-là, a permis de régler cette question et d'améliorer ainsi la sécurité des patients. D'autres enquêtes ont été initiées depuis. Elles apportent systématiquement des éléments nouveaux d'amélioration intéressants et utiles.

Enjeux de l'Assurance de Qualité, conclusions

Chaque établissement de transfusion sanguine, chaque dépôt de sang hospitalier, mais également chaque établissement de santé pour le segment clinique de la médecine transfusionnelle doit disposer d'un système de management de la qualité pour assurer l'application optimale des réglementations opposables, l'efficacité, la sécurité et la qualité des produits et des services fournis, la satisfaction des « clients ». Dans ce sens, l'Assurance de Qualité et plus précisément le système de management de la qualité s'avèrent un auxiliaire puissant pour mettre en œuvre les conditions nécessaires pour y parvenir. Dans ce cadre, les cinq outils décrits dans ce chapitre, la revue des processus, la fixation d'objectifs suivis à l'aide d'indicateurs, la déclaration et la gestion des anomalies, les audits internes et externes, les enquêtes de satisfaction s'avèrent d'une grande efficacité.

Au-delà de cet enjeu premier de l'Assurance de Qualité consacrée strictement à la qualité des produits et services pour les patients, la maîtrise de ces outils est au centre d'autres enjeux d'une importance croissante. Le premier concerne le management, c'est-à-dire l'animation des équipes d'un établissement. L'utilisation régulière de ces outils est susceptible de faire évoluer d'une assurance de qualité considérée comme contraignante et austère vers une assurance de qualité renforçant la responsabilisation de chaque employé et lui apportant une meilleure perception de la place de ses activités dans la chaîne transfusionnelle, et ainsi susceptible de renforcer la cohérence de cette chaîne. En pratique, ces outils constituent un facteur de motivation du personnel et d'ouverture vers la maîtrise d'outils de management plus sophistiqués, comme, par exemple, l'analyse de risque des processus, l'analyse de la valeur ajoutée, l'analyse et le traitement préventif des « presque anomalies ». Dans ce sens, un système de management de la qualité peut évoluer vers un système de management par la qualité dans lequel l'assurance de qualité est intégrée dans les activités de chaque employé.

Un autre enjeu est l'utilisation de ces outils pour améliorer l'efficience des processus impliqués dans la chaîne transfusionnelle. Cet enjeu est particulièrement important dans une période où la maîtrise des coûts de la santé apparaît de plus en plus comme une nécessité pour permettre à chaque pays de soigner au mieux ses patients en intégrant à la fois les innovations thérapeutiques et les risques émergents. Dans notre expérience, l'introduction d'un système de management de la qualité utilisant les outils décrits plus haut nécessite un investissement initial important en ressources humaines pour une période limitée. Au-delà, ce système apporte une amélioration de l'efficience très significative. Un système de management de la qualité bien maîtrisé s'avère en pratique alors un facteur d'économie plus que de surcoût.

Enfin, un autre enjeu est celui de l'amélioration continue. Un tel système oblige à conduire une réflexion constante sur les voies d'amélioration possibles. C'est en pratique un puissant stimulant pour l'innovation au service des patients dont l'expérience montre qu'il est très rapidement et positivement intégré par les personnels de l'établissement et par tous ses « clients ».

Face à ces enjeux, un système de management de la qualité bien maîtrisé est susceptible d'apporter un rapport « gagnant-gagnant » entre tous les acteurs concernés par la chaîne transfusionnelle, au premier rang desquels les patients, mais dans lesquels il faut compter les donneurs, les employés de l'établissement, les acteurs de l'acte transfusionnel dans les établissements de santé, et les autorités gouvernementales impliquées dans la santé des citoyens de chaque pays. A ce niveau, un tel système de management de la qualité s'avère utilisable à l'échelle d'un établissement de transfusion sanguine comme à celle d'un Service national du sang. Ainsi, en 2005, tous les établissements de transfusion sanguine de l'Etablissement français du sang sont certifiés selon la norme ISO 9001 : 2000 et la démarche qui y a conduit a constitué un puissant facteur d'harmonisation des pratiques. Le rapport établi par le Conseil de l'Europe en 2003 sur le prélèvement, la qualification et l'utilisation du sang et des produits sanguins en Europe en 2003 à partir d'un questionnaire [21] montre que sur les dix-sept pays de l'Union européenne qui ont répondu, seize indiquent qu'ils disposent d'un système d'Assurance de Qualité établi et actif. Parmi eux, deux pays en plus de la France, l'Autriche et le Luxembourg, ont déclaré disposer d'une couverture complète par un système d'Assurance de Qualité répondant à la norme ISO 9 000. Ainsi, demain, dans le cadre de la Directive européenne « fille » qui définira les règles européennes de l'Assurance de Qualité dans les établissements de transfusion sanguine et les dépôts de sang hospitaliers, ce type de démarche pourrait constituer un facteur d'harmonisation et d'amélioration continue de la qualité, de l'efficacité et de la sécurité transfusionnelles pour les patients, à l'échelle européenne.

Références

1. Gestion de la Qualité. In : Bonnes pratiques de fabrication. Médicaments à usage humain et médicaments vétérinaires. http://pharmacos.eudra.org/F2/eudralex/vol-4/home.htm
2. Arrêté du 10 septembre 2003 portant homologation du règlement de l'Agence française de sécurité sanitaire des produits de santé définissant les principes de bonnes pratiques dont doivent se doter les établissements de transfusion sanguine. *Journal Officiel de la République Française*, 30/09/2003 : 16665-78
3. Australian Government. Regulation of blood. http://www.tga.gov.au/bt/blood.htm
4. Santé Canada. Bonnes pratiques de fabrication (BFP) des drogues visées à l'annexe D partie 2, sang et composants du sang humain. http ://www.hc-sc.gc.ca/hpfb-dgpsa/inspectorate/sched_d_part2_entire_f.html
5. Sazama K. Current good manufacturing practices for transfusion medicine. *Transfus Med Rev* 1996 ; 10 : 286-95.

6. UK Blood Transfusion Services. UK Blood Transfusion & Tissue Transplantation Guidelines. http ://www.transfusionguidelines.org.uk/uk_guidelines/ukbts6001.html
7. US Food and Drug Administration (FDA). Current Good Manufacturing Practice for Blood and Blood Components. http://www.gmp1st.com/blreg.htm
8. World Health Organization. Blood products and related biologicals. Good manufacturing practices. http ://www.who.int/bloodproducts/gmp/en/
9. Directive 2002/98/CE du Parlement Européen et du Conseil du 27 janvier 2003 établissant des normes de qualité et de sécurité pour la collecte, le contrôle, la transformation, la conservation et la distribution du sang humain, et des composants sanguins, et modifiant la directive 2001/83/CE. *Journal Officiel de l'Union Européenne*, 8/02/2003.
10. Système de qualité pour les établissements de transfusion sanguine. In : *Guide pour la préparation, l'utilisation et l'assurance de qualité des composants sanguins* (11e éd.). Strasbourg : Editions du Conseil de l'Europe, 2005 : 19-32.
11. Norme NF EN ISO 9001 : 2000. Systèmes de management de la qualité. Exigences. Paris : Editions AFNOR, 2000 : 1-14.
12. Kalmin ND, Myers LK, Fisk MB. ISO 9000 model ideally suited for quality plan at blood centers. *Transfusion* 1998 ; 38 : 79-85.
13. Directive 2004/33/CE de la Commission du 22 mars 2004 portant application de la directive 2002/98/CE du Parlement Européen et du Conseil concernant certaines exigences techniques relatives au sang et aux composants sanguins. *Journal Officiel de l'Union Européenne*, 30/03/2004.
14. Optimal Use of Blood. Summaries of component characteristics. http://www.coe.int/T/E/Social_Cohesion/Health/
15. Leape L. Patient safety. Reporting of adverse events. *N Engl J Med* 2002 ; 347 : 1633-8.
16. Zimmermann R, Linhardt C, Weisbach V, Büscher M, Zingsem J, Eckstein R. An analysis of errors in blood component transfusion records with regard to quality improvement of data acquisition and to the performance of lookback and traceback procedures. *Transfusion* 1999 ; 39 : 351-6.
17. Callum JL, Kaplan HS, Merkley LL, Pinkerton PH, Fastman BR, Romans RA, Coovadia AS, Reis MD. Reporting of near-miss events for transfusion medicine : improving transfusion safety. *Transfusion* 2001 ; 41 : 1204-11.
18. Serious Hazards of Transfusion Annual Report 2003. Manchester, UK : Serious Hazards of Transfusion Office, Manchester Blood Centre ; 2004.
19. Andreu G, Morel P, Forestier F, Debeir J, Rebibo D, Janvier G, Hervé P. Hemovigilance network in France : organization and analysis of immediate transfusion incident reports from 1994 to 1998. *Transfusion* 2002 ; 42 : 1356-64.
20. Chord-Auger S, Tron de Bouchony E, Moll MC, Boudart D, Folléa G. Enquête de satisfaction des acteurs impliqués dans la transfusion dans un centre hospitalier général : une application de la norme ISO 9001 : 2000. *Transfus Clin Biol* 2004 ; 11 : 161-7.
21. van der Poel CL, Janssen MP. *Report on the collection, testing and use of blood and blood products in Europe in 2003*. Strasbourg : Editions du Conseil de l'Europe, 2005.

L'Europe de la transfusion de demain

Gilles Folléa

L'actualité politique nous rappelle régulièrement que nous vivons dans un espace beaucoup plus large que celui de notre propre pays, l'Europe. Ainsi en va-t-il des élections des députés européens, du renouvellement de la Commission européenne, des réunions du Conseil de l'Union européenne (UE), de la ratification de la Constitution de l'UE. En matière de médecine transfusionnelle, la diffusion large de recommandations du Conseil de l'Europe (CoE) et la publication récente de deux directives européennes nous rappellent que des recommandations et des règlements européens, ces derniers étant opposables (c'est-à-dire exigibles lors d'une inspection par les autorités sanitaires nationales), sont en vigueur dans chacun des pays de l'Union européenne. Avant d'aborder le futur de la transfusion en Europe, il est important de présenter les institutions actives en Europe dans le domaine de la transfusion, puis de synthétiser le cadre réglementaire fixé par les deux directives européennes publiées récemment, et de dresser, de manière non exhaustive, un état des lieux de l'organisation des activités en rapport avec la médecine transfusionnelle dans cet espace. C'est à partir de ces éléments que pourront être dégagées des perspectives d'avenir pour la transfusion dans l'Europe du XXIe siècle.

Institutions actives pour la transfusion

Parmi ces institutions, il faut distinguer les institutions publiques, l'Union européenne et le Conseil de l'Europe, et des institutions privées. Même si le Conseil de l'Europe a émis de nombreuses recommandations concernant la transfusion à partir de 1958, l'Union européenne sera abordée en premier du fait qu'elle produit une réglementation relative aux produits sanguins et à la transfusion qui s'impose aux États membres.

L'Union européenne [1, 2]

Les pays qui forment l'Union européenne, les États membres, exercent leur souveraineté en commun pour acquérir sur la scène mondiale une puissance et une influence qu'aucun d'entre eux ne saurait posséder seul. Ce partage de la souveraineté signifie, dans la pratique, que les États membres délèguent une partie de leur pouvoir de décision aux institutions communes qu'ils ont mises en place, de sorte que les décisions sur certains thèmes d'intérêt commun peuvent être arrêtées par un processus démocratique au niveau européen. Le système décisionnel européen, et en particulier celui qui s'applique aux produits sanguins et aux tissus, associe les trois institutions principales : le Parlement européen, qui représente les citoyens européens et dont les membres sont élus au suffrage direct, le Conseil de l'Union européenne, qui représente les États membres, et la Commission européenne, qui a pour mission de défendre les intérêts de l'Union dans son ensemble. Ce « triangle institutionnel » définit les politiques et arrête les actes législatifs (directives, règlements et décisions) qui s'appliquent dans toute l'Union européenne. En principe, il appartient à la Commission de proposer de nouveaux actes législatifs européens, et au Parlement et au Conseil de les adopter.

La Commission européenne est le moteur du système institutionnel européen, résumé dans la *Figure 1* : elle propose la législation, les politiques et les programmes d'action et elle est responsable de la mise en œuvre des décisions du Parlement et du Conseil. Comme le Parlement et le Conseil, la Commission européenne a été créée dans les années 1950 par les traités fondateurs. Le terme « Commission » désigne à la fois les membres (« commissaires ») désignés par les États membres et le Parlement pour gérer l'institution et arrêter ses décisions, et l'institution elle-même et son personnel. Une nouvelle Commission est désignée tous les cinq ans, dans les six mois qui suivent les élections du Parlement européen.

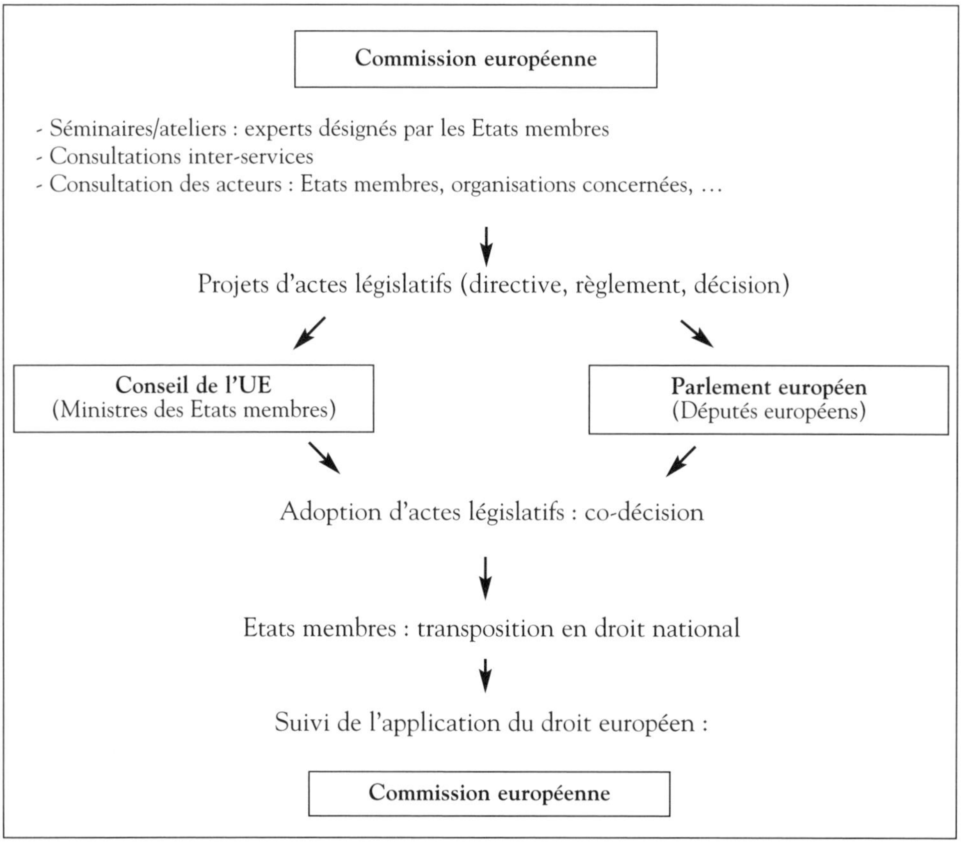

Figure 1. Fonctionnement (simplifié) des institutions de l'Union européenne pour l'émission, l'application et le contrôle de la réglementation européenne s'appliquant aux produits sanguins et aux tissus.

La première fonction de la Commission européenne est de soumettre des propositions législatives au Parlement et au Conseil. De ce fait, elle est seule responsable de l'élaboration des propositions de nouveaux actes législatifs européens. Ces propositions doivent viser à défendre les intérêts de l'Union européenne et ses citoyens, non ceux de pays ou de secteurs particuliers. Avant de présenter une proposition, la Commission doit s'informer de la conjoncture et des problèmes que connaît l'Europe et déterminer si un acte législatif européen est le meilleur moyen de les résoudre. En application du principe de subsidiarité, il convient toujours de présumer que les États membres sont compétents et que l'Union européenne ne l'est pas. Celle-ci doit donc toujours prouver qu'il est indispensable qu'elle intervienne. Le degré de contrainte uniforme d'une mesure communautaire doit être le plus limité possible par rapport à son efficacité.

En application de ces principes, la Commission entretient des contacts permanents avec les groupes d'intérêt les plus divers et deux organes consultatifs, le Comité économique et social européen et le Comité des Régions. Elle sollicite aussi l'avis des Parlements et des Gouvernements nationaux. En pratique, l'élaboration d'évolutions législatives européennes concernant le sang ou les tissus passe par des ateliers et séminaires dans lesquels siègent des experts désignés par les autorités sanitaires de chaque État membre, d'une part, et des experts appelés par la Commission, d'autre part. Par ailleurs, la Commission recueille des avis sur les textes en prévision et en cours d'élaboration de la part d'organisations diverses, intervenant dans le domaine concerné. Pour la transfusion, cela concerne avant tout les recommandations émises par le Conseil de l'Europe et les avis émis par l'*European Blood Alliance* (EBA). Ces travaux et ces consultations aboutissent à un premier projet de texte (« livre vert ») soumis aux États membres. Le projet de texte qui en est issu, après des consultations interservices au niveau de la Commission, conduit à un « livre blanc ». Une nouvelle consultation des acteurs concernés aboutit, après d'autres consultations interservices, à une proposition de la Commission au Conseil et au Parlement européen. Concernant les actes législatifs dans le domaine du sang et des tissus, les propositions d'actes législatifs émanant de la Commission sont soumises simultanément au Conseil (réunissant les ministres de chaque État membre pour le domaine concerné, pour le sang et les tissus : emploi, politique sociale, santé et consommateurs) et au Parlement européen. La procédure pour adopter les actes législatifs européens dans ce domaine est la « co-décision », le Parlement et le Conseil se trouvant sur un pied d'égalité pour adopter ces actes en commun.

La deuxième fonction de la Commission européenne susceptible d'impacter le sang et les tissus est, comme organe exécutif de l'Union européenne, la gestion et l'application du budget de l'Union européenne, ainsi que des politiques et programmes adoptés par le Parlement et le Conseil. Dans ce cadre, la Commission a le pouvoir d'attribuer des fonds dédiés à des programmes de recherche dans le domaine du sang et des tissus. Elle encourage des actions d'intérêt communautaire cohérentes avec le programme annuel de la santé publique qu'elle peut subventionner jusqu'à 60 % des coûts éligibles des projets considérés.

La troisième fonction de la Commission est de veiller, avec la Cour de Justice, à ce que le droit européen soit appliqué correctement dans tous les États membres. Si elle constate qu'un État n'applique pas une disposition législative européenne, elle prend les mesures nécessaires pour remédier à cette situation. Elle engage tout d'abord une procédure juridique appelée « procédure d'infraction ». Si cette procédure ne permet pas de régler le problème, la Commission défère le dossier à la Cour de Justice, qui a le pouvoir d'imposer des sanctions. Les arrêts de la Cour sont contraignants pour les États membres et les institutions européennes. De ce fait, les actes législatifs européens, après transposition en droit national, s'imposent aux États membres.

Le Conseil de l'Europe

Le Conseil de l'Europe a été fondé en 1945 pour associer des pays attachés à défendre les droits de l'homme, la solidarité et la cohésion sociale [3, 4]. C'est le mouvement de solidarité européenne qui a suivi la rupture des digues ayant provoqué aux Pays-Bas la mort de 1 800 personnes en 1953, mouvement marqué en particulier par l'envoi de sang en provenance de nombreux pays, qui a déclenché la première session du Comité d'experts en matière de santé publique du Conseil de l'Europe en juillet 1954. Cela a abouti à un accord signé par dix-sept pays le 15 décembre 1958, l'accord européen n° 26 relatif à l'échange de substances thérapeutiques d'origine humaine. Les pays signataires s'engageaient à mettre les substances thérapeutiques d'origine humaine à la disposition des pays qui en ont un besoin urgent. Dès le départ, le Conseil de l'Europe a inscrit comme principes fondamentaux pour la transfusion sanguine le don de sang volontaire et non rémunéré, l'autosuffisance et la protection des donneurs et des receveurs. Depuis, le Conseil de l'Europe communique régulièrement avec les autorités sanitaires des pays membres (46 en 2005) à travers des conventions ou accords, des recommandations et des rapports. La plus connue de ces recommandations, retenue comme de véritables normes par beaucoup de pays du Conseil de l'Europe, est l'ouvrage intitulé *Guide pour la préparation, l'utilisation et l'assurance de qualité des composants sanguins*. La première version de ce guide a été diffusée en 1995. La onzième version [5] a été diffusée en janvier 2005. Une liste non exhaustive de documents issus du Conseil de l'Europe, relatifs à la transfusion sanguine, à la thérapie cellulaire et aux greffes d'organes et de tissus, est donnée dans le *Tableau I*. Tout récemment, le Conseil de l'Europe a développé des monographies spécifiques intitulées *Résumés des caractéristiques des produits* présentant pour chaque produit sanguin labile, définition, propriétés, règles de prélèvement et de préparation, règles d'étiquetage, conditions de conservation et de transport, règles d'assurance de qualité, règles de suivi de l'efficacité, indications, précautions d'utilisation et effets indésirables potentiels.

Tableau I. Liste (non exhaustive) de recommandations émises par le Conseil de l'Europe dans les domaines de la transfusion sanguine, de la thérapie cellulaire et de la greffe d'organes et de tissus depuis 2000. http// www.coe.int/Cohésion Sociale/Santé et Ethique

- Recommandation Rec(2001)4 sur la prévention du risque de transmission de la forme nouvelle de la maladie de Creutzfeldt-Jakob (vMCJ) par transfusion sanguine
- Recommandation Rec(2001)5 sur la gestion des listes d'attente et des délais d'attente en matière de transplantation d'organe
- Recommandation Rec(2002)11 du Comité des Ministres aux États membres sur le rôle de l'hôpital et du clinicien s'agissant de garantir l'usage optimal du sang et des produits sanguins
- Recommandation Rec(2003)11 du Comité des Ministres aux États membres sur la mise en place de procédures d'inactivation des agents pathogènes pour les composants sanguins
- Recommandation Rec(2003)12 du Comité des Ministres aux États membres relative aux registres des donneurs d'organes
- Recommandation Rec(2004)8 du Comité des Ministres aux États membres sur les banques de sang de cordon autologue et exposé des motifs
- Recommandation Rec(2004)18 du Comité des Ministres aux États membres relative à l'enseignement de la médecine transfusionnelle au personnel infirmier
- Recommandation Rec(2004)19 du Comité des Ministres aux États membres relative aux critères exigés pour l'autorisation des centres de transplantations d'organes.

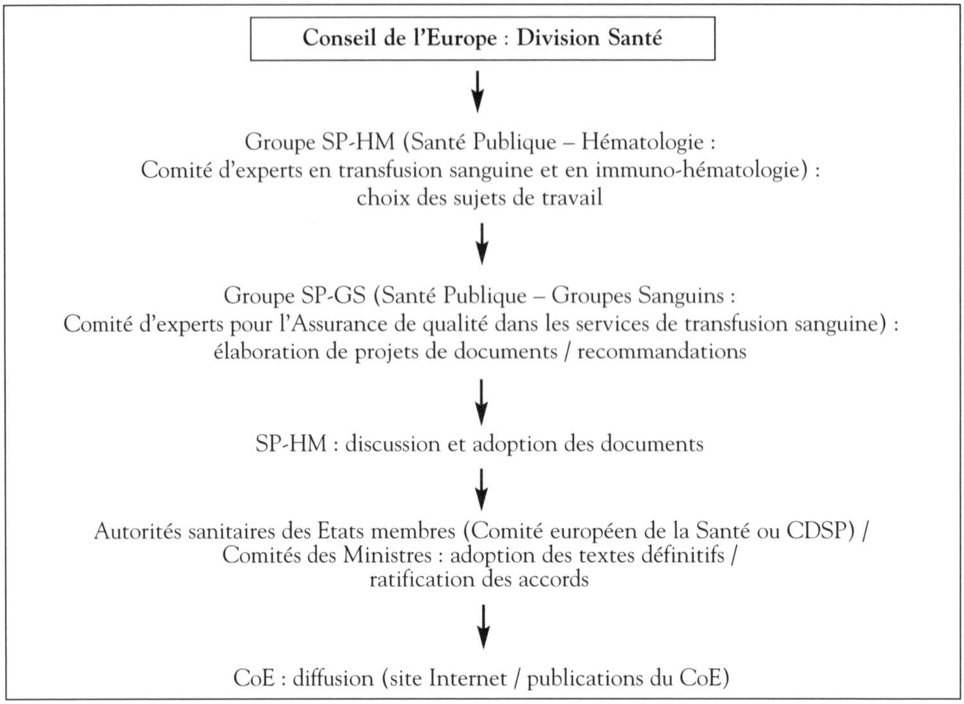

Figure 2. Cycle d'élaboration et d'émission des recommandations et des rapports du Conseil de l'Europe dans le domaine de la transfusion sanguine.

L'élaboration et l'émission de ces documents européens suivent un cycle très précis (*Figure 2*) dans le cadre de la Division santé du Conseil de l'Europe. Les sujets de travail sont choisis par le Comité d'experts en transfusion sanguine et en immuno-hématologie (encore désigné par son sigle initial, le SP-HM, Santé Publique–Hématologie). Un Comité restreint d'experts pour l'assurance de qualité dans les services de transfusion sanguine (encore désigné par son sigle initial, le SP-GS, Santé Publique–Groupes Sanguins) travaille ces sujets et élabore des propositions de documents. Les experts de ces groupes sont désignés par les États membres (un par État pour chacun des deux groupes). Les projets de documents et de recommandations sont soumis au SP-HM. Après leur adoption par ce Comité, ces documents sont soumis aux autorités sanitaires dans le cadre du Comité européen de la santé, et si un accord doit intervenir entre les États membres, au Comité des Ministres du Conseil de l'Europe. Après leur adoption, les textes définitifs sont diffusés largement par le Conseil de l'Europe.

L'expertise technique accumulée par ces instances du Conseil de l'Europe lui a permis (*voir ci-après*) de jouer un rôle majeur dans l'élaboration de l'article 29 de la Directive CE/98/2002 [6] et dans l'élaboration des exigences techniques intégrées dans la Directive CE/33/2004 [7]. L'objectif poursuivi en permanence par le Conseil de l'Europe est d'aboutir à des normes unifiées dans une seule Europe.

Par ailleurs, le Conseil de l'Europe organise et met en œuvre des actions d'enseignement relatif à la transfusion, avec en particulier une aide dans la structuration des services de transfusion sanguine dans les pays de l'Europe de l'Est.

Les organisations européennes privées

Parmi les organisations privées, l'Alliance européenne du sang (*European Blood Alliance*, EBA) est incontestablement la plus active. Cette alliance a été créée en 1998 [8] par les représentants des services nationaux du sang de neuf pays partageant tous les objectifs de promotion de la qualité et de la sécurité des produits sanguins et de l'autosuffisance basée sur le don volontaire et non rémunéré. Les pays adhérant à cette alliance sont aujourd'hui au nombre de seize : Allemagne, Autriche, Belgique, Danemark, Finlande, France, République d'Irlande, Luxembourg, Norvège, Pays-Bas, Portugal, Suisse, Angleterre, Ecosse, Irlande du Nord et Pays de Galles (les quatre derniers devant constituer prochainement un seul membre, le Royaume-Uni). L'ouverture à d'autres pays, Suède, Grèce, Italie et Espagne, est en cours de discussion. À plus long terme, l'*European Blood Alliance* pourrait accueillir des candidatures des dix pays ayant rejoint l'Union européenne en 2004.

L'objectif poursuivi par l'*European Blood Alliance* est de contribuer à la sécurité des produits sanguins pour les citoyens d'Europe en développant un réseau des services nationaux du sang au sein de l'Union européenne. La réalisation de cet objectif implique le recours à quatre types d'actions :

– la défense du don volontaire et non rémunéré et de la préparation des produits sanguins labiles comme moyen thérapeutique indispensable pour soigner des patients ;

– l'apport d'un soutien technique et professionnel aux autorités nationales et européennes impliquées dans la préparation de normes et de recommandations pour la qualité et la sécurité des produits sanguins labiles ;

– l'échange et le partage d'informations pertinentes pour les États membres de l'Union européenne sur les développements dans le domaine de la transfusion sanguine ;

– l'encouragement de projets collaboratifs entre États membres pour promouvoir l'autosuffisance et pour amplifier les capacités de l'*European Blood Alliance* et de ses membres dans ces domaines.

À l'origine, le premier objectif de l'*European Blood Alliance* a été d'influencer la rédaction de la première directive du Conseil de l'Europe relative aux produits sanguins. Dans cette perspective, l'*European Blood Alliance* a particulièrement défendu les principes suivants : le principe du don volontaire et non rémunéré, la limitation de la directive aux principes fondamentaux et le renvoi des exigences techniques détaillées dans un autre document susceptible d'être mis à jour quand cela est approprié. Le travail de l'*European Blood Alliance*, en collaboration étroite avec le Conseil de l'Europe et la Commission de l'Union européenne, a permis d'atteindre ces objectifs.

D'autres sujets ont été abordés en profondeur par l'*European Blood Alliance*. À titre d'exemple, les royautés versées aux fournisseurs pour la mise en œuvre de la technologie de dépistage génomique viral du virus de l'hépatite C et l'inactivation des pathogènes ont fait l'objet de conférences organisées par l'*European Blood Alliance*. Cette organisation entretient également des relations de coopération avec des organisations internationales et en particulier l'*American Association of Blood Banks* (AABB) et, depuis 2004, l'organisation internationale *Alliance of Blood Operators* (ABO), réunissant les *American Blood Centers* (ABC), les Services du Sang de la Croix-Rouge américaine, ceux de la Croix-Rouge australienne et le Service canadien du Sang, et indépendamment la *Food and Drug Administration* au travers d'un *Memorandum of Understanding* (MOU) dans le but d'harmoniser les exigences et les processus de décisions pour promouvoir la sécurité et la qualité des produits sanguins entre l'Europe et l'Amérique du Nord.

Sur le plan stratégique, les priorités établies pour les actions menées par l'*European Blood Alliance* dans la période 2004-2008 sont les suivantes :

– influencer la législation européenne sur le sang, les produits sanguins et les services du sang, mais également concernant les tissus, les cellules et les organes ;

– recueillir et partager des informations relatives à l'état de l'art dans le domaine de la transfusion pour les traduire dans les pratiques de médecine transfusionnelle ;

– suivre les développements, la commercialisation et la fixation des prix des nouvelles techniques et des nouveaux équipements dans le domaine de la transfusion sanguine, dans une optique d'efficience ;

– élaborer des déclarations d'avis sous la forme de prises de positions et d'articles.

Une autre organisation européenne privée a été créée en 2002, le Réseau européen des sociétés savantes de médecine transfusionnelle (EuroNet-TMS). Ce réseau regroupe plus de 6 000 professionnels des Centres de transfusion provenant de dix-sept pays dont seize de l'Union européenne. Il s'agit des mêmes États que ceux intégrés dans l'*European Blood Alliance* avec en plus l'Espagne, la Grèce, l'Italie, la Suède et la Suisse. Pour la Belgique, la Finlande, la République d'Irlande et le Luxembourg, ce sont les sociétés nationales du sang ou les sociétés du sang de la Croix-Rouge qui ont été intégrées dans le réseau, en l'absence de société savante. Les principaux objectifs du Réseau européen des sociétes savantes de médecine transfusionnelle [9] sont les suivants :

– élaborer des réponses cohérentes aux questions en jeu dans l'Europe de la transfusion sanguine,

– promouvoir le développement médical et scientifique de la transfusion sanguine en Europe,

– assurer le niveau scientifique le plus élevé et le mieux actualisé pour mettre en œuvre les normes de sécurité et de qualité, dans le but d'offrir un même service transfusionnel aux citoyens européens,

– partager connaissances et données en Europe,

– développer des interfaces avec les organismes décideurs, en prenant en compte la diversité des pays européens.

Des groupes de travail de ce réseau ont permis d'aboutir à un état des lieux sur les divergences et convergences concernant les principaux sujets suivants : organisation des Établissements de transfusion sanguine en Europe, prix des produits sanguins, place du dépistage génomique viral du virus de l'hépatite C, critères d'utilisation des produits sanguins en clinique, sélection des donneurs [9] et formation initiale et continue en médecine transfusionnelle [10]. L'ensemble des données rendues disposible par EuroNet-TMS ont été publiées récemment dans un « livre blanc » [11].

D'autres organisations privées nationales ou internationales interviennent essentiellement dans les échanges avec la Commission européenne pour l'élaboration des actes législatifs européens. Il s'agit principalement des organisations nationales et internationales de donneurs de sang bénévoles, dont la Société internationale de transfusion sanguine, de l'Organisation mondiale de la santé et également de l'Association internationale de fractionnement du plasma (IPFA) ayant remplacé en 2004 l'Association européenne EPFA regroupant les organisations « non profit » impliquées dans le fractionnement du plasma, dont la Fédération internationale des organisations de donneurs de sang (FIODS), de l'École européenne de médecine transfusionnelle (ESTM) ainsi que de la Croix-Rouge.

Enfin, un réseau fonctionnel se rajoute à ces organisations privées européennes, le Réseau européen d'hémovigilance (EHN), créé en 1998 et comptant aujourd'hui dix membres à part entière (Belgique, Danemark, Finlande, France, Grèce, Luxembourg, Pays-Bas, Portugal, République d'Irlande, Royaume-Uni) et trois membres associés (Canada, Norvège, Suisse). Les objectifs du Réseau européen d'hémovigilance sont :

– de favoriser l'échange d'informations valides entre ses membres,

– d'augmenter l'alerte rapide et la mise en garde précoce des membres,

– d'encourager des activités conjointes de ses membres,

– d'entreprendre des activités de formation en matière d'hémovigilance.

Ces objectifs ont été mis en œuvre en :

– développant et maintenant un site Internet (http://www.ehn-org.net),

– mettant en place un système d'alerte rapide,

– initialisant la standardisation des processus et des formulaires avec le développement d'une matrice commune,

– mettant en œuvre la compilation et l'analyse des données européennes générées par les systèmes nationaux d'hémovigilance,

– organisant des séminaires européens d'hémovigilance [12]. Ce réseau fournit également une aide pour l'application de la Directive 2002/98/CE pour ce qui concerne les pratiques de traçabilité et de déclaration de réactions indésirables.

État des lieux réglementaire

La réglementation européenne applicable en 2005 aux produits sanguins est principalement constituée de deux directives.

• **La directive 2002/98/CE du 27 janvier 2003,** couramment appelée directive mère, est venue combler un vide réglementaire. En effet, la directive 2001/83/CE [13] du 6 novembre 2001 avait fixé les exigences de qualité, de sécurité et d'efficacité relatives aux médicaments préparés industriellement à partir du sang ou du plasma humain, mais avait exclu de son champ le sang total, le plasma et les cellules sanguines d'origine humaine. L'objectif de la directive 2002/98/CE est d'établir des normes de qualité et de sécurité pour le sang humain et les composants sanguins afin d'assurer un niveau élevé de protection de la santé humaine. La mise en œuvre des exigences de la directive est placée sous la responsabilité d'une autorité compétente (ou d'autorités compétentes) désignée(s) par les États membres. Une annexe indique les informations à fournir par l'Établissement de transfusion sanguine à l'autorité compétente aux fins de l'octroi d'une autorisation : outre les informations générales, un organigramme, un manuel de qualité, le nombre et les qualifications des personnes employées, les dispositions en matière d'hygiène, les locaux et les équipements, et la liste des procédures opérationnelles normalisées dans les domaines d'activité concernés sont demandés. L'Établissement de transfusion sanguine ne peut apporter aucune modification substantielle à ces activités sans autorisation écrite préalable de l'autorité compétente, qui peut suspendre ou retirer l'autorisation si une inspection ou des mesures de contrôle montrent que cet Établissement de transfusion sanguine ne respecte pas les exigences de la directive. L'autorité compétente organise les inspections et des mesures de contrôle appropriées dans les Établissements de transfusion sanguine afin d'assurer le respect de ces exigences, l'intervalle entre deux inspections et mesures de contrôle ne dépassant pas deux ans.

Les Établissements de transfusion sanguine désignent une « personne responsable » chargée de :

– veiller à ce que chaque unité de sang ou de composants sanguins ait été collectée, contrôlée, préparée, stockée et distribuée conformément à la législation en vigueur dans l'État membre concerné,

– communiquer aux autorités compétentes les informations au cours de la procédure d'autorisation de l'Établissement de transfusion sanguine,

– mettre en œuvre dans l'Établissement de transfusion sanguine les exigences de la directive concernant la qualification et la formation du personnel, le système qualité, les documents, l'archivage des données, la traçabilité du donneur au receveur et la notification des incidents et réactions indésirables graves.

Concernant la protection des données et la confidentialité, les États membres prennent toutes les mesures nécessaires pour que toutes les données, y compris les informations génétiques, qui ont été recueillies conformément à la directive et auxquelles des tiers ont accès soient rendues anonymes, de sorte que le donneur ne soit plus identifiable.

Concernant le don du sang et les donneurs, la directive fixe un cadre général, renvoyant à la directive 2004/33/CE pour les informations à fournir aux candidats au don, les informations que doivent fournir les donneurs, l'admissibilité des donneurs et l'examen des donneurs. Concernant le volontariat et le bénévolat, la directive s'est limitée à indiquer que les États membres prennent les mesures nécessaires pour encourager les dons volontaires non rémunérés. Concernant le contrôle (qualification biologique des dons), la directive se limite à exiger, pour les dons de sang total et de plasma, la détermination des groupes ABO et Rh D et les tests de dépistage chez les donneurs de l'hépatite B (antigène HBs), de l'hépatite C (anti-HCV), et du HIV1/2 (anti-HIV1/2), en indiquant que des tests supplémentaires peuvent être requis pour des composants, des donneurs ou des situations épidémiologiques particuliers. En matière de distribution, la directive distingue clairement la « distribution », fourniture de sang et de composants sanguins à d'autres établissements de transfusion sanguine, dépôts de sang hospitaliers et fabricants de produits dérivés du sang et du plasma, et la « délivrance » de sang ou de composants sanguins destinés à la transfusion.

En matière de traçabilité, la directive indique que les États membres prennent toutes les mesures nécessaires pour assurer la traçabilité, du donneur au receveur et inversement, du sang et des composants sanguins collectés, contrôlés, transformés et/ou distribués sur leur territoire. Des exigences en matière d'étiquetage des composants sont précisées en annexe. Les données nécessaires pour assurer la traçabilité sont conservées pendant au moins trente ans.

Dans la directive, l'hémovigilance est définie comme l'ensemble des procédures de surveillance organisées, relatives aux incidents et réactions indésirables graves ou imprévues survenant chez les donneurs ou les receveurs, ainsi qu'au suivi épidémiologique des donneurs. Un « incident indésirable » est défini comme concernant la collecte, le contrôle, la transformation, le stockage ou la distribution de sang et de composants sanguins. Une « réaction indésirable » est observée chez le donneur ou le patient, et liée à la collecte ou à la transfusion de sang ou de composants sanguins. Dans le cadre de l'hémovigilance ainsi définie, les États membres veillent à ce que tout incident indésirable grave et toute réaction indésirable grave soient notifiés à l'autorité compétente, les établissements de transfusion sanguine disposant d'une procédure permettant de retirer de la distribution le sang ou les composants associés à la notification.

La directive renvoie à des textes ultérieurs pour définir plus précisément les exigences techniques et leur adaptation aux progrès scientifiques et techniques (article 29, auquel le Conseil de l'Europe a particulièrement contribué) concernant en particulier :

– la traçabilité ;

– les informations à fournir aux donneurs ;

– les informations que doivent fournir les donneurs ;

– les exigences concernant l'admissibilité des donneurs ;

– le stockage, le transport et la distribution ;
– la qualité et la sécurité du sang et des composants sanguins ;
– les transfusions autologues ;
– les normes et spécifications communautaires relatives à un système de qualité dans les établissements de transfusion sanguine ;
– les procédures communautaires de notification des incidents et réactions indésirables graves.

Conformément au principe de subsidiarité, la directive n'empêche pas un État membre de maintenir ou d'introduire sur son territoire des mesures de protection plus strictes. Cette directive et la suivante sont applicables dans les États membres à partir du 8 février 2005 avec la possibilité de maintenir les dispositions nationales existantes pendant neuf mois supplémentaires dans les établissements de transfusion sanguine pour leur permettre de se mettre en conformité avec les exigences requises.

• **La directive 2004/33/CE du 22 mars 2004,** couramment appelée première directive fille, fixe, principalement dans ses annexes, des exigences techniques précises concernant le don et les donneurs, la conservation et la distribution du sang et des composants sanguins et le contrôle de qualité du sang et des composants sanguins.

Les informations à fournir aux candidats au don de sang et de composants sanguins sont très détaillées. Pour les dons homologues, il s'agit principalement de données didactiques sur les caractéristiques du sang, la procédure du don, les produits dérivés des dons et les bénéfices apportés aux patients, des raisons qui justifient l'examen médical précédant le don et le contrôle (qualification) des dons, de la signification du « consentement éclairé », de l'auto-exclusion, de l'exclusion temporaire et permanente, des raisons pour lesquelles le donneur est exclu, des raisons pour lesquelles il importe que les donneurs informent l'établissement de transfusion sanguine de tout événement ultérieur pouvant rendre tout don antérieur impropre à la transfusion, de la mention de la responsabilité de l'établissement de transfusion sanguine d'informer le donneur si les résultats des tests révèlent une anomalie pouvant avoir des conséquences pour le donneur. Pour les prélèvements autologues, ces informations concernent l'éventualité d'une exclusion et ses raisons, la nature des procédures de prélèvement autologue, l'éventualité que le sang et les composants sanguins autologues ne puissent pas suffire aux exigences de la transfusion prévue, les raisons pour lesquelles le sang et les composants sanguins autologues non utilisés seront écartés et ne pourront pas servir à transfuser d'autres patients.

Les informations que les établissements de transfusion sanguine doivent obtenir des donneurs à chaque don comportent l'identification du donneur, son état de santé et ses antécédents médicaux, obtenus au moyen d'un questionnaire et d'un entretien individuel avec un professionnel du secteur médical formé à cet effet, et la signature du donneur. Cette signature apposée sur le questionnaire, contresigné par le membre du personnel médical, a pour but de confirmer que le donneur a lu et compris les informations didactiques fournies, qu'il a eu la possibilité de poser des questions, qu'il a reçu des réponses satisfaisantes aux questions qu'il a posées, qu'il a donné son consentement éclairé pour la poursuite du processus de don et qu'il affirme que tous les renseignements fournis par lui sont, à sa connaissance, exacts. Pour le prélèvement autologue, la signature indique que le patient a été informé de l'éventualité que le sang et les composants sanguins autologues ne puissent pas suffire aux exigences de la transfusion prévue.

Les critères d'admissibilité pour les donneurs de sang total ou de composants sanguins sont précisés dans une annexe. Il s'agit de critères d'acceptation des donneurs de sang total ou de composants sanguins (âge et poids des donneurs, taux d'hémoglobine du sang du donneur, taux de protéine du sang du donneur pour les dons de plasma par aphérèse, taux de plaquettes du sang du donneur pour les donneurs de plaquettes d'aphérèse) et de critères d'exclusion des donneurs de sang total et de composants sanguins (critères d'exclusion permanente, critères d'exclusion temporaire et critères d'exclusion pour les situations épidémiologiques particulières) visant à prévenir les risques du prélèvement pour le donneur, d'une part, et pour le patient, d'autre part. L'annexe précise également les principaux critères d'exclusion pour les candidats à des prélèvements autologues.

Les conditions de conservation, de transport et de distribution du sang et des composants sanguins sont fixées dans l'annexe 4. Les concentrés de globules rouges (et le sang total en cas d'utilisation pour une transfusion) doivent être conservés entre +2 et +6 °C pour une durée maximale de vingt-huit à quarante-neuf jours selon les procédures appliquées pour la collecte, la préparation et la conservation. Les préparations de plaquettes doivent être conservées de +20 à +24 °C, cinq jours, ou jusqu'à sept jours en cas de conjugaison à un système de détection ou de réduction de la contamination bactérienne. Le transport et la distribution du sang et des composants sanguins à toutes les étapes de la chaîne transfusionnelle doivent s'effectuer dans des conditions garantissant l'intégrité du produit. Le sang et les composants sanguins autologues doivent être clairement identifiés comme tels et être conservés, transportés et distribués séparément du sang et des composants sanguins homologues.

La directive définit les résultats acceptables pour le contrôle de qualité des produits sanguins labiles, la fréquence d'échantillonnage requise pour la totalité des mesures étant déterminée sur la base du contrôle statistique des processus. Ainsi, l'hémolyse des concentrés de globules rouges ne doit pas dépasser 0,8 % de la masse globulaire à la fin de la durée de la conservation. Les variations du pH des concentrés plaquettaires ne doivent pas excéder 6,4-7,4 à la fin de la durée de conservation. Le taux de cellules résiduelles dans le plasma frais congelé ne doit pas excéder 6,0 x 10^9 globules rouges/L, 0,1 x 10^9 leucocytes/L et 50 x 10^9 plaquettes/L. Par ailleurs, le processus de collecte et de fabrication doit faire l'objet d'un contrôle bactériologique adéquat.

Enfin, la directive indique que les États membres s'assurent que tous les contrôles et processus visés dans ses exigences soient validés, c'est-à-dire que les preuves objectives ont été établies, démontrant que les exigences peuvent être satisfaites en permanence.

Etat des lieux fonctionnel

Le Conseil de l'Europe produit annuellement depuis 2001 (tous les deux ans auparavant, entre 1989 et 1997) un rapport sur le prélèvement, le contrôle (qualification biologique) et l'utilisation du sang et des produits sanguins. Il est élaboré à partir d'un questionnaire adressé aux États membres du Conseil de l'Europe (incluant les États membres de l'Union européenne). Le rapport établi pour 2003 [14] et d'autres données [11, 12, 15-18] permettent d'approcher la réalité de l'Europe transfusionnelle. Même si ces données sont encore fragmentaires (le taux de réponse au questionnaire du Conseil de l'Europe pour 2003 est en moyenne de 64 %), il est important de présenter brièvement l'organisation et les activités actuelles de l'Europe transfusionnelle.

L'hétérogénéité organisationnelle est la première donnée qui ressort de l'analyse [12, 15]. Ainsi, dans les quinze pays de l'Union européenne de 2003, seuls huit pays disposent d'un service transfusionnel unifié, soit d'un service national du sang (France, Pays-Bas, Pays du Royaume-Uni et République d'Irlande) soit d'un service du sang de la Croix-Rouge nationale (Autriche, Belgique, Finlande, Luxembourg). Les autres ont des établissements de transfusion sanguine attachés à un hôpital, soit exclusivement (Danemark, Italie) soit en proportion variable avec des établissements de transfusion sanguine rattachés à la Croix-Rouge (Allemagne), à des centres régionaux (Espagne, Suède), à un Institut du Sang (Portugal) ou encore à un Centre national de coordination de l'hémovigilance (Grèce).

Le rapport établi par le Conseil de l'Europe pour l'année 2003 [14] permet d'extraire les données de dix-sept pays de l'Union européenne qui ont répondu au questionnaire (les huits autres n'ayant pas fourni de réponse). Sur ces dix-sept pays, seize ont indiqué que les établissements de transfusion sanguine disposent d'un système d'assurance de qualité (AQ) établi et actif, et quinze que 100 % des dons sont couverts par des Bonnes Pratiques. Une couverture complète par un système d'assurance de qualité répondant à la norme ISO 9000 est annoncée par trois pays (Autriche, France, Luxembourg). Une couverture complète par un autre système est déclarée par un pays (Lettonie). Une inspection est assurée au moins tous les deux ans dans quinze pays par une autorité nationale et dans un pays par une autre organisation (absence d'inspection tous les deux ans dans un seul pays).

Les données du Conseil de l'Europe pour ces dix-sept pays montrent une variation du nombre de donneurs de 10,9 à 67,4 / 1 000 habitants (h), avec une moyenne de 33,1 (*Tableau II*). Le Conseil de l'Europe considère qu'un taux inférieur à 13 / 1 000 h peut poser un problème d'approvisionnement et qu'un taux de 30 / 1 000 h semble être un objectif accessible. Toutefois, ces chiffres doivent être interprétés avec prudence dans la mesure où ils ne différencient pas nécessairement les donneurs « actifs » et les donneurs « inactifs » dans les bases de données des établissements de transfusion sanguine. Par ailleurs, les donneurs enregistrés dans les bases comme ayant donné pour la première fois varient de 5,6 %

Tableau II. Données quantitatives sur les donneurs et le don de sang total dans dix-sept pays de l'Union européenne ayant répondu à l'enquête annuelle du Conseil de l'Europe pour l'année 2003 [14].

Pays	Habitants x 1 000	Donneurs 1 000 h	Donneurs "1ère fois" %	Unités de ST prélevées 1 000 h	% ST autologue
Allemage	82 532	28,6	24,1	56,1	3,9
Autriche	8 174	67,4	8,3	61,8	2,6
Belgique	10 000	26,9	14,5	50,3	0,3
Danemark	5 000	47,4	*	0,2	-
Finlande	5 220	32,2	11,3	57	0
France	60 186	25,6	22,4	36,7	2,9
Grèce	10 500	34,2	16,2	57,1	0,8
Lettonie	2 300	21,2	26,9	24,5	0
Luxembourg	435	31,3	5,6	50,1	1,7
Norvège	4 577	22,9	13,2	43,6	0
Pologne	38 500	10,9	43,1	22,9	0,3
Pays-Bas	16 193	31,5	6,9	41,5	0,1
République d'Irlande	3 917	-	-	37,2	0
République Tchèque	10 300	35,5	9,1	41,9	4,2
Royaume-Uni	58 785	29,4	17,2	46,8	0
Slovénie	1 964	54,4	10,5	43,2	2,2
Suède	9 873	30,5	13,3	48,7	0,1

* Danemark, pas de don lors de la première présentation.

à 43,1 %, en notant qu'au Danemark les donneurs se présentant pour la première fois n'ont qu'un contrôle. Ils ne donneront pour la première fois que si les résultats de ce contrôle sont conformes. Le nombre de dons de sang total, principale source des concentrés de globules rouges (CGR) et du plasma pour fractionnement, sauf au Danemark où 99,8 % des concentrés de globules rouges proviennent d'aphérèses, varie de 22,9 % à 61,8 / 1 000 h (en moyenne : 45,0) avec un taux d'unités autologues variant de 0 % à 4,2 % (moyenne : 1,2). Dans les dix pays qui l'ont introduite, l'érythraphérèse apporte moins de 1 % des concentrés de globules rouges, à l'exception de la Norvège (2,3 %) et du Danemark mentionné précédemment.

Le volume de plasma d'aphérèse prélevé varie de 0 à 30,3 L / 1 000 h (moyenne : 5,1 L) avec un volume ≥ 10 L pour trois pays (Allemagne, Luxembourg, Suède), témoignant de leur engagement actif dans des programmes de plasmaphérèses. L'approvisionnement en plasma pour fractionnement varie de 0 à 30,1 L / 1 000 h.

L'utilisation des produits sanguins labiles n'est reflétée que par les produits sanguins labiles délivrés aux établissements de santé, les données d'utilisation dans les établissements de santé étant difficilement accessibles dans la plupart des États. La transfusion de sang total est limitée dans tous les pays. Les chiffres rapportés (*Tableau III*) pour l'utilisation de concentrés de globules rouges varient de 21,6 à 70,8 / 1 000 h (moyenne : 43,1). Le nombre de concentrés plaquettaires (CP) transfusés varie de 1,04 à 18,9 / 1 000 h (moyenne : 6,2), le ratio CP/CGR en unités transfusées varie de 0,05 à 0,40 (moyenne : 0,13) et le ratio concentrés de plaquettes d'aphérèse (CPA)/CPA + mélange de concentrés de plaquettes issus de sang total (MCP) varie de 0,02 à 0,88 (moyenne : 0,40). L'utilisation de plasma frais congelé (PFC) varie de 3,9 à 20,9 U / 1 000 h (moyenne : 10,3) et le ratio PFC/CGR en unités transfusées varie de 0,10 à 0,96 (moyenne : 0,27). Une déleucocytation à 100 % est rapportée par neuf pays sur dix-sept pour les concentrés de globules rouges et le plasma

Tableau III. Données quantitatives sur l'utilisation de produits sanguins labiles reflétée par la délivrance aux Établissements de santé dans dix-sept pays de l'Union européenne ayant répondu à l'enquête annuelle du Conseil de l'Europe pour l'année 2003 [14].

Pays	CGR / 1 000 h	CP (U) / 1 000 h	CP / CGR (U)	CPA / CP (U)	PFC (U) / 1 000 h	PFC / CGR (U)
Allemage	50,2	4,04	0,08	0,66	15,81	0,31
Autriche	54,7	4,89	0,09	0,57	10,89	0,2
Belgique	47,8	3,80	0,08	0,28	9,23	0,19
Danemark	70,8	18,95	0,27	0,04	12,15	0,17
Finlande	51,9	6,07	0,12	0,02	8,25	0,16
France	32,4	3,32	0,10	0,88	4,41	0,14
Grèce	57,1	12,63	0,22	0,13	14,69	0,26
Lettonie	21,6	1,80	0,08	0,78	20,86	0,96
Luxembourg	45,6	18,42	0,40	0,46	8,55	0,19
Norvège	40,1	2,99	0,07	0,31	8,67	0,22
Pologne	21,6	1,04	0,05	0,58	9,24	0,43
Pays-Bas	37,6	2,92	0,08	0,03	6,89	0,18
République d'Irlande	33,2	4,22	0,13	0,41	5,66	0,17
République Tchèque	40,2	2,19	0,05	0,75	3,9	0,1
Royaume-Uni	43,7	4,53	0,10	0,38	6,42	0,15
Slovénie	39,7	11,07	0,28	0,05	16,63	0,41
Suède	45,1	3,29	0,07	0,41	12,25	0,27

frais congelé et par onze pays sur dix-sept pour les concentrés plaquettaires. Le plasma frais congelé est sécurisé par quarantaine ou inactivé (par solvant et détergent ou bleu de méthylène) dans sept sur dix-sept pays (inactivation à 100 % dans trois, sécurisation par quarantaine à 100 % dans trois et association des deux dans un).

La qualification biologique des dons applique au moins les critères minimaux fixés dans la directive 2002/98/CE [6], détection des anticorps anti-VIH1+2, de l'antigène HBs et des anticorps anti-VHC dans dix-sept pays sur dix-sept. La détection de la syphilis est ajoutée dans seize pays sur dix-sept (dont un uniquement pour les premiers dons), la détection des anticorps anti-HTLV1/2 est ajoutée dans dix pays (dont quatre uniquement pour les premiers dons), et la détection des anticorps anti-HBc est ajoutée dans six pays (dont quatre uniquement pour les premiers dons). Un dépistage génomique viral est effectué sur tous les dons pour le virus de l'hépatite C dans treize pays sur dix-sept, pour le virus de l'immuno-déficience humaine dans huit pays sur dix-sept et pour le virus de l'hépatite B dans deux pays sur dix-sept. Ces trois dépistages génomiques viraux sont effectués seulement pour le plasma pour fractionnement dans deux pays.

Les prévalences (fréquence de tests positifs des donneurs testés pour la première fois) varient entre pays dans un rapport d'environ 1 à 30 pour le VIH, et de 1 à 250 pour le VHB et pour le VHC. Les incidences (fréquence de séroconversions chez les donneurs effectuant des dons répétés) varient entre pays dans un rapport d'environ 1 à 50 pour le VIH, 1 à 400 pour le VHB et 1 à 1 000 pour le VHC. Ces variations dépendent entre autres des méthodes de détection, des prévalences et des incidences pour ces infections virales dans la population générale de chaque État membre, et de l'efficacité de la sélection clinique des candidats au don. Une enquête menée dans les quinze pays de l'Union européenne de 2003 et en Suisse [16] a montré des questions très similaires posées aux candidats au don pour la sélection clinique d'un pays à l'autre, avec en revanche des délais d'ajournement très différents pour les diverses contre-indications. À ce jour, les données disponibles sont beaucoup trop fragmentaires pour permettre de se faire une idée, même approchée, des résultats effectifs de la sélection des candidats au don pour le don du sang homologue (taux et motifs d'ajournement).

L'hémovigilance est organisée dans le cadre du service national du sang ou d'une autre organisation nationale dans seize pays de l'Union européenne [14, 18]. La déclaration des incidents et des réactions indésirables est obligatoire dans quatre pays de l'Union européenne. Elle est basée sur le principe de déclarations volontaires dans les autres. Cela explique certainement la grande variation rapportée pour la fréquence des incidents indésirables, entre 7 et 350 / 10 000 [12].

Ces données soulignent une très grande hétérogénéité dans toutes les activités de médecine transfusionnelle du donneur au receveur. Il est difficile de les interpréter en l'absence de données plus précises, en particulier sur la satisfaction des besoins en produits sanguins labiles, sur la perte et la destruction de produits sanguins labiles, ainsi que sur les fréquences respectives d'incidents liés à la transfusion, d'une part, et à l'absence ou au retard de transfusion, d'autre part.

L'Europe transfusionnelle de demain

Le futur immédiat de l'Europe transfusionnelle implique d'abord la mise en œuvre des directives européennes existantes. Des difficultés ont été rapportées, différentes d'un État membre à un autre. Il faudra tout faire pour les aplanir afin que les normes minimales inscrites dans cette réglementation européenne puissent être appliquées dans tous les États membres. L'élaboration des compléments attendus à ces deux directives et la mise à jour de la réglementation européenne représenteront une deuxième étape indispensable. Au-delà de la réglementation, une véritable harmonisation des pratiques devra permettre à terme que les patients de chaque État membre de l'Union européenne, et au-delà du Conseil de l'Europe, disposent d'une transfusion de qualité, d'efficacité et de sécurité équivalentes, dans un esprit d'efficience. Cette harmonisation bénéficiera dans tous les cas d'une recherche et d'un enseignement structurés à l'échelle européenne.

Application de la réglementation européenne

Même si la réglementation européenne en vigueur a été élaborée avec des représentants de chaque État membre et même si cette réglementation constitue des normes minimales de qualité, l'application de certaines dispositions des directives 2002/98/CE et 2004/33/CE soulève inévitablement des difficultés. Sur le plan organisationnel, la désignation par les États membres d'une autorité ou des autorités responsables de la mise en œuvre de la directive 2002/98/CE pose un problème aux États qui n'avaient pas jusque-là de service national du sang ou d'organisation nationale en charge de la transfusion et/ou de l'hémovigilance. De même, la désignation d'une « personne responsable » a constitué une difficulté, aujourd'hui résolue, à l'Allemagne, qui en avait jusque-là deux (responsable de production et responsable du contrôle) [19]. Le Royaume-Uni a dû modifier sa réglementation pour éviter tout empêchement de fonctionner lié à l'impératif que l'entretien individuel précédant le don soit assuré par un « professionnel du secteur médical ». La transposition stricte se serait traduite par l'obligation pour ce pays d'introduire des médecins et des infirmiers là où des assistants de santé (aide-soignants) exercent cette activité de sélection pré-don sous la responsabilité d'un médecin ou d'un infirmier [20]. Une modification spécifique de la réglementation du Royaume-Uni a permis de lever cette difficulté. Sur le plan de la sélection des candidats au don, l'imposition d'un dosage d'hémoglobine pré-don et d'un seuil d'acceptation à 125 g/L pour les femmes et 135 g/L pour les hommes, bien que légitime sur le plan de la santé publique, particulièrement pour les donneuses, représente une difficulté pour le Royaume-Uni et pour la France. Pour le Royaume-Uni, le relèvement du seuil, qui jusque-là était à 120 g/L et 130 g/L [21], sera inévitablement à l'origine d'une perte de donneurs [20]. Cette perte prévisible de donneurs se posera de manière plus importante à la France qui n'appliquait pas ce critère de sélection des candidats au don jusque-là. La directive 2004/33/CE a conduit ce pays à finaliser rapidement des études nécessaires pour prévoir une introduction rationnelle de ce critère, en faisant évoluer les méthodes utilisées jusque-là, ni sensibles, ni spécifiques [22] et en saisissant cette occasion pour introduire une prise en charge médicale de la carence martiale très souvent associée à une anémie chez les donneuses [23]. Enfin, dernier exemple d'une liste non exhaustive, l'intégration d'une notification à l'autorité compétente de tout incident indésirable grave lié à une étape de chaîne transfusionnelle, de la collecte à la distribution, et de toute réaction indésirable grave observée au cours ou à la suite de la transfusion, dans les systèmes d'hémovigilance basés jusqu'à présent sur la déclaration volontaire, constituera certainement une difficulté à résoudre.

Pour toutes ces situations, seule une collaboration étroite entre les opérateurs (établissement de transfusion sanguine, dépôts de sang hospitaliers) et les autorités sanitaires dont ils dépendent permettra d'aboutir à une transposition effective et non bloquante. La mutualisation d'expériences réussies entre pays devrait être encouragée et s'avérer utile. Quant au financement de ces évolutions, il devra être estimé et décidé dans chaque État membre.

Evolutions réglementaires

La directive 2002/98/CE a annoncé dans son article 29 que certaines exigences techniques feraient l'objet de directives ultérieures. Cela s'est traduit par une première directive « fille » (2004/33/CE) qui a précisé certaines exigences (voir ci-dessus). D'autres directives « filles » sont annoncées, qui devront préciser les exigences en matière de traçabilité, les normes et spécifications communautaires relatives à un système de qualité dans les établissements de transfusion sanguine, et les procédures communautaires de notification des incidents et réactions indésirables graves et la forme de la notification. Au-delà de ces évolutions réglementaires annoncées, il y aura, comme pour toute réglementation, un besoin d'évolution pour l'adapter à l'état de l'art.

Ce travail de finalisation d'un premier état de la réglementation européenne puis de préparation de son évolution reposera principalement, comme jusqu'alors, sur les représentants des États membres dans les groupes d'experts de la Commission européenne. On ne peut qu'encourager chaque État à désigner de vrais experts praticiens du domaine de la transfusion sanguine, disposant aussi de solides connaissances des rouages impliqués dans la préparation des textes réglementaires européens et travaillant en lien étroit avec les autorités sanitaires de leur pays en charge de ces questions. Il sera souhaitable que la Commission utilise au mieux l'expertise du Conseil de l'Europe, en évitant chaque fois que possible des discordances entre les recommandations du Conseil de l'Europe et la réglementation européenne. On ne peut qu'encourager dans ce même sens l'*European Blood Alliance* (et d'autres organisations privées) à exprimer son avis, à la fois pour limiter les exigences de la Commission aux prérogatives fixées par l'Union européenne (éviter les textes trop détaillés) et surtout pour obtenir une réelle efficacité/applicabilité au service des malades. Enfin, il sera souhaitable que les pays décidant d'appliquer des exigences plus strictes que les exigences réglementaires évitent toute surenchère qui n'apporterait pas un bénéfice réel aux patients. Là encore, la mutualisation des expériences de chaque État membre sera un atout important.

Harmonisation des pratiques

Les recommandations du Conseil de l'Europe diffusées très largement depuis de nombreuses années, et beaucoup plus récemment la réglementation européenne, ayant stimulé l'organisation et/ou le développement de services nationaux du sang, ont été et resteront des facteurs puissants d'harmonisation dans les activités des établissements de transfusion sanguine et des dépôts de sang hospitaliers. Néanmoins, pour que cette harmonisation progresse, il faudra compléter les outils existants pour améliorer le recueil des données qui permettent d'analyser et de mieux comprendre les différences organisationnelles et techniques au niveau des différents processus de cette chaîne transfusionnelle, depuis les prélèvements (incluant promotion et sélection des candidats au don) jusqu'à la distribution dans les établissements de transfusion sanguine et les dépôts de sang hospitaliers et à l'hémovigilance. Ces données incluent les résultats de dépistage d'agents infectieux et les données épidémiologiques concernant les donneurs et la population en général. Dans les établissement de transfusion sanguine, c'est certainement la médecine du don, encore très hétérogène dans ses approches, du recrutement et de la formation des donneurs à la sélection des candidats au don, qui devrait à notre sens bénéficier le plus d'une harmonisation des pratiques. L'outil d'enquête des pratiques de sélection des candidats au don mis en œuvre par le Réseau européen des sociétés savantes de médecine transfusionnelle [16], avec une enquête complémentaire récente [24], devrait permettre de mesurer l'impact de la directive 2004/33/CE sur ce point, et d'en déduire des propositions de solutions communes. Dans ce domaine, la diffusion la plus large des principes éthiques de non-rémunération des donneurs et d'absence de profit pour les organisations en charge des prélèvements, de la préparation, du contrôle et de la distribution des produits sanguins labiles devra être stimulée par les pays qui les appliquent déjà, dans le but d'écarter la possibilité d'une exploitation commerciale de ces produits d'origine humaine.

Une autre partie de la chaîne transfusionnelle devrait bénéficier de très larges apports d'une amélioration européenne : celle qui est située dans les établissements de santé, et plus précisément, au lit du malade. En effet, les indications de la transfusion de produits sanguins labiles et les facteurs importants de la sécurité transfusionnelle pour les patients dans les établissements de santé sont restés et resteront probablement longtemps hors du champ de la réglementation européenne. Des indications sur la pratique transfusionnelle sont données dans le guide du Conseil de l'Europe [5, p. 239-257], et la publication récente de résumés des caractéristiques des produits par le Conseil de l'Europe complétera cet outil en définissant en particulier les indications de chaque produit sanguin labile. Malgré cela, c'est à ce niveau que survient encore aujourd'hui un nombre important d'erreurs susceptibles de nuire à la sécurité du receveur [25-28]. Le Conseil de l'Europe, l'*European Blood Alliance* et le Réseau européen des sociétés savantes de médecine transfusionnelle sont certainement les organisations les mieux placées pour élaborer des recommandations, les diffuser dans chaque État membre et concevoir les outils nécessaires pour suivre l'impact des recommandations. L'objectif pour ce point doit être clair : la diminution objective de la fréquence des erreurs humaines survenant tout au long de la chaîne transfusionnelle et particulièrement dans les établissements de santé, susceptibles de menacer la santé du patient.

De la même manière, ces organismes devront s'attacher à diffuser des recommandations rappelant et actualisant régulièrement les indications établies pour la transfusion de chaque produit sanguin labile. L'objectif est de réduire l'hétérogénéité considérable des indications en Europe, reflétée, au moins partiellement, par l'hétérogénéité du nombre de produits sanguins labiles transfusés par 1 000 h [11, 14]. Ce rappel de l'impératif de respecter les indications reconnues doit être envisagé pour l'avenir dans une perspective renouvelée de l'autosuffisance européenne. En effet, le vieillissement de la population et le traitement de patients atteints de leucémie ou de cancer en nombre accru et à un âge de plus en plus avancé, traitements devant être accompagnés de transfusions, peut aboutir à une augmentation des besoins en produits sanguins labiles. C'est dans cette perspective qu'un strict respect des indications reconnues permettra d'organiser au mieux le partage de la ressource précieuse que constituent les produits sanguins labiles.

Recherche

L'Europe de demain doit à notre sens se doter d'une recherche plus active dans les différents domaines de la médecine transfusionnelle. Le domaine de l'épidémiologie des maladies infectieuses transmissibles par les produits sanguins labiles est certainement le plus actif aujourd'hui. Chaque État membre est concerné par la prévention du risque transfusionnel et des moyens importants sont mis en œuvre au service de cette recherche. Cela a concerné récemment notamment le variant de la maladie de Creutzfeldt-Jakob avec l'ajournement des candidats au don ayant été transfusés, progressivement étendu à de nombreux pays européens, et le virus du Nil occidental, avec les adaptations des modalités de sélection clinique des candidats au don. Mais d'autres risques font également l'objet de mesures très hétérogènes. À titre d'exemple, il en va ainsi du risque de transmission de *Trypanosomas cruzii* (maladie de Chagas) et du risque de transmission de maladies virales liées à certains comportements sexuels (relations sexuelles avec des partenaires originaires de ou ayant vécu en Afrique subsaharienne). Seule l'exploitation de données épidémiologiques pertinentes dans le cadre d'une véritable recherche permettra d'élaborer, de justifier et de suivre l'efficacité de nouvelles mesures de sélection clinique des candidats au don, mais aussi de nouveaux tests de détection de pathologies virales (dépistage génomique viral) ou bactériennes (détection bactérienne dans les produits sanguins labiles) ou encore de méthodes d'inactivation des pathogènes. Dans ces domaines, le projet multicentrique BOTIA (*Blood and Organ Transmissible Infectious Agents)* constitue un bon exemple de projet de recherche collaborative européen. Les pays constituant le groupe BOTIA sont l'Angleterre, la Belgique, l'Espagne, la France, l'Italie et les Pays-Bas. Ce projet, bénéficiant d'un financement récemment accordé par la Commission européenne, prévu pour une durée de trois ans, a pour objectif de constituer une biothèque européenne d'échantillons de donneurs et de receveurs recueillis avant et après transfusion ou greffe, de recourir à cette biothèque pour déterminer la transmissibilité de l'épidémiologie des agents émergents, de contribuer à l'amélioration constante des critères de sélection des donneurs de sang et d'identifier les limites et les failles des mesures préventives actuelles [29]. Les données issues de cette recherche et des recommandations sécuritaires seront mises à la disposition des autorités de santé.

L'économie de la santé en médecine transfusionnelle est une thématique de recherche qui devrait à notre sens être largement développée. L'objectif est clairement de mettre à disposition des États membres les solutions les plus efficientes, c'est-à-dire les solutions les plus acceptables au regard de l'état de l'art, impliquant la meilleure sécurité transfusionnelle pour le meilleur coût. Cela concerne d'abord des aspects directement médicaux, comme la réévaluation régulière des indications de la transfusion de produits sanguins labiles. Ainsi, la recherche sur les seuils de transfusion de concentrés de globules rouges homologues ou sur les règles de définition des doses de concentrés plaquettaires à transfuser, à la suite de ce qui a été publié antérieurement [30-32], doit permettre la mise à jour régulière des règles d'utilisation des produits sanguins labiles pour réduire au minimum leur utilisation et accroître leur disponibilité potentielle. La recherche sur les alternatives à la transfusion de produits sanguins labiles et sur ses prolongements, et en particulier sur les biothérapies (thérapies cellulaires et géniques), doit s'inscrire naturellement dans cette perspective. Il en va de même pour l'analyse et la prévention de complications encore mortelles de la transfusion de produits sanguins labiles, telles que les accidents d'incompatibilité immuno-hématologique [28] ou les *Transfusion Related Accute Lung Injuries* (TRALI) [33]. Cette recherche doit être également consacrée à l'évaluation du rapport coût/bénéfice des systèmes organisationnels existants et à venir. A titre d'exemple, ce type de recherche devra faire évoluer la conception du maillage de chaque État membre entre établissements de transfusion sanguine et établissements de santé pour assurer en permanence le meilleur service transfusionnel, sans risquer de mettre en péril la vie du patient en raison d'un retard ou d'une absence de transfusion [34]. Il en va de même pour l'évaluation dans une optique scientifique du rapport coût/bénéfice de chaque nouvel équipement ou nouvelle méthode (incluant l'automatisation et les systèmes informatisés) développés et proposés par un fournisseur, dans tous les domaines de la médecine transfusionnelle.

Enseignement

Un bilan de la formation initiale et de la formation continue en médecine transfusionnelle, établi dans le cadre d'une enquête conduite par le Réseau européen des sociétés savantes de médecine transfusionnelle [10, 11], a montré de grandes discordances entre les différents pays de l'Union européenne. Cela peut aller jusqu'à l'absence de formation à la médecine transfusionnelle dans les études médicales et à l'absence d'une spécialité de médecine transfusionnelle reconnue. Les diplômes pour exercer dans un établissement de transfusion sanguine ou un dépôt de sang hospitalier sont très différents d'un pays à l'autre, à la fois pour les médecins, mais également pour les infirmiers et les techniciens de laboratoires. A ce jour, le Conseil de l'Europe et l'Ecole européenne de médecine transfusionnelle sont à notre connaissance les deux institutions qui assurent des formations initiales et continues dans différents pays d'Europe. Il n'en reste pas moins que l'Europe transfusionnelle de demain devra s'attacher à définir en commun les modalités de la formation initiale pour les médecins, pharmaciens et scientifiques travaillant dans les établissements de transfusion sanguine, et également pour les infirmiers et les techniciens de laboratoires, ainsi que pour les médecins destinés à prescrire et transfuser des produits sanguins labiles à des patients. L'organisation d'un véritable enseignement européen de médecine transfusionnelle devra également s'attacher à développer les outils pédagogiques nécessaires (incluant la mise à disposition des connaissances et leur évaluation sur des supports informatisés) pour établir la qualification des personnels concernés, et suivre régulièrement l'adaptation de compétences à leurs métiers. Cet enseignement organisé à l'échelle européenne constituera un outil fondamental pour le partage des connaissances, la mutualisation des expériences et l'harmonisation des pratiques dans tous les secteurs d'activité de la chaîne transfusionnelle.

Conclusion

Il existe aujourd'hui, chez les professionnels de la transfusion, un déficit certain de connaissances concernant les mécanismes de fonctionnement des institutions européennes en charge des activités de médecine transfusionnelle, particulièrement l'Union européenne et le Conseil de l'Europe. Il est important que, dans chaque État membre, la diffusion de ces connaissances soit organisée de manière très large. Cette prise de conscience de l'apport des structures européennes à l'amélioration continue des activités transfusionnelles au service de la sécurité des patients et dans le respect des principes éthiques fondamentaux pour le don du sang et la transfusion permettra de réduire les hétérogénéités d'un pays à l'autre, particulièrement en matière d'indication d'utilisation de produits sanguins labiles et en matière d'incidents transfusionnels et donc de sécurité transfusionnelle pour les citoyens européens.

Remerciements

L'auteur tient à remercier Frances Delaney, Karl-Friedrich Bopp, Emmanuelle Jean, Eila Sandborg et Claudio Velati, pour la transmission des documents et/ou des sources documentaires qui ont permis la préparation du manuscrit. Les vues et interprétations exprimées dans ce chapitre sont celles de l'auteur et ne reflètent pas nécessairement celles des organismes pour lesquels l'auteur travaille.

Références

1. Présentation et fonctionnement des institutions de l'Union Européenne. http://europa.eu.int/institutions/index_fr.htm.
2. L'Union Européenne. http://www.senat.fr/europe/diaporama_2004.html
3. Conseil de l'Europe. http// www.coe.int
4. Genetet B. *La transfusion sanguine : un demi-siècle de contribution du Conseil de l'Europe*. Strasbourg : Éditions du Conseil de l'Europe, 1998 : 1-41.
5. *Guide pour la préparation, l'utilisation et l'assurance de qualité des composants sanguins* (11ème ed.). Strasbourg : Éditions du Conseil de l'Europe, 2005 : 1-257.

6. Directive 2002/98/CE du Parlement Européen et du Conseil du 27 janvier 2003 établissant des normes de qualité et de sécurité pour la collecte, le contrôle, la transformation, la conservation et la distribution du sang humain, et des composants sanguins, et modifiant la directive 2001/83/CE. *Journal Officiel de l'Union Européenne* du 8/02/2003.
7. Directive 2004/33/CE de la Commission du 22 mars 2004 portant application de la directive 2002/98/CE du Parlement Européen et du Conseil concernant certaines exigences techniques relatives au sang et aux composants sanguins. *Journal Officiel de l'Union Européenne* du 30/03/2004.
8. Leikola J, van Aken WG. European Blood Alliance Founded. *Vox Sang* 1998 ; 75 : 259.
9. Rouger P. Transfusion medicine in Europe. *Transfus Clin Biol* 2004 ; 11 : 11-4.
10. Müller N. Training and education – with a view of the involvement in Germany. *Transfus Clin Biol* 2004 ; 11 : 15-7.
11. Rouger P, Hossenlopp C. Blood transfusion in Europe. *The White Book 2005*. Ronquette MJ, éd. Paris, 2005 : 21-285.
12. Faber JC. Work of the European Haemovigilance Network (EHN). *Transfus Clin Biol* 2004 ; 11 : 2-10.
13. Directive 2001/83/CE du Parlement Européen et du Conseil du 6 novembre 2001 instituant un code communautaire relatif aux médicaments à usage humain. *Journal Officiel de l'Union Européenne* du 28/11/2001.
14. Van der Poel CL, Janssen MP. Report on the collection, testing and use of blood and blood products in Europe in 2003. Strasbourg : Éditions du Conseil de l'Europe, 2005.
15. Mascaretti L, James V, Barbara J, Cárdenas JM, Blagoevska M, Haračić M, Rossi U. Comparative analysis of national regulations concerning blood safety across Europe. Transfus Med 2004 ; 14 : 105-11.
16. Folléa G. Donor selection : similarities and discrepancies throughout Europe. Communication. 11th EURO'SAT (Seminars for advances in transfusion). Paris, 21/10/2003.
17. Velati C. Le réseau européen des sociétés savants de Médecine Transfusionnelle (EuroNet-TMS). Communication. Les 10 ans de l'Institut National de Transfusion Sanguine. Paris, 28 juin 2004.
18. Faber JC.The European Blood Directive : a new era of blood regulation has begun. *Transfus Med* 2004 ; 14 : 257-73.
19. Müller N. The EU-Directive from the German point of view. *Transfus Today* 2005 ; 62 : 11.
20. Robinson AE. The European Union : blood safety & quality regulations 2005. *Transfus Today* 2005 ; 62 : 6-7.
21. Boulton F. Threshold concentration of haemoglobin in donor blood. *Vox Sang* 1999 ; 77 : 108-9.
22. James V, Jones KF, Turner EM, Sokol RJ. Statistical analysis of inappropriate results from current Hb screening methods for blood donors. *Transfusion* 2003 ; 43 : 400-4.
23. Boulton F. Managing donors an iron deficiency. *Vox Sang* 2004 ; 87 (Suppl. 2) : S22-S24.
24. Folléa G. Donor selection throughout Europe. Communication XVth ISBT European Regional Conference. Athens 5/07/2005.
25. Baele PL, De Bruyere M, Deneys V, Dupont E, Flament J, Lambermont M, Latinne D, Steensens L, Van Camp B, Waterloos H. Bedside transfusion errors. A prospective survey by the Belgium SAnGUIS Group. *Vox Sang* 1994 ; 66 : 117-21.
26. Andreu G, Morel P, Forestier F, Debeir J, Rebibo D, Janvier G, Herve P. Hemovigilance network in France : organization and analysis of immediate transfusion incident reports from 1994 to 1998. *Transfusion* 2002 ; 42 : 1356-64.
27. Serious Hazards of Transfusion Annual Report 2003. Manchester, UK : Serious Hazards of Transfusion Office, Manchester Blood Centre ; 2004.

28. Rouger P. Evolution des risques transfusionnels en 15 ans (1987-2002). *Ann Fr Anesth Réan* 2004 ; 23 : 1102-6.

29. Lefrère JJ. Le projet BOTIA ("Blood and Organ Infectious Agents"): une biothèque et un observatoire européens des agents transmissibles par le sang ou la greffe d'organes. *Transfus Clin Biol* 2005 ; 12 : 93-4.

30. Hebert PC, Wells G, Blajchman MA, Marshall J, Martin C, Pagliarello G, Tweeddale M, Schweitzer I, Yetisir E. A multicenter, randomized, controlled clinical trial of transfusion requirements in critical care. Transfusion Requirements in Critical Care Investigators, Canadian Critical Care Trials Group. *N Engl J Med* 1999 ; 340 : 409-17.

31. Tinmouth A, Tannnock IF, Crump M, Tomlinson G, Brandwein J, Minden M, Sutton D. Low-dose prophylactic platelet transfusions in recipients of an autologous peripheral blood progenitor cell transplant and patients with acute leukaemia: a randomized controlled trial with a sequential Bayesian design. *Transfusion* 2004 ; 44 : 1711-9.

32. Sensebe L, Giraudeau B, Bardiaux L, Deconinck E, Schmidt A, Bidet ML, Leniger C, Hardy E, Babault C, Senecal D. The efficiency of transfusing high doses of platelets in hematologic patients with thrombocytopenia : results of a prospective, randomized, open, blinded end point (PROBE) study. *Blood* 2005 ; 105 : 862-4.

33. Kleinman S, Caulfield T, Chan P, Davenport R, McFarland J, McPhedran S, Meade M, Morrison D, Pinsent T, Robillard P, Slinger P. Toward an understanding of transfusion-related acute lung injury: statement of a consensus panel. *Transfusion* 2004 ; 44 : 1774-89.

34. Lienhart A, Auroy Y, Péquignot F, Benhamou D, Jougla E. Premières leçons de l'enquête « mortalité » Sfar – Inserm. In : *Conférences d'actualisation* 2003. 45ème *Congrès national d'anesthésie et de réanimation*. Paris : Elsevier, 2003 : 203-18.

Transfusion-hôpital : quelle collaboration ?

Jean-Yves Muller, Philippe Richebe, Véronique Betbèze,
Pierre Fialon, Gérard Janvier

La collaboration transfusion/hôpital est centrée sur la prescription d'un acte médical : la transfusion sanguine. Cet acte, dans sa préparation et son efficacité, doit être accompagné en premier lieu d'une logistique d'établissement de santé faisant l'objet d'une contractualisation scientifique et économique. Le deuxième accompagnement est de type relationnel puisqu'il fait appel à des mises en commun de certaines structures. Ces approches sont d'ailleurs réglementées par les réunions du Comité de sécurité transfusionnelle et d'hémovigilance où sont débattus les sujets impliquant à la fois les établissements de santé et les établissements de transfusion sanguine.

La collaboration transfusion/hôpital doit prioritairement veiller à ce que l'acte transfusionnel fasse l'objet de formation et de confrontation régulière des deux établissements (établissement de santé/établissement de transfusion sanguine), tout particulièrement dans l'environnement sécuritaire, en s'assurant que l'exhaustivité de la traçabilité des produits délivrés et transfusés soit la plus forte possible. La relation ne doit pas ignorer l'aspect financier de la prescription de produits sanguins et justifie de la part des deux structures des évaluations quant aux pratiques professionnelles et à l'accompagnement des prescriptions. Ces points relationnels seront débattus dans les différentes parties de ce chapitre.

Ces relations résultent d'un partage des tâches entre établissement de transfusion sanguine et établissement de santé qui se décline aussi bien sur le plan médical que sur le plan organisationnel et le plan administratif.

Au plan médical, les différentes actions qui aboutissent ou qui découlent de la transfusion sanguine se succèdent et se superposent ou se juxtaposent dans le temps avec deux lignes de force : traiter le patient, prévenir toute pathologie iatrogène. Très en amont de l'acte transfusionnel, la politique de prévention de l'alloimmunisation fœto-maternelle contribue, en prévenant l'allo-immunisation anti-rhésus, à prévenir une immunisation potentiellement dangereuse pour une situation de transfusion future réalisée en situation d'urgence vitale. Les autres mesures visant à préserver l'avenir transfusionnel du patient sont prises au cours de la transfusion elle-même ou de sa préparation et concernent, elles aussi, l'allo-immunisation. Quelle que soit la situation, trois partenaires participent à l'acte transfusionnel : l'établissement de santé qui prescrit, réalise et suit cet acte transfusionnel, l'établissement de transfusion sanguine chargé de la distribution du sang, le laboratoire d'immuno-hématologie qui est responsable de la sécurité immunologique de la transfusion en définissant les paramètres immunologiques du produit transfusionnel à proposer à chaque patient. Cette trilogie est surmontée d'un système de vigilance dont la mission est de recenser les effets indésirables de la transfusion sanguine et de prendre toute mesure susceptible d'améliorer les pratiques transfusionnelles. La mise en place de l'hémovigilance résulte d'une politique volontariste [1-3], elle repose sur un système triangulaire avec des acteurs identifiés et mandatés au sein des établissements de transfusion sanguine, des établissements de santé, et des Directions régionales de l'action sanitaire et sociale : les hémovigilants [4]. À ce dispositif s'ajoute une instance d'interface entre établissement de transfusion sanguine et établissement de santé qui est le Comité de sécurité transfusionnelle et d'hémovigilance. L'instauration de celui-ci est obligatoire dans les établissements publics de santé et recommandée au sein de chaque structure de soins privée réalisant des transfusions sanguines [3]. Cette instance doit coordonner la politique transfusionnelle entre l'établissement de transfusion sanguine et l'établissement de santé concerné. Elle doit également tenir compte d'une politique transfusionnelle régionale.

On peut analyser les relations transfusionnelles entre établissement de transfusion sanguine et établissement de santé, en analysant les structures d'interface qui leur permettent de fonctionner en s'ajustant mutuellement. Néanmoins, les interactions qui s'établissent entre les différents partenaires peuvent aussi être explorées en analysant les situations médicales auxquelles ils sont confrontés et les outils développés pour faire face à chacune d'entre elles. En effet, chaque situation nécessite une déclinaison de la pratique transfusionnelle modulée par les circonstances, l'urgence, la possibilité de programmation, le lieu, la proximité des protagonistes.

De ces nécessités médicales découlent des modalités organisationnelles, largement délimitées par un important corpus de textes réglementaires. Enfin, les contraintes et les logiques institutionnelles conduisent à décliner les relations transfusionnelles entre établissement de transfusion sanguine et établissement de santé sous de multiples formes adaptées aux circonstances locales.

Il n'en reste pas moins que chaque cas particulier devra trouver des solutions administratives permettant à une multiplicité de situations de se conformer à ce cadre réglementaire tout en respectant les impératifs médicaux. Cet ordre logique qui devrait structurer les relations établissement de santé-établissement de transfusion sanguine, en allant des impératifs médicaux aux dispositions administratives en passant par les solutions organisationnelles, n'est pas toujours respecté et le poids des structures administratives aussi bien que des modalités d'organisation imposées sans analyse des besoins médicaux conduit, dans de nombreux cas, à des situations de fonctionnement dysharmonieux. Au plan administratif, et nous entendrons essentiellement ici la nature et l'objet des structures coopérant administrativement à l'acte transfusionnel, il nous semble en effet intéressant de discuter comment ces structures, parce qu'elles sont différentes en statut, en taille, en mode de gestion, peuvent influer sur la réalisation de l'acte transfusionnel.

Les relations médicales

Les bases médicales de la prescription de produits sanguins labiles

Les relations médicales entre Établissement français du sang et établissement de santé ont pour vocation de mettre en place des outils permettant de répondre à des besoins en produits sanguins labiles dans un but essentiellement substitutif, en résolvant des problématiques de compatibilité et de disponibilité. Les solutions doivent, en outre, respecter scrupuleusement les contraintes imposées par l'origine biologique du produit dont la disponibilité est nécessairement limitée, et qui comporte les risques inhérents à cette origine. La sécurité du patient et l'épargne des produits sanguins labiles est donc au centre des relations médicales concernant la transfusion sanguine. C'est dire que les relations inter-individuelles qui conditionnent les relations médicales entre structures s'établissent sur les frontières parfois incertaines des domaines de compétences et de responsabilité de chacun.

Les principes de la bonne utilisation des produits sanguins labiles, pour ce qui est des indications, ont été rassemblés dans les documents produits par des conférences d'experts réunis sous l'égide de l'AFSSAPS : ils constituent des documents de référence [5-8] fondés sur l'évaluation des éléments de preuve médico-scientifique contribuant à l'élaboration d'une recommandation. Appuyée sur ces éléments, la pertinence des indications transfusionnelles est parfaitement documentée, y compris dans ses incertitudes, et c'est surtout sur la diffusion de ces documents, comme référentiel médical et leur adaptation aux circonstances locales, que la collaboration entre Établissement français du sang et établissement de santé doit s'exercer.

La disponibilité des produits sanguins labiles au bon endroit et au bon moment est un sujet qui conditionne l'efficience de la transfusion sanguine et qui est un aspect essentiel des relations médicales entre établissements de transfusion sanguine et établissements de santé. Ce problème est aisément réglé lorsque les structures sont proches et que la totalité des compétences de l'établissement de transfusion sanguine se trouve à proximité des centres d'utilisation de l'établissement de santé ; en revanche, il devient critique dès que l'établissement de transfusion sanguine est éloigné de l'unité hospitalière susceptible d'avoir des besoins urgents de transfusion de produits sanguins labiles. Ces conditions d'éloignement cristallisent ou sont génératrices de difficultés tournant essentiellement autour de la chirurgie et de l'urgence. Elles concernent notamment quatre domaines :

- les prescriptions anticipées de produits sanguins labiles autologues ou homologues pour une utilisation future potentielle, essentiellement dans le cadre d'interventions chirurgicales programmées ;
- les prescriptions surabondantes dites de précaution, liées à la crainte d'être confronté à un saignement plus abondant qu'attendu ;
- les prescriptions pour distribution échelonnée des produits sanguins labiles en situation chirurgicale pour un établissement de santé proche d'un Établissement français du sang, visant, par une mise à disposition fractionnée, à en épargner une utilisation excessive ;
- la mise à disposition de stocks d'urgence utilisables en situation d'urgence vitale avant que les examens de compatibilité adaptés et les produits sanguins labiles correspondants puissent parvenir au lit du malade. La mise à disposition de ces stocks est encadrée conventionnellement et correspond à la mise à disposition de concentrés de globules rouges de groupe O. L'extension à d'autres phénotypes érythrocytaires correspond de fait à une délégation de responsabilité immuno-hématologique à l'établissement de soins dont l'étendue doit être très strictement évaluée.

Cette difficulté de garantir une disponibilité des produits sanguins labiles adaptée à chaque situation géographique, aux différents contextes cliniques et aux diverses modalités de prise en charge thérapeutique des patients doit être solutionnée par la mise en place d'organisations coordonnées entre établissements de transfusion sanguine et établissements de santé pour assurer un approvisionnement satisfaisant.

L'utilisation de systèmes de transport performants et sécurisés est un des moyens possibles.

Lorsque les délais obtenus ne sont plus compatibles avec les attentes médicales, la solution la plus adaptée est la création de dépôts de sang. Ce sont des structures de distribution assurées par les établissements de santé en relation avec l'Établissement français du sang et sous l'égide de convention entre ces établissements ainsi que d'une autorisation d'ouverture. Ces dépôts de sang doivent faciliter la disponibilité des produits sanguins labiles. Plusieurs modes de fonctionnement peuvent être choisis pour s'adapter au mieux aux contraintes des établissements de santé et des établissements de transfusion sanguine :

- **Dépôts d'urgence :** ils disposent d'un nombre limité de produits, concentré de globules rouges de groupe O rhésus négatif et de plasma frais congelé de groupe AB. Leur distribution ne se fait que dans le cadre d'une urgence transfusionnelle que ne permet pas un approvisionnement à partir d'un site de distribution de l'Établissement français du sang dans des délais satisfaisants.
- **Dépôts attributifs :** ils disposent d'un nombre plus important de produits sanguins labiles pour permettre une attribution de produits avec appariement dans les groupes ABO, Rhésus et selon les phénotypes d'autres groupes. Ces dépôts doivent disposer des données immuno-hématologiques, de logiciels adaptés à la gestion des stocks, à la traçabilité et aux contrôles de sécurité conformément aux règles des bonnes pratiques de distribution.
- **Dépôts relais** dans lesquels sont entreposés pendant la période péri-chirurgicale ou à risque transfusionnel des produits sanguins labiles déjà attribués nominativement par l'établissement de transfusion sanguine à des patients attitrés.
- **Dépôts assurant une réattribution à un autre établissement de santé :** cette situation est acceptée, soit de façon régulière, soit uniquement dans le cadre de l'urgence vitale. Ces situations, en fait rares, doivent faire l'objet de convention entre les établissement de santé concernés et l'Établissement français du sang de façon à définir les modalités de fonctionnement et les responsabilités des différents intervenants. Elles ne sont à envisager que pour des territoires de santé dépourvus de sites de l'Établissement français du sang à proximité mais incluant des établissements de santé à activité transfusionnelle.

Ces organisations qui aboutissent à la création de dépôts facilitent la disponibilité des produits sanguins labiles pour les établissements de santé éloignés de sites de distribution. En revanche, elles ont pour effets négatifs une dispersion et une immobilisation du stock de produits sanguins labiles. L'établissement de santé et l'établissement de transfusion sanguine doivent, dans le respect des contraintes réglementaires et en fonction des besoins et des organisations, définir les procédures entre les établissements de transfusion sanguine et les dépôts, notamment en ce qui concerne la formation des personnels, les procédures de transport, de conservation, de distribution, de gestion des urgences et éventuellement de reprise par l'Établissement français du sang des produits sanguins labiles utilisés de manière que l'établissement de santé puisse garantir, en permanence, à l'établissement de transfusion sanguine une conservation conforme et identique en tous points à celle qu'assurerait l'Établissement français du sang.

Les principes de base de la compatibilité transfusionnelle sont de même bien établis. En revanche, les éléments utilisés pour en promouvoir la connaissance sont souvent moins accessibles aux cliniciens. C'est ainsi que le positionnement des recherches d'anticorps anti-érythrocytaires irréguliers par rapport aux dates de transfusion est source de discussions, d'interrogations et de contestations qui pourraient être éclairées par la diffusion des éléments de preuves étayant les recommandations qui deviendraient alors plus lisibles. Une démarche d'élaboration de recommandations pour les indications des prescriptions d'examens pré- et post-transfusionnels analogue à celle de l'AFSSAPS pour les indications des produits sanguins labiles aura dans l'avenir cette vertu éclairante. Elle devra prendre en compte, en plus de l'avis des experts immuno-hématologistes, l'expérience des différentes catégories de prescripteurs, afin que la rédaction de règles immunologiquement fondées puisse être adaptée aux situations cliniques susceptibles d'en compliquer l'application [9]. La mise en œuvre de ces règles est une des missions des Établissements français du sang qui assurent, par l'intermédiaire des responsables des services de distribution des produits sanguins labiles, le conseil transfusionnel. Pour être pleinement adapté et sécurisé, ce conseil repose sur la transmission à l'Établissement français du sang ou au dépôt de l'établissement de santé, par les médecins prescripteurs, des éléments cliniques qui permettent un choix de produits sanguins labiles adaptés : historique transfusionnel, allo-immunisation, déficit immunitaire, antécédents d'accidents transfusionnels, etc.

Le Comité de sécurité transfusionnelle et d'hémovigilance

Il représente au plan local un outil de coordination médicale entre établissement de santé et établissement de transfusion sanguine, mis en place à la suite d'un texte circulaire du 7 juillet 1994 [3] intégré au Code de santé publique (Art R.66612-15). Sa mise en place, obligatoire pour les établissements de santé publics utilisateurs de produits sanguins labiles, recommandée pour les établissements de santé privés, doit se faire sur l'initiative du directeur de l'établissement de santé. Sa composition réglementaire comporte des membres de droit : le directeur général de l'établissement de santé, le directeur général de l'établissement de transfusion sanguine distributeur, les correspondants d'hémovigilance de l'établissement de santé et de l'établissement de transfusion sanguine, des représentants des personnels médicaux, soignants, médico-techniques et administratifs, notamment ceux des principaux services utilisateurs de produits sanguins labiles, le coordonnateur régional d'hémovigilance, le responsable du centre régional de pharmacovigilance, le correspondant au sein de l'établissement du Centre régional de pharmacovigilance pour les médicaments dérivés du sang.

Le Comité de sécurité transfusionelle et d'hémovigilance d'établissement a pour mission de veiller à la mise en œuvre des règles et procédures transfusionnelles et de contribuer, par ses études et par ses propositions, à l'amélioration de la sécurité des patients transfusés. Il est notamment chargé de la coordination des actions d'hémovigilance entreprises au sein de l'établissement de santé et, à cet égard, il s'assure, auprès des services concernés de la présence, dans le dossier médical du patient, du dossier transfusionnel et, le cas échéant, de la copie de la fiche d'incident transfusionnel. Il est saisi, en vue d'améliorer l'efficacité de l'hémovigilance, de toute question relative à la collaboration des systèmes correspondants de l'établissement de transfusion sanguine et de l'établissement de santé, et plus généralement des circuits de transmission des informations transfusionnelles. Il se tient informé des conditions de fonctionnement des dépôts de produits sanguins labiles. Il doit être averti des incidents transfusionnels inattendus ou indésirables et concevoir toute mesure destinée à y remédier. Il propose à la commission médicale d'établissement un programme de formation à la sécurité transfusionnelle destiné aux personnels concernés et lui remet un rapport annuel d'activité.

Ce Comité, dont l'un des intérêts est de décliner en termes adaptés à la situation locale les principes élaborés au plan national, gagnerait à être relayé par un Comité national de sécurité transfusionnelle et d'hémovigilance auquel pourraient être soumises les problématiques rencontrées par les établissements de santé pour l'application de préconisations générales qui s'adaptent mal à certaines conditions médicales ou territoriales d'utilisation de la transfusion sanguine.

L'hémovigilance

La définition de l'hémovigilance comprend les notions de sécurité transfusionnelle et de suivi épidémiologique, ce qui, au-delà de l'intérêt de l'individu transfusé, englobe l'identification de conséquences rares, voire inédites, de la transfusion qui peuvent être séparées par des mois ou des années de l'injection du produit sanguin labile. En dehors d'aspects purement organisationnels et épidémiologiques, il est important de veiller à ce que le recueil systématique d'incidents ne soit pas une fin en soi mais qu'il ait aussi pour objet l'amélioration systématique de la sécurité transfusionnelle

La traçabilité

A la base des missions de l'hémovigilance, se situe la mise en œuvre d'une double traçabilité :

- une traçabilité descendante, allant de l'établissement de transfusion sanguine à l'établissement de santé, capable de suivre le devenir de chaque don à travers les produits sanguins labiles et le plasma de fractionnement qui en sont issus ;
- une traçabilité ascendante, remontant de l'établissement de santé vers l'établissement de transfusion sanguine qui permet, pour chaque produit sanguin injecté, d'en retrouver l'origine et l'histoire, le don d'origine, les examens de qualification, les conditions de préparation, de transformation, et les paramètres de distribution.

A ces deux traçabilités peut s'en ajouter une troisième, transversale, qui est la capacité pour chaque patient transfusé d'établir une liste exhaustive de tous les produits sanguins reçus. Pour être satisfaisante, cette dernière traçabilité nécessitera la mise en place d'un numéro d'identification unique du patient qui permettra de regrouper les données issues de transfusions pratiquées dans différents établissements de santé relevant de différents Établissements français du sang régionaux.

Néanmoins, même si les taux de traçabilité n'ont pas encore en France atteint 100 % pour la totalité des établissement de santé et établissements de transfusion sanguine, la traçabilité des produits sanguins labiles, au moins dans les deux premiers axes mentionnés, réalisée grâce à une étroite collaboration entre établissement de transfusion sanguine et établissement de santé a permis, en quelques années, de se rapprocher de cet objectif. L'hémovigilance joue, à cet égard, un rôle de relais actif assurant la transmission entre les établissements des informations concernant l'acte de transfusion. Il n'est pas aujourd'hui d'incident transfusionnel dont on ne puisse en quelques heures identifier, à partir des produits sanguins labiles injectés, tous les dons susceptibles d'être en cause (enquête ascendante) et tous les receveurs des produits autres issus de ces mêmes dons (enquête descendante). L'informatisation de cette fonction, quand elle existe, fait gagner un temps précieux, évite les risques d'erreur de transcription et facilite les enquêtes. De nombreux projets régionaux d'échanges des données transfusionnelles de la traçabilité se mettent en place. Ces transferts sont codifiés par des recommandations nationales qui homogénéisent les modes d'échanges de fichiers sous formes de « formats pivots » avec des champs de recueil de données codifiées et par le rappel des règles de sécurité telles que le cryptage, les contrats d'interface, le respect des exigences en terme de sécurité et de liberté.

La fiche d'incident transfusionnel

Elle constitue un outil précieux de la vigilance [10]. Elle permet sous un format unique de rassembler toutes les informations significatives sur les conditions de survenue d'un accident au cours ou au décours d'une transfusion, quel qu'en soit le degré d'imputabilité à la transfusion. Ces accidents font l'objet d'une cotation selon leur gravité, qui conditionne leur diffusion vers les instances régionales et nationales [10]. La responsabilité de la mise en oeuvre de ce document est partagée par les systèmes d'hémovigilance des établissements de santé et des établissements de transfusion sanguine, mais l'obligation de déclaration de l'accident incombe à tout professionnel de santé qui y assiste ou en a connaissance. Les relations d'échange et de partage de données en temps réel entre établissement de santé, établissement de transfusion sanguine, Établissement français du sang siège et AFSSAPS sont facilitées par la mise en place d'un système d'information unique véhiculé sur le réseau Internet (e-FIT).

L'efficacité du réseau d'hémovigilance

Ce système rend possible aujourd'hui une approche quantitative au plan national de l'incidence des accidents transfusionnels. Il a permis d'attirer l'attention sur l'importance en terme de gravité ou de fréquence de certaines complications : par exemple, les contaminations bactériennes des produits sanguins labiles qui ont fait l'objet de mesures préventives dès la collecte tandis que des méthodes d'inactivation universelle des agents pathogènes sont mises en œuvre ; complications encore que représentent la persistance d'erreurs d'attribution ou le risque réel de surcharge vasculaire. Ces constatations ont permis de promouvoir les recommandations et les actions de sécurisation adéquates aussi bien dans les établissements de transfusion sanguine que dans les établissements de santé. L'efficacité de ce système pour déceler des maladies émergentes nouvelles est basée sur la formation active et ciblée des hémovigilants afin de développer la perspicacité de l'observateur. L'importance de cette perspicacité a été soulignée à l'occasion de la découverte du sida par le *Center of Diseases Control* (CDC) d'Atlanta en 1981. L'apprentissage de la pertinence que le regard doit exercer sur des faits inédits et la réflexion que ceux-ci doivent susciter chez l'observateur relèvent de la curiosité scientifique pour tout ce qui est incompris. Sans cette dimension, le système de vigilance risquerait de n'apporter que des données épidémiologiques sur des événements iatrogènes déjà connus.

La formation et l'information médicale transfusionnelle

Outre son rôle dans la traçabilité et la vigilance, l'hémovigilance intervient dans la formation, l'information et le dialogue des acteurs de la transfusion. Cette formation très concrète vise à diffuser les procédures générales de l'acte transfusionnel dans tous ses aspects ainsi que les dispositions locales issues du Comité de sécurité transfusionnelle et d'hémovigilance, qui font l'objet d'une approbation par la Commission médicale d'établissement de l'établissement de santé. Cette action, accompagnée par le système d'hémovigilance propre aux établissements de transfusion sanguine, contribue à la sécurité transfusionnelle et permet d'impliquer de façon très directe le personnel soignant qui en salle d'hospitalisation effectue, sous couvert d'une responsabilité médicale, les actes transfusionnels et les prélèvements pré-transfusionnels. Chacun de ces actes représente un point critique de défaillance potentielle de la sécurité transfusionnelle.

Une attention toute particulière doit être portée à la formation des personnels des dépôts. En effet, ces derniers assurent souvent cette fonction en sus d'autres activités de soins et n'ont pas bénéficié dans leur cursus initial de la formation adaptée à ce type de pratique transfusionnelle particulière. Une collaboration étroite Établissement français du sang/établissement de santé doit veiller à leur dispenser les connaissances nécessaires pour remplir en toute sécurité ces fonctions de distribution de produits sanguins labiles en fonction de l'évaluation régulière des bonnes pratiques.

Le laboratoire d'immuno-hématologie

Il occupe une place à part dans l'analyse des relations entre établissement de transfusion sanguine et établissement de santé. C'est un acteur essentiel de la sécurité immunologique de la transfusion : il se situe entre l'intention de transfuser et le choix immunologique du produit à utiliser, il intervient comme laboratoire d'analyse dans la réalisation des examens pré-transfusionnels aux malades, il oriente le choix immunologique du produit sanguin en fonction de ces résultats et des produits sanguins labiles disponibles, il recherche l'apparition d'une allo-immunisation post-transfusionnelle, il gère le monitorage immunologique des épisodes transfusionnels successifs chez les malades recevant des transfusions itératives.

Ce positionnement dans la séquence transfusionnelle justifie qu'il soit proche du service de stockage et de distribution auquel il contribue étroitement, y compris en réalisant, lorsque cela est approprié, des épreuves de compatibilité croisée qui confrontent le sérum d'un receveur avec les cellules du donneur qui ne sont, par nature, disponibles que dans l'établissement de transfusion sanguine. Ce positionnement intermédiaire entre l'établissement de santé, qui lui délègue à façon la réalisation de la majorité de ses tests de biologie transfusionnelle, et l'établissement de transfusion sanguine qui lui attribue une fonction clé dans le choix du produit compatible, ne va pas sans poser des problèmes de coordination. Ces problèmes sont exacerbés du fait du caractère permanent de cette activité de laboratoire qui, adossée à l'activité de distribution des produits sanguins labiles, doit être maintenue vingt-quatre heures sur vingt-quatre du fait des urgences transfusionnelles qui ont les mêmes exigences de compatibilité que les autres transfusions. Ces difficultés concernent la pertinence des examens, leur positionnement par rapport à la transfusion, les notions d'urgence et les délais de rendu des résultats. Au centre de ces difficultés se situe l'ambivalence du laboratoire d'immuno-hématologie. En tant que laboratoire d'analyse, c'est un laboratoire hospitalier traditionnel ou un laboratoire d'analyse de biologie médicale situé hors de l'établissement de santé et de l'établissement de transfusion sanguine. Mais s'il intervient en tant que laboratoire assurant la compatibilité en temps réel entre le sang injecté et le sérum du receveur, il se doit d'être proche du service de distribution des produits sanguins labiles. Il est partie prenante de la plate-forme de biologie d'urgence, mais aussi du service de distribution et, à ce titre, il doit être proche de l'un et de l'autre. La non-prise en compte de ces données dans les développements et les re-localisations d'activités hospitalières consommatrices de sang conduit à des situations critiques appelant des solutions coûteuses souvent peu satisfaisantes.

Finalement, cette activité soulève trois questions :

- Les laboratoires d'immuno-hématologie doivent-ils être implantés dans le cadre de la biologie d'urgence à proximité des utilisateurs ?
- Les laboratoires d'immuno-hématologie doivent-ils être localisés de préférence à proximité du stock de produits sanguins labiles pour favoriser les épreuves de compatibilité d'urgence ?
- Les laboratoires d'immuno-hématologie doivent-ils être éclatés entre leurs diverses finalités, quitte à conduire à l'instauration de doublons dans les permanences et les gardes ?

Il n'y a pas de réponse simple à ces questions si l'on considère le problème dans sa totalité, mais il semble que la collaboration formalisée entre l'établissement de transfusion sanguine *via* l'Établissement français du sang et les hôpitaux puisse conduire aux solutions les plus rationnelles tant sur le plan de la sécurité que sur celui des coûts. L'évolution actuelle se fait vers un système codifié par des recommandations nationales d'échanges de données d'immuno-hématologie entre l'établissement de transfusion sanguine, les établissements de santé, les laboratoires d'immuno-hématologie et ce quel que soit leur rattachement organisationnel (établissement de santé, établissement de transfusion sanguine, laboratoire d'analyse de biologie médicale). Ces échanges doivent garantir la disponibilité des données pour sécuriser les actes de distribution lors de la dispensation des produits sanguins labiles dans l'établissement de transfusion sanguine ou dans les dépôts de sang de type attributeur, puis lors des contrôles pré-transfusionnels dans les services de soins. La difficulté principale est de garantir une fiabilité absolue et une cohérence dans l'identification des patients concernés, et ce quelle que soit la structure qui génère ou qui utilise ces informations. La réponse à ces difficultés ne peut être apportée que par une harmonisation des traits d'identification des patients ou mieux par l'attribution d'un numéro d'identification unique en France.

Les relations organisationnelles

Les organisations

L'analyse des organisations n'est pas spécifiquement notre objet mais nous la considérerons néanmoins comme une donnée essentielle à la compréhension des relations entre établissement de transfusion sanguine et établissement de santé. Prises globalement, les deux organisations sont très disparates. L'Établissement français du sang est depuis sa mise en œuvre, en 2000, un opérateur unique et homogène de la transfusion sanguine sur le territoire national, qui résulte d'une volonté législative manifestée dès la loi du 4 janvier 1993, concrétisée d'abord par la mise en place de l'Agence française du sang en 1994, puis reprise dans la loi du 1er juillet 1998 aboutissant à la création de l'Établissement français du sang en janvier 2000. L'Établissement français du sang se présente donc comme un opérateur unique au plan national, qui effectue toutes les opérations allant de la collecte à la distribution des produits sanguins labiles. Les établissements de santé sont multiformes et regroupés dans le propos qui nous intéresse car ils représentent les structures consommatrices des produits sanguins labiles. Néanmoins, cette très grande diversité répond à un plan de structuration territoriale des moyens hospitaliers, incluant des structures privées et des structures publiques, et représentant une très grande diversité de besoins en produits sanguins labiles aussi bien sur le plan quantitatif que sur le plan qualitatif en ce qui concerne la diversité des produits, les besoins en assistance ainsi que les impératifs de délais. La relation Établissement français du sang-établissement de santé se présente donc comme celle d'une structure homogène, l'Établissement français du sang gérant la transfusion par l'intermédiaire de quatorze établissements régionaux auxquels l'établissement national délègue un certain nombre de missions. Mais tous répondent à une normalisation homogène sur le plan de leur production et sur celui de leur organisation. Les établissements régionaux ont eux-mêmes sous leur dépendance un certain nombre de sites qui répondent à l'organisation territoriale des établissements de santé. Enfin, de façon conventionnelle et très étroitement réglementée, des dépôts de sang sont organisés dans des établissements de santé éloignés des établissements de transfusion sanguine. Face à cette organisation rigoureuse ayant à sa tête une direction unique, les établissements de santé ont, en raison de leur diversité de missions, une hétérogénéité beaucoup plus grande et une coordination nécessairement beaucoup complexe et plus souple. Là réside un des problèmes clés de la relation Établissement français du sang-établissement de santé : l'un parle d'une voix unique tandis que l'autre n'a pas d'expression coordonnée de ses besoins transfusionnels. Cette difficulté d'organisation devrait donner lieu à une réflexion permettant d'aboutir à une expression concertée de besoins au demeurant multiformes.

Les schémas régionaux d'organisation de la santé

Une bonne opportunité pour la mise en place et l'adaptation régulière de cette coordination pourrait être leur programmation et leur adaptation au moment de la rédaction des schémas régionaux d'organisation des soins et des schémas régionaux et nationaux d'organisation de la transfusion sanguine

L'objectif de ces schémas régionaux est la mise en place d'une organisation territoriale des soins qui puisse permettre le maintien ou le développement d'activités de proximité, la mise en place d'une organisation graduée des plateaux techniques, le développement des réseaux de santé destinés à satisfaire les besoins de soins sur l'ensemble du territoire concerné afin de répondre aux objectifs de santé publique, aux plans stratégiques prévus par le projet de loi d'orientation en santé publique et à leurs déclinaisons régionales [11].

Les schémas régionaux et nationaux d'organisation de la transfusion sanguine [12] sont arrêtés par le ministre chargé de la Santé sur la base d'un projet préparé par l'établissement de transfusion sanguine. Chaque schéma détermine la zone de collecte de chaque établissement de santé, la répartition des activités entre les établissements de transfusion sanguine, les installations et équipements nécessaires pour la satisfaction des besoins en matière de transfusion sanguine, les modalités de coopération entre les établissements de transfusion sanguine ou les établissements de transfusion sanguine et les établissements de santé.

La cohérence entre ces schémas est impérative et devrait être formalisée comme cela a été fait, par exemple, dans les schémas régionaux d'organisation de la santé de troisième génération en obstétrique pour garantir la sécurité de la mère et de l'enfant lors de l'accouchement : prenant en compte le fait que la mortalité maternelle reste trop élevée, notamment par hémorragies du troisième trimestre de la grossesse, et en particulier lors de la délivrance, son amélioration est ciblée comme un enjeu de santé publique.

La mise en œuvre des schémas régionaux d'organisation de la santé se doit de garantir et d'assurer une accessibilité rapide à la transfusion de concentrés globulaires, notamment par l'existence d'un protocole écrit sur la séquence des mesures thérapeutiques à mettre en œuvre dans ces circonstances : l'accès de proximité immédiate à la transfusion sanguine est à cet égard indispensable.

La qualité

Ayant déjà mentionné les structures d'interface, nous voudrions aborder ici les relations de qualité qui devraient garantir la qualité des relations. Les relations informatiques sont emblématiques des problèmes existants et des solutions possibles. La démarche « qualité » entreprise dans chaque établissement protagoniste est symptomatique de son orientation : d'une façon générale, les établissements de transfusion sanguine sont engagés dans une démarche de qualité qui s'apparente à celle de l'industrie, convergeant vers la mise en place de normes ISO conçues dans une problématique « client-fournisseur ». Les unités de collecte, de préparation, de distribution des produits sanguins labiles de l'Établissement français du sang situées dans les établissements de transfusion sanguine ou les dépôts de sang répondent à des contraintes strictes de qualité définies dans les règles de bonne préparation et de distribution des produits sanguins labiles [13]. De même, les transports au sein de l'Établissement français du sang et l'acheminement vers les destinataires sont strictement réglementés.

Les laboratoires d'immuno-hématologie sont soumis aux règles communes du Guide de bonne exécution des actes de biologie médicale [14].

Les établissements hospitaliers sont engagés dans une démarche d'accréditation selon un référentiel rédigé sous la responsabilité de l'Agence nationale d'accréditation et d'évaluation en santé. La première version comporte des objectifs généraux d'évaluation ciblés en terme d'organisation et de sécurité, notamment pour les vigilances et la sécurité transfusionnelle (référentiel VST). La deuxième version a une approche plus systémique, centrée sur la prise en charge du patient, avec une analyse du service rendu établie à partir de l'évaluation des pratiques professionnelles.

Les établissements de transfusion sanguine sont essentiellement guidés vers l'obtention du bon produit, les laboratoires vers la qualité du résultat, les établissements hospitaliers vers des actions internes transversales visant un meilleur accueil et une meilleure information du patient.

Le dispositif d'hémovigilance commun aux établissements de santé et Établissements français du sang est destiné à améliorer la sécurité transfusionnelle. Initialement, son champ d'investigation était limité strictement aux effets indésirables chez les receveurs, ces effets étant liés aux effets secondaires dus ou susceptibles d'être dus à l'administration de produits sanguins labiles. L'élargissement du champ d'étude à la surveillance des effets indésirables survenant aussi chez les donneurs, ainsi qu'à celle des transfusions de produits inappropriés pour les receveurs, qu'il y ait ou non des effets indésirables, se rapproche des systèmes de gestion de risque comme cela est le cas pour d'autres vigilances de définition plus récentes [15].

Dans ces démarches, même si l'objectif final est une meilleure prise en charge du patient, la qualité des interfaces doit encore se développer par un effort conjoint. Les Comités de sécurité transfusionnelle et d'hémovigilance n'ont, pour ce qui les concerne, qu'un pouvoir de proposition et de concertation locale pour l'application de textes ayant force de référence opposable au plan national. Il est cependant, à cet égard, indispensable de souligner la qualité de la méthodologie des conférences d'experts organisées par l'Agence française de sécurité sanitaire des produits de santé ayant abouti à la production de recommandations sur l'utilisation des produits sanguins labiles. Les textes qui découlent d'un travail mené en collaboration par les différents partenaires proposent des indications documentées aux produits sanguins labiles. Pour ce domaine, il est remarquable de constater que la démarche Qualité a fait l'objet d'une qualité de la démarche. On se prend à regretter que de telles démarches n'aient pas été instaurées quant à l'ensemble des points critiques constitutifs de l'interface établissement de transfusion sanguine-établissement de santé. Sur un plan organisationnel, cela nécessiterait que les hôpitaux mettent en œuvre une cohérence dans l'analyse et l'expression de leurs besoins répondant à celle de l'Établissement français du sang, établissement unique. La discussion ne devrait pas s'organiser par hôpital mais par type de besoin. C'est ainsi que devraient être analysés les besoins hospitaliers en organisation spécifique dans des domaines tels que les services mobiles d'urgence, les services d'urgence hospitaliers, la réanimation hématologique, etc.

De même, la mise au point d'un dossier transfusionnel d'interface utilisable dans toutes les circonstances, par les trois protagonistes – Établissement français du sang, établissement de santé, laboratoires d'immuno-hématologie –, devrait faire l'objet d'une étude concertée sur les moyens informatiques nécessaires au plan hospitalier pour une sécurité transfusionnelle active. Il en découlerait, par ailleurs, une acquisition unique et en temps réel des éléments de traçabilité.

Le problème d'un identifiant unique pour les patients constitue un point particulièrement critique et complexe pour la résolution des problèmes informatiques d'interface. La prévention d'accidents hémolytiques dus à une allo-immunisation oubliée ou méconnue se fera à ce prix [16].

Les systèmes d'information

Ils sont organisés selon des modalités et des finalités différentes entre les établissements de transfusion sanguine et les établissements de santé. Le système d'information des établissements de transfusion sanguine gère un stock distribuable, ainsi que l'attribution des produits sanguins labiles, crée les dossiers patients associant les données de distribution des produits sanguins labiles et les données du suivi immuno-hématologique et enfin participe à la traçabilité des produits. Le système d'information des établissements de santé a pour vocation de gérer le dossier médical du patient dans tous ses aspects, de gérer la traçabilité hospitalière et d'accompagner les différentes étapes pré-, per-, et post-transfusionnelle.

Ayant des finalités différentes, les systèmes actuels ne se rejoignent pour la plupart que sur quelques points dont l'obligation de traçabilité est l'illustration la plus évidente puisqu'elle implique une étroite collaboration entre les partenaires [17].

• **Le dossier transfusionnel**

Le dossier transfusionnel du patient, rendu obligatoire par la loi [1], est un exemple éclairant des difficultés de la collaboration informatique entre établissement de santé et établissement de transfusion sanguine. Pour l'établissement de transfusion sanguine, ce dossier fait partie d'un fichier de dossiers transfusionnels établi pour tous les patients ayant effectivement été transfusés, à partir de données d'analyse de laboratoire et d'attribution de produits sanguins labiles. Ce dossier est accessible par plusieurs paramètres, mais le paramètre essentiel, parce qu'il est unique, est l'identifiant du patient fondé sur un numéro unique attribué par l'établissement de transfusion sanguine selon des règles qui lui sont propres. Pour l'hôpital, le dossier transfusionnel n'est qu'un élément du dossier médical, ce dernier n'étant pas toujours un dossier unique puisqu'un malade soigné dans plusieurs services d'un même hôpital peut avoir plusieurs dossiers. Ce qui conditionne l'ouverture de ce dossier transfusionnel hospitalier est plus l'éventualité d'une transfusion que la transfusion elle-même. En effet, dès que cette possibilité est évoquée, un certain nombre de mesures doivent être prises : exploration des antécédents signifiants au plan transfusionnel, données cliniques à prendre en compte pour le choix du produit sanguin labile, examens pré-transfusionnels, recommandés ou obligatoires, de toutes façons nécessaires à l'ensemble de la procédure qu'impliquera une transfusion. Le dossier médical du patient est accessible par différents critères (identité) mais surtout il est caractérisé par un numéro d'identification attribué par l'établissement de santé, totalement indépendant du numéro d'identification du même patient à l'Établissement français du sang. Par ailleurs, les identifiants hospitaliers n'étaient jusqu'à présent pas coordonnés, chaque établissement ayant son propre système d'identification. Ainsi, une donnée significative correctement enregistrée par l'établissement de transfusion sanguine pouvait être méconnue dans un établissement de santé au moment d'une prescription, si l'association par les données d'état civil ne permettait pas de rattacher ce patient à son identifiant transfusionnel connu. Le dialogue informatique entre établissement de transfusion sanguine et établissement de santé implique à l'avenir un niveau cohérent d'organisation et de coordination informatique.

• **Les protocoles transfusionnels**

Le laboratoire d'immuno-hématologie est généralement intégré à l'établissement de transfusion sanguine. Les données immuno-hématologiques indispensables à la compatibilité transfusionnelle proviennent de ses résultats dont découlent les modalités immuno-hématologiques de la transfusion. Leur complexité justifie pleinement que ce laboratoire prenne la responsabilité de cet aspect de la transfusion sanguine qui exige aussi que l'établissement de santé fournisse les éléments cliniques du patient nécessaires à cette fonction. C'est lui qui décidera, au-delà des obligations réglementaires, de la nécessité d'utiliser du sang phénotypé ou non, de mettre en oeuvre des épreuves de compatibilité, de respecter ou non tel ou tel anticorps.

L'établissement de santé, qui connaît la situation clinique au moment précis où se décide la transfusion, est le seul à détenir les informations conditionnant le choix du produit sanguin en fonction des données actuelles indispensables. Nous ne citerons pour illustrer nos propos que le besoin de produits irradiés ou cytomégalovirus-négatifs.

Ainsi donc le choix du produit sanguin labile, de ses modifications ou de ses qualifications, dépend simultanément de contraintes dont la connaissance est répartie entre l'établissement de santé et l'Établissement français du sang.

Cette part importante de l'acte transfusionnel n'est actuellement pas prise en charge informatiquement. Cela serait cependant possible tant sont clairement codifiées les indications des produits sanguins labiles, de leurs transformations et de leurs qualifications. Une informatique fonctionnant comme un système expert fondé sur des règles partagées et bien établies serait en pratique possible. Les règles transfusionnelles attachées à chaque situation clinique ou à chaque situation immunologique pourraient faire l'objet de protocoles standards informatisables à condition, bien sûr, que des normes de fonctionnement communes des systèmes d'information des établissements de transfusion sanguine et des établissements de santé soient définies. Cela constitue un des points critiques des relations entre hôpitaux et établissement de transfusion sanguine. Les établissements de transfusion sanguine réunis au sein d'une structure nationale commune, l'Établissement français du sang, ont des objectifs et des moyens coordonnés qui leur permettent de progresser de façon synchrone et cohérente, notamment en ce qui concerne les définitions de normes informatiques [18]. L'obstacle majeur à l'informatisation de la relation thérapeutique est ici lié à la grande disparité des missions des protagonistes hospitaliers, de leurs tailles, de leurs emprises territoriales et de leurs modes décisionnels.

La traçabilité des produits sanguins labiles, qui nécessite aussi un partage d'informations entre établissements de transfusion sanguine et établissements de santé, est réalisée au prix d'efforts importants qui pourraient être considérablement allégés et sécurisés par l'interfaçage des systèmes d'information.

Ces difficultés du dossier transfusionnel, fondées sur des logiques d'institutions différentes, pourraient être aplanies par des principes d'interfaçage Établissement français du sang-établissement de santé effectif. Une solution fondée sur la prise en compte et l'acceptation des différents systèmes de gestion des dossiers transfusionnels dans les établissements de transfusion sanguine et dans les différents établissements de santé pourrait simplement venir de l'échange des données nécessaires à leur actualisation, auprès des différents partenaires. Cet échange reposant sur une harmonisation stricte des formats d'échanges des informations pour le transfert, des prescriptions, des résultats d'immuno-hématologiques et du devenir des produits sanguins labiles – distribution, conservation – permettrait une actualisation en temps réel des informations transfusionnelles des établissements de soins et de transfusion. Cette nouvelle conception permettrait à chaque établissement de santé d'inscrire son dossier transfusionnel dans son propre système d'information et de gestion du dossier médical partagé des patients tout en lui permettant de participer à des réseaux d'échange avec l'Établissement français du sang et les laboratoires d'analyse de biologie médicale.

Une seconde solution plus complexe pourrait être la mise en place d'un dossier transfusionnel virtuel unique, constitué par les éléments des dossiers de l'Établissement français du sang et de l'établissement de santé, alimenté en informations par chacun, et où chacun viendrait puiser en temps réel les informations qui lui sont nécessaires et qui proviennent de l'autre partie.

Cela constituerait une base à la transfusion assistée par ordinateur qui accompagnerait informatiquement :

- la prescription et l'enregistrement des résultats des examens pré-transfusionnels, éléments constitutifs d'un dossier de sécurité pré-transfusionnelle ;
- la prescription des produits sanguins labiles avec application des règles de prescription inhérentes aux données cliniques et immuno-hématologiques ;
- la distribution et l'attribution des produits sanguins labiles permettant d'établir la traçabilité des produits et d'initier celle des patients attributaires en temps réel ;
- la transmission informatique des données de distribution et d'attribution des produits sanguins labiles permettant un contrôle à réception dans le service transfuseur, effectué selon des normes de sécurité dont le suivi pourrait être informatiquement assisté ;
- le suivi de la procédure de l'acte transfusionnel disponible au lit du malade, prenant en compte les particularismes de chaque cas et conduisant à une assistance informatique de l'acte lui-même ;
- l'acquisition des données de traçabilité per- et post-transfusionnelle ;
- la mise en œuvre informatique des actions post-transfusionnelles, l'information du patient, les examens post-transfusionnels ;
- la prise en compte informatique des événements ou des données susceptibles de conditionner un risque transfusionnel permanent identifié, tel que la découverte à un moment quelconque d'une agglutinine irrégulière.

Ce schéma reprend les principales étapes de programmes d'informatisation actuellement en cours et dont la réalisation et l'extension sous forme de réseau nécessitent à l'évidence une coordination dans les échanges et dans l'attribution des droits d'accès aux informations.

D'autres systèmes d'organisation

L'organisation actuelle de la transfusion française n'est pas le seul système possible d'organisation.

Au plan de la distribution du sang, d'autres schémas sont possibles et utilisés ailleurs. C'est ainsi que la distribution peut être déportée vers l'hôpital qui se procure un stock de sang auprès de l'établissement de transfusion sanguine qui, de ce fait, se cantonne au rôle de producteur de produits sanguins labiles. Le laboratoire d'immuno-hématologie doit, par suite, être également hospitalier. Si cette organisation peut fonctionner dans des pays qui ont des structures hospitalières différentes et dans un contexte géographique différent, une telle évolution en France aurait de multiples inconvénients dont celui d'éparpiller les stocks de sang au sein de multiples structures de soins, car les hôpitaux n'ont pas l'exclusivité de la transfusion, et ainsi de perdre l'effet masse critique du stock qui permet à la majorité des phénotypes intéressants d'être représentés en quantité significative dans les stocks des différents Établissements français du sang régionaux.

Au plan de la transfusion elle-même, l'acte pourrait être réalisé dans un service de transfusion émanation de l'Établissement français du sang ou de l'établissement de santé susceptible d'effectuer les transfusions sanguines au lit du malade. Là encore, cette organisation qui existe à l'étranger dans certains établissements paraît peu appropriée à la diversité des situations transfusionnelles : contexte d'urgence, contexte chirurgical, contexte médical ou pédiatrique.

Dans le schéma actuel, il est néanmoins envisageable qu'au sein d'une structure de soins, seuls les services effectuant un nombre minimum de transfusions soient habilités à les réaliser. Cela éviterait les problèmes de formation et de maintien des compétences transfusionnelles dans des services peu transfuseurs. Ces derniers pourraient alors, pour la réalisation d'une transfusion, avoir recours au transfert temporaire du patient dans une unité habilitée ou à l'intervention d'une cellule mobile experte de transfusion sanguine se déplaçant vers le malade hospitalisé dans les services non habilités.

La mise en œuvre des thérapeutiques transfusionnelles fait intervenir successivement ou simultanément de nombreux acteurs de santé exerçant dans des établissements de transfusion, des sociétés prestataires de transport, les dépôts ou les services cliniques d'établissements de santé. La sécurité et l'efficacité, ainsi que la bonne gestion économique des actes transfusionnels dépendent d'une solide organisation et d'une coordination parfaite des différents intervenants. Cette coopération est à adapter ponctuellement pour chaque transfusion afin de fournir au patient concerné le produit le plus adapté et le plus sécurisé pouvant répondre à ses besoins substitutifs. Elle implique aussi de prévoir et de pérenniser une organisation réfléchie, adaptée à l'expression des besoins spécifiques et divers de chaque établissement de santé, déterminée de manière inter-institutionnelle et formalisée par le biais d'une convention établie et/ou validée par les Comités de sécurité transfusionnelle et d'hémovigilance. Pour répondre aux besoins régionaux ou inter-régionaux dans le territoire de santé des sites régionaux de l'Établissement français du sang, l'analyse des besoins transfusionnels et des réponses apportées par les organisations transfusionnelles des établissements de transfusion sanguine et établissement de santé doit être pensée et inscrite dans les schémas régionaux d'organisation des soins et celui de transfusion sanguine.

Les relations administratives institutionnelles

Les établissements de transfusion sanguine et les établissements de santé appartiennent les uns et les autres à une juridiction publique mais à travers des systèmes de gestion et d'administration différents. L'Établissement français du sang est un établissement public national sous tutelle directe du ministère. Les établissements de santé sont des établissements publics de santé avec un président du Conseil d'administration responsable d'une collectivité locale. Ces différences ne sont pas illogiques, car elles répondent à des nécessités différentes. L'Établissement français du sang regroupe plusieurs établissements de transfusion sanguine régionaux avec une logique de réseau national qui assure une forte homogénéité de leurs pratiques transfusionnelles sur l'ensemble du territoire. Cette organisation répartit les ressources en produits qui sont tous issus de dons volontaires et bénévoles [19].

Les centres hospitaliers répondent à une implantation territoriale correspondant aux bassins de population avec une logique locale, régionale et inter-régionale.

Ainsi dans les relations entre établissement de transfusion sanguine et établissement de santé, l'interlocuteur de l'établissement de santé est souvent l'Établissement français du sang régional qui, lui-même, est tributaire de décisions ou de positions prises au niveau du siège. La question est donc posée, d'un point de vue administratif, d'une représentation plus centrale des établissements de santé. Une telle entité pourrait être l'interlocuteur hospitalier de l'Établissement français du sang pour tout ce qui concerne la dimension transversale nationale des problèmes d'interface soulevés localement. Un autre positionnement d'instance de concertation entre les établissements de santé et l'établissements de transfusion sanguine pourrait être le niveau régional qui, sur ce plan géographique, correspond à des territoires de santé qui disposent de schémas d'organisation visant à répondre aux besoins de santé. Les relations juridiques et administratives entre les deux établissements ne peuvent qu'être conventionnelles (convention cadre) ; les structures régionales sont souvent plus à même de proposer ces conventions avec les établissements de santé et celles-ci sont toujours validées par les instances nationales.

La complexité de la gestion des relations entre les deux établissements se situe au niveau des structures effectrices car dans les établissements de santé les services ayant besoin de transfusion sont très nombreux et très dispersés, et leurs exigences sont très loin d'être identiques. Par exemple, les exigences d'une salle d'opération d'urgence, de chirurgie cardiovasculaire, de chirurgie digestive ne sont pas les mêmes que celles d'un service de greffe de cellules souches hématopoïétiques, qui diffèrent elles-mêmes des besoins d'un service de médecine interne, de réanimation, d'urgence, de pédiatrie ou de gynécologie-obstétrique. Il n'est pas possible d'avoir une disposition « stratégie de gestion de la transfusion » unique dans les établissements de santé. En revanche, les procédures, les règlements, les organisations peuvent parfaitement faire l'objet de guides. C'est à cette tâche que les deux établissements doivent s'atteler et trouver des propositions les plus rationnelles possibles. A vouloir tout décliner à partir d'une structure administrative unique partenaire de l'Établissement français du sang on méconnaît nécessairement la diversité hospitalière dont les besoins transfusionnels devraient être analysés en terme de thématiques médicales, chirurgicales, pédiatriques, obstétricales, dont les contraintes sont différentes, y compris au plan immuno-hématologique. Cela aurait en tout cas la vertu d'éviter de proposer des solutions uniques à des problèmes qui, à l'évidence, ne peuvent être résolus par des dispositions communes : la transfusion néonatale, par exemple, n'a rien à voir avec la transfusion dans un service d'hématologie d'adulte. La convergence de problèmes disparates vers une structure de réflexion hospitalière nationale permettrait de guider et d'orienter les choix et la contractualisation au niveau local pour l'ensemble des besoins hospitaliers avec un partenaire Établissement français du sang local qui, lui, répond aux exigences de l'opérateur national dont il est une émanation. Cela mériterait davantage une réflexion thématique où la diversité typologique, plus que l'origine structurelle commune, des problématiques de la transfusion sanguine hospitalière serait considérée. En revanche, la contractualisation doit être menée au niveau local entre établissement de santé et établissement de transfusion sanguine dans les Comités de sécurité transfusionnelle et d'hémovigilance.

L'avenir de la collaboration entre Établissement français du sang et hôpitaux

Les évolutions technologiques

Certaines évolutions technologiques et les choix qui seront faits, quant aux structures de santé qui auront à les prendre en charge, auront un impact très fort sur les relations établissement de transfusion sanguine-hôpital

La thérapie cellulaire

Elle n'est pas, dans son principe, une innovation dans la mesure où les premiers essais ont déjà une ancienneté de plus de dix ans. Néanmoins, après cette première décennie, tout reste à faire au plan de la conception et de l'organisation d'un système de biothérapies cellulaires innovantes. Les parties prenantes sont les unités de recherche qui mettent au point les applications thérapeutiques de découvertes fondamentales et les structures de soins qui mettent au point les protocoles innovants permettant l'évaluation clinique de ces thérapies. Entre les deux, se situent les acteurs de la recherche-développement, de la production et du contrôle de production. C'est la répartition de ces trois fonctions qui est aujourd'hui loin d'être stabilisée.

Les rôles joués par les uns ou par les autres répondent à des considérations et des particularismes locaux qui sont le fruit, le plus souvent, de la répartition des compétences. C'est ainsi que les unités de thérapie cellulaire sont gérées alternativement par des unités de recherche, des Centres hospitaliers universitaires, des Centres de lutte contre le cancer, des établissements de transfusion sanguine.

Il est néanmoins nécessaire, pour la lisibilité des organisations et des responsabilités, que la place de chacun soit à terme clairement définie. Les Établissements français du sang ont par nature l'expérience du prélèvement, de la production, de la modification et de la conservation de cellules sanguines *ex vivo*. Ils répondent, en outre, pour ces activités, à des critères de qualité issus de cahiers des charges très stricts. Il paraît légitime que leur engagement dans la production de cellules à visée thérapeutique soit une suite logique utilisant au mieux les compétences déjà présentes au sein de l'Établissement français du sang. Il est clair qu'en l'état actuel des connaissances et des contraintes matérielles, cette activité doit être cantonnée à quelques sites dûment identifiés, structurés et certifiés. Il est enfin nécessaire que les modalités d'utilisation, la programmation des protocoles, leur mise en œuvre soient gérées par une instance experte réunissant les protagonistes et ayant pour tâche de sélectionner et piloter les projets en fonction de leur faisabilité technique et des possibilités de leur financement. Les établissements de santé et les organismes de recherche ne peuvent déléguer aux Établissements français du sang la préparation des cellules thérapeutiques que s'ils participent, en tant que partenaires à part entière, à la définition des programmes. Enfin, la place de la recherche-développement, domaine crucial et coûteux situé en aval de la recherche fondamentale et en amont de la production, nécessite également une réflexion pour ce qui est de sa structuration. Les partenaires impliqués dans cette phase de la thérapie cellulaire vont du chercheur fondamentaliste au clinicien en passant par le producteur, le contrôleur de production et le biologiste chargé du monitorage. Il n'existe actuellement aucun cadre statutaire pour cette fonction qui ne répond pas au besoin de publication des chercheurs, ni aux tâches incombant traditionnellement aux cliniciens. Les structures de « transition » correspondant aux besoins de cette phase sont à créer. Elles devraient offrir à cette étape cruciale des biothérapies un cadre administratif, organisationnel et financier fondé avant tout sur des critères de qualité. Cette organisation intermédiaire entre les différents partenaires devrait être fondée sur un financement qui serait à cette activité de développement pré-clinique ce que le projet hospitalier de recherche est à la recherche clinique. Cela n'empêcherait pas que la maîtrise d'œuvre de la phase ultime de l'essai clinique et du protocole de thérapie cellulaire soit le cadre hospitalier où se réalise l'essai, quel que soit le promoteur et quelle que soit la participation des différents partenaires associés aux étapes pré-cliniques et cliniques.

Dans le domaine de la recherche clinique transfusionnelle, il est parfaitement concevable que l'Établissement français du sang propose des projets avec comme partenaires des hôpitaux généraux ou universitaires et des structures de recherche conventionnelles universitaires ou des Etablissements publics scientifiques et techniques (EPST). Cela n'empêche bien évidemment pas que l'Établissement français du sang et ses établissements poursuivent leur contribution à la recherche fondamentale au sein de leur propre structure ou en hébergeant des équipes de recherche labellisées.

Evolution des thérapeutiques transfusionnelles

Elle se fera en fonction de différents paramètres susceptibles de la structurer :

- La demande de produits sanguins labiles à laquelle l'offre devra s'efforcer de s'adapter est elle-même le fruit de l'évolution des techniques substitutives et d'épargne ainsi que de l'évolution des besoins médicaux.

- Les progrès technologiques de la sécurisation des produits sanguins labiles qui devront, outre la prise en compte des données de la veille sanitaire sur les risques liés aux transfusions, anticiper de plus en plus les risques inhérents aux maladies émergentes.
- Les progrès technologiques permettront aussi sans doute de limiter les risques immunologiques en tendant vers l'utilisation de produits rendus compatibles et peu immunogènes.

Ces modifications seront à traduire dans les recommandations sur les indications et les modalités d'utilisation des produits sanguins labiles dont les préoccupations économiques ne pourront être exclues. C'est ainsi que l'on verra peut-être les techniques de sécurisation des produits sanguins labiles se multiplier au prix d'une augmentation du coût de production et d'une baisse du rendement de la quantité obtenue dans des conditions telles que les cellules produites par culture *ex vivo* pourraient devenir économiquement compétitives. L'histoire du facteur VIII d'extraction et du facteur VIII de génie génétique pourrait ainsi peut-être se renouveler pour les cellules.

Quelques remarques en guise de conclusion

La transfusion sanguine a su se doter d'une structure d'organisation homogène tournée vers la qualité du produit préparé, garante de la sécurité du patient transfusé. Se faisant, elle s'est constituée en une structure unique coordonnant ces décisions internes de façon cohérente avec sa propre logique. Le corpus de textes organisant ce domaine est impressionnant et ne laisse pas de place à l'improvisation rendue au reste impossible par un système de contrôle et d'encadrement.

La démarche hospitalière a essayé de répondre à cette organisation très réglementée par la mise en place d'une logistique à vision globale de la structure de soins face aux besoins transfusionnels. La diversité des sites hospitaliers et leur implication dans une cohérence organisationnelle fait l'objet des bases d'une réorganisation hospitalière centrée sur des pôles cohérents de gestion. Ces structures doivent se fixer en pratique transfusionnelle au moins sur deux objectifs majeurs :

- étudier et classifier d'un point de vue typologique les besoins transfusionnels en fonction des finalités thérapeutiques des unités de soin ;
- définir, selon cette diversité, les points critiques de défaillance possible.

La communication, et en particulier l'obtention d'un identifiant unique des patients, va considérablement modifier et faciliter la relation des structures hospitalières avec des structures partenariales et tout particulièrement l'Établissement français du sang. Cette grande étape va privilégier les liaisons informatiques. De ce fait, les projets de communication entre Établissements français du sang et établissements de santé vont simplifier et sécuriser davantage encore les pratiques transfusionnelles. Pendant cette période transitionnelle, il est nécessaire de tenir compte des compétences des structures impliquées, tout en veillant à promouvoir une démarche de simplification de toutes les procédures dans le respect du développement des concepts qualité et sécurité.

Références

1. Loi n° 93-5 du 4 janvier 1993 relative à la sécurité en matière de transfusion sanguine et de médicament parue au J.O. du 05/01/1993 : 224
2. Décret du 24 janvier 1994 relatif aux règles d'hémovigilance pris pour application de l'article L. 666-12 du Code de la santé publique et modifiant ce code.
3. Circulaire DGS/DH n° 40 du 7 juillet 1994 relative au décret n° 94-68 du 14 janvier 1994 sur l'hémovigilance pris pour application de l'article L. 666-12 du Code de la santé publique et modifiant ce code.
4. Circulaire DGS/DH/AFS n° 24 du 16 mai 1995 relative aux missions des coordonnateurs régionaux de l'hémovigilance et aux orientations de leur action en 1995.
5. Transfusion de plasma frais congelé : produits, recommandations. Agence française de sécurité sanitaire des produits de santé. Août 2002, mise au point février 2003.
6. Transfusion de globules rouge homologues : produits, recommandations, alternatives. Agence française de sécurité sanitaire des produits de santé. Août 2002, mise au point février 2003.
7. Transfusion de granulocytes : produits, recommandations. Agence française de sécurité sanitaire des produits de santé. Juin 2003.
8. Transfusion de plaquettes : produits, recommandations. Agence française de sécurité sanitaire des produits de santé. Juin 2003.
9. Circulaire DGS/DHOS/AFSSAPS n° 2003-582 du 15 décembre 2003 relative à la réalisation de l'acte transfusionnel.
10. Guide d'utilisation et de remplissage de la Fiche d'incident transfusionnel à l'usage des correspondants d'hémovigilance. Version expérimentale 10 mai 2004. Agence française de sécurité sanitaire des produits de santé. Direction de l'évaluation des médicaments et des produits biologiques. Unité d'hémovigilance.
11. Circulaire 101 DHOS du 05 mars 2004 relative à l'élaboration des SROS de troisième génération.
12. Code de santé publique : art L.669.1 CSP.
13. Arrêté du 26 novembre 1999 relatif à la bonne exécution des analyses de biologie médicale. J.O. du 11/12/99 : 18441-52.
14. Arrêté du 26 novembre 1999 relatif à la bonne exécution des analyses de biologie médicale. J.O. du 11/12/99 : 18441-52.
15. Décret n° 2003-1206 du 12 décembre 2003 portant organisation de la biovigilance.
16. Roubinet F, Mannessier L, Chiaroni J, Lauroua P. Aide à la décision en immuno-hématologie : détection des anticorps anti-érythrocytaires. *Transfus Clin Biol* 2000 ; 7 : 513-8.
17. Circulaire DGS/DH n° 94-92 du 30 décembre 1994 relative à la traçabilité.
18. Décision du 6 janvier 2004 du directeur général de l'Agence française de sécurité sanitaire des produits de santé portant modification de la directive technique n° 2 bis de l'Agence française du sang du 24 novembre 1997 relative aux conditions de mise en place de l'informatisation de la traçabilité des produits sanguins labiles, prise en application de l'article R. 666-12-11 du Code de la santé publique.
19. Loi n° 98-535 du 1er juillet 1998 relative au renforcement de la veille sanitaire et du contrôle de la sécurité sanitaire des produits destinés à l'homme. J.O. du 02/07/1998 : 10068.

Par des chemins différents

Banques de sang *versus* médecine transfusionnelle ?

Entretien Francine Décary,

Présidente et Chef de la direction d'Héma-Québec

et Patrick Hervé,

Président de l'Établissement français du sang*

La transfusion sanguine, activité multidisciplinaire, est organisée de façon différente d'un pays à l'autre. Le mode d'organisation de la transfusion selon le principe des banques de sang repose sur le principe que les activités transfusionnelles ne concernent que les prélèvements de produits sanguins labiles, leur qualification biologique, leur préparation ou transformation et leur stockage pour une mise à disposition des établissements de santé. La distribution nominative et l'immuno-hématologie sont effectuées par les hôpitaux. Cette organisation est dominante en Europe et au Canada. Les partisans de cette politique insistent sur le niveau très élevé de la qualité des produits préparés (proche du médicament). Une telle structure réclame plus de pharmaciens et d'ingénieurs que de médecins.

Le mode d'organisation selon le concept de la médecine transfusionnelle comporte toute la chaîne d'activité transfusionnelle qui va du donneur jusqu'au receveur avec une interface ETS/ES forte. La distribution nominative et l'immuno-hématologie sont souvent sous la responsabilité des ETS mais ce n'est pas un monopôle. À ces activités classiques se rajoutent des activités associées (centre de santé, ingénierie cellulaire et tissulaire, production de réactifs, laboratoires de recherche). Cette pluralité d'activités est une approche très française. Ce mode d'organisation réclame une forte représentation médicale et scientifique.

La répartition des activités relève de décisions qui tiennent à la fois de l'histoire ou de la politique du pays. Il est apparu intéressant aux éditeurs de comparer l'organisation de la transfusion sanguine entre la France et le Canada, compte tenu de leur approche opérationnelle différente. Une interview des deux responsables français et canadien, animée par un journaliste indépendant, a permis de dégager les points de divergence ou de convergence sur l'évolution de la discipline transfusionnelle dans les prochaines années.

---

* Entretien dirigé par Renaud Albenny, journaliste.

À commencer par une solide affection réciproque, Québécois et Français partagent de nombreuses attaches. Ainsi, possèdent-ils la même langue, une langue que chacun fait vivre et enrichit de ses mots, de ses tournures, de ses expressions particulières... Il en va un peu de même pour le don du sang.

Héma-Québec et l'Établissement français du sang parlent une même langue faite de qualité et de sécurité transfusionnelle, mais chacun la pratique en y mettant son propre accent.

Nés l'un comme l'autre après le retentissant scandale de sang contaminé, encore tout jeunes, presque du même âge, les deux cousins présentent d'étonnantes similitudes. Ils diffèrent essentiellement par leur vocation. Celle d'un fabricant de produits sanguins pour Héma-Québec ; celle de la médecine transfusionnelle, pour l'Établissement français du sang.

Concrètement, quelles implications ? Non seulement pour la transfusion d'aujourd'hui, mais aussi et surtout pour celle de demain.

Quelles perspectives devant chacun des cousins ? Quelle convergence, quelle divergence ?

Entre Francine Décary, Présidente et chef de la direction d'Héma-Québec et Patrick Hervé, Président de l'Établissement français du sang, le dialogue est ouvert.

Dans quel contexte se situe la transfusion dans votre pays ?

Francine Décary : Nous sortons d'un scandale important du sang contaminé qui, sans avoir eu le même impact qu'en France, connaît encore des procédures d'accusation.

Nous sommes dans un contexte général d'économie de santé. La question qui va se poser est : Qu'est-ce que cela veut dire d'avoir un produit sécuritaire ? Y a-t-il une limite aux moyens financiers que l'on y investit, tandis qu'existent d'autres besoins de santé criants ? Le public perçoit toujours le sang comme étant dangereux. Par conséquent, l'Agence réglementaire nous demande de mettre en place des méthodes de plus en plus sécuritaires. La sécurité du sang est un défi de société important.

Patrick Hervé : Après le drame du sang contaminé qui a frappé la transfusion sanguine et les gouvernants français, la sécurité transfusionnelle a tendance à être maximaliste.

Nous sommes en train de travailler sur un projet d'Établissement suivi d'un Contrat d'objectifs et de moyens jusqu'en 2009. Nous avons listé les différentes interventions prévues pour sécuriser encore davantage les produits sanguins labiles. Nous envisageons de détecter d'éventuelles bactéries dans les plaquettes, en attendant une technique efficace pour inactiver l'ensemble des agents pathogènes. Le coût de ces mesures est élevé. Le ministère nous a répondu : « La tarification des produits sanguins labiles sera adaptée en fonction des technologies nouvelles que vous proposerez. »

"La sécurité sanitaire est maximaliste."

Nous souhaitons disposer d'une année supplémentaire pour étudier une nouvelle technique moléculaire, plus facile et moins coûteuse. Nous avons des interlocuteurs qui vivent dans la crainte d'accidents transfusionnels par transmission d'agents pathogènes.

FD : En France, le scandale a fortement frappé les politiques. Chez nous, les répercussions ont été moins grandes. Cette année, en 2005, le Secrétariat du sang organise pour la première fois, un forum public sur le thème : « La sécurité transfusionnelle, à quel prix ? ».

Au Québec, l'enveloppe de la santé est déjà restreinte. En réduisant d'une manière presque marginale des risques déjà extrêmement limités, il est possible que les investissements dans le système du sang retardent le développement d'autres secteurs de la santé.

PH : Je crains le jour, mais ce n'est pas pour demain, où nous disposerons d'un test pour découvrir les donneurs porteurs du prion anormal dans leur sang. Quel qu'en soit le coût, il faudra le mettre en œuvre.

Annoncer à un donneur qu'il a un marqueur prion, sans aucun espoir de guérison, mortel à cinq, dix ans ou plus, on ne sait pas…, ce sera très difficile.

"Le grand défi est de savoir comment la société va répondre aux risques émergents."

Promouvoir les filtres à prion et toutes les mesures visant à éliminer celui-ci du sang me semble beaucoup plus souhaitable.

La démarche sécuritaire créé une situation très anxiogène. Dans les années à venir, le grand défi est de savoir comment la société va répondre aux risques émergents, tels le prion, le virus du Nil ou encore d'autres virus inconnus.

Quelle est la mission de votre Établissement ?

FD : Elle est très claire : fournir de manière efficiente des composants sanguins et des tissus humains sécuritaires, de qualité optimale et en quantité suffisante pour répondre aux besoins de la population québécoise ; offrir et développer une expertise, des services et des produits spécialisés et novateurs dans le domaine de la médecine transfusionnelle et des greffes de tissus humains.

PH : En France, la mission est plus vaste. En premier lieu, nous devons fournir aux établissements de santé la quantité de globules rouges, plaquettes, plasma… nécessaire pour assurer l'autosuffisance.

Nous ne distribuons pas de produits sanguins stables car, depuis la Directive européenne de 89, ils sont devenus des médicaments, gérés par la Pharmacie centrale des hôpitaux. Le Laboratoire français de fractionnement a été créé par la loi Sang en 1993. Il ne doit fractionner que du plasma éthique, prélevé sur des donneurs volontaires, non rémunérés.

FD : Il n'y a pas d'usine de fractionnement au Canada. Nous faisons fabriquer à façon par la Compagnie Bayer aux Etats-Unis. Nous ne récoltons pas suffisamment de plasma pour être autosuffisants en immuno-globuline intraveineuse. Cependant, nous sommes autosuffisants en albumine. Enfin, nous achetons et distribuons le facteur VIII recombinant depuis 1995, pour tous les hémophiles.

PH : Notre mission est de fournir du plasma au Laboratoire français du fractionnement, pour qu'il produise du facteur VIII plasmatique. Nous sommes autosuffisants en immunoglobuline intraveineuse.

FD : Parce qu'il y a peu d'utilisation, ou parce que vous prélevez énormément de plasma ?

PH : Nous collectons 650 000 litres de plasma par an, un plasma dont le prix de revient est très élevé.

Nous avons en charge la chaîne transfusionnelle. Nous prélevons, qualifions, préparons, conservons, distribuons les produits sanguins labiles et, dans 60% des cas, nous faisons tous les examens d'immuno-hématologie transfusionnelle.

Nous avons des activités associées :

1. Des laboratoires d'analyses biomédicales. Nous faisons, en plus de l'IH, des examens d'hémostase, de cytologie, de virologie, d'histocompatibilité… Une dizaine de laboratoires importants.

2. Des activités de soins : l'Établissement français du sang a quatre vingt dix Centres de soins où nous recevons des malades. Nous effectuons des saignées, des échanges plasmatiques, de la photo-chimio-thérapie extracorporelle, des transfusions ambulatoires…

3. De l'ingénierie cellulaire. Nous préparons des cellules pour faire des greffes de cellules souches hématopoïétiques. Progressivement, nous nous orientons vers la préparation de cellules qui seront intégrées dans la médecine réparatrice ou régénératrice.

4. Nous avons des activités de recherche, à la fois transfusionnelle et plus fondamentale. Par rapport aux autres structures transfusionnelles au niveau international, nous sommes peu nombreux à avoir une telle palette d'activités.

FD : Nous servons de laboratoire de référence en IH. Lorsque les hôpitaux ont un problème de cette nature, ils se tournent vers nous.

Nous avons aussi des activités autour des cellules souches. Nous assurons leur conservation parce que nous garantissons les Bonnes Pratiques. Nous faisons également de la recherche.

Qu'est-ce qui différencie les modèles transfusionnels français et québécois ?

PH : En France nous maîtrisons toute la chaîne transfusionnelle, du donneur jusqu'au malade. Nous nous chargeons de distribuer et d'attribuer le produit au patient.

"En France, nous maîtrisons toute la chaîne transfusionnelle."

Ensuite, nous avons un panel d'activités associées à la transfusion.

Dans le cadre du Contrat d'objectifs et de moyens, nous avons eu de longues discussions avec les pouvoirs publics. Est-il légitime que dans les années à venir, l'Établissement français du sang continue à pratiquer ce type d'activités qui relèvent peut-être plus de l'hôpital ? Comme je crois beaucoup aux compétences de l'Établissement français du sang dans tout ce qui touche à la transfusion cellulaire, nos interlocuteurs ont été convaincus de notre légitimité comme de notre compétence à manipuler et à prélever des cellules, pas forcément sanguines.

FD : La chaîne transfusionnelle au Québec met en jeu trois blocs d'imputabilité. Le premier, le plus important, est l'hôpital. Il possède le laboratoire de la banque de sang et est responsable de la pratique transfusionnelle.

Héma-Québec, la deuxième entité, est le fournisseur des produits labiles et stables. Nous sommes imputables de la qualité et de la quantité du produit que nous distribuons.

Le Comité d'hémovigilance constitue la troisième entité. Il surveille les deux autres, afin de vérifier qu'ils ne mettent pas en danger la santé du public.

Héma-Québec va, de plus, avoir bientôt un mandat d'exclusivité pour tous les tissus.

Au Québec, à l'heure actuelle, les os, les valves cardiaques, les cornées, la peau… sont préparés un peu partout dans les hôpitaux, sans aucune forme de Bonnes Pratiques de fabrication : de la sorte, la qualité et la sécurité ne sont pas assurées de manière égale dans toute la province.

J'ai convaincu le gouvernement que, dans le système de santé, nous sommes vraiment les experts sachant comment manipuler les produits, comment prendre un matériel biologique, comment le qualifier, de telle sorte qu'il reste dans la norme et ne met pas la vie des patients en danger.

Héma-Québec va ainsi devenir le fournisseur exclusif des tissus humains. C'est intéressant car le fait de nous attribuer les tissus, les cellules souches et le sang des cordons était prévu par la loi qui a créé Héma-Québec.

Les Québécois se sont dit : Nous voulons absolument avoir une véritable industrie produisant des cellules du sang, du sang placentaire, des tissus… Nous voulons apporter à ces produits quasiment la même sécurité qu'à des médicaments. Qualité, qualité, qualité… Ils ont mis toutes leurs compétences, tous leurs moyens intellectuels et financiers dans la qualité du produit.

"Dans le système de santé, nous sommes les experts en Bonnes Pratiques de fabrication."

Héma-Québec livre un véritable « médicament » à l'hôpital. Et ensuite, celui-ci l'utilise selon les décisions des prescripteurs.

Le sang est considéré comme un médicament par la loi depuis 1989. Nous fonctionnons sous licence fédérale. Les tissus sont également passés sous cette législation. C'est pour cela que nous sommes devenus experts en Bonnes Pratiques de fabrication.

Il y a à Montréal beaucoup de laboratoires de recherche qui s'intéressent aux cellules souches, dans le cadre de recherches. Nous pouvons leur apporter un encadrement pour les Bonnes Pratiques.

"Qualité ! Tous les moyens intellectuels et financiers sont utilisés pour y parvenir."

PH : En France, peut-être avons-nous diversifié les activités, sans s'appuyer suffisamment sur les Bonnes Pratiques de fabrication ?

Nous avons un décalage par rapport au Québec. Nous n'avons pas des Bonnes Pratiques de fabrication homogènes sur l'ensemble du territoire. Nous faisons le maximum, mais la diversification des activités présente peut-être l'inconvénient de ne pas mettre en place les moyens financiers et humains nécessaires pour atteindre ce niveau de sécurité proche du médicament.

FD : Ne penses-tu pas être obligé d'aller dans cette voie ? Par exemple, pour produire des cellules myocardiques…

PH : Nous y serons amenés, c'est indispensable. Tous les laboratoires qui vont produire des cellules myocardiques suivront des Bonnes Pratiques de fabrication. Une directive européenne va nous imposer de produire les cellules réparatrices ou autres, selon les normes des Bonnes Pratiques de fabrication. Ce sont des contraintes drastiques.

Aujourd'hui, l'Établissement français du sang engage un « *business plan* » pour essayer de comprendre comment organiser au mieux la thérapie cellulaire. Il va conduire à regrouper cette activité dans quelques établissements.

Les normes de qualité exigées aujourd'hui sont telles que, si nous ne regroupons pas les centres de production, nous n'y arriverons pas. Nous devons dépasser l'aspect artisanal de la recherche académique, pour entrer dans la recherche appliquée et la production cellulaire.

FD : N'y aurait-il pas aussi le risque, si l'Établissement français du sang ne consolidait pas ses activités, de les voir réaliser par d'autres laboratoires de l'Union Européenne ?

PH : Dans l'avenir, nous allons avoir en Europe un libre échange des produits cellulaires d'origine humaine. Ce n'est pas encore le cas aujourd'hui, mais nous échangeons déjà des greffons de moelle osseuse et de sang placentaire. Ce n'est qu'un début. Un jour, voulant s'assurer de la sécurité et de la qualité de ce qu'ils grefferont à leurs malades, les hôpitaux pourront aller chercher, n'importe où en Europe, le laboratoire qui leur garantira le meilleur produit de thérapie cellulaire.

FD : Le changement de culture est l'un des principaux défis qui vous attendent.

Le passage d'une culture médicale classique à une culture de fabrication est très difficile car il y a dans cette dernière des aspects qui, de prime abord, ne semblent pas scientifiques et logiques. En raison du manque de maîtrise sur le produit de base, la réglementation des produits humains est incroyablement contraignante.

Quand on fabrique de l'aspirine, on prend une tonne d'acide acétylsalicylique et la tonne est identique. On effectue des échantillonnages et on peut garantir la qualité du lot. Tandis que lorsqu'on prélève le sang de quatre donneurs, on obtient quatre séries de lots différents à la fin. Tout l'enjeu consiste à standardiser le process.

"Tout l'enjeu est de standardiser le process."

PH : On nous demande aujourd'hui de définir le produit que l'on injecte au patient.

Prenez un produit qui a subi un process au cours duquel rien n'a été négligé. Lorsqu'il arrive au bout de la chaîne de fabrication, qu' y a-t-il dans la poche ? Qu'est-ce que j'injecte à mon malade ?

Un donneur A qui donne à un receveur B, ne donne pas le même produit qu'un donneur C qui donne à un receveur D. Mais il existe des normes qui nous permettent de savoir que dans le produit final, doivent se trouver un certain nombre de principes actifs. En France, c'est, par exemple, le nombre de cellules que l'on injecte. Au-dessous d'un certain seuil, les risques de non-prise de la greffe et de décès du malade sont importants. Il est donc obligatoire de définir la qualité du produit injecté.

"Qu'est-ce que j'injecte à mon malade au terme de la chaîne de fabrication ?"

Quelle est l'organisation, la structure de votre établissement ?

FD : C'est une structure hiérarchique dans laquelle on retrouve l'influence directe des médecins et des scientifiques. Cette influence est importante au niveau des responsabilités institutionnelles mais, au quotidien, l'application a été déléguée à d'autres types de personnes, comme les infirmières ou les laborantines. Cette délégation s'est faite par la mise en place de processus de fabrication normalisée (PFN).

Quand on met en place une procédure, on s'assure médicalement et scientifiquement qu'elle rencontre la norme. Par la suite, elle est appliquée par un personnel formé et habilité à le faire. Cette démarche est très apparente au niveau de l'entretien pré-don, effectué chez nous par des infirmières.

Le système canadien a été conçu ainsi en 1947. Il n'y a jamais eu de médecin sur les collectes de sang au Canada. Je pense que c'est un modèle anglais. Il n'a rien de révolutionnaire pour nous.

"Une procédure validée médicalement et scientifiquement, et appliquée par un personnel formé et habilité à le faire."

PH : Nous sommes en train de nous rapprocher de ce modèle. Il est vrai que nous possédons une culture extrêmement médicalisée, faite de nombreux médecins, de quelques pharmaciens et de peu d'ingénieurs. Depuis quelques années, du fait d'une évolution culturelle et des Bonnes Pratiques de fabrication, nous avons vu apparaître de plus en plus d'ingénieurs, de pharmaciens. Il est important pour nous de posséder ce genre de culture.

En ce qui concerne la médecine du don, nous réfléchissons dans le cadre du projet d'établissement au remplacement progressif d'une partie des médecins par des infirmières.

Les Associations de donneurs tiennent à la présence d'un médecin. Il y aura un médecin sur chaque collecte mobile pour rassurer et médicaliser. Un médecin, au lieu de trois ou quatre. Des infirmières diplômés d'Etat se substitueront aux autres. Nous les formerons et je pense que l'entretien pré-don sera de même qualité.

FD : De meilleure. Car, de la manière dont seront formées les infirmières, elles ne pourront pas déroger du cadre.

Mais j'irai plus loin : pourquoi utilisez-vous des infirmières pour le questionnaire ? Avec l'outil informatique, vous pourriez en avoir moins besoin. Cela coûterait moins cher et le traitement des réponses serait sans équivoque.

"En France, nous avons l'habitude que le don soit très médicalisé."

PH : Les donneurs n'y sont pas prêts. En France, nous avons l'habitude que le don soit très médicalisé. Les médecins assistent même aux remises de diplômes aux donneurs... Il faudra du temps pour que ceux-ci acceptent une autre organisation. Faire passer le message aux Associations de donneurs est plus difficile que le fait de devoir réorganiser les équipes.

Tout le monde s'accorde à dire que l'on ne peut plus continuer à fonctionner avec le même modèle. Qu'il faut obligatoirement changer dans les années à venir. Simplement, la réflexion a commencé en 2000 et il faudra plusieurs années pour aboutir.

Existe-t-il une sélection pré-don informatisée au Québec ?

FD : Non, mais j'aimerais bien, car nous sommes arrivés à l'étape suivante.

Je considère qu'il coûte trop cher d'employer une infirmière pour effectuer la qualification du donneur, qui n'est plus du tout un entretien médical... Je pourrais probablement utiliser des auxiliaires. Cependant, je ne suis pas prête à passer à l'informatique, surtout en collecte mobile.

PH : En France, nous aurons, à l'horizon 2007, un logiciel unique, appelé SAFRAN. Les 1 600 000 donneurs seront sur la même informatique. En allant dans le sens de FD, il serait tout à fait possible d'imaginer, à partir de ce logiciel unique, un document informatique également unique, permettant à chacun, partout en France, de poser les mêmes questions lors de l'entretien pré-don.

"Une étape supplémentaire : le donneur assis devant l'écran."

FD : Franchissons encore une étape : le donneur assis devant l'écran. Sans intervention humaine.

Mais la difficulté dans notre domaine est que la validation requiert des systèmes experts. L'ordinateur doit être capable de prendre une décision. Obtenir l'agrément d'un tel système par nos agences réglementaires exige vraiment un énorme travail.

La perspective est intéressante car, dans le cadre d'opérations pilotes aux États-Unis, il a été démontré que ce type « d'entretien » suscite beaucoup plus de spontanéité chez le donneur. Et peut-être donc de franchise.

PH : Cela montre combien l'évolution est possible. Interrogé voici sept ou huit ans sur le rôle des infirmières dans les entretiens pré-don, j'aurais dit qu'en France, les entretiens étaient médicaux et qu'il était difficile de changer.

Quelle importance donnez-vous à la recherche ?

FD : La recherche est pratiquement institutionnalisée à Héma-Québec. En effet, suite à l'enquête sur le sang contaminé au Canada, le Commissaire a recommandé que le fournisseur se dote d'un service de Recherche et Développement.

Ainsi, lors de la création d'Héma-Québec, il a été prévu que 5 % du budget d'exploitation soit consacré à la R&D. Nous y employons un groupe d'une quarantaine de personnes.

"Lors de la création d'Héma-Québec, 5 % du budget d'exploitation ont été prévus pour la R & D."

PH : Chez nous, le problème de la Recherche est compliqué.

Depuis sa création, l'Établissement français du sang a institué un Conseil scientifique afin de soutenir les projets estimés prioritaires pour le développement de la transfusion et des activités associées : recherche transfusionnelle ; recherche en immunologie, en thérapie cellulaire…

Chaque année, dans le cadre d'un appel à propositions, le Conseil scientifique reçoit une moyenne de trente projets. Il en sélectionne le tiers, auquel il répartit une enveloppe de 0,8 million €, dotée par l'Établissement français du sang.

Il distribue de l'argent, mais n'organise pas la recherche, ne lui donne pas d'orientation stratégique. Il en résulte une quantité importante de projets, de qualité inégale…

En 2004, une Direction nationale de la recherche a été créée. Cette Direction va essayer d'organiser la recherche, de faire émerger les compétences, de détecter les chercheurs en devenir…

Il me paraît important de lutter contre la dispersion de notre recherche. Une partie de celle-ci, d'excellente qualité, se trouve publiée dans de bonnes revues. D'autres ne sont pas publiées, il faut comprendre pourquoi.

FD : Du fait que notre recherche est financée par Héma-Québec, c'est le Conseil d'administration qui donne l'orientation.

Nous sommes plus petits que vous, mais nous avons connu ce manque d'orientation à l'époque de la Croix-Rouge. Maintenant, nous disons : ce n'est pas de la recherche académique dont il s'agit mais bien de la recherche de type industrielle ou dirigée.

Nous avons, à long terme, deux grands axes de recherche :

"Ce n'est pas de la recherche académique, mais bien de la recherche dirigée."

– la production de plaquettes *in vitro* pour laquelle nous avons un plan sur dix ans ;

– la production des immunoglobulines intraveineuses, mais à partir de différents anticorps monoclonaux.

Il y a aussi, à l'intérieur du groupe R&D, un secteur totalement dévoué au développement.

Héma-Québec se trouve dans un environnement de fabrication. Nous ne pouvons pas mener de projets de recherche sur la chaîne de production. Nous avons donc recruté des donneurs qui ne sont pas qualifiés pour le don du sang mais qui souhaitaient contribuer à des projets de recherche : essai de nouveaux appareils, de nouvelles techniques...

Nous avons également une unité de bio-production car, lorsque Héma-Québec a été créé, le groupe de recherche développait des anticorps monoclonaux pour la banque de sang. Nous sommes maintenant parvenus à une étape où nous nous demandons si nous allons nous engager dans la mise sur le marché de certaines de nos réalisations. Nous hésitons.

"L'ingénierie cellulaire : un axe fort de notre Recherche."

PH : Concernant les axes forts de notre recherche, il y a bien sûr la thérapie cellulaire, plutôt l'ingénierie cellulaire. Il s'agit d'ingénierie tournée vers la médecine réparatrice, vers les vaccins cellulaires dans certains cancers, vers les clones lymphocytaires spécifiques d'infections à CMV, VIH, etc. Plus de la moitié des dossiers proposés au Conseil scientifique concernent l'ingénierie cellulaire.

Notre deuxième axe est une réflexion sur la typologie des laboratoires qui feront la qualification biologique des dons, dans les dix ans à venir. Est-ce que les nanotechnologies, les biopuces... vont modifier l'approche que nous avons aujourd'hui en matière de biologie transfusionnelle ?

Quels changements peuvent induire ces nouvelles technologies ?

"Nous allons favoriser le développement de la protéomique."

PH : La protéomique se développe et va se développer rapidement. Deux ou trois de nos laboratoires y travaillent. Par cette technique, ils peuvent analyser de façon beaucoup plus précise le plasma, les plaquettes, la biologie cellulaire. Nous aurons vraisemblablement en ce domaine des techniques de contrôle de qualité encore plus précises. Nous allons favoriser le développement de la protéomique dans certains laboratoires.

Par ailleurs, nous nous posons une question. Est-ce que les laboratoires qui qualifient les produits du sang, auront, à l'horizon 2012 / 2014, accès aux nanotechnologies adaptées pour tester plusieurs centaines de produits par jour ? Je ne sais pas. Des biopuces sont actuellement mises en place dans certains laboratoires, mais pour des activités limitées. Nous allons rechercher une réponse industrielle. Est-ce que les nanotechnologies s'adapteront à la demande d'établissements tels que les nôtres ? Je pense que oui. Le coût des équipements sera élevé. Mais, comme le travail s'effectue au niveau de la nanoparticule, le réactif reviendra moins cher. Tout sera très automatisé. Nous connaîtrons un problème financier, un problème technologique et, aussi, un problème de formation. Il y a une compétence à acquérir. Il faudra songer à former notre personnel. Je commence déjà à le dire et j'ai mis en place un groupe de travail chargé, avec le CEA de Grenoble et le Génopole d'Ivry, de réfléchir sur la faisabilité, le cahier des charges à établir pour les laboratoires exploitant les nanotechnologies. C'est une stratégie qui me paraît importante.

FD : Nous n'avons pas utilisé encore la protéomique. Ce n'est pas dans nos axes. En ce qui concerne la nanotechnologie, nous ne nous sommes pas donné de mandat de développement…

PH : … Mais vous y croyez ?

FD : Oui. Et je suis certaine que lorsqu'elle sera au point, je vais faire partie des acheteurs. Mais, en attendant, nous ne la développons pas. En revanche, le groupe de R&D travaille avec le groupe *Génome Québec* pour mettre au point une technique de nanotechnologie permettant de faire le génotype complet de chaque poche de sang. Nous avons des résultats préliminaires… Cela peut devenir très rapidement industriel.

"Mettre au point une technique de nanotechnologie permettant de faire le génotype complet de chaque poche de sang."

PH : Tous nos efforts vont dans le sens de la qualité, de la qualification. C'est une approche intéressante sur laquelle nous nous retrouvons.

FD : Nous nous y retrouvons, mais nous y arrivons par des chemins différents.

Développez-vous de nouveaux produits ?

PH : Francine vient de nous parler du développement de plaquettes *in vitro*. C'est très intéressant.

De notre côté, nous travaillons avec un chercheur extérieur à l'Établissement français du sang, à la production *in vitro* de globules rouges. L'objectif n'est pas de produire les deux millions de concentrés de globules rouges dont nous avons annuellement besoin. Il est de répondre à certains cas de malades ayant des groupes sanguins rares, avec des immunisations pour lesquelles on ne trouve pas de donneurs compatibles. À partir de quelques cellules souches de la moelle osseuse d'un patient, il serait possible de produire, après culture, ses propres globules rouges.

Ce chercheur a montré qu'il pouvait produire à peu près la quantité de globules rouges présente dans une poche de sang total. Pour que ce procédé soit industrialisé, il faut trois ou quatre ans. Mais l'approche est intéressante.

Par ailleurs, pensez-vous utiliser à terme une machine séparant automatiquement globules rouges, plasma, plaquettes, sur les lieux même de la collecte, au Québec ?

"A partir de quelques cellules souches de la moelle osseuse du patient, produire, après culture, ses propres globules rouges."

FD : Oui, nous avons les doubles globules rouges comme objectif pour l'année prochaine. En fait, nous sommes retardés par une mise à niveau de projets. Nous commencerons lorsque celle-ci sera effectuée. Au départ, nous ne l'envisageons pas sur les collectes mobiles, seulement dans les postes fixes. Nous aviserons ensuite. Nous n'avons jamais été très actifs pour apporter des appareils d'aphérèse de plasma sur des collectes mobiles.

Quels liens entretenez-vous avec des laboratoires ou des organismes de recherche extérieurs ?

FD : Nous collaborons avec deux groupes. D'abord, le groupe de recherche de la Société canadienne du sang, notre équivalent dans le reste du pays. Auparavant, nous formions la même entité. Les deux groupes de chercheurs, qui avaient des habitudes de collaboration, continuent à se rencontrer régulièrement.

Ensuite, nous menons une importante collaboration avec l'université Laval sur le campus duquel nous venons d'emménager dans un nouveau bâtiment. Cette collaboration porte également sur les sciences sociales, la recherche sur la motivation des donneurs.

"La collaboration s'étend jusqu'aux sciences sociales, la recherche sur la motivation des donneurs."

Nous travaillons également avec l'université Laval afin de mettre au point un container qui pourrait transporter n'importe quel produit du sang, en maintenant la chaîne de froid ou de température, pour une durée de 24 heures, qu'il fasse + 30 °C ou – 30 °C. Aujourd'hui, nous avons une telle panoplie de containers qu'il faut presque mesurer la température chaque matin avant d'en choisir un…

PH : De notre côté, des unités INSERM ont été créées dans trois établissements : Besançon, Strasbourg et Brest. Elles sont dirigées par des hospitalo-universitaires qui ont monté leur propre structure dont le coût est réparti, environ à 50/50, entre l'INSERM et l'Établissement français du sang. Ces unités sont prioritaires en termes de moyens car elles offrent l'assurance d'une recherche de bonne qualité, chacun selon un axe particulier : l'un, la plaquette ; l'autre, l'immunologie de la cellule T ; le dernier, la génétique moléculaire.

Nous commençons aussi à mettre en place des Groupements de coopération sanitaire, entre les hôpitaux et l'Établissement français du sang. L'idée est d'essayer de mutualiser nos efforts dans le domaine des technologies innovantes : thérapie cellulaire, ingénierie cellulaire… L'hôpital assure l'investigation clinique, l'Établissement français du sang, la production. En amont, il y a de la recherche fondamentale ou appliquée soit académique, soit INSERM, soit Établissement français du sang.

Existe-t-il une coopération entre vos deux établissements ?

PH : Les uns et les autres se rencontrent, mais, à ma connaissance, il n'y a pas d'échanges institutionnalisés. Je pense qu'il faudrait en créer. Avec des approches différentes, nous avons le même objectif. Nous avons certainement beaucoup à nous apprendre mutuellement.

"Nous visons le même objectif : fournir aux patients des produits de qualité : sang, moelle, cornée, tissus …"

FD : Lorsque je suis venue aux Ateliers scientifiques, en 2003, je me suis rendu compte qu'il y aurait un grand intérêt à collaborer. En effet, nous n'avons pas la même taille et nous n'aurons jamais accès à autant de médecins et d'expertise. Il me semble important pour nous de participer à ces Ateliers.

PH : Je pense que la densité médicale est une des raisons qui a poussé l'Établissement français du sang à développer des activités associées. Un médecin qui vient chez nous souhaitera se diversifier. Il aura du mal à se maintenir dans un cadre trop fermé.

C'est à cause de cette densité médicale que, dans les années 1980, lorsque commençaient les greffes de moelle, les hôpitaux se sont tournés vers la transfusion plutôt que d'assurer le développement eux-mêmes.

En France comme au Québec, l'intérêt de la transfusion est de se situer à un carrefour : on y rencontre des virologues, des hématologistes, des immunologistes, des ingénieurs... Aucune discipline médicale ne réunit dans un même creuset autant de compétences si variées.

FD : Ces disciplines constituent la première bulle. Et autour de cette bulle, il y a le marketing, la communication, les affaires publiques... Nous avons une industrie magnifique !

"Nous avons une industrie magnifique !"

PH : Pour nous rapprocher, Francine Décary a accepté de participer au Conseil scientifique de l'Établissement français du sang.

Qu'est-ce qui, fondamentalement, rapproche l'Établissement français du sang et Héma-Québec ?

FD : D'abord, notre mission première : servir la population en produits sanguins. Et c'est pour cela que nous nous comprenons si bien.

Quel que soit le pays, nous avons un cadre similaire. Nous pouvons parler de nanotechnologies, mais nous allons toujours avoir besoin de qualifier le donneur... À moins que vous ne travailliez déjà sur une méthode futuriste, non douloureuse, de prélever le sang...

La conversation entre nous est facile parce que nous partons de la même base. Après, il existe des différences...

PH : Il existe une complémentarité dans ce que nous disons l'un et l'autre. Nous visons le même objectif : fournir aux patients des produits de qualité, que ce soit sang, moelle, tissus...

Le point le plus important est de tout mettre en œuvre pour la qualité du produit sanguin. À ce sujet, aucun manquement ne serait pardonné à l'un ou à l'autre.

Pour la sécurité transfusionnelle, nous faisons un maximum, mais l'état de l'art en matière de sécurité est un problème sans limite. Avec un produit biologique d'origine humaine, si l'on nous demande un risque zéro, nous n'y arriverons pas. En revanche, l'état de l'art dans la qualité est important. Et là, nous sommes sur le même plan.

"Assurer l'autosuffisance des produits nécessaires aux patients, et s'assurer de la qualité du produit, quelle que soit sa source."

Notre objectif est double : d'une part, assurer l'autosuffisance des produits nécessaires aux patients ; d'autre part, nous assurer de la qualité du produit, quelle que soit sa source. De gré, comme au Québec, ou un peu de force, comme en France, nous devons nous assurer que nous sommes dans un environnement dominé par les Bonnes Pratiques de Fabrication.

La transfusion dans dix ans, fiction ou scénario réaliste ?

Patrick Hervé, Jean-Yves Muller

Les progrès de la transfusion sanguine se sont faits dans le passé selon deux types de modalités :

– L'une brutale, tributaire d'une découverte scientifique ou technologique majeure ou d'un événement dramatique telle la tragédie du sang contaminé par le virus du sida. Les conséquences en sont la mise en œuvre rapide des mesures techniques et organisationnelles, compatibles avec le nouvel état de l'art et des connaissances, qui sont susceptibles de modifier de façon significative la structuration de la bonne pratique d'une ou de plusieurs composantes de l'activité transfusionnelle.

– L'autre plus lente où les apports et les leçons des découvertes et des crises intervenues sont exploités pour améliorer les pratiques, la qualité et la sécurité transfusionnelles et assimilés dans les réflexions sur la discipline au point d'en infléchir ou d'en modifier radicalement les concepts.

Compte tenu des événements successifs, douloureux ou enthousiastes, prévisibles ou inattendus, qui ont jalonné l'histoire de la transfusion, il peut apparaître bien présomptueux d'imaginer le futur de la transfusion. Celle-ci évolue rapidement avec les progrès des biotechnologies et pourtant elle demeure fragile, si dépendante des crises sanitaires qui peuvent la concerner. Le drame du sang contaminé a introduit le concept de précaution au rang de principe transfusionnel auquel devra dans l'avenir s'ajouter la notion de précaution raisonnable que chacun perçoit mais qui est pourtant si difficile sinon à définir, au moins à délimiter. En revanche, les progrès techniques ont été immédiatement appliqués dès que leur pertinence a été perçue, et les concepts de qualité adoptés et déclinés dans la nouvelle perception que l'on avait de la transfusion ne sauraient être remis en question dans les années à venir. Sans être des adeptes de la boule de cristal, nous disposons de nombreux indicateurs qui nous permettent de faire de la prospective avec les marges d'erreurs habituelles ; là encore les révolutions de la connaissance nécessitent d'être pleinement intégrées pour que les perspectives puissent être dégagées. Le concept de cellules souches hématopoïétiques illustre cette maturation de prospectives. Imaginer que l'on pourrait produire des globules rouges *in vitro* était de l'utopie il y a vingt ans. C'est une réalité scientifique aujourd'hui et sans doute une réalité thérapeutique demain. Imaginer aujourd'hui que des cellules souches de la moelle osseuse du sang périphérique ou du sang de cordon permettraient demain de réparer n'importe quel organe est de l'utopie, qu'en sera-t-il réellement ? On peut néanmoins affirmer que la production *in vitro* de globules rouges n'est pas la fin de la prodigieuse histoire commencée avec la transfusion de bras à bras. La suite est à écrire dans les pages encore blanches de l'avenir de la transfusion sanguine.

Nous aborderons successivement certains éléments de progrès considérés comme suffisamment pertinents pour nous aider à imaginer la transfusion sanguine de demain.

La sécurité transfusionnelle

Elle apparaît aujourd'hui comme très aboutie et, néanmoins, elle est issue de la rigueur technique chevauchant les incertitudes biologiques. Elle a grandi en empruntant successivement plusieurs chemins. Elle fut d'abord tout immunologique, puis tout infectieuse. Elle devient aujourd'hui tout biologique, empruntant de l'un et de l'autre et acceptant l'idée que les biothérapies comportent nécessairement des risques biologiques et technologiques. Le don généreux ne saurait tout garantir et, même s'il est un point de départ indispensable, il n'autorise pas que l'on fasse l'économie de la science et de la conscience. On s'interroge régulièrement sur la nécessité ou non de progresser encore dans le domaine de la sécurité, très sensible aux yeux de l'opinion publique. Le financement de la santé publique oblige à faire des choix qui doivent en priorité tenir compte des enjeux. La notion de risque devrait être mesurée à l'aune du nombre d'individus directement concernés, à celui du potentiel de risque pour l'entourage et, au-delà, de façon plus large, du risque pour l'espèce. À ce titre, la mise en œuvre dans les toutes prochaines années des techniques d'atténuation, voire d'inactivation, virale, bactérienne et parasitaire dans les concentrés de plaquettes et le plasma thérapeutique paraît inéluctable, si l'efficacité de ces procédés est confirmée. En revanche, pour les hématies, l'application de ces techniques est plus éloignée.

Une veille sanitaire renforcée s'impose du fait de l'émergence d'agents transmissibles non conventionnels qui peuvent concerner la transfusion. L'idée même au début des années 1980 qu'un agent infectieux transmissible par le sang puisse ne pas contenir de message nucléique était pure hérésie. Il aura fallu, en outre, que l'on introduise des granulés de viande dans l'alimentation d'herbivores pour que le prion devienne une vraie préoccupation des établissements de transfusion européens. En montrant la fragilité de nos certitudes, ce nouvel avatar a conduit à la mise en œuvre de travaux pour mettre au point des filtres susceptibles, avec des ligands spécifiques, de « piéger » le prion. Mais, en amont de la filtration du produit, la nécessité de dépister ces nouveaux agents infectieux dans le sang des donneurs conduit les recherches vers la mise au point d'un test pour détecter la protéine prion anormale dans le sang. Les progrès de la protéomique (identification au niveau moléculaire des protéines normales et anormales) devraient contribuer à atteindre cet objectif. Mais le jour où nous disposerons d'un tel test, nous serons confrontés aux problèmes de l'interprétation des résultats et de l'information à délivrer aux donneurs chez lesquels l'agent d'une maladie inéluctable, et à ce jour sans traitement, aura été détecté.

Les risques potentiels avec un produit biologique d'origine humaine sont tenaces. Le risque du passage de certains virus du règne animal à l'homme à l'occasion d'une mutation pathogène doit nous maintenir d'autant plus en alerte que les voyages intercontinentaux associés aux trafics d'animaux exotiques se multiplient, modifiant l'épidémiologie et favorisant la dissémination de nouveaux agents pathogènes.

Une transfusion sur mesure se dessine dans l'avenir

La transfusion a été initialement une thérapeutique « de masse et univoque », soumise aux seules contraintes de la compatibilité des groupes sanguins et apportant un seul produit, le sang total contenant l'ensemble des composants sanguins, à des malades qui n'avaient besoin que de l'un d'entre eux. L'utilisation des composants du sang a représenté le premier pas en direction de la personnalisation de la thérapeutique transfusionnelle. Cette sophistication de plus en plus affinée devra-t-elle se poursuivre dans l'avenir ? La nécessité de prévenir les risques d'immunisation et les dangers infectieux, les obligations de qualité et d'efficacité auxquelles répond au mieux l'injection exclusive de l'élément du sang nécessaire, conduisent à répondre oui.

Cependant, dès aujourd'hui, on peut observer que deux tendances se dessinent, non exclusives car répondant à des problématiques différentes. D'une part, un produit sanguin labile globulaire standard susceptible de répondre à tous les besoins de la transfusion d'urgence, dont le cahier des charges nous dit qu'il ne devrait comporter ni de risque hémolytique immédiat en s'affranchissant de la compatibilité ABO, ni de risque d'immunisation ultérieure en rendant furtifs ses systèmes antigéniques immunogènes. D'autre part, la production *ex vivo* d'hématies « personnalisées, sur mesure », à partir de l'expansion de cellules souches autologues ou à défaut de précurseurs provenant des rares donneurs dépourvus de tel ou tel antigène public, permettait de résoudre ou de prévenir les impasses transfusionnelles issues de situations immunologiques complexes. Ces techniques sont encore complexes et coûteuses et hors de portée d'une utilisation concrète en transfusion sanguine quotidienne. Des progrès technologiques et dépendant des biotechnologies devraient les simplifier et rendre dans un délai de quelques années les hématies « polycompatibles » accessibles sous forme d'hématies O obtenues par traitement enzymatique d'hématies A ou B.

Pour les concentrés d'hématies rares, obtenus par expansion *in vitro* des précurseurs des globules rouges, leur place dans l'arsenal de la transfusion de demain reste encore à définir. La production de ces hématies pour un usage thérapeutique à grande échelle rencontrera des difficultés qu'il faudra résoudre. Leur résolution entraînera un progrès considérable capable de modifier l'abord des problèmes transfusionnels aigus à distance de structures de soins et de laboratoire aujourd'hui indispensables et de limiter les pénuries. Il est cependant prématuré de vouloir en cerner toutes les conséquences potentielles, tant au plan des indications médicales qu'au plan des impacts sur l'organisation territoriale de la transfusion en l'absence d'essais thérapeutiques appropriés.

Existera-t-il un profil de donneur « idéal » plus restrictif ?

La sophistication des produits sanguins labiles, leur personnalisation, leur sécurisation auront sans doute un impact sur la sélection des donneurs.

Les risques infectieux ont déjà conduit à éloigner du don, selon les lieux de collecte, 7 % à 20 % des donneurs qui se présentent. De nouvelles contraintes vont conduire à écarter des donneurs en fonction de risques potentiels pour eux-mêmes ou pour les receveurs. Parmi ces nouvelles exigences, on peut d'ores et déjà mesurer l'impact sur l'aptitude au don. Le dosage de l'hémoglobine « pré-don » écartera une catégorie de donneurs « anémiques » où prédominent les femmes jeunes ayant des chiffres d'hémoglobine légèrement inférieurs à la limite (Directive européenne). La réalisation, encore discutée, d'une numération globulaire introduite dans le processus de qualification des donneurs remettra en cause l'aptitude au don en fonction du chiffre de la leucocytose. Cela pourra représenter un critère supplémentaire de sélection intéressant pour l'éviction de donneurs porteurs d'infections évoluant à bas bruit, mais peu spécifiques et atteignant aussi des hyperleucocytoses non pathologiques chez certains fumeurs. La prévention du risque de syndrome de détresse respiratoire post-transfusionnel appelé TRALI (*transfusion-related acute lung injury*), de mieux en mieux identifié, risque d'écarter certaines donneuses immunisées par des grossesses, par le biais de l'instauration d'un dépistage ciblé des anticorps susceptibles d'être responsables de cette complication transfusionnelle rare mais redoutable. Certains laboratoires devront se spécialiser dans cette détection et en apprécier les modalités et la pertinence.

Les voyages en dehors de l'Hexagone représenteront un autre critère d'éviction de plus en plus contraignant compte tenu de la vogue des voyages lointains, de la diversité des destinations, de la multiplication des modalités. Des sélections spécifiques souvent limitées dans le temps ont déjà été mises en œuvre : durée de séjour cumulative en Grande-Bretagne devant les risques de l'encéphalite spongiforme bovine, retour d'Asie pour la prévention du syndrome respiratoire aigu sévère, retour des États-Unis concernant les zones où sévit le virus du Nil occidental, retour de Guyanne où les conditions sont favorables au développement de *Trypanosoma cruzi*, agent de la maladie de Chagas. Des vaccins en cours d'essai pourraient résoudre certains de ces problèmes, rouvrant la porte du don de sang à des voyageurs actuellement exclus.

Ces questions, nécessairement provocantes, montrent que l'on risque de s'acheminer vers un resserrement significatif de l'aptitude au don, débouchant vers une promotion du don différente, la reconnaissance de catégories de donneurs précieux, pour lesquels, si l'on n'y prend garde, la tentation commerciale pourrait survenir. Par ailleurs, certains pays européens s'interrogent sur l'éventualité d'un retour à la rémunération des donneurs. La Directive européenne, si elle recommande la gratuité du don, n'interdit cependant pas une éventuelle rémunération. La vigilance s'impose à nous. En France, le risque de pénurie en produits sanguins labiles, compte tenu de ce qui vient d'être énoncé ci-dessus, est improbable. Le maillage très serré des lieux de collecte, l'entraide inter-régionale, le suivi journalier des stocks de concentrés de globules rouges en tout point du territoire et l'extraordinaire investissement des associations de donneurs nous « protègent » d'une telle éventualité.

La médecine du don et ses lettres de noblesse

La médecine de collecte a été jadis injustement au mieux mal jugée, au pire méprisée. La médecine du don est aujourd'hui devenue un maillon essentiel de la sécurité transfusionnelle, précédant et entourant le don de sang, une spécialité capitale pour renforcer la sécurité en amont de la qualification du don. Avec la prise de conscience de l'étendue du risque infectieux et de l'aspect allo-immun du risque immunologique, le médecin responsable d'équipes de prélèvement, entouré d'infirmières, formées à l'épidémiologie et rompues à l'appréciation de l'aptitude au don des donneurs, deviendra demain un spécialiste scientifique. Expert en risques biologiques, il aura une connaissance et une appréciation éclairée des enjeux de l'aptitude au don, de l'épidémiologie des maladies transmissibles et une approche scientifique et épidémiologique des maladies émergentes. Il sera sollicité pour élaborer des scénarii définissant les profils des risques à venir. Cette démarche est déjà en œuvre pour certaines évictions prises au nom du principe de précaution. Il faudra nécessairement rationaliser, évaluer la pertinence de ce principe décliné en terme d'aptitude au don d'un produit biologique et fixer un seuil raisonnable à la pertinence de l'inaptitude prononcée au nom de ce principe. Ce qui aujourd'hui aboutit à une règle du tout ou rien – apte/inapte – pourrait demain évoluer vers une énonciation probabiliste du risque fondé sur une appréciation quantifiée de celui-ci en fonction des très nombreux paramètres identifiés comme pouvant influencer l'aptitude au don. Cette vision se heurte, au-delà de ses difficultés techniques, à des difficultés éthiques dont seule la maîtrise pourrait l'extraire du monde des utopies.

L'intégration du réseau transfusionnel dans un système informatique unique et centralisé

Cette intégration est en marche. Le réseau transfusionnel français a choisi une architecture informatique unique déployée dans les trois ans. Ce logiciel unique sera un outil d'harmonisation des pratiques dans le cadre d'un établissement unique. Son extension transfrontalière, dans le cadre européen, est possible. Lorsque la biodiversité l'impose, les frontières peuvent être dépassées.

La liaison avec les établissements de santé devra se mettre en place malgré les difficultés. Plusieurs points critiques seront à prendre en compte : les prescriptions connectées, l'identification du malade, la gestion informatique du contrôle à réception, la transfusion assistée par ordinateur, la télé-transfusion adaptée aux dépôts de sang. Les pièces de ce puzzle vont se mettre en place pour combler le vide actuel. Cette organisation verticale de l'informatique transfusionnelle avec les établissements de santé mériterait aussi une architecture transversale pour le partage des informations sur les patients qui ont un risque, le plus souvent immunologique, d'être les victimes d'un accident transfusionnel. Cela est à la fois lointain et souhaitable si l'on veut ne plus connaître les drames liés à une allo-immunisation méconnue. La démarche entreprise par les établissements de transfusion sanguine est en parfaite harmonie avec cet objectif, il reste aux établissements de santé à compléter l'efficience du dispositif.

Vers une nouvelle typologie des laboratoires de biologie transfusionnelle

Le premier enjeu a concerné le diagnostic génomique viral mis en œuvre en juillet 2001. De nouveaux automates intégrés seront disponibles dans les deux ans, capables de réaliser les analyses non pas à partir d'un pool d'échantillons, mais à partir d'un seul échantillon sanguin. Le test unitaire permettrait d'introduire le diagnostic génomique viral du virus de l'hépatite B ; il augmente la sensibilité de la technique et assure une sécurité encore plus accrue. Si la décision de s'équiper est prise, les investissements seront très conséquents.

On peut se demander si de tels investissements sont légitimes en regard du deuxième enjeu, l'arrivée des nanotechnologies dans les dix prochaines années, à la fois dans les laboratoires de qualification biologique des dons et dans les laboratoires d'immuno-hématologie. Ces technologies demanderont l'acquisition de nouvelles compétences et conduiront à l'émergence de nouveaux métiers qu'il faut envisager dès maintenant. Des partenariats seront nécessaires avec des pôles de savoir et d'ingéniosité pour nous aider à progresser dans ces domaines innovants.

Des laboratoires spécialisés seront capables demain de réaliser chaque jour des milliers d'analyses grâce à la technologie « *microarray* » pour effectuer le génotype des antigènes de groupes érythrocytaires et plaquettaires.

Vers des plates-formes de biotechnologie de haut niveau

Une automatisation des chaînes de production des produits sanguins labiles verra le jour dans les toutes prochaines années. Un premier module expérimental est en cours de développement dans deux établissements de l'Établissement français du sang. À cette automatisation sera associé le développement des « puces intelligentes » capables de suivre le devenir de chaque unité de produits sanguins labiles, de conserver toutes les informations relatives au donneur et aux caractéristiques du produit.

Les biotechnologies vont conquérir la transfusion sanguine. Certains pays iront plus vite que d'autres, c'est une question de politique nationale, de moyens et de compétences. L'ingénierie cellulaire et tissulaire est une activité à la hauteur des compétences acquises ou à acquérir par le réseau transfusionnel. Des regroupements autour de pôles spécialisés seront une démarche indispensable si l'on souhaite exister dans la compétition européenne. Ces plates-formes développeront des techniques de production de cellules ou de tissus à visée thérapeutique, selon les exigences des bonnes pratiques de fabrication. Il existera une interface avec les hôpitaux dans le cadre des Centres d'investigation clinique axés sur les biothérapies. Ces activités, très personnalisées, au plan thérapeutique, n'intéresseront pas probablement les grands groupes industriels beaucoup plus tournés vers les technologies du médicament.

Les établissements de transfusion devront être reconnus comme acteurs incontournables de la chaîne de mise en œuvre des biothérapies dans l'optique d'une discipline médicale « futuriste » appelée médecine réparatrice ou régénérative. Les cellules souches de définition et d'origine différentes représentent déjà aujourd'hui, et demain plus encore, un enjeu pour les progrès de la médecine. Plusieurs pays européens, dont la France, ont parié sur l'intérêt des cellules souches hématopoïétiques ou non, obtenues à partir du sang placentaire. Ces plates-formes de biotechnologie vont permettre l'émergence de nouvelles fonctions et de nouveaux métiers en transfusion qui feront appel à des pharmaciens compétents en production, à des ingénieurs bio-médicaux et à des chercheurs de haut niveau capables de diriger des programmes de recherche et de transition entre la recherche et la production. Même si toutes les applications sont encore mal cernées, il faudra être très vigilant pour que ces fantastiques progrès ne dégénèrent pas en opération strictement commerciale par le biais de banques de sang placentaire à but lucratif. Le danger est grand car ces technologies pourraient voir entrer dans leur domaine d'application des traitements de pathologies fréquentes susceptibles de générer un commerce fructueux. Mais ces technologies seront aussi des outils thérapeutiques pour traiter des maladies plus rares, voire orphelines, pour lesquelles aucun profit ne peut être espéré et qui pourraient être les premières victimes d'une « marchandisation » du fruit de ces techniques.

L'épargne en transfusion sanguine, un objectif à ne pas ignorer, mais à ne pas dépasser

La définition d'indicateurs d'activité est capitale pour faire progresser une prospective adéquate. La première mesure de sécurité transfusionnelle est de ne pas transfuser quand ce n'est pas nécessaire, de ne pas transfuser ce qui n'est pas nécessaire, mais de transfuser quand c'est nécessaire. Il n'est pas tolérable de mourir pour ne pas avoir été transfusé. On peut ainsi raisonnablement imaginer que les besoins en transfusion n'augmenteront que de façon modérée dans les prochaines années. En effet, depuis dix ans des efforts importants ont été réalisés dans tous les domaines de la médecine, en particulier en chirurgie, pour réduire les prescriptions de produits sanguins. Les Bonnes Pratiques transfusionnelles au lit du malade ont été rédigées (dernière édition en 2003). Elles comportent des recommandations nombreuses et précises adaptées aux circonstances cliniques et aux situations d'urgence. Ces recommandations sont fondées sur une compilation méticuleuse des travaux publiés et sur une évaluation des pratiques fondées sur l'expérience.

Une diminution est également peu probable, compte tenu de l'évolution démographique qui conduit à l'augmentation du nombre des patients âgés et du souci de privilégier la qualité de vie des patients anémiques en maintenant un taux d'hémoglobine compatible avec une vie sociale, familiale et personnelle acceptable en l'absence de substituts des globules rouges et des plaquettes. L'apparition de cytokines hématopoïétiques est néanmoins susceptible de modifier les données dans certaines situations. La découverte de celles-ci, de leurs propriétés, leur synthèse et leur entrée dans l'arsenal thérapeutique sont autant de paramètres à évaluer pour discerner leur position dans la chaîne des traitements des cytopénies sanguines.

L'érythropoïétine a été la première cytokine hématopoïétique capable d'éviter les transfusions sanguines chez les insuffisants rénaux habituellement très anémiques du fait de la destruction des reins, lieux de synthèse essentiels pour cette cytokine. Depuis, grâce au génie génétique, d'autres cytokines ont été produites. Le GM-CSF, le G-CSF et la thrombopoïétine ont été utilisés dans le contexte des greffes de cellules souches hématopoïétiques, soit pour accélérer la reprise de l'hématopoïèse, avec des résultats très contradictoires, soit pour améliorer le rendement des prélèvements de cellules souches hématopoïétiques sanguines par aphérèse. Il faut cependant rappeler le coût très élevé de ces cytokines qui en limite la prescription dans certains pays de l'Union européenne et ailleurs.

Plus récemment, il a été montré, dans une étude pilote, qu'il était possible d'obtenir, *ex vivo*, en présence d'un cocktail de cytokines, une prolifération avec maturation des progéniteurs hématopoïétiques dans un contexte de greffe autologue. Une greffe de cellules souches hématopoïétiques cultivées *ex vivo* serait susceptible de réduire significativement les besoins transfusionnels, compte tenu d'une prise de greffon plus rapide. Une étude clinique randomisée et multicentrique sera prochainement initiée. Une confirmation des premiers résultats aboutira à une épargne en produits sanguins labiles significative après greffe de cellules souches hématopoïétiques autologues dans certaines indications.

La collecte et la préparation de concentrés de plaquettes pourraient à terme également bénéficier de l'utilisation de cytokine stimulant la thrombopoïèse chez le donneur (injection de thrombopoïétine au donneur avant la cytaphérèse) mais les avantages et les inconvénients de ce geste sont encore loin d'être maîtrisés. En revanche, la mise au point de nouvelles solutions de conservation intervenant sur la qualité des plaquettes favoriserait une survie *in vivo* prolongée des plaquettes transfusées. Nous en sommes à un stade de développement qui laisse envisager leur très prochaine utilisation.

Le malentendu du « sang artificiel »

Le sang artificiel est depuis longtemps annoncé pour des lendemains qui n'ont pas plus d'avenir aujourd'hui qu'ils n'en ont eu hier. En effet, le sang artificiel est une formule facile qui conduit à un malentendu contre-productif dans la mesure où son annonce risque de démobiliser les donneurs. Rien ne permet aujourd'hui de prévoir que des substituts d'hématies et de plaquettes seront disponibles en thérapeutique avant dix ou vingt ans. Un substitut, par définition, est capable de remplacer un dérivé cellulaire s'il possède les mêmes caractéristiques biologiques et fonctionnelles qui le rendent capables de se substituer intégralement aux cellules qu'ils sont censés remplacer. Or les transporteurs d'oxygène, les fragments de membranes plaquettaires ne sont pas des substituts, ils ne représentent qu'un des aspects de fonctions très complexes et, au mieux, ils ne peuvent répondre qu'à des situations d'urgence spécifiques. Il est, par ailleurs, intéressant d'observer que certains de ces pseudo-substituts peuvent avoir des indications thérapeutiques que la cellule dans sa totalité n'a pas. On a donc à faire ici à des produits thérapeutiques intéressants mais qui ne sont pas des substituts *stricto sensu* des cellules sanguines.

Les annonces médiatisées telles que « les feuilles de tabac qui pleurent l'hémoglobine » n'aboutissent qu'à troubler les donneurs de sang qui s'interrogent sur l'avenir de leur engagement. La transfusion sanguine aura encore besoin pendant longtemps des donneurs d'hématies, de plaquettes et de plasma.

La transfusion sanguine dans le contexte européen

La libre circulation des produits sanguins labiles est pour demain. Les directives européennes doivent favoriser l'harmonisation des pratiques. Si les principes du don bénévole et gratuit ne sont pas universels en Europe, ils sont appliqués dans la majorité des pays de la Communauté. L'organisation d'une transfusion européenne permettra d'atteindre l'autosuffisance en produits sanguins dans tous les pays de l'Union à condition de bien coopérer. Mais la dimension européenne de la transfusion sanguine a de nombreux autres aspects et intérêts qu'on ne peut méconnaître. L'harmonisation de la sécurité transfusionnelle est un des grands domaines qui est l'objet de l'attention des instances européennes. Il est important que l'Européen qui voyage en Europe sache que partout, en cas de besoin, il pourra bénéficier d'une qualité thérapeutique transfusionnelle équivalente. On sait, hélas, que cela est loin d'être réalisé au plan mondial. Cet aspect extra-européen est également une préoccupation pour l'avenir.

L'Europe, par sa dimension, peut aussi offrir une taille appropriée à des formations universitaires ou professionnelles relevant de l'hyper-spécialisation que chaque pays membre de l'Union ne saurait à lui seul développer. Ces aspects concernant la dimension européenne de la transfusion sanguine n'ont pas encore été tous explorés et c'est probablement dans un avenir proche que l'on verra se développer des programmes d'enseignement et de recherche transfusionnels à la hauteur des ambitions et des moyens que l'Europe saura se donner.

Université et recherche des clefs pour l'avenir

La transfusion en tant que discipline universitaire autonome a fait l'objet de nombreux débats qui n'ont jamais abouti à une réalisation concrète. L'enjeu que constitue l'enseignement de la transfusion et de ses risques a été reconnu comme un enjeu de santé publique en même temps que celui de l'enseignement des autres thérapeutiques substitutives. La transfusion sanguine est plus réunie par un ensemble de disciplines que par une discipline scientifique et son domaine fondamental est partagé entre l'hématologie, l'immunologie, la microbiologie, la biochimie, la génétique, la biologie cellulaire, sans parler des disciplines thérapeutiques et biothérapeutiques qui y contribuent. C'est en fait l'ensemble des disciplines biologiques fondamentales qui s'entremêlent pour constituer le très vaste corpus de connaissances sur lequel s'appuie la transfusion sanguine. En fait, son domaine nouveau est celui des biothérapies qui trouvent leur source dans les cellules souches sanguines et médullaires. C'est à ce titre sans doute que la transfusion sanguine serait la plus utilement et la plus légitimement représentée dans l'université. À cette dimension fondamentale de la conservation et de l'expansion de la cellule *in vitro*, il faut ajouter la mise en œuvre des concepts de qualité et de la certification industrielle dans un domaine qui n'est pas, à proprement parler, une industrie. Cette dimension réfléchie dans le contexte transfusionnel et éprouvée par la mise à disposition de préparations thérapeutiques mériterait d'être mieux exploitée dans la formation des professions médicales, quelles que soient par ailleurs leurs modalités d'exercice.

Il n'est pas de dimension universitaire qui n'intègre pas une dimension recherche. La recherche est présente dans les établissements de transfusion, et depuis longtemps. Le positionnement, dans son implantation et dans ses thématiques, a été essentiellement fonction des hommes qui l'ont animée.

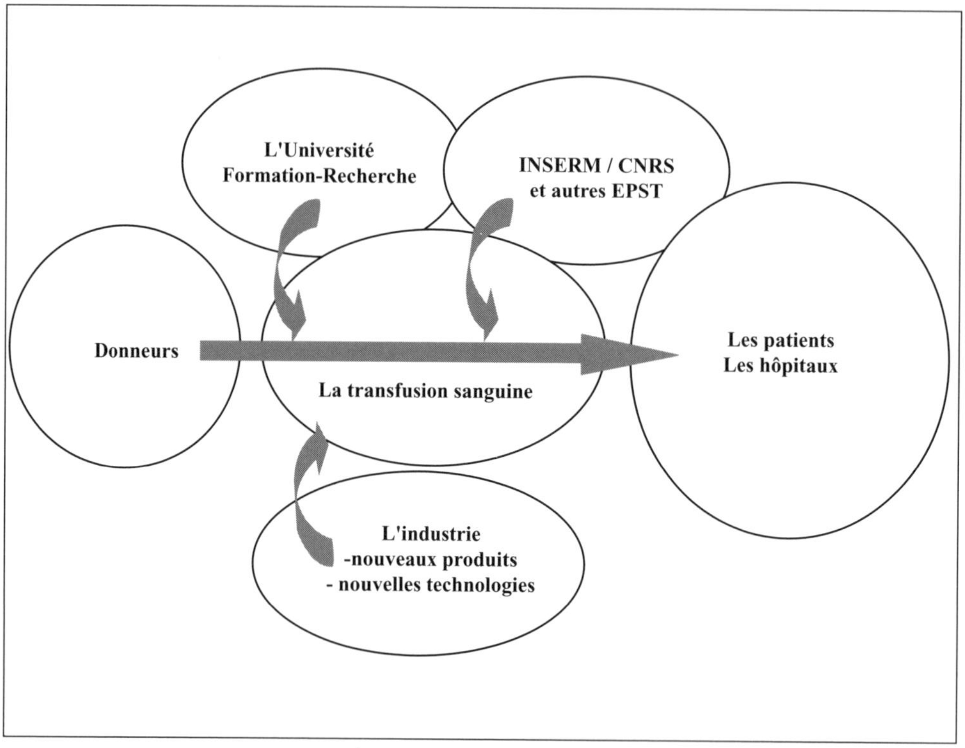

Figure 1. Demain, la transfusion acteur de santé et de recherche dans son environnement.

On peut s'interroger sur ce qui fait la spécificité de la recherche transfusionnelle et y trouver des réponses multiples. Une de ses originalités, c'est probablement de se situer en dehors des organismes de recherche institutionnels, même si ceux-ci ont des unités implantées dans des établissements de transfusion. L'une de leurs forces, c'est probablement leur capacité à disposer de donneurs sains volontaires et prêts à donner du sang ou des cellules indispensables à la mise en œuvre de nombreux programmes. Le don pour la recherche a les mêmes lettres de noblesse que le don thérapeutique. L'une des difficultés est probablement la très grande diversité des thématiques transfusionnelles qui oblige à faire des choix restrictifs, nécessaires à la concentration de moyens eux-mêmes indispensables à l'efficacité d'une équipe de recherche qui, au-delà de la rigueur et de la créativité, nécessite aussi temps et pérennité. C'est dire que la transfusion institutionnelle ne saurait à elle seule porter toutes les potentialités de la recherche transfusionnelle. L'avenir conduira nécessairement à dégager quelques axes forts, structurants pour la transfusion, dans les domaines où elle est légitime et irremplaçable, au risque d'abandonner ou de sous-traiter des pans indispensables au progrès des connaissances.

À côté de ces axes forts, des domaines d'excellence devront être préservés par des coopérations et des participations conçues avec des équipes de recherche extérieures. Au-delà des connaissances et des grandes thématiques telles que la cancérologie, la greffe, la réparation musculaire, les équipes des établissements de transfusion sanguine sont souvent naturellement orientées vers les hémopathies malignes ou les anomalies constitutionnelles des cellules sanguines. Elles possèdent un réel savoir-faire dans le passage de la recherche appliquée à la clinique. Cette compétence particulière rend les centres de transfusion attractifs pour abriter les plates-formes de transition indispensables à la phase critique de développement qui précède l'entrée dans les phases d'essais cliniques. C'est probablement là une des vocations importantes des établissements de transfusion, dans la mesure où elle comble, dans notre pays, un vide très préjudiciable entre la recherche fondamentale et l'application clinique, dans un domaine où, comme cela a déjà été mentionné, l'absence probable de profits commerciaux risque de décourager d'éventuels partenaires industriels. Les objectifs et les modalités d'évaluation au sein des établissements publics de santé et de biotechnologie ne favorisent guère cette phase de la recherche et les établissements de soins sont plus orientés vers une recherche clinique pour laquelle ils sont susceptibles d'obtenir des ressources de financement. Ainsi, la recherche des centres de transfusion voit s'ouvrir à elle de nombreuses pistes thématiques et des possibilités originales de positionnement par rapport à la recherche institutionnelle. C'est un des défis majeurs de la discipline pour la décennie à venir.

Achevé d'imprimer par Corlet, Imprimeur, S.A.
14110 Condé-sur-Noireau
N° d'Imprimeur : 84831 - Dépôt légal : septembre 2005

Imprimé en France